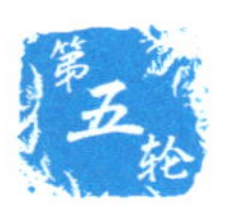

国家卫生健康委员会“十四五”规划教材
全国中医药高职高专教育教材

供中医骨伤专业用

# 中 医 正 骨

第4版

**主　编**　王春成
**副主编**　申小年　董世权　徐宏举

**编　者**（按姓氏笔画排序）
王春成（南阳医学高等专科学校）
申小年（安徽中医药高等专科学校）
李明哲（南阳医学高等专科学校）
杨　琦（大连医科大学附属第二医院）
肖伟平（江西中医药大学）
何　柳（江西中医药高等专科学校）
徐宏举（山东中医药高等专科学校）
董世权（湖北中医药高等专科学校）
霍　伦（长沙卫生职业学院）

人民卫生出版社
·北　京·

图书在版编目（CIP）数据

中医正骨 / 王春成主编. -- 4 版. -- 北京：人民卫生出版社，2024. 6. -- ISBN 978-7-117-34982-6

Ⅰ. R274. 2

中国国家版本馆 CIP 数据核字第 20248PR234 号

| 人卫智网 | www.ipmph.com | 医学教育、学术、考试、健康，购书智慧智能综合服务平台 |
|---|---|---|
| 人卫官网 | www.pmph.com | 人卫官方资讯发布平台 |

中 医 正 骨

Zhongyi Zhenggu

第 4 版

主　　编：王春成
出版发行：人民卫生出版社（中继线 010-59780011）
地　　址：北京市朝阳区潘家园南里 19 号
邮　　编：100021
E - mail：pmph @ pmph.com
购书热线：010-59787592　010-59787584　010-65264830
印　　刷：三河市国英印务有限公司
经　　销：新华书店
开　　本：850 × 1168　1/16　　印张：19
字　　数：536 千字
版　　次：2005 年 6 月第 1 版　　2024 年 6 月第 4 版
印　　次：2024 年 8 月第 1 次印刷
标准书号：ISBN 978-7-117-34982-6
定　　价：68.00 元
打击盗版举报电话：010-59787491　E-mail：WQ @ pmph.com
质量问题联系电话：010-59787234　E-mail：zhiliang @ pmph.com
数字融合服务电话：4001118166　E-mail：zengzhi @ pmph.com

# 《中医正骨》数字增值服务编委会

**主　编**　王春成

**副主编**　申小年　董世权　徐宏举

**编　者**（按姓氏笔画排序）

王春成（南阳医学高等专科学校）
申小年（安徽中医药高等专科学校）
李明哲（南阳医学高等专科学校）
杨　琦（大连医科大学附属第二医院）
肖伟平（江西中医药大学）
何　柳（江西中医药高等专科学校）
陈　杰（山东中医药高等专科学校）
徐宏举（山东中医药高等专科学校）
董世权（湖北中医药高等专科学校）
霍　伦（长沙卫生职业学院）

# 修订说明

为了做好新一轮中医药职业教育教材建设工作，贯彻落实党的二十大精神和《中医药发展战略规划纲要（2016—2030年）》《教育部 国家卫生健康委 国家中医药管理局关于深化医教协同进一步推动中医药教育改革与高质量发展的实施意见》《教育部等八部门关于加快构建高校思想政治工作体系的意见》《职业教育提质培优行动计划（2020—2023年）》《职业院校教材管理办法》的要求，适应当前我国中医药职业教育教学改革发展的形势与中医药健康服务技术技能人才培养的需要，人民卫生出版社在教育部、国家卫生健康委员会、国家中医药管理局的领导下，组织和规划了第五轮全国中医药高职高专教育教材、国家卫生健康委员会"十四五"规划教材的编写和修订工作。

为做好第五轮教材的出版工作，我们成立了第五届全国中医药高职高专教育教材建设指导委员会和各专业教材评审委员会，以指导和组织教材的编写与评审工作；按照公开、公平、公正的原则，在全国1 800余位专家和学者申报的基础上，经中医药高职高专教育教材建设指导委员会审定批准，聘任了教材主编、副主编和编委；确立了本轮教材的指导思想和编写要求，全面修订全国中医药高职高专教育第四轮规划教材，即中医学、中药学、针灸推拿、护理、医疗美容技术、康复治疗技术6个专业共89种教材。

党的二十大报告指出，统筹职业教育、高等教育、继续教育协同创新，推进职普融通、产教融合、科教融汇，优化职业教育类型定位，再次明确了职业教育的发展方向。在二十大精神指引下，我们明确了教材修订编写的指导思想和基本原则，并及时推出了本轮教材。

**第五轮全国中医药高职高专教育教材具有以下特色：**

**1. 立德树人，课程思政** 教材以习近平新时代中国特色社会主义思想为引领，坚守"为党育人、为国育才"的初心和使命，培根铸魂、启智增慧，深化"三全育人"综合改革，落实"五育并举"的要求，充分发挥思想政治理论课立德树人的关键作用。根据不同专业人才培养特点和专业能力素质要求，科学合理地设计思政教育内容。教材中有机融入中医药文化元素和思想政治教育元素，形成专业课教学与思政理论教育、课程思政与专业思政紧密结合的教材建设格局。

**2. 传承创新，突出特色** 教材建设遵循中医药发展规律，传承精华，守正创新。本套教材是在中西医结合、中西药并用抗击新型冠状病毒感染疫情取得决定性胜利的时候，党的二十大报告指出促进中医药传承创新发展要求的背景下启动编写的，所以本套教材充分体现了中医药特色，将中医药领域成熟的新理论、新知识、新技术、新成果根据需要吸收到教材中来，在传承的基础上发展，在守正的基础上创新。

**3. 目标明确，注重三基** 教材的深度和广度符合各专业培养目标的要求和特定学制、特定对象、特定层次的培养目标，力求体现"专科特色、技能特点、时代特征"，强调各教材编写大纲一定要符合高职高专相关专业的培养目标与要求，注重基本理论、基本知识和基本技能的培养和全面素质的提高。

**4. 能力为先，需求为本** 教材编写以学生为中心，一方面提高学生的岗位适应能力，培养发展型、复合型、创新型技术技能人才；另一方面，培养支撑学生发展、适应时代需求的认知能力、合作能力、创新能力和职业能力，使学生得到全面、可持续发展。同时，以职业技能的培养为根本，满足岗位需要、学教需要、社会需要。

**5. 规划科学，详略得当** 全套教材严格界定职业教育教材与本科教育教材、毕业后教育教材的知识范畴，严格把握教材内容的深度、广度和侧重点，既体现职业性，又体现其高等教育性，突出应用型、技能型教育内容。基础课教材内容服务于专业课教材，以“必需、够用”为原则，强调基本技能的培养；专业课教材紧密围绕专业培养目标的需要进行选材。

**6. 强调实用，避免脱节** 教材贯彻现代职业教育理念，体现“以就业为导向，以能力为本位，以职业素养为核心”的职业教育理念。突出技能培养，提倡“做中学、学中做”的“理实一体化”思想，突出应用型、技能型教育内容。避免理论与实际脱节、教育与实践脱节、人才培养与社会需求脱节的倾向。

**7. 针对岗位，学考结合** 本套教材编写按照职业教育培养目标，将国家职业技能的相关标准和要求融入教材中，充分考虑学生考取相关职业资格证书、岗位证书的需要。与职业岗位证书相关的教材，其内容和实训项目的选取涵盖相关的考试内容，做到学考结合、教考融合，体现了职业教育的特点。

**8. 纸数融合，坚持创新** 新版教材进一步丰富了纸质教材和数字增值服务融合的教材服务体系。书中设有自主学习二维码，通过扫码，学生可对本套教材的数字增值服务内容进行自主学习，实现与教学要求匹配、与岗位需求对接、与执业考试接轨，打造优质、生动、立体的学习内容。教材编写充分体现与时代融合、与现代科技融合、与西医学融合的特色和理念，适度增加新进展、新技术、新方法，充分培养学生的探索精神、创新精神、人文素养；同时，将移动互联、网络增值、慕课、翻转课堂等新的教学理念、教学技术和学习方式融入教材建设之中，开发多媒体教材、数字教材等新媒体形式教材。

人民卫生出版社成立70年来，构建了中国特色的教材建设机制和模式，其规范的出版流程，成熟的出版经验和优良传统在本轮修订中得到了很好的传承。我们在中医药高职高专教育教材建设指导委员会和各专业教材评审委员会指导下，通过召开调研会议、论证会议、主编人会议、编写会议、审定稿会议等，确保了教材的科学性、先进性和适用性。参编本套教材的1 000余位专家来自全国50余所院校，希望在大家的共同努力下，本套教材能够担当全面推进中医药高职高专教育教材建设，切实服务于提升中医药教育质量、服务于中医药卫生人才培养的使命。谨此，向有关单位和个人表示衷心的感谢！为了保持教材内容的先进性，在本版教材使用过程中，我们力争做到教材纸质版内容不断勘误，数字内容与时俱进，实时更新。希望各院校在教材使用中及时提出宝贵意见或建议，以便不断修订和完善，为下一轮教材的修订工作奠定坚实的基础。

人民卫生出版社有限公司<br>2023年4月

# 前　言

为深入贯彻落实教育部《职业院校教材管理办法》，更好地适应中医药高职高专教育的快速发展和教材建设需要，培养中医药类高素质技术技能型人才，在总结汲取前三版教材成功经验的基础上，在全国中医药高职高专教材建设指导委员会的组织规划下，按照全国中医药高职高专院校中医骨伤专业的培养目标，确立本课程的教学内容并编写了本教材。

中医正骨是中医骨伤专业的临床课程之一，是阐述中医正骨基本理论和技能的一门学科，在中医骨伤临床学科中占有十分重要的地位。通过对本课程的学习，学生能够全面了解骨折、脱位等常见骨关节损伤的病因病机、临床诊断及辨证治疗，熟练掌握骨折、脱位的诊断及治疗技术，从而为从事骨伤专科临床工作打下坚实的基础。

按照国家卫生健康委员会“十四五”规划教材编写要求，根据全国各院校使用情况，结合高职高专中医骨伤专业要求，我们在保持原有教材特色的基础上，对原版教材部分章节位置进行了调整、整合，对内容及文字作了修订，完善了数字增值服务，增设了思政元素等内容，扩大了信息容量，使其更加适用于教学和临床工作需要。

本教材既要求突出中医特色优势，又注重临床中西医结合治疗。强调运用手法复位、夹板固定、中药内服外用，以及功能锻炼治疗骨折和脱位；同时介绍骨折、脱位的手术治疗方法，以便完善各病的治疗。教材内容共计 7 章：第一章绪论，主要介绍中医正骨的成就和发展概况，由王春成编写；第二章骨折总论，以骨折病因病机、分类、并发症、诊断、治疗、骨折愈合情况和开放性骨折感染的处理为重点，较为详细地叙述了骨折的基本知识、基本理论和基本技能，由申小年、李明哲编写；第三章至第五章，主要介绍上肢、下肢和躯干等部位常见骨折的概念、发病特点、主要临床表现、诊断和治疗要点内容，由董世权、徐宏举、何柳、李明哲等编写；第六章脱位总论，重点介绍关节稳定因素和脱位病因病机、分类、并发症、诊断、治疗等内容，由李明哲、霍伦等编写；第七章脱位各论，主要介绍常见关节脱位的概念、发病特点、主要临床表现、诊断和治疗要点内容，由肖伟平、杨琦等编写。

根据编写工作需要，本教材对参编院校和编写人员做了相应调整，主要吸收教学及临床一线的人员参与编写，旨在保持和发扬中医特色的同时，努力体现骨伤专科特色，强调实用性。本教材为全国中医药高职高专教育教材，供中医骨伤专业用，也可供基层骨伤科医生临床参考。

本教材前三版编写人员为教材修订奠定了良好的基础，在修订过程中得到了相关院校的大力支持，在此一并表示感谢！由于时间较为仓促，加之编者经验、水平有限，书中可能存在不足之处，望各院校在使用中指出，并请广大读者批评指正，以便再版修订。

《中医正骨》编委会

2023 年 3 月

# 目录

# 第一章　绪　　论

PPT课件

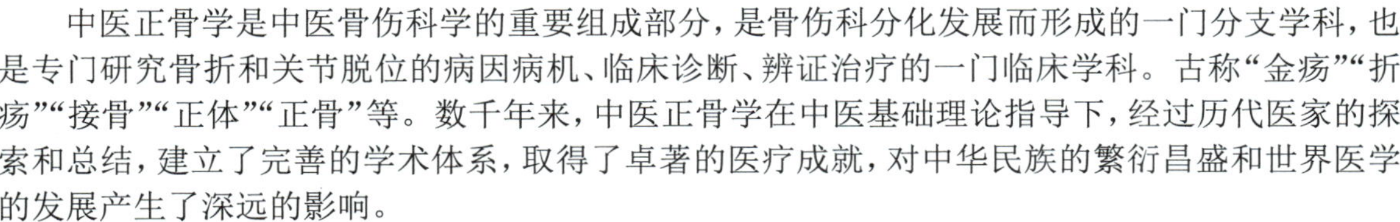
学习目标

1. 掌握中医正骨学定义、主要成就。
2. 熟悉中华人民共和国成立后中医正骨学的发展概况、源流。
3. 了解中医正骨学的发展方向。

知识导览

中医正骨学是中医骨伤科学的重要组成部分，是骨伤科分化发展而形成的一门分支学科，也是专门研究骨折和关节脱位的病因病机、临床诊断、辨证治疗的一门临床学科。古称“金疡”“折疡”“接骨”“正体”“正骨”等。数千年来，中医正骨学在中医基础理论指导下，经过历代医家的探索和总结，建立了完善的学术体系，取得了卓著的医疗成就，对中华民族的繁衍昌盛和世界医学的发展产生了深远的影响。

## 一、中医正骨学的成就

远古时期，人类为了生存，在长期与各种骨关节损伤作斗争的过程中，积累了丰富的医治骨关节损伤的经验。黄帝时期，名医俞跗已采用砭石刺割、导引和按摩治疗疾病。公元前16世纪的殷商时期，冶炼技术有了很大发展，金属刀针逐渐取代了砭石，据《韩非子》记载，古人“以刀刺骨”。此时的甲骨文中也有疾手、疾肘、疾胫、疾止、疾骨等骨伤疾病的描述。

西周时期，《周礼·天官》记载了医学史上最早的医学分科，把医生分为食医、疾医、疡医、兽医四类，其中疡医的职责是“掌肿疡、溃疡、金疡、折疡之祝药、劀杀之齐”。金疡即指刀、戈、剑、戟等金属所致的开放性创伤，折疡即指因跌打损伤所致的骨折筋伤，说明创伤骨科已成为当时医学的四大分科之一。

春秋战国时期，于1973年在湖南长沙马王堆三号墓发掘的医学帛书《五十二病方》中记载了“胻伤”，《足臂十一脉灸经》《阴阳脉死候》有“折骨绝筋”“折骨列肤”的记载，描述了当前临床上闭合性骨折、开放性骨折等骨关节损伤疾病。

集秦汉以前医学之大成的《黄帝内经》较全面系统地阐述了人体解剖、生理、病理、诊断、治疗等基本理论，其中整体观念，如肾主骨、肝主筋、脾主肌肉，以及创伤病因病机理论，如气伤痛、形伤肿等学说和论述奠定了中医正骨学的理论基础。

汉代，中医骨外科鼻祖华佗使用麻沸散进行全身麻醉，施行刮骨剔除术等骨外科手术，还创造了“五禽戏”，以功能锻炼治疗伤疾，对骨关节损伤疾病的治疗与康复产生了深远的影响。

**知识链接**

**动静结合治疗骨科疾病的理论基础**

《吕氏春秋·季春纪》认为：“流水不腐，户枢不蠹，动也。形气亦然，形不动则精不流，精不流则气郁。”主张采用运动锻炼法治疗足部“痿痹”，为后世应用动静结合治疗骨科疾病理论的确立奠定了基础。

晋代，葛洪在《肘后救卒方》中记载了颞颌关节脱位的口内整复方法："令人两手牵其颐已，暂推之，急出大指，或咋伤也。"这是世界上最早的颞颌关节脱位整复方法，至今还普遍沿用。他还首次记载了使用竹片夹板固定骨折："疗腕折、四肢骨破碎及筋伤蹉跌方：烂捣生地黄敷之，以裹折伤处，以竹片夹裹之。令遍病上，急缚，勿令转动。"指出固定后患肢勿令转动，避免骨折重新移位，同时夹缚的松紧要适宜。

隋代，巢元方在《诸病源候论》中记载了循环障碍、神经麻痹、运动障碍的症状，还指出软组织断裂伤、关节开放性损伤必须在伤后立即缝合，折断的骨骼亦可用丝线缝合固定，这是对骨折施行内固定的最早记载。并提出了清创疗法的四要点：清创要早、要彻底、要正确分层缝合、要正确包扎，为后世清创手术奠定了理论基础。

唐代，孙思邈在《备急千金要方》中记载了颞颌关节脱位手法整复后用热敷、蜡疗法恢复关节功能。陈藏器在《本草拾遗》中写道："赤铜屑主折疡，能焊人骨，及六畜有损者，细研酒服，直入骨损处，六畜死后，取骨视之，尤有焊痕，可验。"此后，铜类药物在接骨药处方中被广泛采用，成为接骨方剂中必不可少的药物。蔺道人所著的《仙授理伤续断秘方》是我国现存最早的一部骨伤科专著。其分述骨折、脱位、内伤三大类证型，系统总结了诊疗骨折、脱位的手法，如"相度损处，拔伸，用力收入骨，捺正"等，提出了正确复位、夹板固定、内外用药和功能锻炼四大治疗原则，对筋骨并重、动静结合理论也作了进一步阐发，指出"凡曲转，如手腕、脚凹、手指之类，要转动……时时为之方可"。其对难以手法复位的闭合性或开放性骨折，主张采用手术整复："凡伤损重者，大概要拔伸捺正，或取开捺正"，"凡皮破骨出差爻，拔伸不入，撙捺相近，争一二分，用快刀割些捺入骨"。该书还首次描述了髋关节脱位分为前脱位与后脱位两种类型，介绍了用手牵足蹬法治疗髋关节脱位，利用杠杆原理采用椅背复位法整复肩关节脱位。

宋代，太医局设九科，内有"疮肿兼折疡科"。张杲在《医说》中介绍了用脚踏转轴及竹管搓滚舒筋的练功方法来促进骨折后膝、踝关节的功能恢复，采用切开复位治疗胫骨多段骨折，发现切除大块死骨的胫骨还能再生骨骼。宋慈著《洗冤集录》，切合实际地记录了骨关节的结构及数目，依据受伤后的症状检验总结致伤原因，记载人体受伤致死的部位和证候。

元朝太医院设十三科，改"折疡科"为"正骨兼金镞科"。危亦林著《世医得效方》，该书详细记载了肩肘部等近关节部位骨折的复位技术，以及关节脱位的复位方法。他还是世界上采用悬吊复位法治疗脊柱骨折的第一人，提出："凡锉脊骨，不可用手整顿，须用软绳从脚吊起，坠下身直，其骨使自归窠……然后用大桑皮一片，放在背皮上，杉树皮两三片，安在桑皮上，用软物缠夹定，莫令屈，用药治之。"元朝末年，在华的阿拉伯医广泛吸取中医治疗骨折的经验，用中文为主编著成了《回回药方》，较为具体地描述了骨折的愈合过程："凡人骨有损折，小儿童子的可望再生，盖因初生的力还在其身。若既壮年老的人，虽然镂接了，必无再生之力。却生一等物，如脆骨在其周围显出来。将骨折处把定，如焊药一般。"这是中医治疗骨折史上较早的同外国医药经验的交流，丰富和发展了中医治疗骨折的理论。

明朝太医院设十三科，其中有"金镞"和"接骨"两个专科，隆庆五年（1571 年）改名为外科和正骨科。朱橚等编著《普济方》辑录了 15 世纪前的正骨技术，内容十分丰富。书中记录了 15 个部位的骨折脱位，介绍了悬吊带快速牵引复位治疗颈椎骨折脱位，还详细描述了伸直型桡骨下端骨折的整复手法和超腕关节固定法，用按压复位、抱膝圈固定治疗髌骨骨折等。《正体类要》的序中指出："肢体损于外，则气血伤于内，营卫有所不贯，脏腑由之不和"，这一论点阐明了骨伤科疾病局部与整体的辩证关系。《金疮秘传禁方》记载了用骨擦音检查骨折的方法。

清代，太医院设九科，其中有正骨科。1742 年吴谦等编著《医宗金鉴・正骨心法要旨》，书中系统地总结了清以前的骨伤科经验，对人体各部位的骨度、内外治法、方药记载最详，载有各部位骨折、脱位 30 多种，刊印了正骨图谱和器具图谱，图文并茂，强调在手法复位前要"知其体相，识其部位，一旦临证，机触于外，巧生于内"，整复手法要轻、巧、稳、准，把正骨手法归纳为摸、

接、端、提、推、拿、按、摩八法，并记载了攀索叠砖法整复腰椎骨折脱位，主张于腰背骨折处垫枕，保持脊柱过伸位以维持复位效果。在固定方面，主张“依形制器”，根据不同部位特点创造和改进了多种固定器具，如脊柱中段损伤采用通木固定，下腰损伤采用腰柱固定，四肢长骨干骨折采用竹帘、杉篱固定等。19 世纪初，中医治疗骨折的丰富经验被广泛推广，一些著作流传国外，1807 年日本人二宫献彦可根据学习到的中医正骨经验编成《中国接骨图说》，绘图 51 幅，描述了当时中医正骨手法和用旋转复位法治疗颈椎腰椎损伤的技术。

19 世纪末至 20 世纪初，中国沦为半殖民地半封建社会，由于封建主义的禁锢和帝国主义文化侵略的摧残，中医遭受濒临灭亡的厄运。中医骨伤科学依赖师授家传才得以保存下来，而不至灭绝。

**思政元素**

**传承中医正骨技术，助力健康中国建设**

中医正骨诊疗技术经历漫长的发展历程，逐步在手法整复、小夹板固定、中药外治等方面形成特色，具有简、便、廉、验的独特优势，深受基层群众的信任。我们要传承精华，把中医正骨的精华及前辈们的医德、医术、医风传承下去。目前，伴随着医疗技术的进步，一代代“中医骨伤”人坚持守正创新，根据现代社会的发展及疾病谱的变化，利用现代科学技术发展和完善中医骨伤科学，探索研究中医骨伤科治疗技术，在人口老龄化日益加剧背景下的骨关节疾病诊疗需求中发挥了积极作用，为推进健康中国建设贡献中医药力量。

## 二、中医正骨学的新生与发展

中华人民共和国成立后，中国共产党和人民政府制定了中医政策，全国各地一些著名中医骨伤科医师的经验得以总结和继承，中医正骨学得到全面发展。全国各地相继成立了中医院，中医院多数设有骨伤科，不少地区还建立了骨伤科医院、中医学院（校）及中医研究院、骨伤科研究所等，并编写骨伤科教材，开设骨伤科课程。从 20 世纪 80 年代末开始招收中医骨伤科学生，至今形成了专科生、本科生、硕士研究生与博士研究生多层次相结合的教学模式，培养骨伤科专门人才，以适应学科需求。

1958 年，国家先后成立了“中国中医研究院骨伤科研究所”和“天津市中西医结合治疗骨折研究所”，不少地区也纷纷成立骨伤科研究机构，这标志着骨伤科不仅在临床医疗实践方面，而且在基础理论与科学研究方面都得到了很大发展。我国著名骨科专家方先之、尚天裕学习老中医苏绍三正骨经验，博采各地中医骨科之长，运用现代科学知识和方法，总结出新的正骨八大手法，成功研制出新的夹板固定器具，配合中药内服外治及传统练功方法，形成一套治疗骨折的新方法。20 世纪 60 年代初，原国家科委组织全国中西医骨科专家进行鉴定，确认这种方法比西医传统疗法疗程缩短 1/2，功能恢复好，合并症基本消除，已达到国际先进水平。由方先之、尚天裕等著的《中西医结合治疗骨折》一书，提出了“动静结合”“筋骨并重”“内外兼治”“医患合作”治疗骨折的四项基本原则，使骨折治疗提高到一个新水平，在国内和国际医学界产生了重大影响。

自 20 世纪 70 年代以来，骨折整复和固定器械也有了很大的改进和提高，如骨折复位固定器、尺骨鹰嘴骨折固定器、单侧多功能外固定器等。对髋、膝、踝、肘、腕关节内骨折的治疗也取得了良好的效果，采用中西医结合疗法，对陈旧性骨折畸形愈合、延迟愈合和不愈合，感染性开放性骨折、脊柱骨折、关节内骨折的治疗取得了一定疗效。1986 年，中国中医药学会骨伤科学会成立，中医正骨临床水平迅速提高。进入 20 世纪后期以来，随着电镜、电生理、同位素、电子

计算机X线横断体层扫描、磁共振成像等现代科学技术在本学科的基础研究与临床医疗中的应用，中医正骨诊疗水平不断提高。目前，中医正骨的国际交流日益频繁，越来越受到世界医学界重视。

从中医正骨学的发展历史中，我们看到，中医治疗骨关节损伤注意整体因素，注重运用手法整复骨折、脱位，采用有利于发挥肢体内在动力、保证功能活动的以夹板为主的外固定方法，注重功能锻炼对损伤肢体功能恢复的积极作用，以及中药活血化瘀、消肿止痛、接骨续筋、补益肝肾、促进骨折愈合等治疗方法，已成为一套独具我国医学特色的中医正骨方法。这是我国优秀传统文化的重要组成部分，这需要我们去继承和发扬。但面临着当今社会的种种挑战，诸如现代化工农业生产、交通事故、地震等自然灾害造成的复杂损伤，激烈竞争的体育比赛造成的运动损伤，以及社会老龄化带来的老年人骨关节损伤等，这些都需要我们努力去研究和解决。

知识链接

**发挥中医正骨在老龄化社会中的积极作用**

老龄化社会标准：根据联合国的统计标准，如果一个国家60岁以上老年人口达到总人口数的10%或者65岁以上老年人口占人口总数的7%以上，那么这个国家就已经属于人口老龄化国家。按照这个标准，中国已进入老龄化社会，预测显示，2030—2040年，我国将进入老龄化的高点，老年人口占社会总人口的比率将达到30%～40%，这将对老年骨关节病的健康需求产生较大影响，中医正骨将以“简、便、廉、验”的诊疗优势，在维护大众健康，促进社会和谐稳定方面发挥积极作用。

我们应该以历史唯物主义的观点，来继承和发掘前人的理论知识和实践经验，系统掌握中医正骨学的基本知识、基本理论、基本操作技能，用现代先进的科学技术和方法整理、继承和光大中医正骨学，使之为人类的健康事业做出更大贡献。

**（王春成）**

复习思考题

扫一扫，测一测

1. 何谓中医正骨学？
2. 中华人民共和国成立后，中医正骨学有哪些重大发展？
3. 《仙授理伤续断秘方》有哪些成就？对后世有何影响？

# 第二章　骨 折 总 论

PPT 课件

### 学习目标

1. 掌握骨折的定义、病因、分类、诊断方法和并发症。
2. 熟悉骨折的病机、治疗原则、整复、固定和药物治疗的具体方法。
3. 了解骨折发生的机制、骨折正常愈合过程和影响愈合的因素，以及骨折异常愈合的原因和处理原则。

知识导览

## 第一节　骨折的定义和病因病机

### 一、骨折的定义

由于外力作用，使骨的完整性破坏或连续性中断称为骨折，又名折伤、折骨、伤折、折疡等。骨折名称最早见于唐代王焘的《外台秘要》第二十九卷。

### 二、骨折的病因

#### （一）外因

造成骨折的外因主要为外力作用。损伤外力一般分为直接暴力、间接暴力、肌肉牵拉暴力和累积性力四种。不同的暴力形式所致的骨折，其临床特点也各不相同。

**1. 直接暴力**　骨折发生在外来暴力直接作用的部位，如打击伤、碰撞伤、轧压伤、枪弹伤所引起的骨折。常合并严重的软组织损伤；若发生在前臂或小腿，两骨骨折部位多在同一平面，骨折线多呈横断或粉碎；如为开放性骨折，因打击物由外向内穿破皮肤，故感染率较高。

**2. 间接暴力**　骨折发生于远离外来暴力作用的部位，间接暴力包括传达暴力、扭转暴力等。如跌倒时手掌触地，在肢体的近段，因间接暴力可于桡骨下端、桡尺骨、肱骨等部位发生骨折。这类骨折软组织损伤较轻；骨折多为斜形或螺旋形；若发生在前臂或小腿，则两骨骨折的部位多不在同一平面。

**3. 肌肉牵拉暴力**　此类暴力是指肌肉急剧而不协调地收缩和牵拉所引起的肌肉附着处的撕脱骨折。这类骨折的好发部位为髌骨、尺骨鹰嘴、肱骨内上髁、肱骨大结节、髂前上棘等处。骨折部的骨质多为松质骨，局部血运较丰富，骨折愈合快，预后好。

**4. 累积性力**　骨骼因长期反复震动或循环往返的疲劳运动，使骨内应力集中积累，而逐渐形成的骨折。如长途跋涉、行军可导致第二跖骨颈或腓骨下端骨折，操纵机器震动过久而致尺骨下端骨折。这类骨折多无移位或移位不多，但愈合缓慢。

#### （二）内因

骨折的发生除了外力作用外，常常还与患者的内因有关。内因有两个方面：其一，与患者的年龄、健康状况、解剖部位、结构等因素有关；其二，与骨骼本身病变有关。这类骨折治疗上应根据疾病的性质选择不同的方法，或找出原因后采用相应的措施。

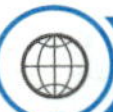

知识链接

**疲劳骨折**

疲劳骨折又称应力性骨折，是由于应力累积而发生的骨折，而每一个应力本身是不足以引起骨折的。它可发生于最未能预料的部位，但总是在承受最大应力之处。

如年老体虚、绝经后妇女，或患有慢性消耗性疾病（如糖尿病、甲状腺功能亢进症），或长期服用糖皮质激素等导致骨质疏松，甚至股骨头坏死；或骨骼本身有疾病，如骨髓炎、骨囊肿、脆骨病、骨肿瘤等使骨组织因病变破坏了正常结构，即便在轻微外力的作用下，即可导致骨折。而儿童则因骨膜较厚，骨骼中的胶质较多，易发生青枝骨折或裂纹骨折。由于骨骼各部的解剖结构不同，一些部位相对薄弱，也是骨折多发之处，如骨质的疏松部和致密部交接处，脊柱的静止段和活动段交接处是损伤的好发部位，尤其是老年人因肝肾不足、筋骨脆弱更易导致骨折发生，这也是间接暴力导致骨折发生的主要原因。另外，不同的致伤暴力又可有相同的受伤机制。如屈曲型脊椎压缩骨折可由高处坠下，足跟着地时身体前屈而引起，亦可因重物自头压下或击中背部而发生，两者都具备同一内在因素，即脊柱处于屈曲位。因此，虽然骨折的发生是外力所致，但是由于内因不同而骨折将产生差异。

## 三、骨折的病机

当人体骨骼遭受外力的作用后，如果超过了该骨骼所能承受的应力，即会导致骨折的发生。任何骨折的发生离不开外力，内因则是导致骨折轻重程度、发生部位的重要因素，所以骨折受伤机制是外因和内因的综合作用。由于外力的形式、大小、方向的不同，必然会产生不同类型骨折；同时骨折后骨折段受暴力、体位、肌肉收缩及远端肢体重量等因素的影响，导致各种移位的发生，给治疗增加了困难。

## 四、骨折的移位方向

骨折的移位是骨折的主要病机，骨折的移位是指骨折后两骨折断端的位置发生了改变。骨折后将产生以下移位（图 2-1）。

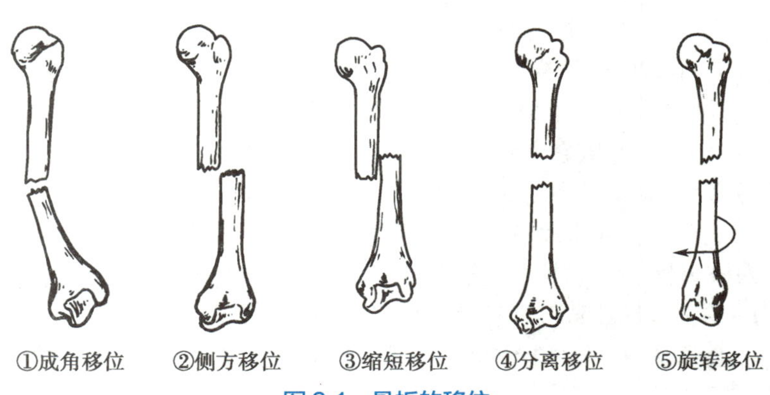


图 2-1 骨折的移位

**1. 成角移位** 两骨折端的轴线交叉成角，根据角顶的方向称为向前、向后、向外或向内成角。

**2. 侧方移位** 两骨折端相对移向侧方。四肢骨折时，以近段为基准，依据远段的移位方向称为向前、向后、向内或向外侧方移位。脊柱骨折则以上位椎体移位的方向来分。

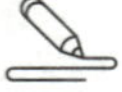

**3. 缩短移位**　骨折断端互相重叠或嵌插，骨的长度因而缩短。

**4. 分离移位**　两骨折端在同一纵轴上互相分离，使肢体的长度增加。

**5. 旋转移位**　骨折远段围绕骨纵轴旋转。

此五种移位若单独出现，则治疗相对容易；而更多的是几种移位同时出现，形成了较为复杂的移位，则治疗较难。另外，由于患者受伤时的体位不同，必然会产生特殊方向的移位，使得同一部位的骨折产生不同类型，其病机变化不同，治疗方法也必然不同。

骨折患者除骨折外，往往还会导致软组织、血管、神经，甚至脏器等损伤，可产生各种并发症，而有些并发症的严重性远远大于骨折本身，其病机演变也较为复杂，这是临床诊断、治疗时必须注意的地方。

## 第二节　骨折的分类

对骨折进行分类，是决定治疗方法和掌握其发展变化规律的重要环节。分类的方法较多，下面介绍几种常见的分类方法。

### 一、根据骨折断端是否与外界相通分类

**1. 闭合性骨折**　骨折处皮肤或黏膜未破裂，骨折断端与外界不相通。

**2. 开放性骨折**　骨折处皮肤或黏膜破裂，骨折断端通过破裂处与外界相通。有些开放性骨折容易被误诊为闭合性骨折，如骶尾骨骨折合并直肠损伤、耻骨骨折合并尿道损伤等。某些闭合性骨折，其断端已经穿破肌肉和深筋膜，且对皮肤造成直接压迫而引起坏死和剥离，则称为潜在性开放性骨折。

### 二、根据骨折线的形状分类

**1. 横断骨折**　骨折线与骨干纵轴线接近垂直。

**2. 斜形骨折**　骨折线与骨干纵轴斜交成一定角度的骨折。

**3. 螺旋骨折**　骨折线呈螺旋形。

**4. 粉碎性骨折**　骨碎裂成三块以上者称粉碎性骨折。若骨折线呈Y形或T形时，又称Y形或T形骨折。

**5. 嵌插骨折**　发生在密质骨和松质骨的交界处，密质骨嵌插在松质骨内。常发生在股骨颈和肱骨外科颈等处（图2-2）。

**6. 压缩骨折**　松质骨因挤压而变形。常发生在椎体和跟骨。

**7. 裂纹骨折**　骨折间隙呈裂纹或线状。多见于颅骨、肩胛骨、掌骨骨折。

**8. 青枝骨折**　仅有部分骨质和骨膜被拉长、皱褶或破裂，骨折处有成角、弯曲，与青嫩的树枝被折断时的情形相似。多见于儿童。

**9. 骨骺分离**　发生在骺板部位，骨骺与骨干分离。见于儿童和青少年。

### 三、根据骨折的损伤程度分类

**1. 完全骨折**　骨小梁的连续性完全中断者。如横断骨折、粉碎性骨折。

**2. 不完全骨折**　骨小梁的连续性仅有部分中断者。如青枝骨折、裂纹骨折。

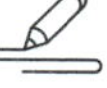

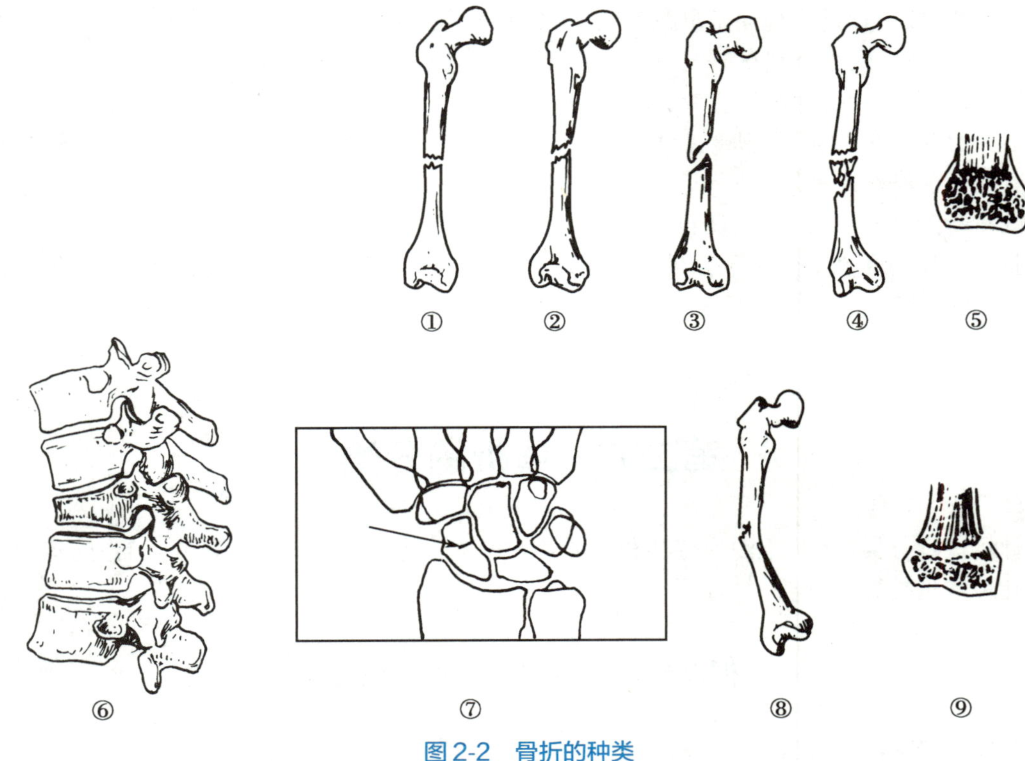

图 2-2 骨折的种类

**3. 单纯性骨折** 无并发神经、重要血管、肌腱或脏器损伤者。

**4. 复杂性骨折** 并发有神经、重要血管、肌腱或脏器损伤者。

## 四、根据骨折整复后的稳定程度分类

**1. 稳定骨折** 骨折复位后，经适当外固定不易发生再移位者。如裂纹骨折、青枝骨折、嵌插骨折。

**2. 不稳定骨折** 骨折复位后，虽经固定仍易发生再移位者。如斜形骨折、螺旋形骨折、多段骨折、粉碎性骨折。

## 五、根据骨折后的时间分类

**1. 新鲜骨折** 伤后 2～3 周以内就诊者，其骨折端的血肿尚未完全吸收，还未形成纤维骨痂包裹，称为新鲜骨折。一般在伤后 1～2 周的骨干骨折属于此类。愈合较慢的股骨颈骨折，在 3 周内也属新鲜骨折。

**2. 陈旧骨折** 伤后 2～3 周以后就诊者，其骨折端之间已有纤维组织或骨痂包裹，称为陈旧骨折。此类骨折复位较难，若时间过久，骨折可致畸形愈合、延迟愈合或不愈合。

## 六、根据受伤前骨质是否正常分类

**1. 外伤性骨折** 骨折前骨质结构正常，纯因外力作用而发生的骨折。

**2. 病理性骨折** 骨质原已有病变（如骨质疏松症、骨髓炎、骨结核、骨肿瘤等），经轻微外力作用即发生骨折者。

## 第三节　骨折的愈合过程

骨折的愈合过程是一个"瘀去、新生、骨合"的过程。一般分为血肿机化期、纤维骨痂期、骨性骨痂期和骨痂塑形期四个阶段。但是，这些分期并不是截然分开的，而是持续和渐进的，即在血肿机化期就开始了修复过程，在骨性骨痂期修复的时候也存在塑形过程。

### 一、血肿机化期

血肿机化期一般需要2～3周时间。骨断裂后，周围的骨膜、肌肉也被撕裂，很多跨过骨折线的血管也随之断裂，局部出血聚集在髓腔、骨折断端间和被掀开的骨膜下，经过4～5个小时后，出血开始凝结。骨折端由于血运被阻断，部分骨细胞坏死，断端出现几毫米长的一个骨质坏死区。断端间的坏死组织块引起一个急性的炎症反应，首先是广泛的血管扩张和血液渗出，导致骨折局部急性水肿，急性炎症细胞、多形核白细胞和巨噬细胞向骨折处迁移。血肿在骨折的固定方面虽然起不到很大的力学作用，但它可以作为一个纤维支架使修复细胞在其基础上完成它们的任务。参与骨折愈合的细胞是间充质的多能干细胞，它在修复过程中可能形成胶原、软骨或骨，这取决于它们的显微内环境及局部应力状态。急性炎症反应期在1周左右，当急性炎症期消退后，即进入修复阶段（图2-3）。

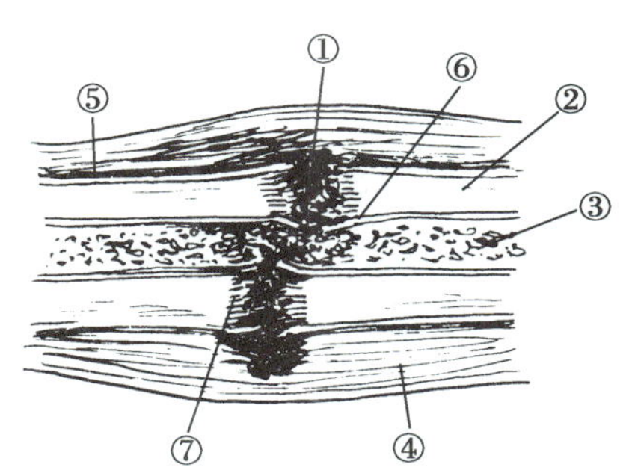


①血肿　②骨皮质　③骨髓腔　④肌肉　⑤骨外膜　⑥骨内膜　⑦骨折断端骨皮质坏死区

图2-3　长管状骨骨折后组织病理示意图

### 二、纤维骨痂期

一般在2～4周时。事实上，伤后24小时内，断端骨外膜就开始增生肥厚，骨外膜内层细胞增多，产生骨样组织，并形成新生骨，即膜内化骨。新生骨紧贴在骨皮质表面，越靠近骨折线越多，呈斜坡式，称外骨痂。在外骨痂形成的同时，髓腔内的骨内膜也以同样方式产生新骨，称内骨痂。这些细胞通过周围血管侵入的肉芽组织进入血肿内。早期为纤维骨痂，由纤维组织、软骨及不成熟的纤维软骨构成。纤维骨痂很快包绕骨折端，使骨折端逐渐变得稳定。这一过程又称为"早期骨痂反应"。在有利的条件下，骨痂可继续形成，进入第二阶段，即"外部桥梁骨痂"阶段。而在不利的条件下，这种反应在数周内即可消退。

### 三、骨性骨痂期

一般需要4～8周。在第二阶段，骨折局部的应力状态及环境因素的诱导机制对桥梁骨痂的形成都有重要影响。血肿机化后，外周的成骨细胞或成软骨细胞迅速进入骨折端间隙，占据原血肿的部位，并形成桥梁骨痂。桥梁骨痂与内外骨痂和断端的坏死骨相连接，在骨折处就产生了呈梯度的物质变化，在骨折中心含有血肿，血肿的周围是松软的纤维软骨，软骨岛的外周是塑形较好的软骨，软骨的外层是新生骨。这样，在骨折处就产生了一个连续的横断面层次结构：力学性能最差的位于中心，力学性能最好的位于外周。当内外骨痂和桥梁骨痂完全融合，其强度足够抵

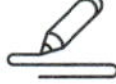

抗肌肉收缩和重力时，骨折即达临床愈合。

## 四、骨痂塑形期

骨折达临床愈合后，骨痂继续增多，密度不断加大，最后髓腔亦被骨痂愈合，并且按照“结构与其力学需要相适应”的定律，进行塑形改造。塑形期的成骨细胞和破骨细胞协调活动，破骨细胞在骨基质上穿一个管，随后有一条血管长入管腔，与成骨细胞形成一个新的哈弗斯系统，网状骨被真正的皮质骨所取代。根据功能需要，在应力轴线上的骨痂，不断得到加强和改造；在应力轴线以外的骨痂，则逐步被清除；使原始骨痂逐渐被改造成永久骨痂。骨髓腔亦再沟通，恢复骨的原形（图 2-4）。

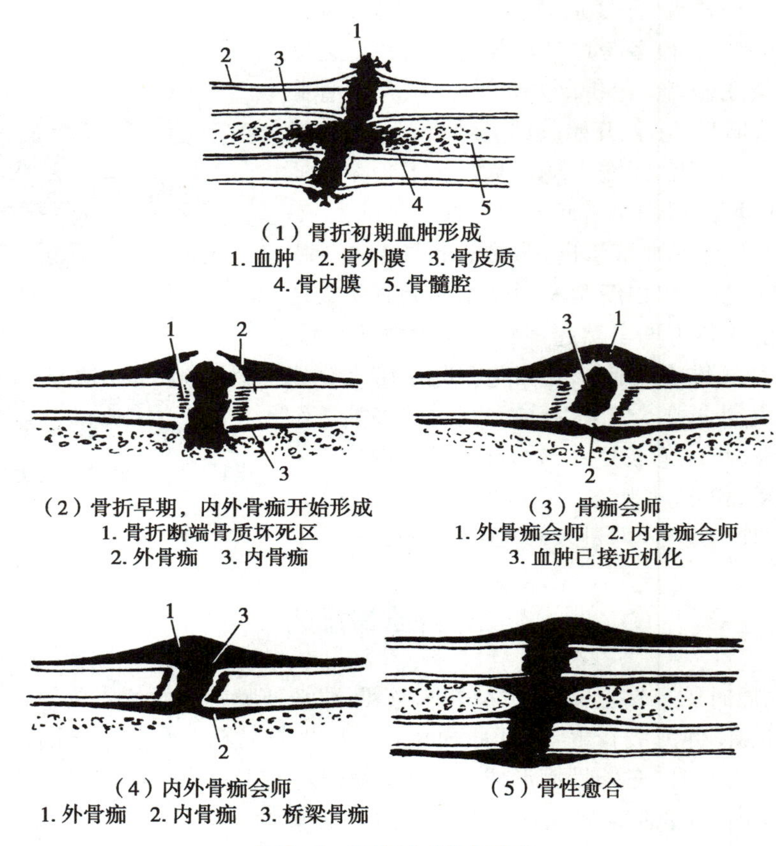


图 2-4 骨痂形成组织变化

## 五、骨折的临床愈合标准和骨性愈合标准

**1. 骨折的临床愈合标准**

（1）局部无压痛，无纵向叩击痛。

（2）局部无异常活动。

（3）X 线片显示骨折线模糊，有连续性骨痂通过骨折线。

（4）功能测定：在解除外固定情况下，上肢能平举 1kg 重物达 1 分钟，下肢能连续徒手行走 3 分钟，并不少于 30 步。

（5）连续观察 2 周骨折处不变形，则观察的第 1 天即为临床愈合日期。以上 2、4 两项的测定必须慎重，以不发生变形或再骨折为原则。

**2. 骨折的骨性愈合标准**

(1) 具备临床愈合标准的条件。

(2) X线片显示骨小梁通过骨折线。

下表为成人常见骨折临床愈合时间参考表(表2-1)。

表2-1 成人常见骨折临床愈合时间参考表

| 骨折名称 | 时间/周 | 骨折名称 | 时间/周 |
|---|---|---|---|
| 锁骨骨折 | 4～6 | 股骨颈骨折 | 12～24 |
| 肱骨外科颈骨折 | 4～6 | 股骨转子间骨折 | 7～10 |
| 肱骨干骨折 | 4～8 | 股骨干骨折 | 8～12 |
| 肱骨髁上骨折 | 3～6 | 髌骨骨折 | 4～6 |
| 尺、桡骨干骨折 | 6～8 | 胫腓骨干骨折 | 7～10 |
| 桡骨远端骨折 | 3～6 | 踝部骨折 | 4～6 |
| 掌、指骨骨折 | 3～4 | 跖骨骨折 | 4～6 |

## 第四节 骨折的诊断

骨折的诊断是骨折治疗的先导，只有在明确骨折的诊断后，方可进行有效的治疗。为了防止只注意骨折局部，不顾患者全身伤情；只查浅表损伤，忽视深部创伤；只看一处，而忽略多处复杂损伤等现象，必须对患者的受伤史、全身情况、局部情况进行全面了解、分析，做必要的理化检查，通过辨证得出准确、全面的诊断，以防误诊、漏诊。

### 一、病　史

通过询问，了解损伤病史，对指导检查、及时诊断、迅速制订治疗方案是十分重要的。在询问时应注意以下问题：

详细询问受伤时暴力的大小、方向和作用部位，借以判断可能受伤的部位、程度，以及是否合并其他损伤。从受伤到现在治疗的时间：损伤重者，尤应注意休克的时间，以便做到及时抢救，估计预后。对开放伤口暴露的时间必须问清，以决定是否缝合伤口及扩创的范围。从受伤时间及其肢体肿胀的程度可以估计出血量。另外，对于骨盆骨折等有并发症的复杂骨折，需了解受伤与进食、排尿的时间关系，在判断脏器损伤方面有较重要的参考价值。伤后的全身情况及变化：有无昏迷、呕吐、呼吸困难或腹胀腹痛等。应注意了解有无合并颅脑或胸腹部损伤。询问伤后肢体的功能情况：对不能活动或感觉障碍的肢体，应了解现场急救情况、转送方式和伤情变化情况，对截瘫患者尤需注意。伤后处理情况，如肢体是否予以恰当制动，是否注射过止痛剂、破伤风抗毒素，以及创口包扎、上止血带种类及时间。既往重要疾患，如高血压、心脏病、糖尿病、出血性疾患、肿瘤、结核、癫痫、内分泌疾患等。治疗情况：对陈旧性损伤，应询问既往治疗方法、肢体固定情况、功能活动情况、有无感染，以及患者存在的困难和要求。

### 二、临床表现

#### (一) 全身情况

**1. 发热**　一般的单纯性骨折，全身症状不甚明显或不严重，只是由于局部有瘀血停聚，积瘀

化热，体温略高，但一般不会超过38.5℃，或兼有口干、心烦、尿赤便燥、失眠多梦、脉浮数或弦紧、舌质红、苔黄厚腻等。

**2. 休克**　严重的创伤和骨折都可发生休克。多见于股骨、脊椎、骨盆等骨折。外伤所引起的休克，多因失血、剧痛、精神遭受严重刺激和重要器官如心、肺、肝、脑的功能障碍所致。

**3. 白细胞及红细胞沉降率**　较严重的骨折患者，可出现红细胞沉降率增快，白细胞总数略增高的现象。但如白细胞总数及中性粒细胞明显增高，同时核左移明显，则应考虑有感染或炎症。

### （二）局部情况

**1. 损伤的一般症状**

（1）疼痛和压痛：骨折后，由于骨断筋伤，脉络受损，瘀血留内，血凝气滞，阻塞经络，不通则痛，故常出现不同程度的疼痛、压痛和纵轴叩击痛等。除了脊髓损伤造成截瘫外，骨折处均有不同程度的疼痛及压痛，在移动患肢时则疼痛加重。当患肢经妥善固定后，疼痛可以减轻并逐渐消失。在触摸检查时，骨折处有局限性压痛，借此可以准确判定骨折的部位及范围，尤其对不完全性骨折和嵌入骨折，局限性压痛对其诊断更有意义。

（2）局部肿胀、瘀斑：骨折后，由于伤筋断骨，脉络受伤，血管破裂出血，离经之血外溢肌肤，阻塞络道，损伤部必然出现肿胀。肿胀严重时还可出现水疱、血疱。若骨折部出血较多，离经之血透过撕裂的肌膜及深筋膜，溢于皮下，则出现皮肤瘀斑。

（3）功能障碍：骨折后，由于肢体内部支架遭到破坏，肌肉失去附着或失去骨骼的杠杆作用，同时因疼痛而引起的肌肉反射性痉挛，以及神经、血管、肌肉、肌腱等组织的破坏等，可致肢体出现不同程度的功能障碍。不完全骨折、嵌插骨折的功能障碍程度较轻，完全性、有移位的骨折功能障碍程度较重。

**2. 骨折的特有体征**

（1）畸形：骨折后，因暴力作用、肌肉收缩、肢体重量、搬运不当等，可使骨折端发生不同程度和不同方向的移位，造成受伤肢体的形态改变，如短缩、成角、侧方移位、旋转、隆起、凹陷等畸形。某些骨折往往有其特定的畸形，如桡骨远端伸直型骨折有“餐叉样”畸形。

（2）异常活动（假关节现象）：骨干部无嵌插的完全性骨折，可出现类似关节一样的能屈曲、旋转的不正常活动，称为假关节现象。这是一种骨的连续性丧失后呈现的异常活动。

（3）骨擦音：骨折断端相互摩擦、碰撞所发出的粗糙声音或感觉。这种症状往往在局部检查时，用手触摸骨折处而听到或感觉到。

畸形、异常活动和骨擦音是骨折的三大特有症状，具有确切的诊断价值。一般来说，这三大症状只要出现其中一种，在临床上即可初步诊断为骨折。不可特意再检查其他两种，以免给患者造成痛苦或新的损伤。

## 三、临床检查

**1. 望诊**　望诊对于骨折检查有很大帮助。医生在询问病史的同时，要仔细观察患者的姿势、步态、面部表情和局部的肿胀、畸形、肢体功能等情况。

**2. 触诊（摸诊）**　用两手拇、示指沿其骨骼轮廓触摸，并仔细辨认硬度、弹性、连续性、温度等，这样由表及里，由浅入深，以便发现损伤的部位和程度。在缺少X线设备的地方，这种诊断方法尤为重要。

**3. 测量**　确定测量肢体的骨突，定出标记点，以卷尺对照测量患、健肢的长度、周径，在骨折诊断和并发症辨认上有重要意义。

**4. 血管神经检查**　在骨折的诊断中，要特别注意伤肢远端浅表动脉及患肢的神经功能（浅

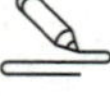

深部感觉、运动等）的检查，并注意发现有无血管和神经损伤。如肱骨干骨折易并发桡神经损伤，股骨下 1/3 骨折易并发腘动脉损伤。

## 四、影像学检查

### （一）X线检查

自 1895 年伦琴发明 X 线以来，诊断骨折借助 X 线检查不仅能对骨折存在与否加以确认，而且还能显示骨折的类型、移位方向、骨折端形状等局部变化，对指导骨折的治疗有着重要的参考价值。在 X 线检查时应注意以下几个方面：

（1）X 线检查能显示体格检查难以发现的骨折和移位：如不完全骨折、小片撕脱骨折、骨折面反转等，要求 X 线片必须能清楚地显示出软组织和骨质的界线。

（2）X 线摄片包括正侧位两个方向的局部片：对特殊部位的骨折，如脊椎小关节骨折、髋臼后上缘骨折、第二颈椎齿状突骨折等，还应酌情拍斜位或其他特殊角度的照片。

（3）照片的拍摄范围：如摄四肢骨干，应至少包括上下一个关节。另外，前臂及小腿骨折，往往两骨的骨折线不在同一平面，最好拍摄骨的全长，以免漏诊。

（4）X 线检查应与临床检查相结合：相互补充、印证，使诊断更为正确可靠。有些骨折，如腕舟骨骨折、跖骨疲劳骨折、股骨颈无移位骨折等，当时 X 线片可能显示不出骨折线，可在两周后再行摄片检查，由于断端骨质吸收，便可见到明显的骨折线。

（5）儿童四肢靠近骨骺的损伤：有时不易确定有无骨折及移位，需拍摄健侧肢体相应部位的照片，以资对照。

（6）在手法整复时，有时需要采用 X 线透视，以检查骨折复位情况。但必须严格实行保护措施，避免在透视下长时间的徒手整复，以防止术者接受 X 线过多，引起放射性损伤。

### （二）CT检查

临床上，虽然大部分骨折患者可通过常规 X 线检查，获得满意的诊断。但在某些情况下要采用 CT 检查，特别是结构复杂、重叠较多的部位，如：颅面骨、椎体及附件、骨盆、肩胛骨，以及检查关节内有无碎骨片等，常规 X 线平片在这些部位有很大的局限性，而 CT 的轴位体层摄影消除了重叠因素，能清楚显示 X 线平片难以发现或不能明确定位的骨折。如传统 X 线检查在诊断脊柱附件有无骨折时，摄脊椎左右斜位片，以脊柱附件阴影外形似狗作为诊断依据，准确诊断骨折往往比较困难，而 CT 扫描则可清晰显示骨折情况。同时，通过 CT 断层扫描，可显示骨折片移位程度，椎体是否变形，椎管是否变窄，硬膜囊是否受压等，还可显示骨折线是否累及邻近关节，周围软组织有无血肿等。由于有 CT 断层扫描的帮助诊断，可以减少临床误诊、漏诊，为准确诊治患者提供有价值的信息。

### （三）MRI检查

MRI 检查，即磁共振成像。磁共振是一种物理现象，1973 年应用于医学临床。磁共振成像显示骨折线虽然不如 CT 检查，但对于脊髓神经根及软组织损伤的显示有独特优点，目前已广泛用于脊柱骨折的检查。

# 第五节　骨折的并发症

机体遭受暴力作用后，除发生骨折外，还可能引起全身或局部的并发症。并发症的存在可能影响骨折的处理和预后。有的并发症甚至可能威胁患者生命，必须紧急处理，有些要与骨折同时治疗，另有一些则需待骨折愈合后处理。因此，及时诊断，正确、妥善地处理并发症在骨折

治疗中是很重要的。

## 一、早期并发症

### （一）全身并发症

**1. 休克**　多为创伤直接造成或失血所致的休克及感染中毒性休克。多见于多发性骨折、骨盆骨折、股骨干骨折或骨折合并内脏损伤（如肝、脾破裂），此时当以休克为主及时进行治疗。

**2. 脂肪栓塞**　临床少见，但却是骨折特有的严重并发症。由于骨折，髓腔内血肿张力过大，骨髓被破坏，脂肪滴进入破裂的静脉窦内，可引起肺脂肪栓塞、脑脂肪栓塞等，造成局部组织缺血坏死，出现相应的症状。

### （二）局部并发症

**1. 感染**　多见于开放性骨折伤口污染，若不及时、彻底清创，很容易发生感染，导致骨髓炎、败血症或厌氧性感染。

**2. 血管损伤**　暴力的挤压、撕裂、骨折端的刺戳都可能引起血管损伤。如肱骨髁上骨折引起的肱动脉损伤、股骨髁上骨折引起的腘动脉损伤、骨盆骨折引起的髂部大血管破裂等。

**3. 骨-筋膜室综合征**　又称筋膜间隔区综合征，是指由骨、骨间膜、肌间隔和深筋膜所构成的骨-筋膜室内的肌肉、神经因急性缺血、缺氧而产生的一系列症状和体征。多见于前臂掌侧和小腿。其发生的主要原因是肱骨髁上骨折和胫骨上端骨折出现动脉血管损伤、骨-筋膜室内容物锐减（肢体包扎过紧、肢体局部长时间受重物压）使其内血液循环中断或骨-筋膜室内容物体积骤增致其严重水肿。如果超过一定时限，将导致室内肌肉、神经缺血而坏死，逐渐形成缺血性肌挛缩而出现特殊畸形。因其致残率高，所以早期诊断尤为重要。当患肢出现高张力肿胀，手指主动活动功能障碍，被动活动剧痛，桡动脉搏动摸不清，手指皮温降低，感觉异常，此即为骨-筋膜室高压存在，应立即手术，否则将会导致缺血性肌挛缩的发生（图2-5）。

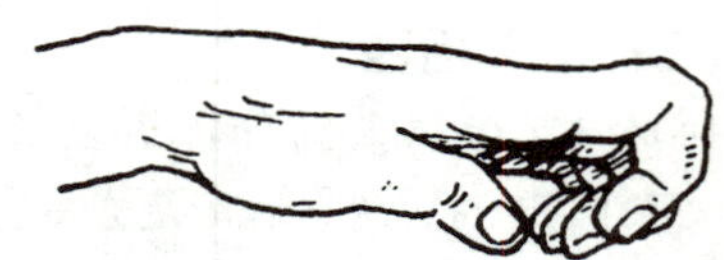

图2-5　缺血性肌挛缩的手部畸形

**知识链接**

**5P征**

典型骨-筋膜室综合征表现为5P征，具体包括：疼痛（pain）、无脉（pulselessness）、皮肤苍白（pallor）、感觉异常（paresthesia）和肌肉麻痹（paralysis）。此时肌肉多已坏死，发生缺血性肌挛缩而导致患肢功能障碍。

**4. 神经干损伤**　骨折时，由于挤压、挫伤、牵拉、摩擦及外固定压迫，会造成附近的神经损伤。如肱骨干中下1/3骨折合并桡神经损伤，腓骨小头骨折合并腓总神经损伤，引起其所支配的部分运动和感觉障碍（图2-6）。

**5. 脏器损伤**　由于暴力所致或骨折端刺戳，可并发脏器损伤。

（1）肺损伤：肋骨骨折可造成肺实质、胸膜或肋间血管破裂，引起气胸、血胸或气血胸。

（2）肝、脾破裂：暴力作用于胸壁下部时，在发生肋骨骨折的同时，还可能造成肝或脾脏的破裂，导致严重的内出血和休克。

（3）膀胱、尿道、直肠损伤：骨盆骨折时，由于暴力挤压、骨折尖端刺伤，常可引起尿道撕裂，膀胱损伤，甚至伤及直肠。

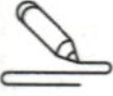

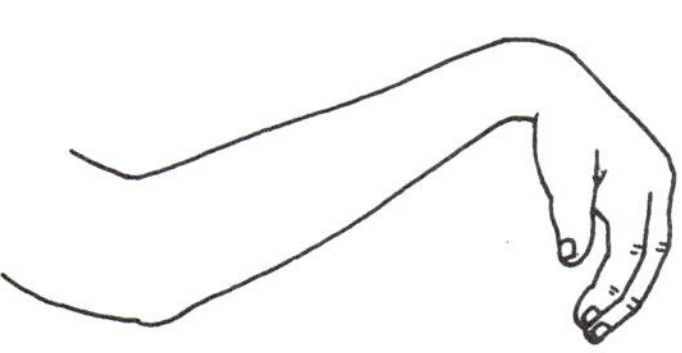
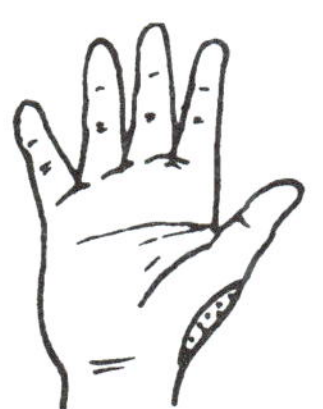

腕下垂、拇指不能外展和背伸　　感觉障碍区

（1）桡神经损伤

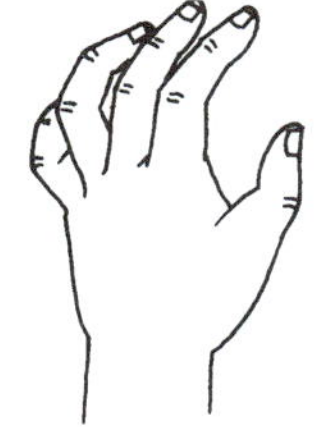
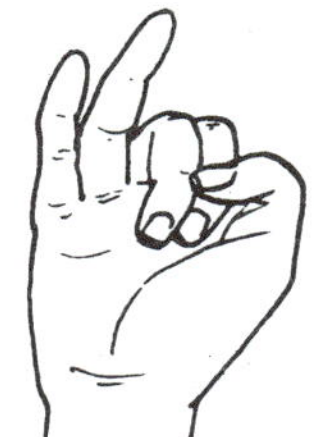
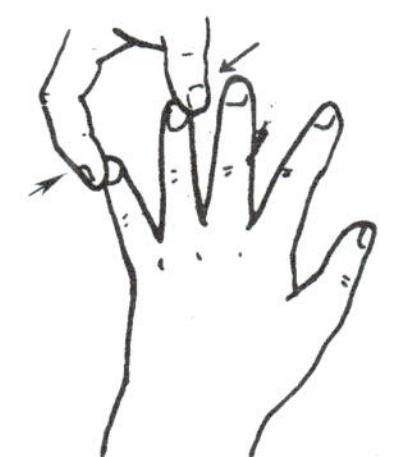

爪形手　　第 4、5 指屈曲不全　　第 4、5 指不能外展和内收

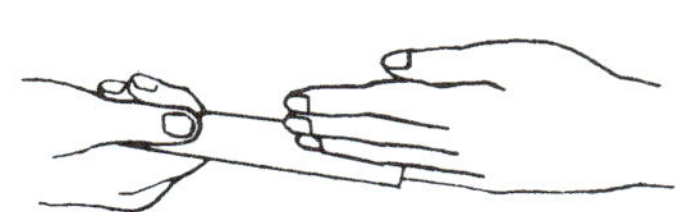
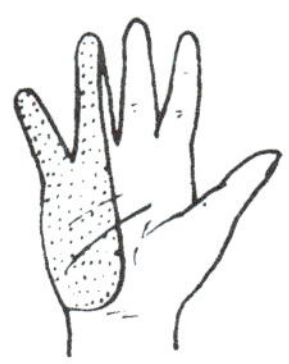

第 4、5 指不能夹紧纸片　　感觉障碍区

（2）尺神经损伤

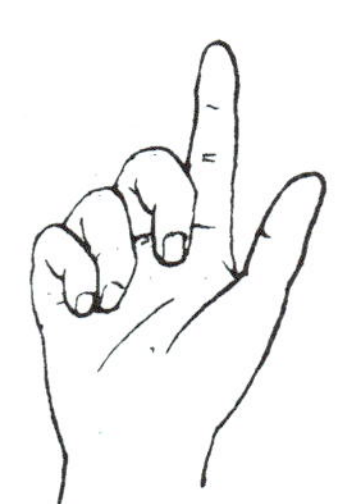
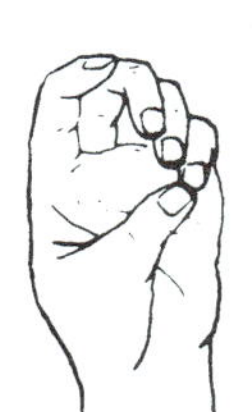
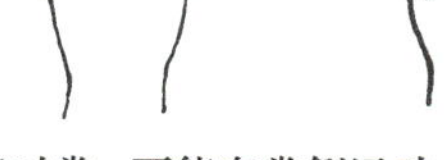

第 1、2 指不能屈曲，第 3 指屈曲不全　　拇指不能对掌，不能向掌侧运动　　感觉障碍区

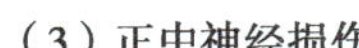

（3）正中神经损伤

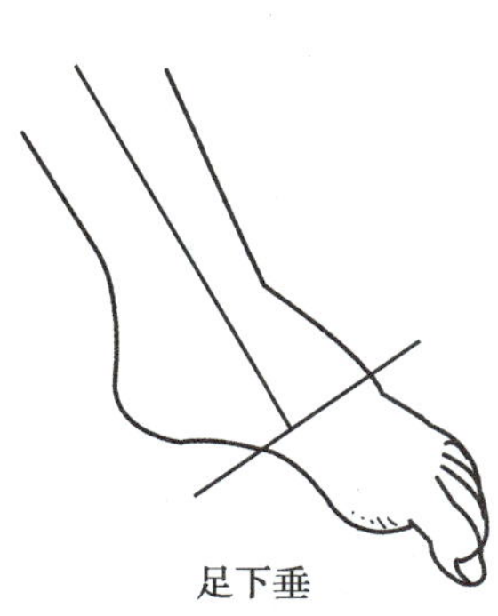
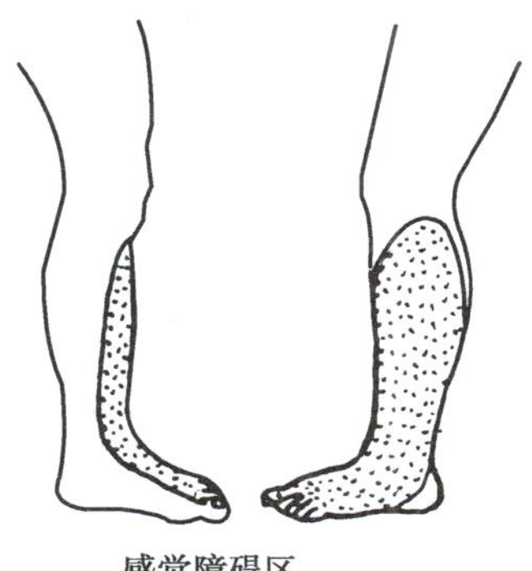

足下垂　　感觉障碍区

（4）腓总神经损伤

图 2-6　神经干损伤

（4）脑、脊髓损伤：颅骨骨折和脊柱骨折时，常易合并脑和脊髓损伤，造成脑挫裂伤、颅内血肿、脊髓受压或断裂，从而危及生命或遗留损伤平面以下的截瘫。

## 二、晚期并发症

### （一）全身并发症

**1. 坠积性肺炎** 骨折患者若长期卧床，肺功能减弱，咳痰困难，痰涎积聚，易引起坠积性肺炎，严重者甚至危及生命。为此，对长期卧床的患者，应鼓励其多做深呼吸及咳嗽排痰。老年患者尤应注意。

**2. 褥疮** 脊柱骨折合并截瘫者，或其他骨折需要长期卧床时，若护理不周，可在骨隆突部（如骶骨、股骨大转子、跟骨、踝部等处）发生褥疮。这是由于局部受压，组织因血液供给障碍而致坏死，形成溃疡，经久不愈。对此，应加强护理，及早预防。对褥疮好发部位应保持清洁、干燥，定时翻身、按摩，并在骨突部放置棉垫、气圈等，以减少压迫。

**3. 泌尿系感染和结石** 需长期卧床的骨折或合并截瘫者，因长期留置导尿管，很容易引起逆行性尿路感染，发生膀胱炎、肾盂炎等。为此，应在无菌条件下定期更换导尿管，冲洗膀胱，并鼓励患者多饮水，保持小便通畅。

### （二）局部并发症

**1. 损伤性骨化（骨化性肌炎）** 由于损伤严重或复位手法粗暴，深部肌肉内的血肿和被撕裂剥离的骨膜下血肿彼此沟通，渗入肌纤维之间，血肿机化后，通过骨膜化骨的诱导，逐渐变为软骨，游离的钙质进入机化后的肌肉中，在关节周围的软组织内广泛钙化骨化，影响关节活动。多见于肘关节损伤。

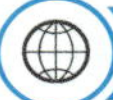

**知识链接**

**骨膜掀起**

若骨膜自骨上掀起，新骨往往可在变位的骨膜下机化肉芽组织内形成……骨膜的掀起不可避免地将导致骨膜下骨化。这是大多数创伤性骨化的基本病理。

**2. 关节僵硬** 关节内骨折或肢体经长时间固定而不注意功能锻炼，关节周围软组织（关节囊、韧带、肌肉、肌腱）粘连、挛缩，关节活动功能障碍，则为关节僵硬。

**3. 创伤性关节炎** 关节内骨折，若未准确复位，畸形愈合后，因关节面不平整，可发生创伤性关节炎。

**4. 缺血性骨坏死** 骨折发生后，骨折段的血液供应被切断，也可因血管的栓塞而失养，从而造成缺血性骨坏死。常见于股骨颈骨折晚期股骨头坏死及腕舟骨骨折近侧端骨坏死。

**5. 迟发性畸形** 多见于儿童和青少年骨折。骨骺损伤在发育过程中可出现生长阻滞或各种畸形，如肱骨髁上骨折并发的肘内翻畸形。

# 第六节 骨折的治疗原则

整复、固定、功能锻炼和内外用药是治疗骨折的四项基本措施。治疗骨折时，必须在继承中医传统理论和丰富经验的基础上，结合现代自然科学（如生物力学和影像学等）知识，贯彻固定

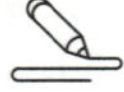

与活动统一（动静结合）、骨与软组织并重（筋骨并重）、局部与整体兼顾（内外兼治）、医疗措施与患者的主观能动性密切配合（医患合作）的治疗原则，辩证地处理好骨折治疗中的复位、固定、功能锻炼、内外用药的关系。尽可能做到骨折复位而不增加局部组织损伤，固定骨折而不妨碍肢体活动，从而促进全身气血循环，增强机体的新陈代谢，使骨折愈合和功能恢复齐头并进，达到使患者痛苦少、骨折愈合快的效果。

## 一、早期正确复位

当肢体骨折后，骨折端因受外力作用和肌肉牵拉而发生移位，肢体因失去骨骼的支架作用而不能正常活动。因此，治疗骨折，首先要进行复位，把移位的骨折端重新对位，以恢复正常或接近正常的解剖关系，重建骨骼的支架作用。骨折对位越好，支架就越稳固，肢体功能才能顺利恢复。

由于影像学的发展，人们对骨折的复位提出了更高的要求。但是，如果仅仅为了达到解剖学的对位，过多地采用手术切开整复，把闭合性骨折变成开放性骨折，剥离了骨膜，破坏了骨折部血运，损害了骨折断端的自身修复能力，其结果只能是延长骨折的愈合时间。绝大多数骨折，只要正确地运用手法复位，基本都可以达到解剖或接近解剖对位。这样，不仅减轻了患者痛苦，同时也保证了骨折的迅速愈合和肢体功能的顺利恢复。

手法复位不可使用暴力，以免加重骨膜损伤和局部血运的破坏。凡是经过反复多次整复的骨折，因骨折端骨锋受挫变钝及周围软组织受损严重，骨折在固定中容易再移位，骨折愈合时间相对延长。反之，能在一次就顺利复位的骨折，其愈合往往就快。所以，骨折应争取在伤后1～4小时内复位，越早越好，且争取一次整复成功。

## 二、局部外固定

骨折整复后，必须进行有效而持续的固定，以防止再移位，直至骨折愈合。西医认为必须对骨折部的上、下关节都进行外固定，方可稳定可靠，主要采用石膏固定，这种长期广泛的外固定方法，虽可塑形，石膏硬结后形成坚硬的外壳，但在早期肿胀消退或晚期肌肉萎缩后，外壳与肢体之间必然会出现一定的空隙。当肌肉收缩活动时，石膏外壳不能随肢体一起收缩活动，加之骨折部的上下关节被固定，更增加了骨折部的剪力，骨折往往容易在石膏固定内变位，从而影响骨折愈合，且容易造成骨折畸形愈合。

中医从整体功能出发，在骨折固定后，强调功能活动。用夹板固定骨折局部，骨干骨折部的上、下关节仍能活动。所用的夹板质轻而有弹性，借着药膏的柔韧黏着力和布带约束力的作用，使夹板和骨折部的肢体能紧密地贴合在一起。肢体活动时，外固定亦随着肢体一起活动。同时，布带捆扎的压力、肌肉收缩活动所产生的内在动力和骨折部所放置的纸垫压力，还可通过木板的杠杆作用，作用到骨折断端，维持骨折整复后的位置不变。并对骨折遗留的轻度移位，还可以逐渐纠正。同时，沿着肢体骨干纵轴进行的肌肉收缩活动在骨折两端间产生的对向挤压力，还可使骨折端持续接触，紧密嵌插，为骨痂“会师”创造有利条件。因此，从肢体功能出发，只固定骨折部的夹板固定法，是一个比较理想的固定方法。只要适应证选择恰当，外固定材料选用合理，骨折断端在固定过程中一般不会发生再移位。

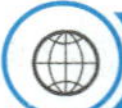

知识链接

**小夹板固定技术**

小夹板固定技术是重要的中医正骨外固定技术之一，与国际治疗骨折的先进理念相吻合，被公认为是对世界医学发展有突出贡献的中医疗法。早在晋代葛洪的《肘后救卒方》中已有关于竹片固定治疗骨折的文字记载，经历代医家不断实践，逐步改进，加强了手法复位后的固定效果，积累了丰富的临床经验，并以取材方便、费用低廉、骨折愈合快等优点成为中国接骨学（Chinese osteosynthesis，CO）学派弹性固定理念的经典代表。

## 三、及时恰当的功能锻炼

功能锻炼是骨折治疗的重要组成部分。及时恰当的功能锻炼在促进骨折愈合和肢体功能恢复方面起着十分重要的作用。

**1. 功能锻炼对骨生理及骨折愈合的影响** 骨组织由骨细胞和骨基质（包括胶原纤维和钙盐）所组成。在正常生理条件下，血浆的总钙量平均每分钟和体液钙及骨钙交换一次。当全身及局部的功能活动因疾病或其他原因受到抑制时，骨钙与体液钙及血浆钙间的交换即发生负平衡，久之则可导致全身性或局部性骨质疏松。静止及缺少功能活动是造成骨质疏松和骨组织修复能力失常的一个重要因素。而功能锻炼则是提高骨折组织修复能力的最有效措施。

**2. 功能锻炼对肢体血运的影响** 骨折整复固定后，及时进行肢体的功能锻炼，可以发挥肌肉对血液循环的“水泵”作用。肌肉收缩时，组织间压力增高，推动静脉回流；舒张时压力减低，更多的动脉血通过毛细血管床流向静脉，促进了肢体软组织和骨内的血液循环，血液量显著增加。肌肉活动时所产生的代谢物如乳酸等，能使局部血管扩张，肌肉内备用血管开放，保证更多的血液通过。血液循环时不仅回收了局部的代谢产物，也带来了成骨所必需的氧及其他物质。在充足氧供应下，骨折局部的间叶细胞数量增多，骨基质的形成和钙化也得到保证，新骨即可迅速形成。

**3. 功能锻炼对关节的影响** 关节内滑膜在其抵止部反折形成皱褶，易发生粘连；关节活动时，由于滑液的不断循环，可以防止粘连。关节囊挛缩是造成关节僵硬的主要原因。关节附近的血肿机化，在各层组织之间形成瘢痕组织，也能影响关节活动。在治疗过程中只要关节能进行正常活动，关节囊就不易挛缩，其瘢痕也较松软，而不至于影响关节活动。

**4. 功能锻炼对骨折端的影响** 受伤肢体在局部外固定装置的控制下，能及时进行功能锻炼，沿着骨干长轴，骨折周围的肌肉能进行生理状态的一紧一松，骨折上下关节能比较自如地一伸一屈，在骨折线之间产生一种骨组织增生所需要的生理应力。持续的生理压力可以促进骨组织的生成，从而加速骨折愈合。

## 四、内外辨证用药

中医治疗骨折，不但注意骨折局部，同时也注意整体的辨证，把内服外用药物作为治疗骨折的重要方法，以达到“瘀去，新生，骨合”的目的。

**1. 内服药** 以四诊八纲为依据，将骨折分为早、中、后三期。早期以活血化瘀为主，中期以接骨续筋为主，后期以补气养血、强筋壮骨为主。

**2. 外用药** 外用药有消肿止痛、接骨续筋、舒筋活络等作用。早期可用消肿止痛药膏；中期可用接骨续筋药膏；后期骨折已初步愈合，可用熏洗药。骨折已临床愈合，而关节活动受限、肌肉僵硬、肌腱粘连时用洗药或熨药。

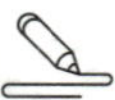

# 第七节 骨折的整复

骨折整复的目的，是使移位的骨折端恢复正常或接近于正常的解剖位置，为重建骨骼的支架作用创造条件。复位的方法有两类，即闭合复位和切开复位。

## 一、骨折复位标准

**1. 解剖复位** 骨折的畸形和移位完全纠正，恢复了骨的正常解剖关系，对位（指两骨折端的接触面）和对线（指两骨折段在纵轴上的关系）完全良好时，称为解剖复位。

**2. 功能复位** 骨折复位虽尽了最大努力，某些移位仍未完全纠正，但骨折愈合后，对肢体功能无明显影响者，称为功能复位。

对所有的骨折都应争取达到解剖复位或接近解剖学位置的对位。对不能达到解剖复位者，应根据患者的年龄、职业特点及骨折部位的不同，力争达到功能复位。如老年患者，虽骨折对位稍差，肢体轻度畸形，但只要关节不受影响或少受影响，生活自理无困难，疗效还是满意的。儿童骨折治疗时应注意肢体外形，纠正旋转及成角畸形，轻度的重叠移位及侧方移位在发育过程中是可以自行矫正的。

## 二、骨折整复时间

骨折复位原则上是越早越好，争取尽快地一次复位成功。及早整复比较容易，多可获得正确对位。若患者有休克、昏迷、内脏损伤、中枢神经系统损伤，或局部出血较多，肿胀严重不能复位时，应待全身情况稳定后或局部肿胀消退后再整复骨折。对开放性骨折，如伤口污染较严重，估计感染的可能性较大时，可先做清创缝合，残留移位在伤口愈合后再继续复位固定。开放性骨折伤口，若不能一期缝合做内固定者，最少在伤口愈后 3 个月再切开复位内固定。

## 三、麻醉的选择

麻醉可以消除疼痛，解除肌痉挛，便于复位操作。一般上肢骨折多采用臂丛麻醉，下肢骨折多用单腰麻。有些部位的骨折，如肱骨外科颈骨折、桡骨下端骨折，也可用适量的 2% 普鲁卡因行局部浸润麻醉。

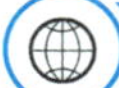

**知识链接**

**中国古代麻醉术**

全身麻醉技术，据传为汉代华佗所创。晋代至南北朝，虽然也用了具有麻醉作用的药物止痛，但至今有文字记载的以全身麻醉法施行骨折整复者，为蔺道人最先。元代危亦林，制“草乌散”作麻药，“治损伤骨节不归窠者，用此麻之，然后用手整顿”；“麻倒不识痛处，或用刀割开，或用剪去骨锋者，以手整顿骨节归元”。

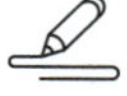

## 四、合理应用X线

在X线透视下整复骨折，虽然对复位更为有利，但却容易危害患者及术者的身体健康，故必须合理应用。术者应提高整复技术，事先对X线片显示的骨折移位情况进行认真分析，形成立体概念，做好整复计划，根据手指感觉和骨折断端的骨擦音，在与助手的密切协作下进行手法整复，做到“手随心转，法从手出”，常可达到满意复位。然后用夹板固定，再进行透视，如骨折对位不满意时，还当解除夹板继续调整，以达到满意复位为止。透视下复位时应穿好防护围裙，戴上手套，尽量缩短曝光时间，以免受到放射性损害。

## 五、整复方案

整复骨折前必须拟订一个比较完善的整复方案，包括具体的手法步骤及注意事项，以便参术者统一认识，共同遵守，协同操作，主动配合，力争一次将骨折复位成功。

## 六、整复手法

大部分骨折复位必须遵循“以子求母”的手法复位原则，即移动远端（子骨）去对合近端（母骨），以便于达到复位目的。常用的基本复位手法有：

**1. 手摸心会** 在整复前，首先必须用手对骨折部进行仔细触摸，以便把X线片上显示的骨折断端移位方向和患者肢体实际情况结合起来，在术者头脑中构成一个骨折移位的立体图像。触摸时应先轻后重，由浅及深，从远到近，两头相对，这样就能了解折端在体内的方位，达到“知其体相，识其部位，一旦临证，机触于外，巧生于内，手随心转，法从手出”的目的。

**2. 拔伸牵引** 用于克服肌肉拮抗力，矫正患肢的重叠移位，恢复肢体的长度，同时骨干的成角亦可得到矫正。按照“欲合先离，离而复合”的原则，开始牵引时，肢体先保持原来的位置，沿肢体纵轴，由远近骨折段对抗牵引，把刺入骨折部周围软组织内的骨折断端慢慢地拔拉出来。一般牵引徒手进行即可，若需牵引力较大或牵引时间较长时，可辅以宽布带或配以器械进行。用力应由轻渐重，稳定而持久。牵引是手法复位的基础，应贯穿在复位的始终，骨折妥善固定后方可停止。

**3. 成角折顶** 主要用于矫正重叠移位明显而单靠牵引难以纠正的横形或锯齿形骨折。折顶时，术者两手拇指抵压于突出的骨折一端，其他四指重叠环抱于下陷的骨折另一端，两手拇指用力向下挤压突出的骨折端，加大骨折端原有的成角；依靠拇指的感觉，估计骨折远近端的骨皮质已经相互触顶时，然后骤然反折，此时环抱于骨折另一端的四指将下陷的骨折端持续向上提，而拇指仍然用力将突出的骨折端继续向下按，在拇指与其他四指间形成一种剪力，这样就容易矫正重叠移位畸形。用力大小以原来重叠移位多少而定。用力方向可正可斜。单纯前后方重叠移位者可正向折顶，同时还有侧移位者可斜向折顶。此手法多用于前臂骨折。

**4. 旋转回绕** 主要矫正骨折断端间的旋转及背向移位。旋转手法是在适度牵引的前提下，以远端对近端，使骨干轴线相应对位，旋转畸形即自行矫正。回绕手法多用于骨折断端之间有软组织嵌入的骨干骨折，或背靠背移位的斜形、螺旋形骨折。手法时应先加重牵引，使骨折端分开，嵌入的软组织常可自行解脱；然后放松牵引，术者两手分别握住远、近骨折段，按原来骨折移位方向逆向回绕，引导骨折断端相对。回绕时，不可用力过猛，以免伤及血管、神经。

**5. 屈伸收展** 主要矫正骨折断端间成角畸形。靠近关节附近的骨折容易发生成角畸形，这是因为短小的近关节侧的骨折段受单一方向的肌肉牵拉过紧所致。此类骨折单靠牵引是不能矫正的，甚至牵引力越大，成角越大。对单轴性关节（肘、膝）附近的骨折，只有将远侧骨折段连同与之形成一个整体的关节远端肢体共同牵向近侧骨折段所指的方向，成角才能矫正。如伸直型肱骨髁上骨折，需要在牵引下屈曲，而屈曲型则需要在牵引下伸直。对多轴性关节（肩、髋关节）附近的骨折，一般有三个平面上的移位（水平面、矢状面、冠状面）骨折，复位时要改变几个方向，才能将骨折整复。如内收型肱骨外科颈骨折，患者在仰卧位，牵引方向是先内收、后外展，再前屈上举过顶，最后内旋叩紧骨折断端，然后慢慢放下患肢，才能矫正其嵌插、重叠、旋转移位和向内、外、前方的成角移位。

**6. 三点板顶** 主要用于矫正小儿青枝骨折出现较大成角者，亦可用于拔伸牵引未完全矫正骨干成角。施术者两手拇指置于骨折成角凸起处，两手其余四指分别置于凹侧的骨折远、近端，拇指向凹侧用力按压，两手其余四指同时用力向凸侧提拉，将成角畸形完全矫正。

**7. 端挤提按** 主要用于矫正骨折的前后（掌、背）或内外（左、右）侧方移位。当重叠、旋转、成角畸形矫正后，侧方移位就成为骨折的主要畸形。对侧方移位，可用拇指直接用力，作用于骨折断端迫使对位。以肢体中轴为界，内、外侧移位用端挤手法；前后侧移位（即上、下移位）用提按手法。操作时，部位要准确，着力点要稳，用力要适当，用一手固定骨折近端，另一手握住骨折远端，或外端内挤，或上提下按，相对用力以矫正侧方移位。

**8. 夹挤分骨** 主要用于矫正两骨并列部位的骨折，骨折段因骨间膜的收缩而相互靠拢，如尺桡骨干双骨折。整复时，以两手拇指为一方，示、中、环指为另一方，在骨折部的掌、背侧对向夹挤骨间隙，使骨间膜紧张，将靠拢的骨折断端分开，远近骨折段相对稳定，使并列双骨折就像单骨折一样一起整复。

**9. 对扣捏合** 主要用于矫正分离移位，如踝部、肱骨髁间骨折，也可用于粉碎性骨折。术者用两手手指交叉合抱骨折部，双手掌对向中心扣挤，或纵向对扣。对粉碎骨块可用拇指与其他四指对向捏合，但捏合力不可过大。要保护仍然相连系的骨膜，否则会使碎骨块游离，影响愈合。

**10. 摇摆触碰** 用于横形、短斜形和锯齿形骨折经手法整复后，对位对线虽可，但因骨折面交错不平而未完全吻合，仍存在间隙者。操作时，术者用两手固定骨折部，助手在维持牵引下稍稍左右或上下摇摆骨折远端，使骨擦音变小直至消失，骨折面即可紧密吻合。横断骨折发生在干骺端松、坚质骨交界处时，骨折整复固定后，可用一手固定骨折部的夹板，另一手掌轻轻叩击骨折远端，使骨折断面紧密嵌插，复位更加稳定。

### 七、切开复位

对于不适宜用闭合方法整复的骨折，则应采用手术治疗，施行切开复位。可在无菌技术操作下，切开骨折部的软组织，暴露骨折段，在直视下将骨折复位，然后使用各种不同的内固定。

## 第八节 骨折的固定

骨折整复后或骨科手术后，为了保持复位或矫形手术后的位置，必须予以固定，直至骨折愈合。固定分外固定和内固定两种。

### 一、外固定

外固定是指损伤后用于体外的一种固定方法。目前常用的外固定方法有：夹板固定、石膏固定、牵引固定、外固定器固定。

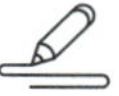

### （一）夹板固定

骨折复位后选用不同的材料，如柳木板、竹板、杉树皮、纸板等，根据肢体的形态加以塑形，制成适用于各部位的夹板，在适当部位加固定垫，并用扎带扎缚，以保持复位后的位置，这种固定方法称为夹板固定。夹板固定是从肢体的生理功能出发，通过扎带对夹板的约束力，固定垫对骨折断端防止或矫正成角畸形和侧方移位的效应力，并充分利用肢体肌肉的收缩活动所产生的内在动力，克服移位因素，使骨折断端复位后保持稳定。

夹板固定范围一般不包括骨折的上下关节，便于及时进行功能锻炼，防止发生关节僵硬等并发症。夹板固定并不妨碍肌肉的纵向收缩，肌收缩可使两骨折端产生纵向挤压力，加强了两骨折端紧密接触，有利于骨折的愈合。另外，肌肉收缩时体积膨胀，使夹板扎带和固定垫的压力暂时增加，残余骨折端侧方或成角移位得以进一步矫正。因此，夹板固定确实可靠，具有骨折愈合快、功能恢复好、并发症少、患者痛苦轻等优点。

**1．常用局部外固定形式**

（1）夹板局部外固定：适用于一般骨干骨折，如肱骨干骨折，桡、尺骨干骨折，桡骨远端骨折，胫腓骨干骨折等。

（2）超关节夹板固定：适用于关节面完整的关节内骨折或接近关节的干骺端骨折，如肱骨外科颈骨折、肱骨髁上骨折、股骨转子间骨折、股骨髁上骨折、胫骨上端骨折、踝部骨折等。

（3）夹板局部外固定或超关节夹板固定结合骨牵引：夹板局部外固定结合骨牵引适用于骨折部软组织多、肌肉拉力强的股骨干骨折，不稳定（斜形、螺旋、粉碎）的胫腓骨干骨折；超关节夹板固定结合骨牵引，适用于关节面已遭破坏的关节内骨折，如肱骨髁间骨折、踝部粉碎性骨折。

（4）活动夹板弹性抱膝带或抱膝圈固定：适用于髌骨骨折。

（5）木板分骨垫固定：适用于掌、跖骨干骨折。

（6）小竹片或小木板或铝板固定：适用于指、趾骨骨折。

（7）弹力带骨盆兜固定：适用于骨盆骨折。

**2．夹板材料与制作要求** 夹板是局部外固定的主要用具，应具备以下三种性能：①可塑性强；②一定的韧性；③弹性好。将选好的木板按损伤的部位和类型，锯成长宽形状适宜，并将四角边缘刨光打圆。需要塑形者，用热水浸泡后，再用火烘烤，弯成各种所需要的形状，内粘毡垫，外套布套，按大、中、小型号配套备用。

**3．固定垫** 选用质地柔韧的毛头纸折叠而成。固定垫能维持一定形态，有一定的支持力，能吸水，可散热，对皮肤无刺激。一般在固定垫内放一金属纱网，分骨垫中心穿一根铅丝，以便在X线透视或照片时识别固定垫的位置。固定垫常有以下几种形状。

（1）平垫：适用于肢体平坦的部位，多用于骨干部。

（2）塔形垫：适用于关节凹陷处，如肘、踝关节。

（3）梯形垫：适用于肢体斜坡处，如肘后部、踝部。

（4）高低垫：适用于锁骨或复位后固定不稳的桡、尺骨骨折。

（5）抱骨垫：呈半月状，用于髌骨骨折。

（6）葫芦垫：适用于桡骨头骨折或脱位。

（7）横垫：用于桡骨下端骨折。

（8）合骨垫：用于下桡尺关节分离时。

（9）分骨垫：用于前臂桡尺骨骨折，掌、跖骨骨折。

**4．扎带** 扎带的约束力是夹板外固定力的来源，绑扎的松紧度要适当，过紧可加剧肿胀，压伤皮肤，甚至造成肢体缺血坏死；过松则固定力不够。常用宽1～2cm的布带，将安置好的夹板依次捆扎中间、远端、近端，缠绕两周后打活结于夹板的外侧或前侧。扎带的松紧度，以捆扎后能提起扎带在夹板上下移动1cm为适宜。

**5. 局部外固定的应用** 根据骨折部位、类型，按照患者肢体的长短、粗细，选用大小适宜、形状合宜的夹板及固定垫。将整复后的骨折维持在一定的牵引力下，骨折部位贴上外敷药，然后用绷带松松地缠绕4～5层，再将选用的固定垫准确地放置在所需部位，并用胶布固定。把选用的夹板依次放在患处的四周，由助手用双手扶托固定，最后术者用3～4根扎带捆扎夹板即可。

**6. 固定后的注意事项**

（1）抬高患肢，以利消肿：抬高的原则是患部高于心脏水平，远侧高于患部。

（2）密切观察伤肢血运：特别是固定后1～4天应密切观察，主要观察患肢末端脉搏、颜色、感觉、肿胀程度、手指或足趾活动等。若发现有局部缺血表现，应立即拆开外固定，并采取相应措施处理。

（3）防止骨突处皮肤压伤：若在压垫处、夹板两端或骨突部位出现明显疼痛，应拆开固定进行检查，以防发生压迫性溃疡。

（4）及时调整夹板松紧度：患肢肿胀消退后，夹板也随之松动，故应每天检查扎带的松紧度，及时予以调整。

（5）定期进行X线检查：了解骨折是否再发生移位，特别是复位后2周内要勤于复查，若发生再移位，应及时调整。

（6）指导患者进行合理的功能锻炼：将功能锻炼的目的、意义和方法向患者说明，教会并督促其进行正确的功能锻炼。

### （二）石膏固定

石膏固定是利用熟石膏遇水可重新结晶而硬化的特性，将其做成石膏绷带，缠绕在肢体上数层，使成管形石膏或做成多层重叠的石膏托，用湿纱布绷带包在肢体上，凝固成坚固的硬壳，对骨折肢体进行固定的方法。其优点是能够根据肢体的形态而塑形，干后十分坚固，固定作用确实可靠，便于搬动和护理，不需经常更换。其缺点是固定后无弹性，不能随时调节松紧度，难以适应肢体在创伤后的进行性肿胀，容易发生过紧现象，而肢体一旦消肿，又易发生过松现象，且其固定范围较大，固定期内不利于功能锻炼，易遗留关节僵硬等后遗症。

**1. 操作技术及步骤**

（1）体位：将患肢置于功能位（或特殊要求的体位）进行固定，并由专人扶持或石膏床牵引架维持。

（2）放置衬垫：按有垫或无垫石膏的要求放置。一般用棉卷或绵纸卷成衬垫，以便保护骨突部的皮肤和其他软组织不被压伤。

（3）制作石膏绷带：用干石膏绷带，按要求铺展，折叠数层，制成干石膏条，然后折好。使用时将石膏卷或折叠好的石膏条平放在30～40℃的温水桶内，待气泡出尽后取出，以手握两端，挤去多余水分，即可使用。

（4）包扎方法及注意事项：操作时，一般按由上而下顺序包缠，要将石膏卷贴着肢体向前滚动，使下圈绷带盖住上圈的1/3，并注意保持石膏的平整。在躯干及肢体曲线明显，粗细不等之处，当需向上、下移动绷带时，要提起绷带的松弛部分拉回打折，使绷带贴合体表，不能采用翻转石膏卷的办法消除绷带的松弛部分，否则可在石膏绷带的内层形成皱褶而压迫皮肤。操作要迅速、敏捷、准确，两手相互配合，一手缠绕绷带，另一手朝相反方向抹平，要使每层石膏之间紧密贴合，石膏的上、下边缘及关节部位要适当加厚，以增强其固定作用。整个石膏的厚度以不折裂为原则，一般为8～12层。

（5）修整与标记：修整的目的是切去多余部分，充分暴露未固定的关节，以免妨碍其功能活动。边缘处石膏如嵌压过紧，可将内层托起，并适当切开，以解除压迫。此外，修整石膏边缘且有利于美观。为便于计算治疗时间和判断治疗情况，可在石膏外用彩色笔注明诊断、受伤（或手术）及固定日期，有创面或切口者，亦应注明，以便开窗。

**2. 固定后注意事项**

（1）石膏固定完成后，要维持其体位直至完全干固，以防折裂。为加速干固，可用电吹风或红外线灯烘干。

（2）抬高已上好石膏的肢体，以减少或避免肢体肿胀。

（3）在石膏未干以前搬动患者，注意勿使石膏折断或变形，常用手托起石膏，忌用手指捏压，回病房后须用软枕垫好。

（4）防止局部皮肤尤其是骨突部受压，并注意患肢血液循环有无障碍。如有受压现象，应及时将石膏纵行全层剖开松解，并做相应处理。

（5）注意冷暖。寒冷季节应注意患肢外露部分保暖；炎热季节，对包扎大型石膏的患者，要注意通风，防止中暑。

（6）保持石膏清洁，勿使污染，变动体位时，应保护石膏原形，避免折裂变形。

（7）石膏固定期间，应指导患者及时进行未固定关节的功能锻炼及石膏内肌肉收缩活动，并定期进行X线摄片检查。

### （三）牵引固定

牵引固定是通过牵引装置，利用悬垂重量为牵引力，身体重量为反牵引力，以克服肌肉的收缩力，使骨折或脱位得以整复，预防和矫正畸形的一种治疗方法。分皮肤牵引、骨牵引和布托牵引三种。

**1. 皮肤牵引** 利用粘贴于肢体皮肤的黏胶条，使牵引力直接作用于皮肤，间接牵拉肌肉和骨骼，从而达到患肢骨折复位、固定与制动的目的。皮肤牵引对患肢基本无损伤，痛苦少，无穿针感染之危险。由于皮肤牵引本身所承受的力量有限，其牵引质量不宜超过5kg，故多适用于10岁以下的儿童及老年人肌肉力量较弱，骨折无移位或移位较轻者。如小儿股骨干骨折、老年股骨粗隆间骨折。

操作方法：①清洁伤肢皮肤，剃去汗毛，并涂上安息香酊，以保护皮肤与增加胶布的黏着力。②准备牵引胶布使其宽度为伤肢最细部位周径的1/2；长度为骨折线至肢体远端平面下5～10cm及扩张板的宽度。③胶布的两端分成3等份，撕开10～30cm，将适当尺寸的木制扩张板粘于胶布中央，然后在与木板中央孔相对处将胶布剪一小孔，并在孔内穿入一根牵引绳，于木板之内侧面打结，防止牵引绳滑脱。④粘贴时应在助手的协助下，先于骨突部放置纱布衬垫保护，然后将胶布平整粘贴于肢体的两侧。胶布的上端应超过骨折线2～3cm，并使扩张板与肢体末端保持5～10cm的距离，同时注意两端长度相称一致。⑤再用绷带缠绕包扎，将胶布平整地固定于肢体上。⑥最后将患肢放置于牵引支架上，通过滑轮，系上牵引重量即可进行牵引。

**2. 骨牵引** 骨牵引系通过穿入骨骼内的不锈钢针或牵引钳，使牵引力直接作用于骨骼而起复位、固定与制动作用。骨牵引可承受较大的牵引重量，阻力较小，可以有效地克服肌肉紧张，纠正骨折重叠或关节脱位造成的畸形。适用于一切有移位的成人骨折。

（1）骨牵引用具

1）骨牵引包：内含手术巾、巾钳、消毒钳、手术刀、各种规格的骨圆针、手摇钻、钻头、骨锤等，高压消毒后备用。

2）局部麻醉及消毒药品、用具。

3）牵引针和牵引弓：主要有骨圆针和细钢针，马蹄形牵引弓、颅骨牵引钳等。

（2）常用牵引部位与进针路径

1）尺骨鹰嘴牵引：在鹰嘴尖端向远侧1.5横指与距尺骨嵴1cm处画线的交点处，由内向外进针，以防损伤尺神经。

2）股骨下端牵引：髌骨上缘2cm处，由内向外进针，以防损伤股动脉。

3）胫骨结节牵引：在胫骨结节向后一横指处，由外向内进针，以防损伤腓总神经。

4）跟骨牵引：在内踝尖与足跟后下缘连线的中点，或内踝顶点下 3cm 处，再向后 3cm 的垂线，其顶点为穿针处，由内向外穿针，以防损伤胫后动脉。

（3）操作方法：常规备皮，剃去毛发，穿针部位消毒，铺手术巾；于预定进针点和出针点处用 1% 普鲁卡因局部麻醉，重点麻醉骨膜和皮肤。用手向上拉紧皮肤，以刀尖或牵引针穿破皮肤，将针穿入深达骨膜，摇钻使针穿过骨质及对侧皮肤；进针时应注意控制方向及位置，使钢针与骨干垂直，与关节面平行。用酒精纱布保护两侧针孔，装上牵引弓，拧紧固定螺丝，系上牵引绳，通过滑轮挂上适当牵引重量即可。

**3. 布托牵引** 利用厚布或皮革按局部体形制成相应的布托，托住患部，再用牵引绳连接布托和重量，通过滑轮进行牵引。

（1）枕颌布托牵引：将枕颌布带套在头部，系上牵引绳和重量，通过滑轮进行牵引。牵引时可采取坐位或卧位。主要适用于颈椎骨折脱位移位不大、颈椎病或痉挛性斜颈等。如要更大力量牵引者，则以骨牵引为宜。

（2）骨盆悬吊牵引：用长方形厚布制成的骨盆悬吊布兜，其两端各包缝一相应大小的三角形铁环。牵引时患者仰卧，用布兜托住骨盆，用两根牵引绳系住两侧三角形铁环的上端角。通过滑轮系上重量牵引，利用其向中间挤压的作用进行整复固定。适用于对位较好的耻骨骨折、髂骨翼骨折折块向外移位、耻骨联合分离、骶髂关节分离等。

### （四）外固定器固定

应用骨圆针或螺纹针穿入骨折远近两端骨干上，外用一定类型的固定器连接两端骨针，使骨折复位并固定的方法，称为外固定器固定。

**1. 外固定器固定的特点**

（1）介于侵入性与非侵入性之间，兼收内、外固定之长。

（2）固定可靠。

（3）操作简便，易于推广应用。

（4）感染率低，使用安全。

**2. 根据其几何构型，大致分为以下几种类型（图 2-7）**

（1）单侧外固定器。

（2）双侧外固定器。

（3）四边形外固定器。

（4）三角形外固定器。

（5）半环形外固定器。

（6）环形外固定器。

**3. 外固定器固定的适应证**

（1）用于有伤口感染或严重软组织缺损而需要植皮者。

（2）需经常换药或检视伤口的骨折患者，对火器伤骨折的治疗更为方便。

**4. 操作的基本要求**

（1）穿针部位和方向应避开重要的神经血管。

（2）严格执行无菌技术。

（3）根据治疗要求，及时进行调节，以确保骨折固定效能确实可靠。

## 二、内 固 定

大多数骨折可以用非手术疗法达到良好的治疗效果，但对于开放性骨折、多段骨折其中间游离骨折块移位较多者、有移位的陈旧骨折、难以手法整复固定的关节内骨折等，仍须手术切开整

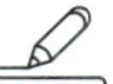

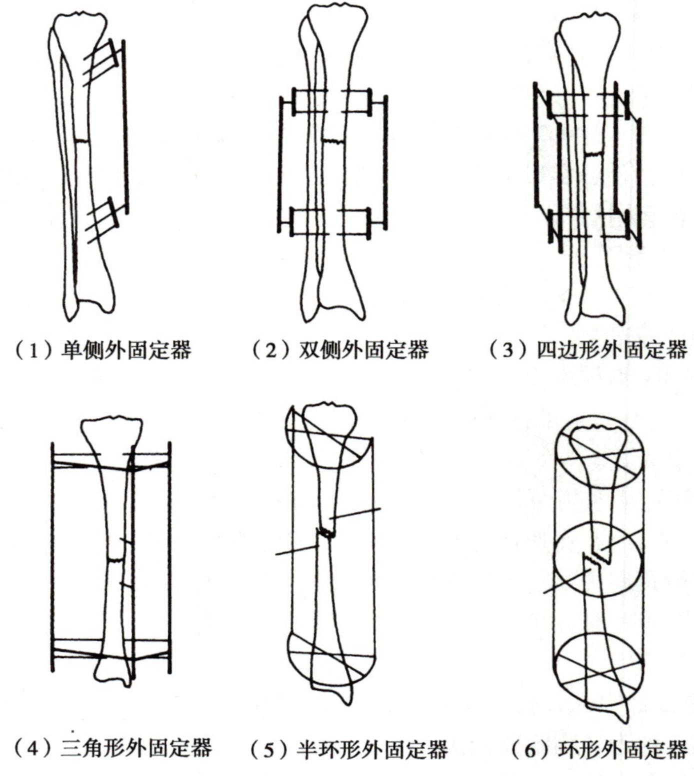

（1）单侧外固定器　（2）双侧外固定器　（3）四边形外固定器

（4）三角形外固定器　（5）半环形外固定器　（6）环形外固定器

图 2-7　常用的外固定器类型

复内固定治疗。内固定是在骨折复位后，用金属内固定物维持骨折复位的方法。临床有两种置入方法：一种是切开复位后置入内固定物；另一种是在 X 线透视下，手法复位或针拨复位后，闭合将钢针插入固定骨折。

常用的内固定器械有钉板系统、髓内针系统及张力带钢丝等。内固定的材料要求具有良好的抗疲劳性和韧性，目前临床应用比较广泛的是金属材料，如不锈钢、钛合金等。

## 第九节　骨折的功能锻炼

功能锻炼又称练功疗法，古称导引，它是通过肢体运动来防治某些损伤性疾病，促进肢体功能加速恢复的一种治疗方法。功能锻炼是贯彻“动静结合”治疗原则的一项重要手段，是骨折治疗的重要组成部分。

### 一、功能锻炼的分类

功能锻炼主要分为徒手锻炼和器械锻炼两种。

#### （一）徒手锻炼

**1. 局部锻炼**　患者在医生的指导下进行伤肢自主活动，以促使功能尽快恢复，防止关节僵硬，肌肉萎缩。如前臂双骨折早期做握拳、小云手锻炼，中期练大云手，后期练反转手。下肢骨折，练习踝关节背伸、跖屈，股四头肌舒缩，膝关节屈伸等活动。

**2. 全身锻炼**　患者进行全身锻炼，可增强气血运行，脏腑功能尽快恢复。根据练功的体位又分为卧位与立位锻炼。损伤初期患者不能站立时，多采用卧位锻炼；损伤后期多采用立位锻炼。根据锻炼的动作可分为气功呼吸（吐纳）及肢体运动锻炼。内伤锻炼以气功呼吸为主，外伤锻炼则以运动肢体为主。

### （二）器械锻炼

采用器械辅助锻炼，主要是加强伤肢的力量，弥补徒手锻炼的不足，以尽快恢复伤肢关节功能。主要形式有：蹬车，手拉滑车，握搓胡桃、铁球等。如肩关节的功能锻炼可拉滑车，手指关节锻炼可搓转胡桃或健身钢球。

## 二、功能锻炼的作用

**1. 活血化瘀、消肿定痛** 损伤后瘀血凝滞，经络阻塞不通而致疼痛肿胀。局部与全身锻炼有促进血液循环，推动气血流通的作用，可达到活血化瘀，消肿定痛的目的。

**2. 促进骨折愈合** 功能锻炼既能活血化瘀，又能生新，改善气血循行，有利于接骨续损。在夹板固定下的功能锻炼，不仅能保持良好的骨折对位，而且还能使骨折的残余移位逐渐得到矫正，使骨折断面受到恒定的、间断的应力刺激，从而有利于骨痂生长，促进骨折愈合。

**3. 濡养筋络、滑利关节** 损伤后局部气血不充，筋失所养，关节不利，酸痛麻木。功能锻炼后使血行通畅，化瘀生新，舒筋活络，筋络得到濡养，关节滑利，屈伸自如。

**4. 防止肌肉萎缩** 骨折损伤可致肢体失用，必然导致某种程度的肌肉萎缩，积极进行功能锻炼可以减轻或防止肌肉萎缩。

**5. 避免关节粘连和骨质疏松** 患肢长时间固定和缺乏活动是造成关节粘连和骨质疏松的主要原因，所以积极、合理的功能锻炼可使气血宣通，关节滑利，筋骨健壮，避免或减轻关节粘连和骨质疏松。

**6. 扶正祛邪，促进功能恢复** 损伤可致全身气血虚损，脏腑功能失调，并能因此而致风寒湿等外邪侵袭。功能锻炼可调节机体功能，促使气血充盈，肝血肾精旺盛，筋骨强健，关节滑利，体质增强，从而加速损伤和整个机体功能的全面康复，并能预防外邪的侵袭，达到扶正祛邪的目的。

## 三、功能锻炼的术式及步骤

### （一）主动运动

**1. 第一阶段（外伤性炎症恢复期）** 骨折后1～2周。这个阶段的特点是：局部疼痛、肿胀，骨折端未稳定，软组织损伤需要修复。功能锻炼的目的是促进患肢血液循环，促使肿胀消退，防止肌肉萎缩，预防关节粘连。功能锻炼的主要形式是肌肉收缩锻炼。上肢以握拳、吊臂、提肩活动为主，是以整个上肢肌肉用力，然后放松。下肢以踝关节背伸、股四头肌收缩锻炼为主，使整个下肢肌肉用力，而后放松。

**2. 第二阶段（骨痂形成期）** 伤后3～4周。这个阶段的特点是：局部疼痛逐渐消失，肿胀消退，一般性软组织损伤已修复，骨折断端亦初步稳定，内外骨痂开始形成。除继续更有力地行肌肉收缩锻炼外，上肢骨折患者可握紧拳头，做一些自主性的关节伸屈活动。下肢骨折患者在踝关节背伸、患肢抬高、足不发颤的情况下，可先做单一关节的伸屈活动，而后再慢慢过渡到几个关节的协同锻炼。没有做牵引的患者，可在夹板固定下开始离床扶拐练习行走。

**3. 第三阶段（骨痂成熟期）** 伤后5～6周。这个阶段的特点是：局部软组织已恢复正常，肌肉坚强有力，骨折部已有足够骨痂，断端稳定，在夹板保护下也不致变位，部分上、下肢骨折已接近临床愈合。除不利于骨折愈合的某一方向关节活动仍须限制外，其他方向的关节活动，在患者力所能及的范围内，可加大活动次数和范围。有牵引的患者，解除牵引后扶拐逐渐负重，直至临床愈合解除外固定为止。

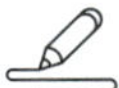

**4. 第四阶段(临床愈合期)** 伤后7～10周。骨折已达临床愈合。除在固定期间所控制的某一方向关节活动有待继续锻炼外，关节的其他功能已基本恢复，可鼓励患者做一些力所能及的轻微工作。

**(二)被动运动**

指骨折患者自身不便行自主锻炼时，在医护人员和病员家属帮助下，或在健肢协助下，所进行的一种辅助性活动。被动活动多属于理伤按摩手法。依其作用的不同，可分为两种。

**1. 按摩** 主要适用于骨折部和骨折部远端有肿胀的肢体。其作用是消除肿胀，驱散瘀血，促进循环，解除粘连。操作时，手法要轻柔，以不增加患者痛苦、不使骨折移位、不加重局部损伤为原则。

**2. 舒筋** 主要帮助患者活动关节。早期防止关节囊挛缩和肌腱粘连，晚期松解挛缩及粘连。操作时，动作要缓慢、柔和，活动范围由小渐大，以不增加患者痛苦、不加重局部损伤、不影响骨折愈合为原则。

### 四、功能锻炼注意事项

1. 功能锻炼要以恢复肢体的原有生理功能为目的。上肢的各项活动要以增加手的握力和前臂的旋转功能，肘部屈伸功能为主；下肢以增强其负重和步行能力为主。

2. 功能锻炼一定要循序渐进，持之以恒。随着骨折部稳定程度的增长，活动范围应由小渐大，次数由少到多，时间由短至长。但不能让患者感到疲劳，不能使骨折部发生疼痛。

3. 功能锻炼是在不影响骨折固定的前提下，为了骨折的迅速愈合而进行的。凡有利于骨折愈合的活动，应鼓励患者坚持锻炼；不利于骨折愈合的活动，则应严加禁止。

4. 在治疗期间，要把有关功能锻炼的要求、作用、方法告诉患者，做好医患合作，以争取获得最满意的疗效。

5. 一切功能锻炼必须在医护人员的指导下进行。

## 第十节 骨折的药物治疗

药物治疗是中医治疗骨折的一个重要方法，是在辨证施治的基础上具体贯彻内外兼治、局部与整体兼顾治疗原则的重要手段。骨折的药物治疗，是根据骨折的发生、发展及其愈合情况而分期立法用药的，即分为骨折的初期治法、中期治法及后期治法。具体施治时还应结合骨折发生的时间、部位、性质、轻重程度、全身状况、气候、年龄、体质等因素综合分析，遵循整体观念和辨证施治的原则，灵活用药。中医治疗骨折不仅有汤剂、丸剂、散剂、丹剂、片剂、膏剂、药酒等众多的内服方药；而且还有敷、贴、擦、洗、熨等丰富的外用药物。骨折的药物治疗分内治法和外治法两大类，临床可根据病情选择运用。

### 一、内 治 法

**(一)初期治法**

初期是指骨折早期，伤后1～2周，相当于炎症期和修复期的第一阶段。由于骨断筋伤，气血受损，血离经脉，瘀积不散，气滞血瘀，经络阻滞，故患肢局部肿胀疼痛明显。骨折早期以瘀血为主要病机表现，治疗当以攻利为主。

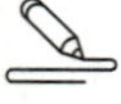

知识链接

**骨折治疗应重视活血化瘀**

清代陈士铎《辨证录》指出:“血不活者瘀不去,瘀不去则骨不能接也。”强调了在骨折患者治疗中,必须以活血化瘀为要,以利于疏通血脉、理气止痛、舒筋续骨,实现“瘀去、新生、骨合”的骨折愈合过程。

**1. 攻下逐瘀法** 是用通泄大便、攻逐瘀血的药物,以排出瘀血积滞的治法。适用于骨折损伤早期,血脉受损,瘀血内蓄,大便秘结,小便短赤,腹满胀痛,舌红、苔黄、脉数的体实患者。

代表方剂:大成汤、桃仁承气汤。

常用药物:大黄、芒硝、当归、厚朴、枳壳、桃仁等。

使用注意:服药后大便通畅即可,不可过度使用,以免伤正。

知识链接

**通便导瘀疗骨伤**

《素问·缪刺论》:“人有所堕坠,恶血留内,腹中胀满,不得前后,先饮利药。”指出了患者由于堕坠跌伤,导致瘀血停留体内,从而发生腹部胀满,大、小便不通等症状,治疗时要先服通便导瘀的药物。这充分体现了古人丰富的诊疗骨伤疾患的临床经验。

**2. 行气消瘀法** 是指用行气活血之药组成,以活血化瘀、消肿止痛为主的治法。适用于骨折初期,气滞血瘀,局部肿痛,而无里热实证,或有某种禁忌而不能攻下者,或用攻下逐瘀法后大便已通者。

代表方剂:损伤后以血瘀为主者,方用复元活血汤或桃红四物汤。骨折早期,肿甚气滞作痛,以行气为主者,方用复元通气散、金铃子散或柴胡疏肝散。脊柱骨折,腹部胀满,蓄血疼痛,行气与消瘀并重者,方用膈下逐瘀汤。

常用药物:当归、川芎、赤芍、天花粉、红花、桃仁、穿山甲、牡丹皮、柴胡、木香等。

**3. 清热凉血法** 是用性味寒凉的药物,以清泄邪热而止血的一种治法。适用于骨折早期瘀热内攻,血热错经妄行,创伤感染之症。

代表方剂:开放性骨折创面感染初期,以清热解毒为主者,方用五味消毒饮或黄连解毒汤。如开放性骨折合并感染,症见高热烦渴,谵语发斑,舌红绛者,以清营凉血为主,方用清营汤。骨折伴多发性损伤,有咯血、吐血、衄血、尿血、便血、创面渗血而见热证者,以凉血止血为主,方选十灰散、四生丸或小蓟饮子。

常用药物:黄连、黄芩、栀子、牡丹皮、赤芍、金银花、野菊花、玄参、水牛角、藕节等。

使用注意:不能寒凉过度以免留瘀,出血太多应加用补气药,以防气随血脱。

### (二)中期治法

中期指骨折损伤后3～4周,相当于骨折修复期中段。骨折处肿痛减轻,骨折断端初步稳定,原始骨痂已开始逐步形成。其病机为瘀血虽消但未尽,筋骨虽续而未坚,故治疗当以调和为主。

**1. 和营止痛法** 是由补血活血行气的药物组成,以调和营血、行气止痛为主的治法。适用于骨折经初期治疗后,骨折之中期阶段,其瘀血未尽,气机不畅,肿痛未完全消除者。

代表方剂:和营止痛汤、定痛和血汤。

常用药物:赤芍、当归、川芎、苏木、乳香、没药、蒲黄、桃仁、川续断、陈皮、五灵脂等。

**2. 接骨续筋法** 主要指使用接骨续筋药,佐以活血祛瘀药,以活血祛瘀、接骨续筋的治法。适用于骨折中期,骨位已正,筋已理顺,瘀肿消散,筋骨已有连接但未坚实者,当接骨续筋。

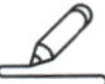

代表方剂：续骨活血汤、新伤续断汤。

常用药物：当归、白芍、川芎、红花、骨碎补、续断、丹参、煅自然铜、乳香、没药等。

**3. 舒筋活络法**　使用活血与祛风通络药，再佐以理气药以宣通气血、消除凝滞，增强舒筋通络作用的治法。

适用于骨折中后期，血气未畅，筋膜粘连，或兼风湿，筋络挛缩、强直，关节屈伸不利者。

代表方剂：舒筋活血汤、舒筋汤。

常用药物：羌活、独活、防风、牛膝、五加皮、杜仲、红花、木瓜、宽筋藤、海桐皮、姜黄、青皮、当归、桂枝、伸筋草等。

### （三）后期治法

后期指骨折一个月以后，即骨折修复后期，骨折处已有骨痂生长，骨折断端较为稳定时。但因伤至后期，气血耗损，肝肾不足，为使脏腑气血恢复正常，促进骨折部骨痂不断生成改建，故后期治疗当以补益为主。

**1. 补气养血法**　使用补气养血的药物，使气血旺盛而温养筋骨的治法。

适用于骨折后期，气血亏损，筋骨痿弱者。

代表方剂：骨折后期，中气不足，脾胃虚弱者，以补气为主，方用四君子汤。骨折后期，血虚为主者，以补血为主，方用四物汤。骨折后期气血俱虚者，气血双补，方用八珍汤或十全大补汤。

常用药物：党参、当归、熟地、黄芪、白芍、川芎、茯苓、甘草、白术等。

**2. 健脾益胃法**　用补益脾胃的药物，以促进气血生化，使肌肉筋骨加快恢复的治法。适用于骨折后期，脾胃虚弱，纳差食少，四肢乏力，肌肉萎缩者。

代表方剂：健脾养胃汤或参苓白术散。

常用药物：白术、怀山药、莲子、甘草、砂仁、大枣、扁豆、薏苡仁、党参、黄芪等。

**3. 补益肝肾法**　用补益肝肾的药物强壮筋骨，加速骨折愈合的治法。

适用于骨折后期，筋骨虽续，肝肾已虚，肢体功能尚未恢复，或年老体弱，骨折迟缓愈合，骨质疏松，筋骨痿弱者。

代表方剂：补肾壮筋汤或壮筋续骨丹。

常用药物：熟地、山茱萸、菟丝子、杜仲、白芍、补骨脂、五加皮、续断、骨碎补等。

**4. 温经通络法**　使用温性或热性的祛风散寒、除湿通络药物，并佐以调和营卫或补益肝肾的药物，以驱除留注于骨节经络的风寒湿邪，使血活、筋舒、关节滑利、经络通畅的治法。

适用于骨折后期，风寒湿邪侵袭经络、骨节，留而成痹，天阴下雨即酸痛者。

代表方剂：麻桂温经汤或大活络丸。

常用药物：川乌、草乌、桂枝、麻黄、威灵仙、羌活、葛根、细辛、白芷、防风、当归、地龙、全蝎、白花蛇、乌梢蛇、桃仁、红花、赤芍、乳香、没药等。

## 二、外　治　法

### （一）敷贴法

敷贴法是将药物制剂直接敷贴于骨折损伤局部，使药力经皮肤透入发挥作用。常用的有药膏、膏药、撒药三种。

**1. 药膏**　药膏又称敷药和软膏。将药物制成细粉末，选加蜂蜜、饴糖、油、水、鲜药汁、酒、醋或凡士林等，调匀如糊状，按骨折的部位大小，将药膏摊于相应的油纸或纱布上，敷于伤处。为减少药物对皮肤的刺激，便于换药时取下，可在药面上加一张极薄的绵纸。

换药时间可根据病情变化、肿胀消退程度、天气冷热而定，一般2～4天换药一次。少数患者外敷药膏后过敏，出现接触性皮炎，应及早停药，并外用甲紫溶液、青黛散或其他抗过敏药物。

药膏按其功效可分为以下六种：

（1）活血化瘀、消肿止痛类：适用于骨折早期，伤处肿胀疼痛者。

代表方剂：消瘀止痛膏、双柏散膏。

常用药物：栀子、大黄、黄柏、蒲公英、侧柏叶、乳香、没药、泽兰、木瓜、姜黄、土鳖虫、红花等。

（2）接骨续筋类：适用于骨折中期，骨折复位良好，肿痛基本消退者。

代表方剂：接骨续筋膏。

常用药物：续断、骨碎补、接骨木、白及、血竭、五加皮、乳香、没药、红花、自然铜等。

（3）活血舒筋类：适用于骨折中期，瘀肿经久不散者。

代表方剂：舒筋活络膏。

常用药物：红花、苏木、赤芍、羌活、独活、路路通、南星、生木瓜、生蒲黄、生栀子、生大黄、生半夏、生川乌、生草乌等。

（4）清热解毒类：适用于骨折处感染，红肿热痛者。

代表方剂：金黄膏、四黄膏。

常用药物：黄柏、黄芩、黄连、天花粉、白芷、姜黄、大黄、苍术、厚朴、南星、生甘草等。

（5）温经通络、祛风除湿类：适用于骨折后期，伴有风寒湿邪侵注者。

代表方剂：温经通络膏。

常用药物：麻黄、姜黄、细辛、丁香、山柰、马钱子、乳香、没药等。

（6）生肌长肉类：适用于骨折伴有创口，或开放性骨折中、后期，红肿已退，创口尚未愈合者。

代表方剂：生肌膏。

常用药物：制炉甘石、滑石、琥珀、滴乳石、朱砂等。

**知识链接**

**软膏的作用机制**

软膏的作用机制是：软膏具有保护局部皮肤的作用，通过皮肤角质层细胞间隙、毛囊壁、汗腺、皮脂腺，使药物渗透与吸收，用于创伤、皮肤病、黏膜病变的治疗，具有防腐、消炎、止痛等作用。

**2. 膏药** 古称薄贴，是将药物碾成细末，配合香油、黄丹或蜂蜡等基质炼制而成。

（1）风湿者

代表方剂：狗皮膏。

常用药物：生草乌、生川乌、生附子、穿山甲、肉桂、乳香、没药、青风藤、青皮、川芎、血竭、枳壳、木香、大风子、赤石脂、赤芍、天麻、樟脑、杜仲等。

（2）骨折后期伴风湿痹痛者

代表方剂：损伤风湿膏。

常用药物：生川乌、生草乌、生南星、生半夏、当归、紫荆皮、苏木、桃仁、桂枝、僵蚕、青皮、地龙、木鳖子、穿山甲、土鳖虫、白芥子、甘松、山柰、羌活、独活、落得打等。

**知识链接**

**膏药的作用机制**

膏药的作用机制是：利用丹、油熬膏作赋形剂，以防腐、防燥，保护疮面，使药效持久，促使药物和表皮产生深部和全身作用……贴于患处刺激神经末梢，通过反射，扩张血管，促进局部血液循环，产生神经特异性，以调整机体功能，增强组织抗御力量，达到镇静、消炎作用。

**3. 撒药** 撒药又称掺药，是将药物研成细末，使用时撒于伤口或加在敷药上。

(1) 花蕊石散：用于骨折并有创伤出血者，有止血收口作用。

常用药物：花蕊石、石硫黄、三七、白石灰、大黄等。

(2) 七三丹：用于创面腐肉未去、脓水未尽者，有祛腐拔毒作用。

常用药物：升丹、熟石膏。

(3) 生肌八宝丹：适用于新肉难长、脓水稀少的创面，有促进生肌长肉之功效。

常用药物：煅石膏、赤石脂、东丹、血竭、龙骨、乳香、没药等。

(4) 丁桂散：用于风寒湿痹痛之症，有温经散寒作用。

常用药物：丁香、肉桂、细辛、牙皂、生南星、麻黄、麝香、半夏等。

### (二) 熏洗法

熏洗法是把药物置入锅或盆中加水煮沸后，先用热气熏蒸患处，待水温略减，再用药水浸洗患处的方法。冬季可在患肢加盖棉垫，使热力持久，每日2～3次，每次15～20分钟。具有舒松关节，疏导腠理，疏通气血，活血止痛的功效。适用于骨折后期，关节强直拘挛，酸痛麻木，有促进肢体功能恢复的作用。

代表方剂：散瘀和伤汤、海桐皮汤、上肢损伤洗方、下肢损伤洗方。

常用药物：红花、川芎、防风、白芷、番木鳖、葱须、生半夏、骨碎补、甘草、醋、当归、三棱、莪术、海桐皮、五加皮、伸筋草、透骨草、桂枝、威灵仙、千年健等。

### (三) 热熨法

热熨法是一种以物理热疗促进药物吸收的局部治疗方法。具有温经散寒，通经活血，行气止痛的作用。用时选择合适的伤药，加热后用布包裹，热熨患处。适用于腰背及躯干等不便熏洗治疗的部位，患处陈伤、风寒湿痹者。

代表方剂：坎离砂，是用铁砂加热后与醋水煎成的药汁搅拌装入布袋，数分钟后自然发热，以熨患处。

常用药物：麻黄、生艾绒、桂枝、附子、干姜、羌活、独活、透骨草、红花、白芷等。

### (四) 搽擦法

搽擦法是指直接涂搽于患处或施行理筋手法时配合作为推拿介质应用的制剂。多用活血舒筋的药物配制成酊剂或油剂使用。用时将药物涂搽伤处，再加以手法，有舒筋活络，行气活血，促进关节功能恢复的作用。一般用于骨折中、后期关节功能锻炼时。

代表方剂：正骨水、舒筋止痛水。

常用药物：五加皮、莪术、三棱、三七、木瓜、皂荚、土鳖虫、樟脑、薄荷脑、归尾、红花、生川乌、生草乌、木香等。

## 第十一节 影响骨折愈合的因素

### 一、全身因素

**1. 年龄** 骨折愈合速度与年龄关系密切。青少年的组织再生和塑形力强，骨折愈合速度较快；老年人骨质疏松，代谢水平低，骨折愈合慢。

**2. 健康状况** 身体强壮，气血旺盛者，骨折愈合较快；慢性消耗性疾病，气血虚弱者，如糖尿病、重度营养不良、钙代谢障碍、骨软化症、恶性肿瘤或骨折后有严重并发症者，均可使骨折愈合迟缓。

## 二、局部因素

**1. 损伤程度** 有大块骨缺损的骨折或软组织损伤严重，断端形成巨大血肿者，骨折愈合的速度就较慢。骨膜损伤严重者，骨折的愈合也较困难。

**2. 骨折断端面的接触** 骨折断端面接触大则愈合较快，断端面接触小则愈合较慢，故骨折整复后，对位良好者骨折愈合快。由于整复不良或固定不当，使骨折端仍有移位、分离、成角，这些就易造成骨折的迟缓愈合或不愈合。牵引过度或内固定时断端分离，使骨折断端未能接触，则会发生骨折不连接或迟缓愈合。骨折端内嵌入软组织时，亦必然发生骨折迟缓愈合或不愈合。

**3. 固定情况** 固定可以维持骨折端整复后的位置，防止组织再受损伤和血肿再扩大，保证骨折修复作用顺利进行。但固定太过使局部血运不佳，骨代谢减退，从而影响骨折愈合。固定力度不够，则易发生再移位，断端接触不良，影响愈合。选用不适当的内固定器材，未能有效地固定两骨折端。这些因素均能干扰骨折愈合的第一阶段，使骨折周围的再生毛细血管易被撕裂，外骨痂失去其早期稳定作用。整个愈合过程的固定都有不稳定因素存在，若未加注意，则易造成骨折的迟缓愈合，甚至不愈合。

**4. 特殊暴力** 骨折如因高压电或枪弹所致，由于折端内被高温或大电流所伤，软组织坏死严重，修复能力较低，可造成骨折不愈合或迟缓愈合。

**5. 不正确的功能锻炼** 违反功能锻炼指导原则的活动，可以使骨折端间产生弯曲、扭转及剪切应力，从而影响骨折愈合。如骨折初期，前臂双骨折的旋转前臂活动，桡骨下端骨折伸直型的背伸、桡偏活动等。

**6. 断端血供不足** 骨折端周围血运越丰富，骨折愈合越快。一般的松质骨骨折和干骺端骨折愈合较快。而血供不良部位的骨折则愈合速度缓慢，甚至发生迟缓愈合、不愈合或缺血性骨坏死。如腕舟骨骨折、胫骨干下 1/3 骨折、股骨颈骨折。

**7. 感染** 骨折部位感染可以加重骨折端的坏死，或因处理开放伤口，忽视了对骨折的固定，同时因感染延长了局部炎症性充血时间，血管再生和重建血运的爬行替代过程被延长，骨痂的形成和转化过程随之受到干扰，因此延迟了骨折愈合。

**8. 病理骨折** 骨病和肿瘤造成的病理骨折，在处理好局部病灶的前提下，骨折是可以愈合的。但恶性肿瘤患者的预后往往不良。

**9. 运动和骨折的局部应力状态** 有神经损伤的肢体骨折愈合慢，这可能与骨折端的应力刺激减少有关。骨折在良好的固定下，进行适宜的功能锻炼可以加快骨折愈合的速度，这可能是垂直于骨折间的应力刺激了成骨过程。

**10. 电流作用** 近年来，在骨折局部使用直流电刺激或电磁场刺激，治疗骨不连已有较多报道，其作用机制及临床疗效有待进一步探讨。

**知识链接**

**骨的电特性**

20 世纪 50 年代，Yasuda 研究了骨的电特性，阐述了骨的压电现象，证明在阴极周围有新骨形成，随后有许多实验及临床应用相继报道。应用方式有全置入式、半置入式和非置入式，采用的电流有恒定直流电、脉冲电流、电磁场及驻极体等。

## 第十二节　骨折的畸形愈合、迟缓愈合和不愈合

### 一、骨折畸形愈合

骨折愈合后未能达到功能复位要求，断端有重叠、旋转、成角畸形者，称骨折畸形愈合。

#### （一）成因

1. 多因骨折未得到及时的整复和固定，或整复骨位不良、固定不恰当。

2. 去除固定过早。

3. 固定期间有不适当的活动、负重等使骨折断端重新移位。

#### （二）治疗原则

1. 对年龄在 13 岁以下且畸形较轻的患者，除旋转及严重的成角畸形外，常能在发育过程中自行矫正，可不必进行处理。

2. 如果畸形严重，如下肢短缩超过 2cm，成角超过 15°，旋转超过 30° 影响肢体功能者，不论年龄大小，均应及早进行治疗。

3. 治疗可根据骨折畸形轻重、部位及愈合的坚固程度，采用手法折骨、手术截骨，或切开重新复位内固定加植骨术等方法治疗。

#### （三）治疗方法

1. 成人患者，伤后 2～3 个月，骨干骨折虽已愈合，但还不甚坚固，可以应用手法折骨，将骨折处重新折断，把陈旧骨折变成新鲜骨折，然后按新鲜骨折处理。手法折骨时，患者平卧，上肢用臂丛神经阻滞麻醉，下肢用腰麻或硬膜外麻醉。助手用双手固定骨折近段，术者用双手紧抱骨折远段，在对抗牵引下，慢慢旋转骨折远段，使远近骨折段之间产生扭转作用力，将断端间的骨痂折断。如此反复，直至断端松动，然后再按骨折原成角方向来回反折，直至远近骨折端完全松动。若骨折愈合比较坚固，采用上述方法不易折断时，可在折端下放一块楔形木墩，木墩上缘用棉垫包裹，作为折骨的支点，术者双手分别握住骨折远近段，逐渐用力下压，使断端重新折断。折骨时切忌使用暴力，以免造成邻近处新骨折。手法折骨后，再按新鲜骨折进行复位、固定、功能锻炼和药物治疗。

2. 受伤时间超过 3 个月，骨折处已达骨性愈合，不可用手法折断者，可通过手术方法，将骨性愈合的上、下骨折断端凿开，再矫正畸形，给予适当的内、外固定。

### 二、骨折迟缓愈合

骨折经治疗后，愈合速度缓慢，已超过同类骨折正常愈合的最长期限，骨折部仍有疼痛、压痛、纵向叩击痛、异常活动，X 线片显示骨痂较少，骨折线未消失，但骨折断端无硬化现象，骨髓腔仍通者，称为骨折迟缓愈合。

#### （一）成因

1. 因牵引过度，骨端分离。

2. 粗暴、多次手法整复，复位不良，内外固定不确实。

3. 骨折端有软组织嵌入。

4. 骨折段血供不良。

5. 功能性失用，骨质疏松。

6. 手术过度剥离损伤骨膜。

7. 周围软组织损伤严重或感染。

8. 体质虚弱，营养不良。

### （二）辨证施治

骨折迟缓愈合，若能针对病因，及时去除妨碍骨折愈合的有关因素，为骨折愈合创造良好的条件，配合内外用药，骨折是完全可能愈合的。

1. 如因固定不当引起者，应改变固定方式、范围，或延长固定时间。

2. 过度牵引造成骨折断端分离者，宜减轻牵引重量，加强功能锻炼及纵向叩击患肢，使骨折端嵌插或紧密接触。

3. 因伤口感染引起者，应保持伤口引流通畅，使用有效的抗生素或中药控制感染。

4. 患者身体虚弱，营养不良，除加强营养外，还应根据患者身体情况辨证施治，如补益气血，健脾补肾，补益肝肾等。

### （三）预防方法

1. 预防骨折迟缓愈合的方法首先是了解骨折发生的机制，熟悉骨折移位的倾向，尽量避免不必要的手术干预，早期进行有效的手法整复固定。

2. 断端间嵌有软组织者，应在复位时用手法解除，必要时用手术解除。

3. 固定稳妥后，鼓励患者及早进行有效的功能锻炼，去除骨折愈合的不利因素，增加骨折愈合的有利条件，避免迟缓愈合的发生。

## 三、骨折不愈合

骨折超过正常愈合时间较长，骨折仍未愈合，断端仍有异常活动，X 线片显示骨折端互相分离，骨痂稀少，骨断端萎缩光滑，髓腔封闭，称为骨折不愈合。

### （一）成因

1. 损伤严重，如大块骨缺损、软组织严重剥离。

2. 骨折断端间有不利于骨折愈合的应力干扰，如肢体重力或肌肉收缩力对骨折端造成的成角、扭转和剪切应力。

3. 感染，如骨的感染和骨折周围软组织的感染。

4. 多次粗暴的手法整复或手术造成骨膜广泛剥离，接骨板与螺丝钉的反应，过度牵引，或伴有血管、神经损伤等。

### （二）辨证施治

在以上因素的影响下，骨折愈合机制已经停止，如未能采取积极措施，骨折很难愈合，因此应及时进行手术治疗。为了达到预期效果，在手术前需考虑下列条件。

1. 骨折周围需有足够的近乎正常的软组织及皮肤覆盖，如有硬化瘢痕形成，须先行植皮或理疗，以创造良好的生长环境。

2. 根除伤口感染的可能性。感染伤口需在伤口愈合 2～4 个月后才能手术。

3. 骨折邻近关节者，术前应充分活动关节，使已萎缩的肌肉和强硬的关节功能得到改善。

4. 术中要切除骨折断端之间的纤维瘢痕组织及硬化骨质，凿通髓腔，使骨端成为新鲜骨折。

5. 矫正畸形，正确整复，坚强固定。

6. 植骨要丰富，松质骨及坚质骨并用，术后配合适当的外固定。

### （三）防治方法

1. 骨折不愈合与骨折迟缓愈合的预防方法基本相同。

2. 对大块骨破损，应及早植骨。

3. 对软组织严重剥脱者，可行带血管蒂的皮瓣移植术，促进骨折愈合。

# 第十三节 开放感染骨折的处理

中医在开放感染骨折的治疗中，积累了丰富的临床经验。治疗时强调局部与整体、内因与外因、生长与溃烂三方面的辩证关系，获得了感染创面与骨折均能愈合的良好效果。

## 一、治疗原则

**1. 辨脓提脓** “煨脓长肉”是中医治疗外伤感染总结出来的经验。换用中药的创面“脓汁”虽多，但上皮生长速度快，而且创面中央还可出现皮岛，“脓”对创面生长起到了一定的促进作用，从创面和“脓汁”情况来看，这些脓汁并非坏死组织溶解产生的脓液，而是血浆内的各种成分自血管内向外渗出的物质，其中包含大量白细胞和蛋白质。这种渗出物不但能稀释毒素，促进白细胞的吞噬作用，还可刺激创面四周上皮生长。

脓汁的性质及形态的变化，与患者体质及创面的变化有直接关系。脓汁稠厚者，患者体质多强壮；脓汁稀薄、如粉浆污水者，患者体质多虚弱。创面臭秽不化脓者，更非好现象，为气血两虚。

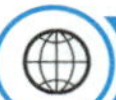

知识链接

**煨脓长肉**

煨脓长肉是指：溃疡疮口经中药换药后，在创面肉芽生长旺盛的同时，其黄稠无味的脓液分泌亦随之增多，感染也得到基本控制，伤口愈合增快。

**2. 祛腐生肌** 腐肉不去则新肉不长，祛腐才能生肌。九一丹、八二丹具有提脓祛腐的作用，而生肌玉红膏及生肌散则有活血解毒、生肌收口的功效，宜根据伤面的变化施用不同的药物。

**3. 内外兼治** 局部伤面表现与患者整体情况有着密切的联系。局部感染症状，在外治的同时，予以合理的内治，可获得很快好转，比单纯外治效果好。如创面色不鲜活，生长缓慢，患者食少纳呆，神疲乏力，气血虚弱，则应予以健脾和胃、补气养血之剂，使纳谷增加，气血生化，伤口愈合则可明显加快。

## 二、治疗方法

**1. 一般治疗** 软组织损伤严重，受伤时间过长，已失去清创缝合机会，但未发生软组织坏死者，创面最初忌用腐蚀性较强的药物。创口疼痛或骨质外露部分，可敷生肌玉红膏；创口四周如红、肿、热、痛有炎症时敷金黄膏；后期肿消痛止，但创面肌肉色淡不鲜，脓汁清稀者，用生肌散配合少量九一丹，并外敷生肌玉红膏。如肉芽色泽新鲜，脓稠而量少者，用生肌散，以生肌敛口。

**2. 大面积感染坏死创面的治疗**

（1）感染坏死期：此期为创面发生感染，组织坏死，形成腐肉的阶段。当创面有急性炎症，热毒炽盛时，可在周围皮肤上敷金黄膏，创面用九一丹或八二丹，内服清热解毒之剂。选用敏感抗生素，全身支持疗法。若无急性炎症，可用九一丹或八二丹以提脓祛腐。

（2）生肌长肉期：伤后2周左右，创面感染基本控制，出现新生的肉芽组织，坏死组织界限分

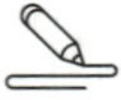

明，已渐分离，此时可剪除坏死组织，残存者可撒九一丹，外敷生肌玉红膏。但裸露的骨质不宜接触祛腐药物，只宜用生肌玉红膏。

（3）收敛愈合期：创面坏死组织脱落后，在肉芽组织上撒生肌散，外敷生肌玉红膏，以生肌收敛，促进创口愈合。若新生肉芽色鲜红润，上皮见长而创面过大者，为加快愈合可配合植皮。

**3. 并发症的处理**

（1）胬肉形成：新生肉芽颗粒大，高突于表皮之上，即是胬肉形成，可影响上皮的生长。可在胬肉上撒少量平胬丹，将其腐蚀掉，使其低于正常皮肤。待肉芽较硬而色鲜时，用生肌散以生肌收口。

（2）创缘湿疹：创缘皮肤由于长期脓液浸沤，易起皮疹，瘙痒，破流黄水，除创面用药外，创缘可用青黛散以除湿止痒。

（3）肌腱外露：一般可用祛腐生肌药物，使坏死部分脱落，未坏死部分还能生长，不必剪除。

（4）骨质外露：外露的骨质常因无软组织覆盖，缺乏营养而坏死。经过一定时间，死骨下有肉芽生出，在死骨最薄部分有时出现米粒大的融骨现象，肉芽自该处突出，叩击该部有空音，是死骨完全分离的表现。此时可将该死骨取掉，其下面即为肉芽，可撒生肌散，外用生肌玉红膏。如脓稀而肉芽不鲜则用生肌散配九一丹或八二丹。如死骨分离不完全，撬之不动，不可强行凿掉，否则因肉芽尚未形成，死骨强凿掉后，露出的骨质可因无软组织覆盖而感染坏死。

（申小年　李明哲）

## 复习思考题

1. 骨折的定义是什么？其发生的原因及移位有哪些？
2. 骨折有哪些分类方法？如何正确诊断骨折及其早期并发症？
3. 骨折的整复手法有哪些？各手法怎样操作？
4. 如何分期对骨折进行药物的内外辨证治疗？
5. 骨折的愈合分为几个阶段？第二阶段的时间及临床意义是什么？
6. 何谓骨折的畸形愈合、迟缓愈合、不愈合？其防治方法是怎样的？

扫一扫，测一测

FR-3-1

PPT 课件

# 第三章　上 肢 骨 折

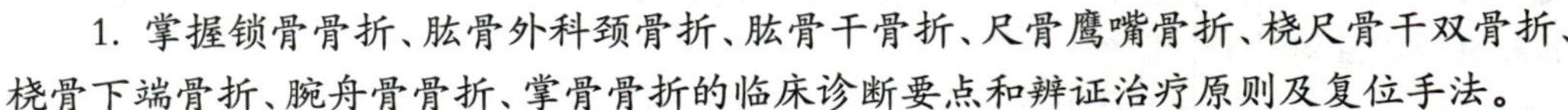

## 学习目标

1. 掌握锁骨骨折、肱骨外科颈骨折、肱骨干骨折、尺骨鹰嘴骨折、桡尺骨干双骨折、桡骨下端骨折、腕舟骨骨折、掌骨骨折的临床诊断要点和辨证治疗原则及复位手法。

2. 熟悉肩、肘、腕等各关节解剖和肱骨髁上骨折、指骨骨折的诊断和治疗方法。

3. 了解肩胛骨骨折、肱骨大结节骨折等上肢其他骨折的临床诊断和辨证治疗。

FR-3-2

知识导览

上肢骨由锁骨、肩胛骨、肱骨、尺骨、桡骨、腕骨、掌骨和指骨所组成。上肢的肌肉多而复杂，与上肢骨关节的精细运动密切相关。骨折后，由于肌肉的牵拉而导致骨折断端移位相对复杂。支配上肢的神经主要是臂丛神经，其分支较多，主要有腋神经、正中神经、桡神经和尺神经等。其中一些神经在行程过程中，距离骨骼较近或行于骨性管道中，骨折后断端移位易导致其损伤，并出现相应的症状，如肌肉萎缩、运动无力或皮肤感觉障碍等。

根据上肢的解剖生理特点，其治疗原则与下肢骨折有所不同。上肢是劳动的主要器官，以上臂和前臂为杠杆，各关节为运动枢纽，通过手部而体现其主要功能。因此，对上肢骨折的要求灵活性高于稳定性，故在临床的诊疗过程中应注意以下几点。

1. 儿童与青少年的骨折，由于骨骺线尚未闭合，易出现漏诊或误诊。只要患处有明显的环形压痛或叩击痛时，应按骨折的治疗原则处理。

2. 上肢的血管或神经在行程中，往往与骨关节的关系密切，骨折后肿胀或移位易损伤附近的血管或神经，因此，在诊疗过程中应注重防治血管神经的损伤。

3. 上肢骨折的治疗，除有严重的合并伤或陈旧性骨折外，一般不宜采用手术治疗，往往采用手法整复，以便更好地恢复上肢的功能。

4. 上肢骨折的固定常采用小夹板固定，固定后应密切观察夹板的松紧度和肢端的血液循环，防止局部出现压迫性损伤或缺血性坏死。

5. 骨折固定后，必须重视手部的早期功能锻炼，固定时间一般较下肢短，在治疗的全过程中必须始终贯彻“动静结合、筋骨并重”的治疗原则。

## 第一节　锁 骨 骨 折

锁骨骨折又称缺盆骨骨折、锁子骨断伤、井栏骨折断等。

锁骨是两个弯曲的长骨，无骨髓腔，位置表浅，全骨体表皆可摸到，位于胸前与肩峰之间，是肩胛带与躯干间的唯一骨性联系。锁骨外观呈“∽”形，内侧的 2/3～3/4 段向前凸（向腹侧），且有胸锁乳突肌和胸大肌附着，中部下面有锁骨下血管沟。外侧段粗糙而扁宽，占 1/3～1/4 凸向后侧，有三角肌和斜方肌附着。从锁骨的横切面来看，内侧 1/3 段呈三角形，中、外 1/3 交接处则变为类椭圆形，而外 1/3 则又变为扁平状（图 3-1）。由于这种解剖形态使得锁骨形成应力上的弱点

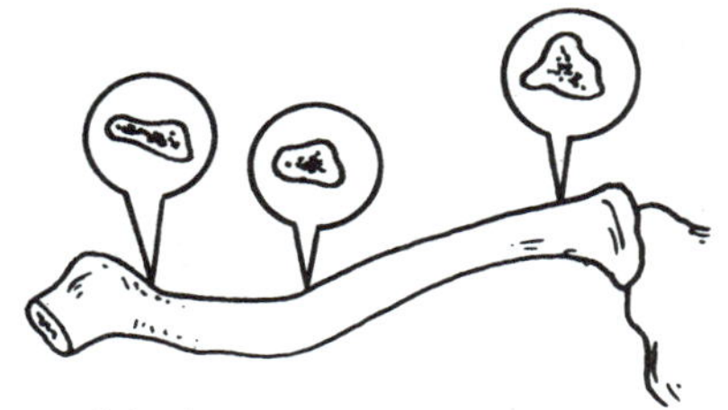

外侧端呈扁平状,中央呈类椭圆形,
内侧端呈三角形
图 3-1　不同部位的锁骨横切面形态

而容易发生骨折，骨折多发生在锁骨中、外 1/3 交接处。锁骨位于第一肋骨之前，在其后方有臂丛神经和锁骨下动脉、静脉经过。锁骨血供来自滋养动脉及骨膜动脉，血供丰富，骨折后愈合速度快，很少发生迟缓愈合或骨折不愈合。因此，锁骨具有支撑肩关节，为胸部及肩部的肌肉提供附着点，以及保护锁骨下血管神经等作用。

锁骨骨折是常见的上肢骨折之一，占全身骨折的 35%～51%，肩部骨折第一位。锁骨骨折可发生于各种年龄，但多见于儿童及青壮年。

【病因病机】

锁骨骨折多为间接暴力所致，直接暴力引起较少见。跌倒时肩部外侧或手掌先着地，自下向上传达的外力经肩锁关节传至锁骨，而应力在较薄弱的中、外 1/3 交接处集中时即可发生骨折，以斜形或横断骨折为多，可无移位，也可出现缩短或侧方移位。骨折端除有重叠移位外，内侧段因胸锁乳突肌的牵拉向后上方移位，肋锁及胸锁韧带可在一定程度上减轻其移位。外侧段则由于上肢的重力和胸大肌、胸小肌、斜方肌、三角肌的牵拉而向前下方移位（图 3-2）。由于幼儿骨质柔嫩而富有韧性，锁骨骨折后骨膜常保持联系，受胸锁乳突肌对内侧段的牵拉，骨折端往往向上成角。直接暴力引起者为横断或粉碎性骨折，但此型较少见，骨折端也多无明显移位。

有时粉碎性骨折可发生严重移位，骨折片向下向内移位时，会压迫或刺伤锁骨下动脉、静脉或臂丛神经，甚至刺破胸膜或肺尖，而造成气胸、血胸。骨折片向上移位时则可穿破皮肤形成开放性骨折，但极少见。

【诊断】

**1. 外伤史**　多有跌倒时肩部外侧或手掌着地受伤史。

**2. 临床表现**　局部疼痛，肿胀明显，锁骨上、下窝变浅，皮下瘀斑；骨折处明显隆起，患肩功能受限。患侧肩下垂并向前倾斜。为减轻疼痛，患者常以健手托着患侧肘部，头向患侧倾斜，下颌偏向健侧，这样可分别减少上肢重力对骨折外侧段和胸锁胸乳突肌对骨折内侧段的牵拉（图 3-3）。

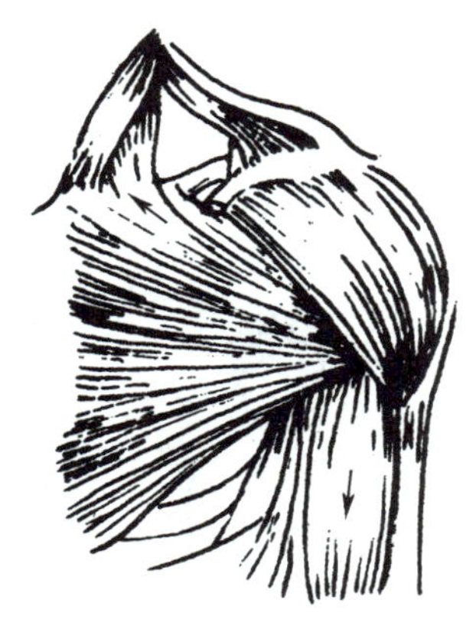
图 3-2　锁骨骨折的典型移位

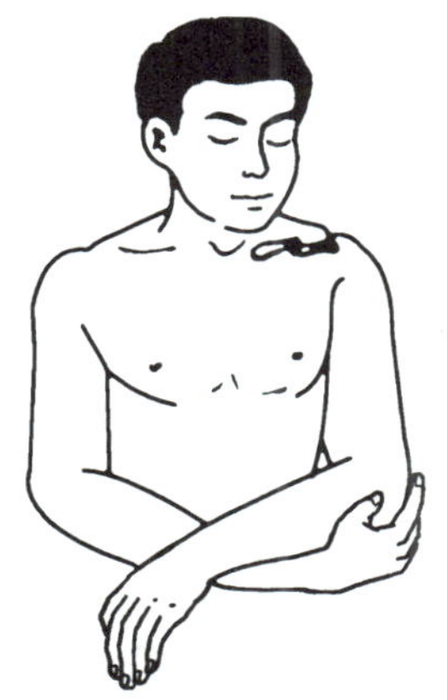
图 3-3　锁骨骨折患者的姿势

**3. 专科检查**　局部有明显压痛，有移位骨折，在皮下可摸到移位的骨折端及异常活动和骨擦音；不完全移位的骨折，仅见局部异常隆起。由于幼儿患者缺乏自诉能力，且畸形多不严重，锁骨部皮下脂肪丰满，不易触摸，尤其是青枝骨折，临床症状不明显，常易误诊，但活动患肢、兜肩试验或压迫锁骨时，会因疼痛加重而啼哭，可提示有锁骨骨折的存在。

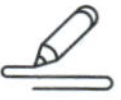

检查锁骨骨折时，不应盲目按压骨折处及反复检查骨擦音与异常活动，以免出现血管神经损伤，尤其是粉碎性骨折，甚至出现更严重的并发症。若患肢桡动脉搏动减弱或消失，麻木，感觉及反射减弱，提示锁骨下血管、神经损伤。

**4. 影像学检查**　X线正位照片可显示骨折类型和移位方向。若临床检查有骨折征象，但X线正位照片未能发现明显骨折线者，可加拍X线斜位照片。

根据受伤史、临床表现、专科及X线检查，锁骨骨折的诊断并不难。但锁骨外1/3骨折与肩锁关节脱位，常被局部症状所混淆，容易发生误诊。婴儿锁骨骨折，患儿不愿活动上肢，且无自述能力，容易与臂丛神经瘫痪相混淆，须加以注意。

**【辨证治疗】**

锁骨骨折大多可采用非手术方法治疗，且能获得满意的效果。幼儿无移位骨折及青枝骨折（包括向上成角不大者），均不需要手法复位，一般只给予适当固定以限制患肢活动即可。对年龄较大儿童或成年人的锁骨骨折，其受伤外力常较大，多有较明显的重叠移位或成角移位，故必须及早进行手法复位和固定。若骨折轻度移位者，因日后对肩关节功能妨碍不大，且一般都能按期愈合，不必强求解剖复位；对粉碎性骨折，不可用力按压骨折碎片，骨折碎片一般不会影响骨折愈合，日后也不会有明显畸形、疼痛或不适，对肩关节功能产生的影响也不明显，为防止在骨折复位过程中产生骨折片压迫、刺伤血管神经等，对此类骨折的复位标准应适当低于其他类型的锁骨骨折。因此，对不同类型的锁骨骨折，应根据具体情况采用不同的治疗方法。

### （一）手法复位

**1. 年龄较小有移位骨折**　患儿坐位或由家长从其健侧揽抱，助手在患儿背后，以双手扳住患儿两肩外侧，两拇指顶住其肩胛间区，向背后缓慢用力拔伸，使患儿挺胸、肩部后伸，以矫正重叠移位。术者用拇指顶住远端前下方，示、中指扣住近端，拇、示、中指协同用力，以提按手法，将远端向上向后端提，近端向下向前按压，骨折即可复位（图3-4）。对幼儿只有向上成角的锁骨骨折，术者用一手拇指于骨折上方向下轻轻缓慢按压，助手同时用手托住患儿肘部兜肩，即可纠正成角移位。

**2. 较大儿童及成人移位骨折**

（1）膝顶复位法：患者端坐凳上，抬头挺胸目视前方，上肢外旋，双手叉腰。助手用膝部顶住患者背部正中两肩胛骨之间，双手握其两肩外侧，向背后缓慢拔伸2～3分钟，待重叠移位矫正后，施术者站于患侧前面，并以两手拇、示、中指分别捏住两骨折端，将骨折近端向前向下推按，骨折远端向后上端提，可使骨折复位（图3-5）。

（2）外侧牵引复位法：患者体位同前，一助手立于健侧，双手绕患侧腋下抱住其身，另一助

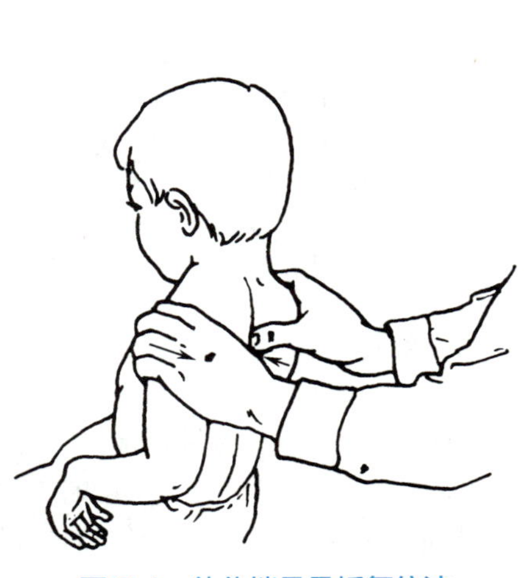

图3-4　幼儿锁骨骨折复位法

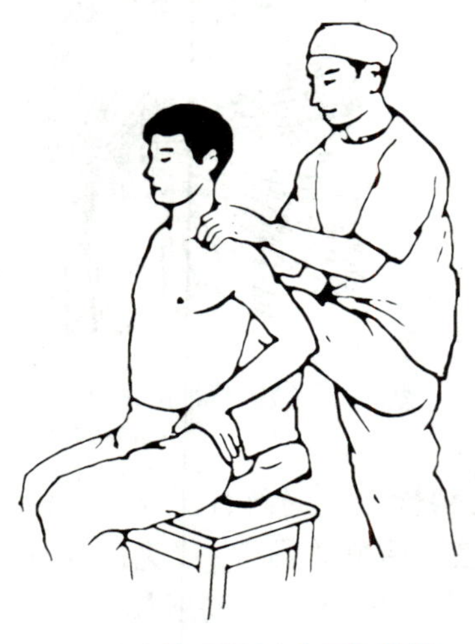

图3-5　锁骨骨折膝顶复位法

手向后上方牵引患侧上肢，两位助手缓缓牵引，施术者以两手拇、示、中指进行端挤提按以复位（图 3-6）。

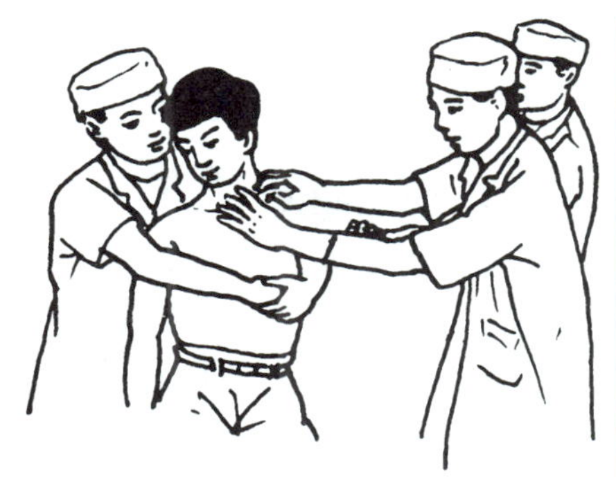

图 3-6 外侧牵引复位法

（3）仰卧复位法：此法适用于年老体弱不便坐位整复或青壮年肌肉发达而需较长牵引时间者。患者仰卧，于背部纵向置一窄枕头，助手站在患者头侧，双手掌按住其两肩外侧向背后按压，待重叠移位矫正后，施术者用端挤提按法矫正其移位。

### （二）固定方法

幼儿无移位骨折或青枝骨折用三角巾悬吊患侧上肢 2～3 周即可。有移位骨折则需稳妥的固定，目前临床上固定方法较多。

**1. 横“8”字绷带固定法** 固定时先在两腋下各放置一块厚棉垫，用绷带从患侧肩后起，经患侧腋下，绕过肩前上方，向后斜过背部，至健侧腋下，然后绕到健侧肩前上方，绕回背部至患侧腋下，如此反复包绕 8～12 层，用胶布粘贴绷带末端［图 3-7（1）］。包扎后，须用三角巾将患肢悬吊于胸前。

**2. 斜“8”绷带固定法** 此法亦称“十字搭肩法”“人字绷带”或单“8”字绷带法固定。固定时先在两腋下各放置一块厚棉垫，用绷带从患侧肩后向前经腋下，然后绕过肩前上方，向斜下方经过背部，到健侧腋下，横过胸前，再经患侧肩前至患侧腋下，如此反复包绕 8～12 层［图 3-7（2）］。

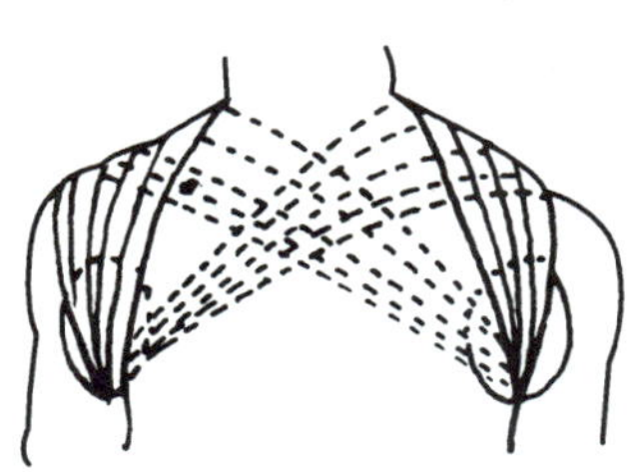

（1）横“8”字绷带固定法

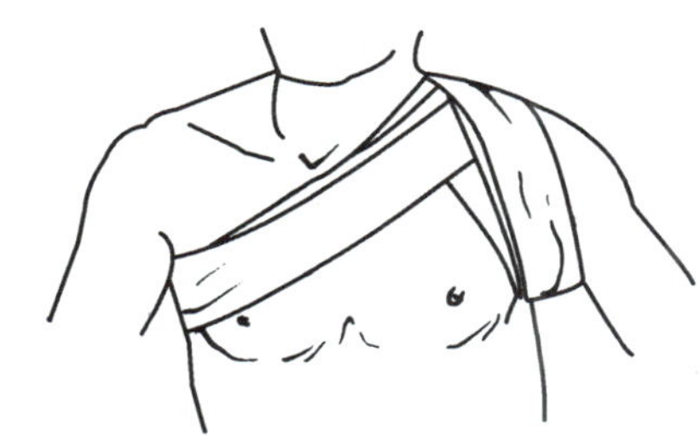

（2）斜“8”字绷带固定法

图 3-7 绷带固定法

**3. 双圈固定法** 于两腋下各放一棉垫，将事先准备好的大小合适的两个固定棉圈分别套在两侧肩部，从肩背后拉紧固定圈，用短布带将两固定圈的后下部紧紧扎住，用另一短布带松松扎住两圈的后上部，用长布带在胸前缚住两圈前方（图 3-8）。胸前及背侧上方两布带的作用，主要是防止固定圈滑脱，不能过紧，特别是前侧布带过紧则将使肩前屈，从而失去固作用。

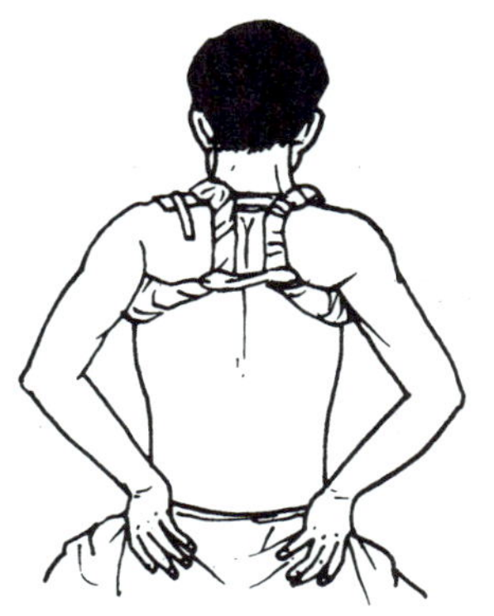

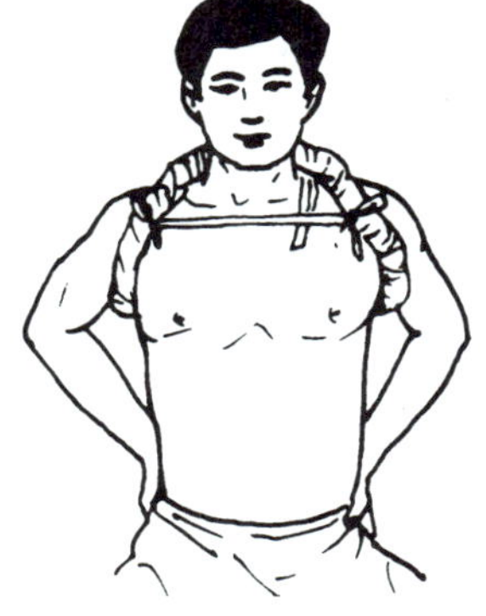

图 3-8 双圈固定法

固定时，患者应保持挺胸抬头，双手叉腰，以防复位后的骨折端重新移位。移位明显者，可在骨折部放置固定垫和弧形短夹板固定。对有移位的外 1/3 及中 1/3 骨折重叠较重者，可最后在患侧腋窝部的圈外再加缠棉垫 1～2 个，以加大肩外展，利用棉垫的支点及上肢的下垂重力，维持骨折对位。

锁骨骨折手法复位较易达到功能复位，但稳定的固定则相对较难。对于粉碎性骨

折，要避免盲目手法按压，以防骨折片刺伤周围的血管神经等。固定后既要注意防止太松而骨折移位，又要注意太紧而出现腋部神经、血管受压。

儿童有移位骨折一般固定2～3周，成人4～5周，粉碎性骨折固定6周。

### （三）功能锻炼

骨折复位固定后，睡眠时取仰卧位，在两肩胛骨之间纵向垫一窄软枕头，使两肩后伸，胸部挺起，利用上肢向后垂的重量对骨折对位进行维持。

骨折复位固定后即可做肘关节的屈伸活动和用力握拳；中期可加做肩后伸及扩胸活动；后期可逐渐做肩关节的各种活动，尤其是肩外展和外旋活动，防止肩关节因固定时间太长出现功能受限。在骨折愈合前，严禁抬臂耸肩动作，以免骨折断端产生剪力，影响复位效果及骨折的愈合。

### （四）药物治疗

初期：由于气滞血瘀，疼痛肿胀，故应活血祛瘀、消肿止痛，可内服活血止痛汤或肢伤一方加桑枝、川芎；局部外敷消瘀止痛膏或双柏散。中期：瘀血将尽，气血渐畅，新血渐生，筋骨将连，治宜化瘀生新，接骨续筋，内服可选用续骨活血汤、新伤续断汤；外敷接骨膏或接骨续筋药膏。由于中老年患者气血不足，筋脉失养，易致关节失于濡润，肩周围粘连，活动不灵，故后期宜着重养气血、补肝肾、壮筋骨，可内服肢伤三方或补骨方，外贴坚骨壮筋膏，解除夹板固定后可用骨科外洗方熏洗患肩。儿童患者骨折愈合迅速，如无兼症，后期不必用药。

### （五）其他疗法

锁骨开放性骨折或严重移位而合并臂丛神经或锁骨下动脉、静脉损伤者，可考虑做切开复位内固定，解除血管、神经受压或刺激；有血管神经破裂或断裂者，应迅速进行修补缝合。骨折复位后用髓内针固定（8～10周后拔针，时间过久针将移动，甚至移向肺内）或锁骨前侧钢板螺丝钉固定，有骨质缺损且较大者应同时植骨。骨折畸形愈合，若在数月后仍残留骨折愈合处明显突出，确实影响美观者，可考虑沿皮纹做一短切口，凿平骨突。偶尔可发生骨折不愈合，可行内固定加植骨术。

**知识链接**

**锁骨中段骨折切开复位和内固定的危险性**

锁骨中段骨折切开复位和内固定具有较大危险性，可出现植入物断裂、感染及骨折不愈合等。

**病案分析**

魏某，男，33岁，2010年4月13日初诊。主因肩部外伤，左肩部肿痛不敢活动2小时来诊。患者于2小时前在骑山地车从高坡下行时不慎摔倒，左肩部着地。随后左肩部疼痛，不敢活动，来院就诊。专科检查：左锁骨中外方突起畸形，肿胀、压痛明显；在该处可触及异常活动，闻及骨擦音；左肩不能抬举。手指感觉、运动功能正常。X线检查：左锁骨正位片，锁骨中外1/3交界处有一短斜形骨折线，骨折重叠移位，重叠1cm，近段向后上移位，远段向前下移位。

**请分析：**

该患者的疾病诊断是什么？

请制订相应的治疗措施。

如何对患者进行康复指导？

## 第二节　肩胛骨骨折

肩胛骨骨折又称肩髆骨折、锨板子骨骨折、琵琶骨骨折等。肩胛骨位于肩背部两侧，位置表浅，为扁平骨，分肩胛体、肩峰、肩关节盂、喙突、肩胛冈五部分。肩胛体部呈三角形，扁薄如翅，上缘和内侧缘有菲薄的坚质骨，外侧缘厚且坚固；其后方为肩胛冈与肩峰相连，外上为肩关节盂、喙突，肩胛体与关节盂相连处较窄薄，称为肩胛颈。骨折常发生于肩胛体和肩胛颈部。肩胛冈上窝有冈上肌附着，冈下窝有冈下肌、小圆肌、大圆肌附着，前方有肩胛下肌附着。因肩胛骨前后两面均被肌肉包裹，故临床上骨折较少见，即使骨折，移位也不严重。因肩胛骨周围血运丰富，故骨折后较易愈合。

肩胛骨骨折临床上较少发生，约占全身骨折的1%，多发于成年人。

【病因病机】

肩胛骨骨折常由直接暴力、间接暴力或肌肉牵拉暴力所引起。按骨折部位不同，可分为肩胛体骨折、肩胛颈骨折、肩峰骨折、肩胛盂骨折、喙突骨折和肩胛冈骨折（图3-9），临床上多见于混合性骨折。根据各部位骨折病因病机的不同，分别叙述如下。

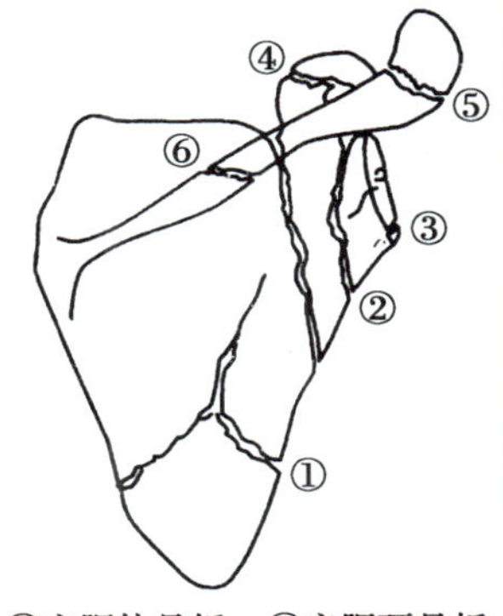

图3-9　肩胛骨骨折类型

**1. 肩胛体骨折**　多为直接暴力引起，如直接挤压、钝器撞击或跌倒时背部触地所致。有的骨折只限于肩胛冈以下的体部，有的骨折线可通过肩胛冈。骨折可为横断、粉碎或斜形骨折，但多为粉碎性骨折。按骨折线的形状，可分为T形骨折、V形骨折和粉碎性骨折等。由于所受直接暴力强度过大，肩胛体骨折可能并发肋骨骨折，甚至引发气胸、血胸和皮下气肿。

**2. 肩胛颈骨折**　多为间接暴力所引起。跌倒时肩部外侧着地或手掌、肘部着地，暴力冲击至肩部而发生肩胛颈骨折。其骨折线自关节盂下缘开始向上至喙突基底的外侧或内侧；也可延伸至肩胛冈、喙突或肩胛体。骨折远端可与骨折近端形成嵌插畸形。若骨折远端与体部分离，因胸大肌的牵拉，远端可向下向前移位，并向内侧旋转移位。

**3. 肩胛盂骨折**　常由肌肉牵拉暴力或直接暴力所引起。肌肉牵拉暴力多造成撕脱骨折，如肱三头肌猛烈收缩可引起盂下部位的撕脱骨折。肱骨头的直接撞击，易造成关节面较大范围的压缩性骨折或粉碎性骨折。肩胛盂骨折复位不良时容易导致肩关节的继发性脱位。

**4. 喙突骨折**　喙突骨折临床上少见，常并发于肩锁关节脱位或肩关节脱位。肩锁关节脱位时，锁骨的向上移位和喙锁韧带的向上牵拉，可造成喙突撕脱骨折，骨折块向上移位。肩关节前脱位时，喙突受到喙肱肌和肱二头肌短头的牵拉可造成喙突撕脱骨折，骨折块向下移位。

**5. 肩峰骨折**　肩峰在肩部最为突出，自上而下的直接暴力、由下而上的传达暴力或肱骨过度外展而产生的杠杆力，均可造成肩峰骨折。肩峰骨折后，骨折远端被三角肌和上肢重量的牵拉而向外下方移位。

**6. 肩胛冈骨折**　常由直接暴力所致，往往与肩胛体粉碎性骨折同时发生，骨折移位不多。

【诊断】

**1. 外伤史**　常有明显的跌倒时肩部、手掌或肘部着地或肩部受外力撞击等外伤史。

**2. 临床表现**　肩胛部周围肿胀和疼痛，局部皮肤常有青紫或瘀斑，患肩功能障碍，患肢活动时疼痛加剧。患者常用健侧手托持患侧肘部，以固定和保护患处。患者面容痛苦，舌质红暗或有瘀斑，舌苔薄白，脉弦数。

**3. 专科检查** 局部有压痛。肩胛体骨折，压痛范围较广泛，有移位骨折，可扪及骨擦音，可合并肋骨骨折并出现相应的症状。肩胛颈骨折，移位严重者肩部塌陷，肩峰隆起，外观似肩关节脱位的“方肩”畸形。肩峰骨折时，局部可扪及骨擦音或骨折块异常活动，肩关节外展活动受限。肩胛盂骨折，肩关节内外旋转时疼痛剧烈。喙突骨折，局部可扪及骨折块或骨擦音，肩关节外展或抗阻力内收屈肘时疼痛加重。肩胛冈骨折，多与肩胛体骨折同时发生，临床症状与肩胛体骨折难以鉴别。

**4. 影像学检查** 肩部正侧位和腋位 X 线片可明确骨折的类型及移位情况。较小外力造成的肩胛体骨折，因骨折分离移位不多，菲薄的坚质骨相互重叠，骨折线多为条状致密白线，诊断时应注意防止漏诊。肩胛体骨折呈 T 或 V 形时，骨折线不易看到，但在肩胛骨的外缘和上缘有骨皮质断裂，内缘失去连续性。肩胛盂骨折，穿胸位照片可显示盂前之游离骨块。肩胛颈骨折，正位片可见肩胛盂向内移位，肩部穿胸位照片可显示肩胛盂向前方旋转移位。

**【辨证治疗】**

肩胛骨无移位骨折或移位不明显者，无需复位，用三角巾悬吊患肢，早期进行功能锻炼即可。有移位的肩胛体斜形或横断骨折，以及严重移位的肩胛颈骨折等，均需进行手法复位和固定。若合并肋骨骨折或气胸、血胸者，应予及时处理。根据不同部位的骨折应采用不同的手法复位和固定方法，并按早、中、晚三期采用不同的药物治疗。

### （一）手法复位

**1. 肩胛体部骨折** 患者取坐位或俯卧位，术者站于患者背后，一手握住肩胛冈以固定骨折上段，另一手握住肩胛下角将骨折下段向内向上推按，使之复位（图 3-10）。

**2. 肩胛颈骨折** 患者取坐位或仰卧位，患肩外展 70°～90°，术者站于患者外后侧，一助手用宽布带在腋下绕过胸部，另一助手握其腕部，两助手做拔伸牵引。然后术者一手由肩上偏后方向下、向前按住肩部内侧，固定骨折近端，另一手置于腋前下方，将骨折远端向上向后推顶，矫正骨折远端向下、向前的移位，再将肩关节外展至 70°，屈肘 90° 的位置，用掌或拳叩击患肢肘部，使两骨折端产生纵向嵌插，以便断端紧密吻合（图 3-11）。

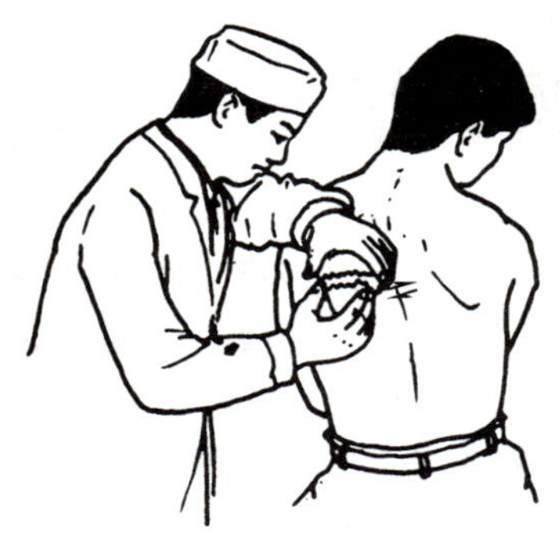
图 3-10　肩胛体骨折复位法

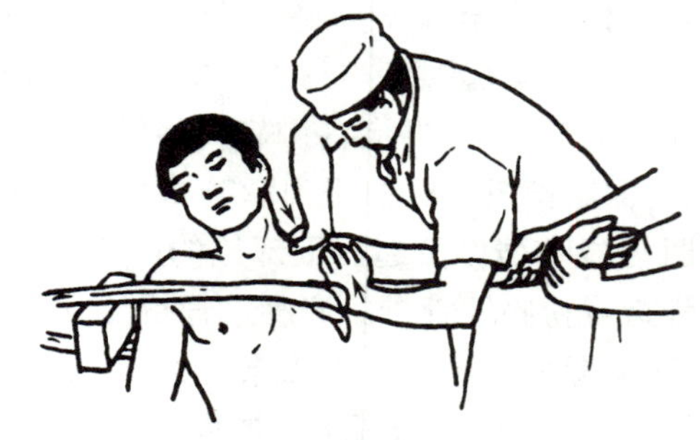
图 3-11　肩胛颈骨折复位法

**3. 肩胛盂骨折** 患者坐位，助手双手按住患者双肩，固定患者。术者握患侧上臂将肩关节外展 70°～90°，借肌肉和韧带的牵拉，即可使骨折复位，整复时应注意不可强力牵引和扭转。

**4. 喙突骨折** 常以整复肩锁关节脱位和肩关节脱位为主，随着关节脱位的整复，喙突骨折块也可复位。若仍有移位者，可用手推回复位。

**5. 肩峰骨折** 肩峰基底部骨折向下移位者，患肢屈肘，术者一手按住肩峰，一手推挤肘关节向上，使肱骨头顶压骨折块而复位。若骨折块向上移位者，可用外展推挤复位法。

**6. 肩胛冈骨折** 一般骨折移位不明显，不需手法复位。

### （二）固定方法

无移位、轻度移位或嵌插的各种肩胛骨骨折，采用三角巾悬吊患肢 2～3 周即可。不同部位的移位骨折，其固定方法分述如下。

**1. 肩胛体骨折**　固定时，用一块比肩胛骨稍大的夹板放置患处，用胶布固定于皮肤上，然后用绷带从肋下开始，经患处压住夹板，至健侧肩上，再经胸前至患侧腋下，逐渐绕至健侧肋下，经胸背来回缠绕5～10层（图3-12）。

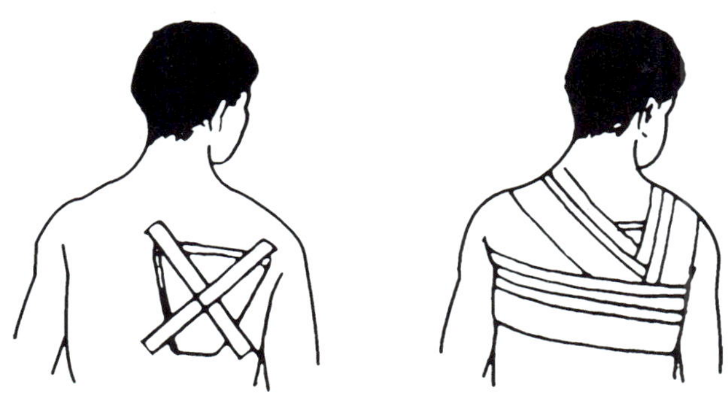

图3-12　肩胛体骨折固定法

**2. 肩胛颈骨折**　在患侧腋窝内垫一圆柱形棉花垫或布卷，使患肢抬起，用斜“8”字绷带进行固定，再用三角巾将患肢悬吊于胸前即可。亦可用外展支架将肩关节固定于外展80°～90°、前屈30°位置上3～4周。

**3. 肩胛盂骨折**　固定方法和固定时间同肩胛颈骨折。

**4. 喙突骨折**　复位后仅用三角巾悬吊3～4周即可。

**5. 肩峰骨折**　骨折远端向下移位，用三角巾兜住患侧上肢以减轻肢体下垂的重量或用颈腕带悬吊患肢。骨折远端向上移位者，用肩锁关节脱位的压迫固定法固定。

骨折固定后，定期检查夹板固定松紧度，若有松动者应及时给予调整。必须注意固定后有无神经或血管压迫症状，必要时应重新固定，以解除压迫。

### （三）功能锻炼

肩胛骨骨折为邻近关节骨折或关节内骨折，应强调早期进行功能锻炼，以避免发生肩关节功能障碍。固定后即应进行手指、腕、肘等关节的屈伸和前臂旋转活动。若骨折严重移位者，禁止患肢早期做提物和牵拉动作。2～3周后，用健侧手扶持患肢前臂做肩关节轻度的活动。老年患者，由于固定时间相对较长，尤其应鼓励积极进行功能锻炼，以防止肩胛骨周围软组织发生粘连。

### （四）药物治疗

骨折早期，气滞血瘀较甚，治疗宜消肿止痛、活血祛瘀，内服活血祛瘀汤或活血止痛汤等；外敷双柏散或消肿止痛膏。中期宜和营生新、接骨续筋，内服可选用正骨紫金丹或壮筋养血汤；外敷接骨续筋药膏或接骨膏等。后期宜补气血、养肝肾、壮筋骨，内服右归丸或肢伤三方等；外敷万灵膏或坚骨壮筋膏等。

## 第三节　肱骨外科颈骨折

肱骨外科颈骨折又称臑骨肩端骨折。肱骨外科颈位于解剖颈下2～3cm，肱骨大、小结节下缘与肱骨干的交界处，亦为骨松质和骨密质的交界处，是应力上的薄弱点，故易发生骨折。肱骨大结节嵴与小结节嵴形成结节间沟，内有肱二头肌长头腱经过。紧靠肱骨外科颈内侧有旋肱后动脉、腋神经向后进入三角肌内，臂从神经、腋动静脉经过腋窝，骨折端严重移位时可合并神经

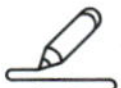

血管损伤。

肱骨外科颈骨折约占全身骨折的1.9%，是肩部常见的骨折之一，多发生于中老年人。

【病因病机】

肱骨外科颈骨折主要是间接暴力所致，直接暴力所致者少见。跌倒时手掌或肘部着地，向上的传递暴力与向下的重力汇集在肱骨外科颈而导致骨折。根据受伤暴力及受伤体位不同，临床上可发生不同类型的骨折。

**1. 裂缝骨折** 若肩部外侧受到直接暴力打击，先造成肱骨大结节粉碎性骨折，外力继续向内传至肱骨外科颈而引起外科颈裂缝骨折。骨折常为骨膜下损伤，骨膜一般完整，有骨膜的保护，骨折多无移位[图3-13(1)]。

**2. 嵌插骨折** 受传达暴力所致，仅造成断端间的互相嵌插，产生嵌插骨折。有时骨折断端间可出现轻度成角畸形[图3-13(2)]。

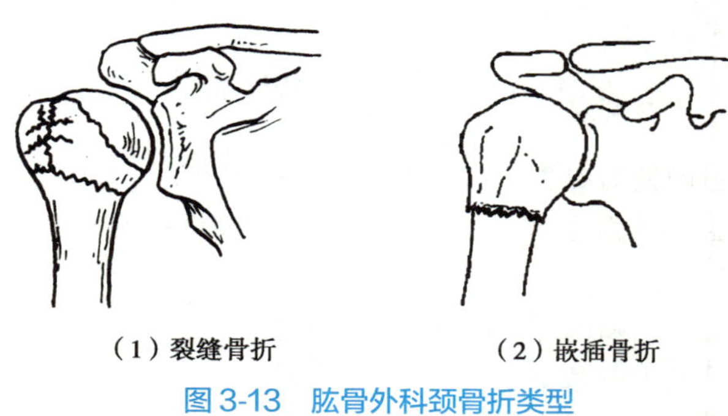

(1) 裂缝骨折　　(2) 嵌插骨折

图3-13　肱骨外科颈骨折类型

**3. 外展型骨折** 受外展传达暴力所致，患肢处于外展位受伤。骨折近端的肱骨头内收，骨折远端的骨干外展。暴力较小时，两骨折端外侧嵌插而内侧分离[图3-14(1)]；暴力较大时，骨折远端向内侧或内上移位，两骨折端形成向内成角畸形或向内、向前成角[图3-14(2)]。由于冈上肌的牵拉，此型骨折常伴有大结节撕脱骨折。

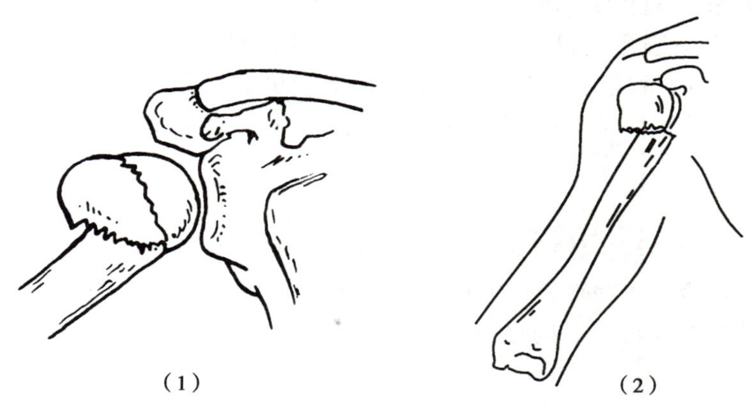

(1)　　(2)

图3-14　肱骨外科颈骨折外展型

**4. 内收型骨折** 由内收传达暴力所致。跌倒时，患肢处于内收位，躯干向患侧跌倒。暴力使骨折近端的肱骨头外展，骨折远端的肱骨干内收。暴力较小时，两骨折端外侧分离而内侧嵌插，向外侧突起成角[图3-15(1)]；暴力较大时多发生完全性骨折，骨折远端向外侧或外上移位，并向外向前成角[图3-15(2)]。

**5. 肱骨外科颈骨折合并肩关节脱位** 由外展外旋传达暴力所致，所受的暴力往往比较严重。先引起外展型嵌插骨折，暴力继续作用于骨折近端，可使肱骨头冲破关节囊向前下方移位而

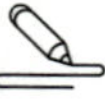

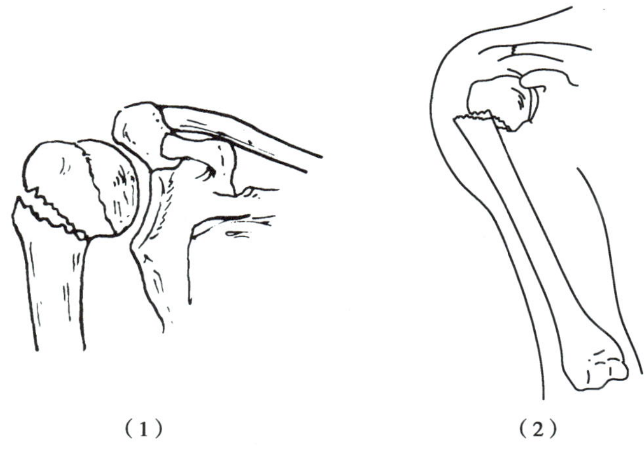


图 3-15　肱骨外科颈骨折内收型

造成肩关节前脱位，以盂下脱位多见。有时肱骨头受喙突、肩胛盂或关节囊的阻挡而不能复位，而引起肱骨头关节面向内下，近端骨折面向外上，远端骨折向上，肱骨头游离而位于骨折远端的内侧（类似内收型骨折移位）（图 3-16）。肱骨外科颈骨折合并肩关节脱位临床上较少见，但如果处理不当，常容易造成患肢严重的功能障碍。

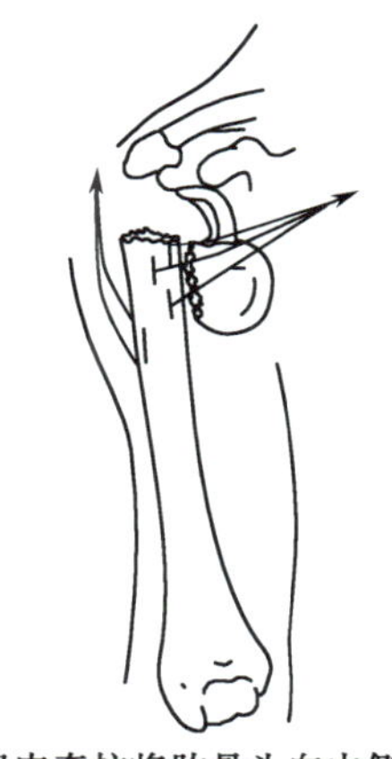

因肌肉牵拉将肱骨头向内侧挤压，造成不易整复

图 3-16　肱骨外科颈骨折合并肩关节脱位

肱骨外科颈骨折接近肩关节，周围肌肉较发达，关节囊和韧带比较松弛，受伤后局部出血常较明显，血肿容易与肩关节周围软组织发生粘连。肱骨外科颈骨折邻近结节间沟，骨折移位还可引起结节间沟完整性与平滑度发生改变。因此，日后较易并发肱二头肌长头肌腱炎、冈上肌腱炎或肩关节周围炎等，尤其是中老年患者，严重影响肩关节的活动功能。

【诊断】

**1. 外伤史**　多有肩部外力撞击或跌倒时手掌或肘部着地受伤史，部分患者可讲述受伤时肩关节所处的体位。

**2. 临床表现**　伤后肩部剧烈疼痛，肿胀明显，上臂内侧可见瘀斑（外展型），肩关节活动障碍，患肢不能抬举。

**3. 专科检查**　肱骨外科颈局部有较明显的环形压痛和纵向叩击痛。非嵌插骨折可出现畸形、骨擦音和异常活动。外展型骨折肩部下方凹陷，在腋窝能触及移位的骨折端或向内突起的成角畸形，有时颇似肩关节脱位，但与肩关节脱位的“方肩”畸形有别。内收型骨折在上臂上端的外侧偶可摸到突起的骨折远端和向外突起的成角畸形。合并肩关节脱位者，会同时出现“方肩”畸形，在腋下或喙突下可扪及肱骨头。血管神经损伤：应注意有无腋窝血管神经损伤，主要发生于外展型，有时可发生于内收型及骨折伴脱位。

**4. 影像学检查**　正位 X 线片可显示骨折端有无内外侧方移位，和向内或向外成角的情况，至于肱骨头有否旋转、骨折有否前后侧方移位和向前或向后成角畸形，则必须拍摄穿胸侧位或外展侧位（肩部腋位）片。

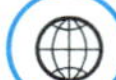
知识链接

**肩部腋位片的临床应用**

为了更好地估计骨折移位及肱骨头脱位，常需拍摄双肩外展 90° 位 X 线片；肩部腋位片有助于确定有无骨折向前成角和肱骨头后脱位。

根据受伤情况、临床表现、专科检查及X线检查结果，即可明确肱骨外科颈骨折诊断。但无移位的肱骨外科颈骨折，必须与肩部挫伤相鉴别。

【辨证治疗】

无移位的裂缝骨折或嵌插骨折，仅用三角巾悬吊患肢1～2周即可开始活动。有移位骨折则必须根据骨折移位程度及骨折类型，采取相应的手法复位和固定方法，要求尽可能达到解剖对位，在稳妥固定的基础上进行适当的功能锻炼，并结合中药治疗，一般可获得满意的效果。

### （一）手法复位

患者坐位或仰卧位，屈肘90°，前臂中立位，一助手用布带绕过腋窝向上提，另一助手握其肘部，沿肱骨纵轴方向顺势牵引（外展型骨折肩可稍外展牵引，内收型骨折则可稍内收牵引）3分钟左右，肌肉发达或有明显肌痉挛者，时间应适当延长，以矫正重叠移位。

**1. 外展型骨折** 一助手用布带绕过腋窝向上提，另一助手握其肘部，沿肱骨纵轴方向顺势外展牵引[图3-17（1）]，术者双手握骨折部，两拇指顶按于骨折近端的外侧向内推按，其余各指环抱骨折远端的内侧向外捺正，同时助手在牵引下内收其上臂即可复位[图3-17（2）]。

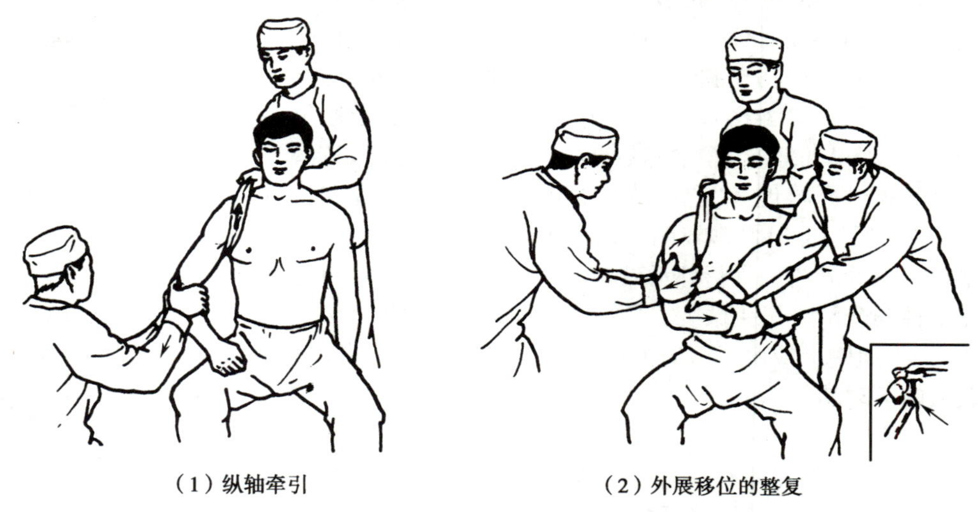

（1）纵轴牵引　（2）外展移位的整复

图3-17 肱骨外科颈外展型骨折复位法

**2. 内收型骨折** 一助手用布带绕过腋窝向上提，另一助手握其肘部，沿肱骨纵轴方向顺势稍内收牵引[图3-18（1）]，术者双手握骨折部，两拇指按于骨折断端的外侧向内推，其余各指使骨折远端的远段外展（端提法），助手在牵引下将上臂外展，使内、外方向的侧方移位得到复位[图3-18（2）]。

如还有向前成角移位，术者双手拇指置于骨折部的前侧向后按压，其余各指环抱于骨折远端后侧略向前提，助手在牵引下缓缓上抬上臂以矫正向前成角畸形[图3-18（3）]。如向前成角畸形较大，助手还可继续将上臂上举过头顶，此时术者立于患者前外侧，改为用两拇指压住骨折远端，其余各指由前侧按住成角突出处，行端挤提按[图3-18（4）]。如有骨擦感，断端相互抵触，则表示成角畸形矫正。

在使用前屈或前屈过顶法矫正时，必须是重叠移位已充分矫正，否则在前屈过顶时肱骨头将随之向后旋转，使向前成角无法矫正。

**3. 肱骨外科颈骨折合并肩关节脱位** 患者平卧，患肢外展位，用一宽布带绕过患侧腋窝，将布带两端系在健侧的床脚上，在两布带间用一木块支撑，助手握持患肢腕部进行顺势拔伸牵引，根据正位X线检查，用骨折远端对准骨折近端纵轴所指的方向，将患肢外展至90°～150°，拔伸牵引10～20分钟，以解除骨折远端对肱骨头的夹挤，张开破裂的关节囊口，为肱骨头进入关节盂打开通路。根据照片结果，术者用两手拇指自腋窝将肱骨头前下缘向上、向后、向外推顶，其余

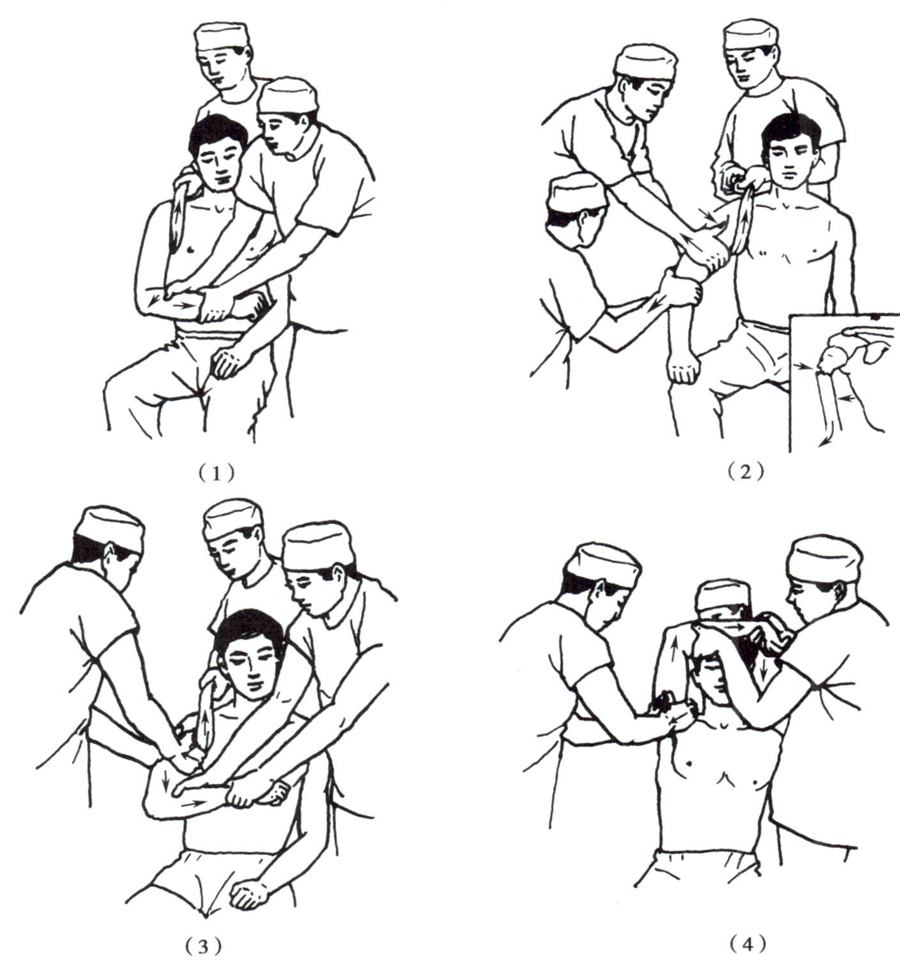

图 3-18　肱骨外科颈内收型骨折复位法（外展过顶法）

各指按住近肩峰处以作支点，同时助手在原外展位上将患肢做缓慢轻柔的顺、逆方向捻转法及摇晃法等活动，并逐渐内收患肢，此时术者可感觉到有肱骨头进入关节囊的复位感。术者再从腋下摸认骨折对位情况，用捺正法整复侧方移位后，双手固定骨折断端，令助手做沿患肢纵轴方向向近侧端推顶或叩击的“合骨法”动作，使骨折端嵌插，以稳定骨折端，防止再移位；然后屈肘轻轻放下患肢到自然下垂位进行固定。同时注意拔伸不能过猛，力量不能过大，因为在拔伸下，位于骨折端之间的肱二头肌短头、喙肱肌及破裂的关节囊呈紧张状态，弥合了脱位的通路，使脱位的肱骨头无法纳入关节内，所以拔伸力量需适度（图 3-19）。也可以先整复脱位再整复骨折。

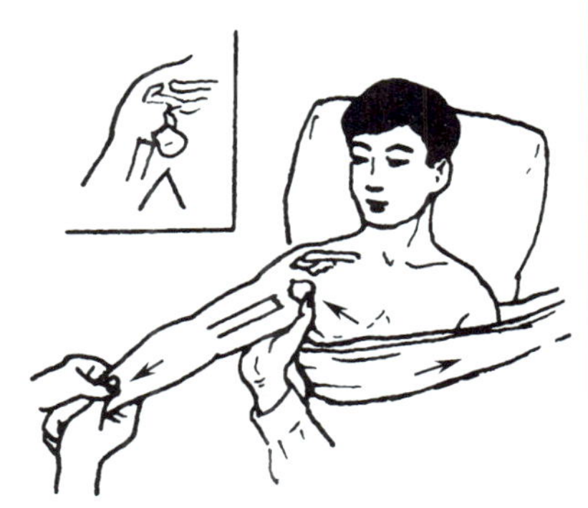
图 3-19　骨折脱位复位法

肱骨外科颈骨折合并肩关节脱位手法复位时，只有找准了关节囊破裂口，才能将肱骨头捺正，盲目、粗暴的操作只能加重局部损伤。

### （二）固定方法

采用上臂超肩关节夹板固定。长夹板共三块，下达肘部，上端超过肩部，柳木夹板可在上端钻小孔系以布带结，杉树皮夹板则不宜钻孔，但应超过肩部 3～4cm，以便做超肩关节固定。短夹板一块，上达腋窝、下达肱骨内上髁以上，夹板的一端用棉花包裹，呈“蘑菇头”状，又称“大头垫”。

在助手维持牵引下固定，术者捏住骨折部，保持复位后位置，并将棉垫3～4个放于骨折部的周围，三块长夹板分别放在上臂前、后、外侧，短夹板放在内侧。内收型骨折，内侧夹板大头垫朝向肱骨内上髁的上部；外展型骨折，大头垫应顶住腋窝部，在外侧肩峰下骨折近端处放一小平垫；有向前成角畸形者，在前侧夹板下相当于成角突出处置一平垫；内收型骨折者，在外侧夹板下相当于成角突出处置一平垫。肱骨外科颈骨折合并肩关节脱位者的夹板和固定垫安放位置，与内收型骨折相同。先用三条横带在骨折部下方将夹板拴紧，然后用长布条穿过三块超关节夹板顶端的布带环，环状结扎，并绕至对侧腋下，用棉垫垫好后打结，以保护腋窝部皮肤不被压伤。屈肘90°，用三角巾将患肢悬吊于胸前。若为杉树皮夹板，则在超出肩部的夹板上端用布带“8”字交叉缚扎（图3-20）。

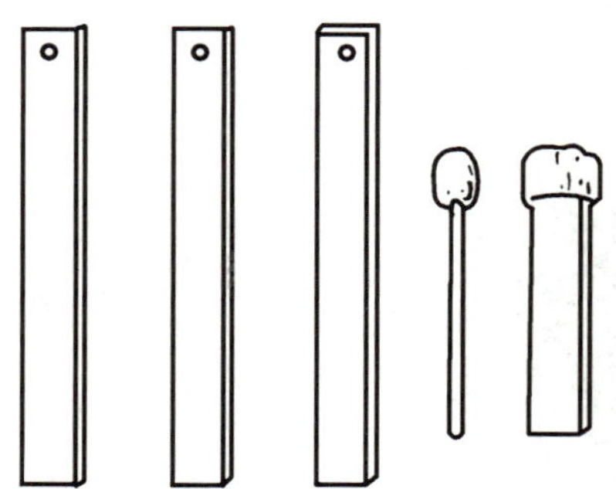

长木板：（27~28）cm×（4~5）cm×（0.3~0.4）cm
短木板：（16~18）cm×4cm×（0.3~0.4）cm

（1）肱骨外科颈骨折夹板

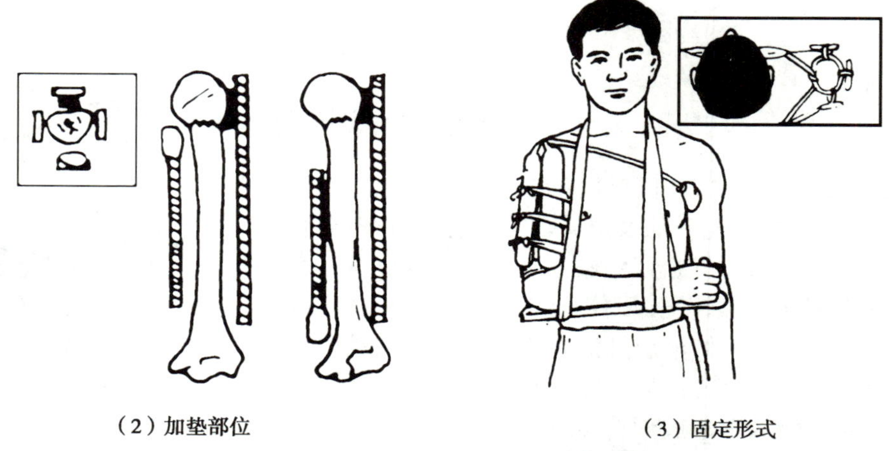

（2）加垫部位　　（3）固定形式

图3-20　肱骨外科颈骨折的夹板固定

对移位明显的内收型骨折，除夹板固定外，尚可配合上肢皮肤悬吊牵引3周，肩关节置于外展前屈位，其角度视移位程度而定，牵引质量约2～4kg，以使患侧肩部稍离开床面，亦可配合铁丝外展架，将患肢固定于外展前屈位，外展角度视移位程度而定，并屈约30°，3～4周后，拆除外展架，继续夹板固定。

固定后，注意松紧度，以防止腋部神经、血管受压。睡眠时取仰卧位，并于患肘后垫一枕头，维持患肩轻度前屈位，且内收型骨折保持在外展位，外展型骨折保持在内收位，以防止骨折再移位。

固定时间约4～5周，骨折临床愈合后拆除夹板。

### （三）功能锻炼

固定期间应鼓励患者积极进行适当的功能锻炼，对中老年患者尤为重要。初期先让患者握

掌，屈伸肘、腕关节，舒缩上肢肌肉等活动。在2～3周内，外展型骨折应限制肩关节外展活动，内收型骨折及骨折合并脱位则限制肩关节内收活动。3～4周后开始练习肩关节各方向活动，范围应循序渐进，每日练习十余次。因血肿机化粘连及固定，骨折后期常出现肩关节活动障碍，解除固定后，在肩关节功能恢复过程中忌暴力扳动肩关节，以防再次出现骨折。解除夹板固定后，应配合中药熏洗，以促进肩关节功能恢复。

**（四）药物治疗**

初期：患肢瘀肿、疼痛较重，治宜活血祛瘀，消肿止痛。内服可选用和营止痛汤或肢伤一方，若瘀肿较甚者可加三七、白茅根等。外敷双柏散或消瘀止痛药膏。

中期：瘀肿虽消而未尽，骨尚未连接，治宜和营生新，接骨续损。内服可选用生血补髓汤或肢伤二方。外敷接骨膏或接骨续筋药膏。

后期：老年患者则因其气血虚弱，血不养筋，易致肌肉萎缩，关节不利，治宜养气血、补肝肾、壮筋骨。内服可选用肢伤三方或补肾壮筋汤。儿童患者骨折愈合迅速，后期不必内服中药。解除固定后，可选用海桐皮汤、骨科外洗方熏洗患肢，亦可配合按摩推拿。

**（五）其他疗法**

严重移位的肱骨外科颈骨折经手法复位不成功，或陈旧性骨折不能手法复位，以及骨折合并脱位手法整复失败，估计日后妨碍肩关节活动功能者，则应切开复位、钢针内固定，术后用三角巾悬吊患肢于胸前，3周后拔除钢针。

**病案分析**

乔某，女，32岁。2012年9月28日下午4时许初诊。因左肩部摔伤后疼痛、肿胀、不能活动3小时前来就诊。患者中午到平房顶晒粮食时，不慎从楼梯上坠落，左手着地，当即感觉左肩部疼痛剧烈，左肩关节不敢活动，故来诊。专科检查：左肩软组织明显肿胀，表皮完整，皮下有瘀血，左肩峰下有明显压痛，可闻及骨擦音及异常活动。左肩关节不能活动。桡动脉搏动正常。手部感觉良好。X线检查：左肩关节正位片显示肱骨外科颈处有一横向骨折线，两折端向内轻度成角，外侧皮质略有嵌插。

**请分析：**

该患者的疾病诊断是什么？

请制订相应的治疗措施。

## 第四节　肱骨大结节骨折

肱骨大结节是肱骨上端外侧的骨性隆起，系松质骨，为冈上肌、冈下肌、小圆肌的附着处。当肱骨大结节受肌肉猛烈牵拉时，则可发生骨折。骨折块较大时常波及结节间沟，对肩袖肌及肱二头肌长头的功能有一定影响。

肱骨大结节骨折为肱骨上端常见骨折之一，常继发于肩关节脱位、肱骨外科颈骨折等，单独发生者少见，多见于成人。

**【病因病机】**

直接暴力和肌肉牵拉暴力均可造成肱骨大结节骨折，而以肌肉牵拉暴力所致者为多。根据骨折移位情况，可分为无移位骨折和有移位骨折两种类型（图3-21）。

**1. 无移位骨折**　多因直接暴力打击造成，骨折块大多粉碎，由于有肱骨骨膜相连，故无明显移位。

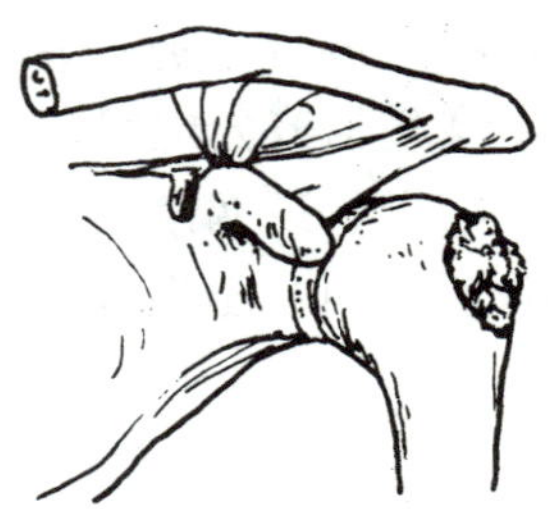

（1）无移位单纯大结节粉碎骨折

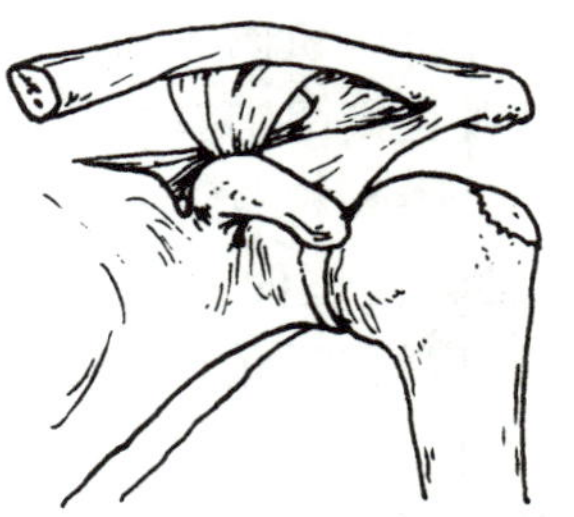

（2）无移位大结节撕脱性骨折

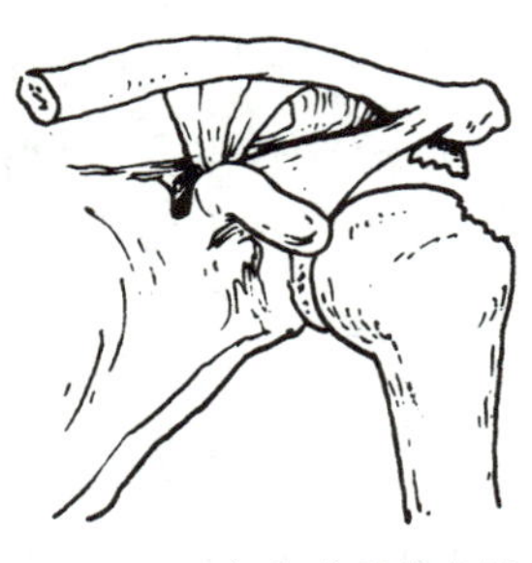

（3）有移位大结节撕脱性骨折

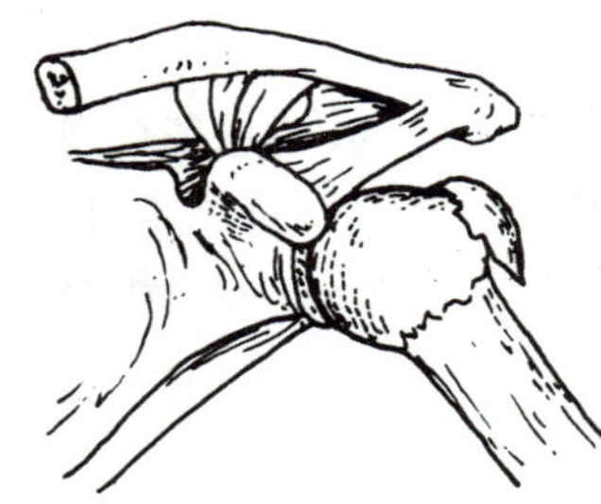

（4）大结节骨折合并外科颈骨折

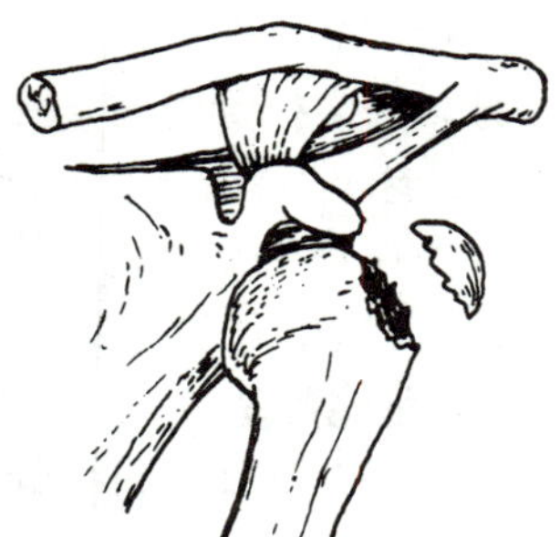

（5）大结节骨折合并肩关节脱位

图 3-21 肱骨大结节骨折类型

**2. 有移位骨折** 以肌肉牵拉暴力所致居多。跌倒时，上肢外展位手掌撑地，由于肩袖肌群（冈上肌、冈下肌、小圆肌等）的突然强力牵拉，使肱骨大结节发生撕脱骨折，骨折块比较小。但因受肩袖肌群牵拉，骨折块常向上、向内移位至肩峰下，影响骨折移位的复位。此型骨折常在肩关节前脱位或肱骨外科颈骨折时合并发生。

肱骨大结节骨折易合并肩部软组织损伤，引起肩关节囊周围肌肉、韧带粘连，导致关节活动障碍。若骨折线达到结节间沟，致结节间沟不平滑，使得日后肱二头肌腱滑动受阻而引发慢性肩痛。

【诊断】

**1. 外伤史** 有明显外力撞击肩部或跌倒时上肢触地的受伤史。

**2. 临床表现** 伤后肩外侧有明显局限性疼痛、肿胀，肩关节活动障碍，尤以肩外展及外旋为严重，且活动时疼痛加重。

**3. 专科检查** 肩部有局限性的肿胀及压痛，有移位骨折可扪及异常活动和骨擦音。合并肩关节前脱位者，有肩关节脱位的体征，但局部肿胀、疼痛均较单纯肩关节脱位为重。伴有肱骨外科颈骨折者，常为直接暴力所致，肱骨上端骨膜完整，检查时骨折征象与症状不太突出，应引起注意。

**4. 影像学检查** 肩关节正位 X 线检查可了解骨折移位情况。有时肱骨大结节骨折诊断比较困难，特别是无移位骨折，其临床症状不明显，常易被误诊或漏诊，须依靠 X 线检查协助诊断。发现肩关节前脱位或肱骨外科颈骨折时，应考虑有合并肱骨大结节骨折的可能。

【辨证治疗】

无移位骨折无需手法整复，可仅用三角巾悬吊患肢，1 周后开始肩部自主功能锻炼，4 周后可随意活动。对于有移位骨折，必须有良好的复位与恰当的固定，早期进行功能锻炼，以免影响肩关节活动功能。若为合并外科颈骨折的肱骨大结节骨折，多无移位，无需特殊治疗。对合并肩关节前脱位的大结节骨折，在整复肩关节脱位后，大结节也多可自行复位。

### （一）手法复位

复位时，令患者坐位，在血肿内麻醉下进行手法整复。术者立于患侧，一手握住患侧肘部，将患肢缓慢外展、外旋，另一手置于患肩，拇指顺冈上肌、冈下肌，于肩峰下将向上向内移位的大结节向外向下用力按压，使之复位（图 3-22）。

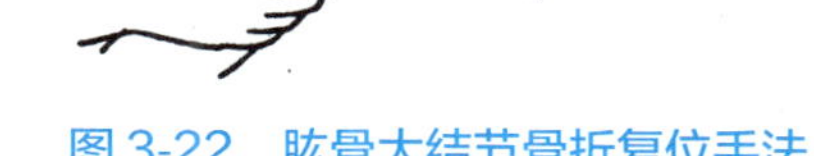

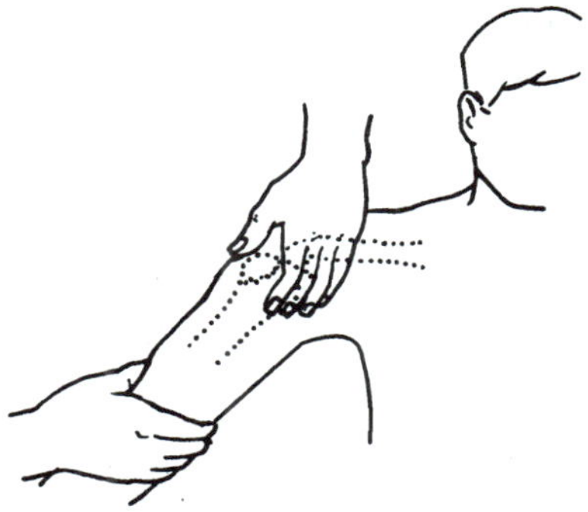

图 3-22　肱骨大结节骨折复位手法

肱骨大结节骨折伴有肩关节脱位者，应以复位肩关节脱位为主。脱位复位后，肱骨大结节移位一般也随之矫正。

### （二）固定方法

骨折复位后，用铁丝外展架固定肩关节于外展、外旋位，不可改变体位，否则骨折将再度移位。4 周后去除外固定。

### （三）功能锻炼

早期、中期：做指、掌、腕关节活动，有利于气血流通，肿胀消退，但禁止做肩关节外展和外旋活动。解除固定后，应加强肩关节各方向的功能锻炼，以促进肩关节功能恢复，避免关节僵硬、粘连而影响功能恢复。

### （四）药物治疗

与肱骨外科颈骨折相同。

### （五）其他疗法

**1. 经皮撬拨复位钢针内固定**　对于骨折整复不稳定或严重移位骨折或粉碎性骨折或骨骺分离者，可用钢针经皮内固定，尤其是老年患者。

**2. 手术切开内固定**　肱骨大结节骨折块移位至肩峰下且手法复位不成功者，应考虑行切开复位，缝合固定或用螺丝钉或细钢针内固定，术后用三角巾悬吊患肢，2 周后进行肩关节功能锻炼。

## 第五节　肱骨干骨折

肱骨干骨折又称臑骨骨折，肱骨干是指肱骨外科颈下 1～2cm 至肱骨髁上 2cm 处的一段长管状坚质骨。其上 1/3 段较粗，轻度向前、外侧突出，横切面为圆形；中 1/3 段自上向下逐渐变细，横切面为圆形，为最硬的坚质骨，弹性差，易发生骨折；下 1/3 段向下逐渐变成扁平状，稍弯曲向前倾，横切面为三角形。肱骨干中下 1/3 交界处后外侧有一桡神经沟，桡神经从腋窝穿出后，经肱骨干上、中 1/3 段的内、后侧，在桡神经沟内紧贴骨干斜行而下，行至肱骨下段的外侧，与其并行的是肱深动脉。肱骨干的滋养动脉在中 1/3 段偏下内处，从滋养孔进入骨内，向肘部下行，若骨折发生在滋养孔平面以下，可伤及滋养动脉，导致骨折端血液供应减少，从而妨碍骨折的愈合。肱骨干上 1/3 段外侧的三角肌粗隆是三角肌的止点处，背阔肌止于小结节，胸大肌止于大结节。肱骨干前面有喙肱肌、肱二头肌、肱肌，后面有肱三头肌等。

肱骨干骨折临床上多见，骨折好发于肱骨干的中部，下部次之，上部最少，肱骨干骨折约占全身骨折的 13%，可发生于任何年龄阶段，多见于成年人。

### 【病因病机】

**1. 直接暴力**　挤压伤或打击伤等，可导致肱骨干的上段、中段发生骨折，多数为粉碎或横形骨折，有时为开放性骨折或多段骨折，婴儿产伤也可发生横形骨折。

**2. 间接暴力**　包括传达暴力、旋转暴力。

1）传达暴力：跌倒时肘或手部着地，地面的反作用力向上传导，与跌倒时的重力相交于肱骨，即可发生螺旋或斜形骨折，常导致肱骨中下段骨折，此种骨折尖端容易刺入肌肉内而影响手法复位。

2）旋转暴力：掰手腕或投掷手榴弹用力不当，常引起肱骨干中下段发生螺旋形骨折。生产

过程中，若手臂被机器卷入，可发生肱骨干中下段粉碎性骨折，周围软组织损伤严重，并产生骨折端分离移位，则治疗较困难，易发生延迟愈合或不愈合。

肱骨干骨折因骨折部位不同，其移位的方向也不同。①骨折线位于三角肌止点以上、胸大肌止点处，肱骨近端骨折块受外旋肩袖肌的牵拉向外旋转，骨折远端因受三角肌和胸大肌的牵拉作用，常向上向前移位［图3-23(1)］。②骨折线位于三角肌止点与胸大肌止点之间，近骨折端因胸大肌、大圆肌和背阔肌的收缩而向前、向内旋转移位，远骨折端因三角肌和喙肱肌的收缩而向上、向外移位［图3-23(2)］。③骨折线位于三角肌止点以下，骨折近端因三角肌和胸大肌的收缩而向前、向外旋转移位，骨折远端因肱二头肌和肱三头肌的收缩向上重叠移位［图3-23(3)］。④肱骨干下1/3段骨折时，骨折远端移位的方向可因前臂和肘关节的位置而异。除此之外，暴力的方向、上肢的重量和前臂的位置，均可影响远骨折端的位置，若患者将前臂悬吊于胸前，则可造成骨折远端内旋移位。

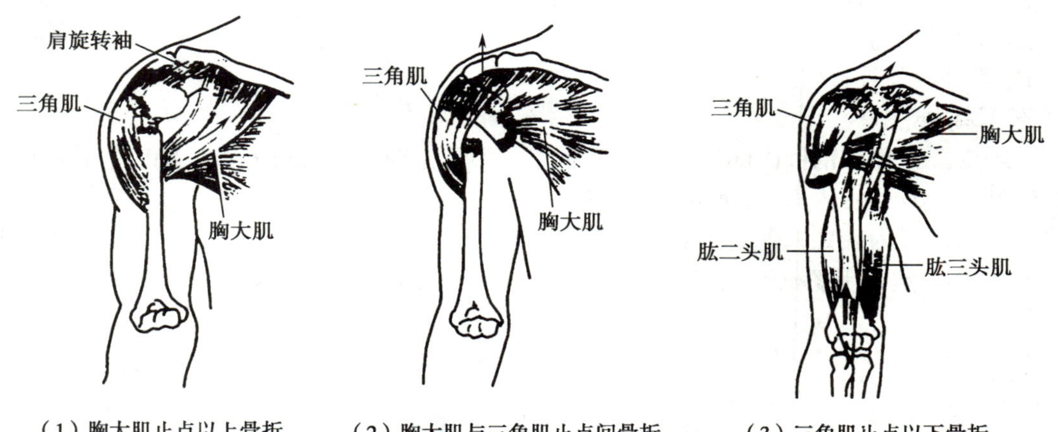

（1）胸大肌止点以上骨折　（2）胸大肌与三角肌止点间骨折　（3）三角肌止点以下骨折

图3-23　肱骨不同骨折部位的肌力牵拉移位

肱骨中、下段骨折易并发桡神经、肱深动脉或肱动脉的损伤。若骨折发生在其滋养孔平面以下时，可伤及滋养动脉。

【诊断】

**1. 外伤史**　有明显的外力打击上肢、手或肘部着地跌倒、掰手腕或投掷手榴弹用力不当等外伤史。

**2. 临床表现**　伤后常立即出现局部疼痛、肿胀、异常活动或畸形，往往用健侧手托扶患肢并依附于胸壁，以缓解疼痛。患肢活动受限，不能抬举，局部皮肤可出现青紫或瘀斑。

**3. 专科检查**　患者局部有明显的环形压痛和纵向叩击痛。部分骨折可出现异常活动，可扪及骨擦音，骨断端若有分离移位者则骨传导音减弱或消失。骨折移位可引起局部角状突起，可扪及骨折块，有时骨折块刺入皮下或露于皮外。患肢常有短缩畸形。肱骨中、下段骨折，若合并桡神经损伤，可出现相应的症状：垂腕畸形，拇指不能外展和背伸，手指不能伸直，手背桡侧1、2、3指和4指桡侧半皮肤感觉减弱或消失。骨折端向内突出或顶压可合并肱动、静脉损伤，出现前臂相应的供血障碍症状。

旋转暴力所致的肱骨干骨折应注意与上臂挫伤和扭伤相鉴别，后者压痛局限于损伤部位，有牵拉痛，但无环形压痛和纵向叩击痛，无异常活动等。

**4. 影像学检查**　正侧位X线片检查，可明确骨折的部位、类型和移位情况，并有助于鉴别是否为骨囊肿、骨纤维异常增殖症等所致的病理性骨折。X线摄片检查时，应包括肩关节和肘关节，以避免漏诊这两个部位的骨折或脱位。

根据受伤史、临床表现和骨 X 线摄片检查一般可做出诊断。

【辨证治疗】

无移位的肱骨干骨折仅用夹板固定 3～4 周即可。有移位的肱骨干骨折应及时进行手法整复和夹板固定。骨折分离移位及软组织嵌入骨折断端之间的患者，手法复位不成功者可行手术治疗。骨折合并桡神经或血管损伤的患者，轻者行手法复位和夹板固定治疗，重者可行手术探查。

治疗的一般原则为消除分离，防止愈合障碍。具体措施为：整复时，骨折移位轻者，一般不用麻醉。骨折移位较明显者，可在臂丛麻醉或局部麻醉下行手法复位。牵引手法勿过度，避免诱发骨折断端的分离移位。固定时应消除远端肢体重量的牵拉，防止分离移位，可用弹力带或外展支架固定，或早期卧床。固定后按早、中、晚三期采用不同的药物治疗。

**（一）手法复位**

患者取坐位或卧位。一助手用布带通过腋窝向上牵引，另一助手握持前臂在中立位下，沿上臂纵轴缓缓用力作对抗牵引，一般牵引力不宜过大，以防止骨折断端发生分离移位，重叠移位完全矫正后，再根据不同部位的移位情况进行复位。

**1. 上 1/3 段骨折**

（1）骨折线在胸大肌止点处：术者双手握骨折部，两拇指按于骨折近端的外侧向内推，其余各指使骨折远端外展，助手在牵引下将上臂外旋，使旋转、侧方移位得到复位。

（2）骨折线在三角肌止点以上、胸大肌止点以下：在助手维持牵引下，术者站于患侧，用两手拇指抵住骨折远端后外侧，其余四指环抱近端前内侧将近端托起向外，使断端稍向外成角，然后两拇指由外向内推挤远端使骨折复位（图 3-24）。术者亦可用一手拇指抵住骨折近端前内侧，另一手拇指抵住骨折远端的后外侧，两手拇指同时用力，将两骨折断端按捺平复。

**2. 中 1/3 骨折（骨折线在三角肌止点以下）** 在助手维持牵引下，术者以两手拇指由外向内推挤骨折近端，其余四指环抱骨折远端由内向外牵拉，使两骨折断端内侧平齐，并稍向外成角，两拇指再向内推挤以纠正成角，从而使两骨折断端得以复位。术者亦可用一手拇指抵住骨折远端的后内侧，另一手拇指抵住骨折近端的前外侧，两手同时用力按捺，使两骨折断端得以复位。纠正移位后，术者捏住骨折部，助手缓缓放松牵拉，使断端相互接触，再用摇摆触碰手法矫正残余移位，然后进行固定（图 3-25）。

**3. 下 1/3 段骨折** 多为斜形或螺旋骨折。对斜形骨折，复位时只用轻微力量牵引，骨折断

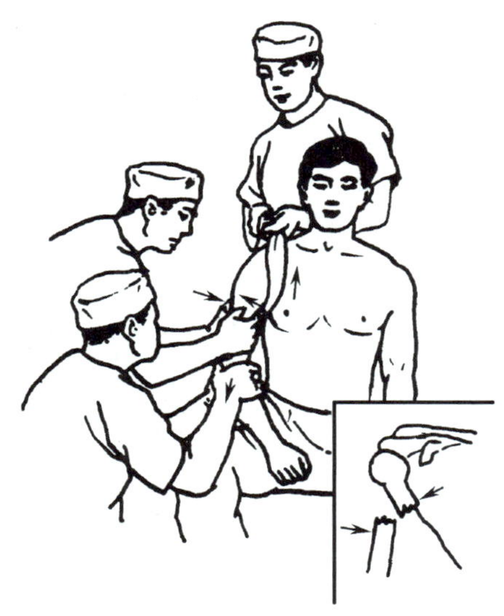

图 3-24 肱骨干上 1/3 段骨折复位法

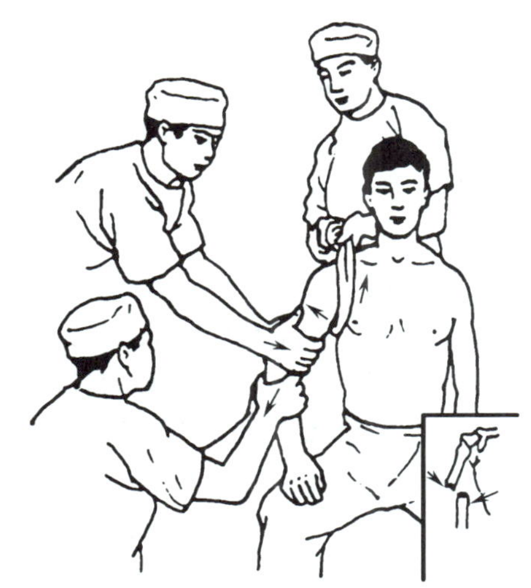

图 3-25 肱骨干中 1/3 段骨折复位法

端可保留少许重叠移位，术者用按捺手法矫正成角畸形，然后用两手掌将两斜面相对挤压捺正。对螺旋骨折，应分析旋转暴力的方向，然后根据旋转暴力方向反方向旋转以矫正旋转畸形。对于中下段粉碎性骨折，由于软组织损伤严重，骨折端多有分离移位，复位时不需要对抗牵引，仅以挤压提按手法整复即可。由于断端很不稳定，容易再移位，不要强求解剖对位，若力线正确，达到功能复位即可，不宜反复整复，因为这一类型骨折易发生延迟愈合或不愈合。对于分离移位的骨折，忌用拔伸牵引手法，可用端提挤按手法纠正侧方移位，用纵向推挤法使骨折断端紧密接触。

整复骨折时手法宜轻柔，忌粗暴，力争一次整复成功，防止移位骨折端损伤桡神经或血管。

### （二）固定方法

**1. 小夹板外固定** 肱骨干上段骨折用超肩关节的小夹板固定，中段骨折不超过肩、肘关节固定，下段骨折用超肘关节的小夹板固定。小夹板的制作规格：宽度为上臂周径的1/5；长度，前板为肩部至肘部，后板为肩部至尺骨鹰嘴，内侧板为腋窝至肱骨内髁，外侧板为肩部至肱骨外髁。根据骨折移位情况，选用二点或三点固定法，中、下部骨折由于肢体位置关系，远骨折段有内收倾向，因而内外侧夹板选用三点固定法。骨折的包扎方法是：先放置内外侧夹板，再放置前后侧夹板，然后捆扎布带。包扎后，肘关节屈曲90°，以三角巾或带柱托板将前臂置于中立位，患肢悬吊于胸前（图3-26）。

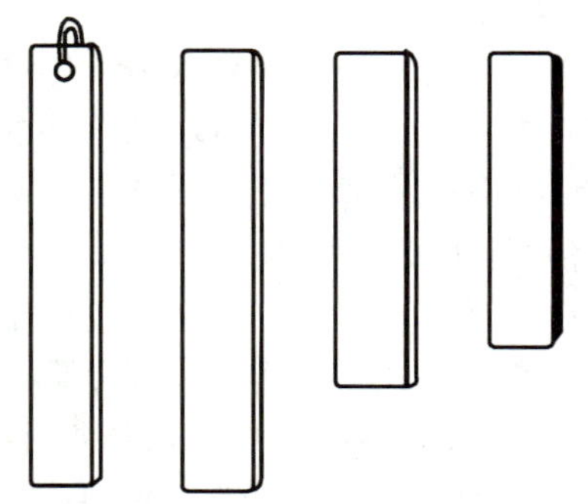

（1）固定夹板

长木板2块，25.5cm×3.8cm×0.3cm；超肩、肘关节固定时，可用小孔系布带的木板；中木板1块，19cm×3.8cm×0.3cm；短木板1块，16cm×4cm×0.3cm

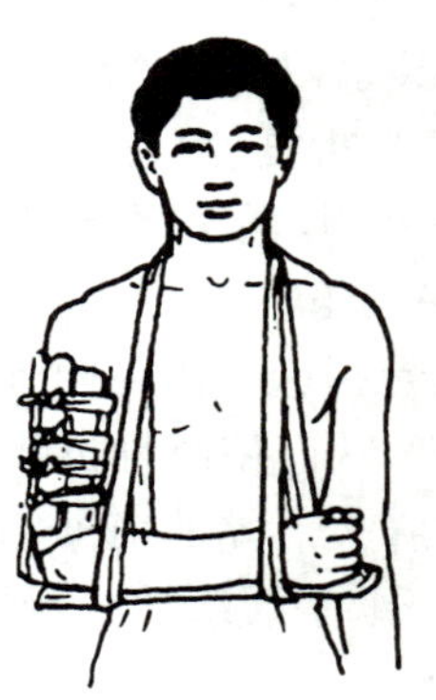

（2）中段骨折固定法

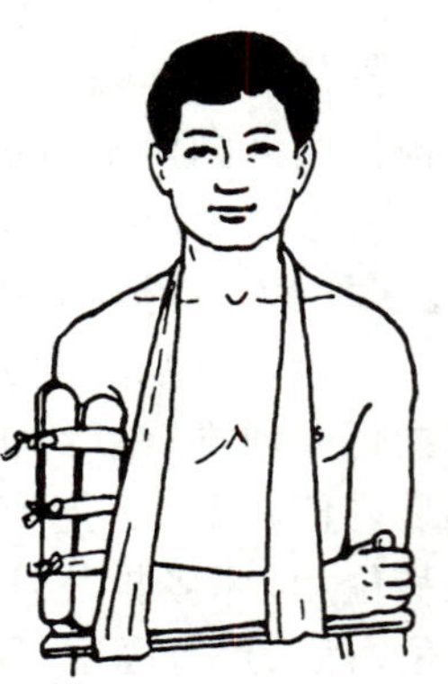

（3）下段骨折固定法

图3-26 肱骨干骨折夹板固定法

固定期间定期做X线透视或摄片检查，密切观察骨折断端是否有分离移位。若骨折断端出现分离移位，可采用环绕肩、肘部的宽布带固定后再用夹板固定，或在夹板外侧加用弹力绷带上下缠绕肩、肘部，使骨折断端受到纵向挤压而接触，并卧床休息2周，以克服患肢重力的牵拉作用。

固定时间儿童约为3～5周，成人约为6～8周。肱骨中、下段骨折是迟缓愈合和不愈合的好发部位，固定时间要相对延长，并在临床症状消失后，X线摄片显示有足够的骨痂生长时才能解除固定。

**2. U形石膏固定** 多用于稳定性中、下段骨折复位后的固定。U形石膏固定后有益于肩、腕和手的功能锻炼。对短斜形或横断骨折容易产生断端分离者，亦可用U形石膏固定（图3-27）。

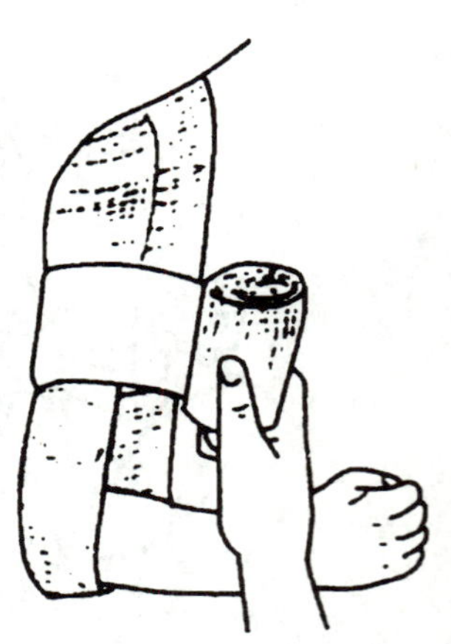

图3-27 肱骨干骨折复位后U形石膏固定

### （三）功能锻炼

骨折固定后，麻醉一旦消失，即可开始功能锻炼。鼓励患者用力

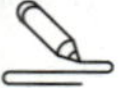

握拳，可做伸屈指、掌、腕关节等活动，使肌肉收缩，促进气血流畅。前臂和手肿胀较严重者，在肿胀消退后，宜加强功能锻炼。患者可在用力握拳下进行肘关节的伸屈自动锻炼，如做肩关节的划圈活动或拉风箱动作等，并应注意保持骨折断端部位的相对稳定，以防止骨折断端分离移位。骨折临床愈合后，可解除夹板，进行大幅度的功能锻炼，应加大肩、肘关节的活动范围，如做肩关节内收、外展、抬举等活动，亦可配合中药熏洗、按摩，使肩、肘关节的功能早日恢复。

### （四）药物治疗

骨折初期血瘀肿痛，治疗宜消肿止痛、活血化瘀，内服和营止痛汤或肢伤一方。肿胀较甚者可加用云南白药或三七等。若合并桡神经损伤者，可用通经活络药如地龙、威灵仙等，外敷消肿止痛膏或双柏散。中期治宜和营生新、接骨续筋，内服肢伤二方或新伤续断汤等，外敷接骨膏。后期治宜养气血、补肝肾、壮筋骨，内服肢伤三方或健步虎潜丸等。解除固定后，可用骨科外洗一方或骨科外洗二方等煎水熏洗患肢。

### （五）其他疗法

肱骨干骨折采用闭合复位方法一般均能取得较好的治疗效果，骨折愈合率高。但若有明显的手术指征时，应进行切开复位内固定手术。常见的手术适应证如下。

1. 开放性骨折，尤其是患者有多发性损伤，在权衡轻、重、缓、急情况下，应尽早进行开放伤口的外科手术治疗。
2. 多段骨折，手法复位治疗不能达到满意疗效者。
3. 肱骨干骨折合并同侧肩关节和肘关节骨折，需要进行早期活动者。
4. 骨折合并血管或神经损伤者。
5. 继发于恶性肿瘤的病理骨折患者。
6. 闭合性骨折，因骨折端嵌入软组织，或手法整复达不到功能复位要求或多段骨折者。

切开复位内固定必须达到严格的内固定要求，可选用 AO 钢板、髓内钉、Ender 钉等作内固定。

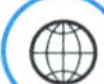

**知识链接**

**两臂骨折的治疗**

清代赵廷海《救伤秘旨》说：“夫两臂骨折断或破碎者，先用消风散、住痛散加痹药服之。用杉木皮三片，削去粗皮，掐令微薄，如指面大，长短以患处为则。用绵纸包束粘定，用油透甲纸上，用左绑绳四部，编成栅子，如此通漏，内面药干，庶可掺湿。编毕，用热药汤奩软其筋骨。令患人卧于地，用绢带缚患人肘臂，系于医者腰间，医者坐其膝侧，双手捉定患肘，脚踏其腋下，倒腰向后，徐徐用力拔伸断骨，用手揣令归原。以姜汁、韭汁醋调圣神散，摊于油布上贴之。外用甲缚，宽紧如法，带兜其手肘，悬于项下，要时常屈伸，肘腕不强，否则日久筋强，难以屈伸。日服加减活血住痛散，若甲两头泡起，不可挑破，用黑神散油调贴即消。”

**病案分析**

冯某，男，38 岁，因“车祸伤致右上臂疼痛、肿胀、功能障碍 2 小时”入院。查体：右上臂中段皮肤青紫瘀斑，肿胀畸形，中段出现异常活动，右上臂主动和被动活动受限。骨 X 线片显示：右肱骨干骨折。

**请分析：**

该患者的疾病诊断是什么？

请制订相应的治疗措施。

如何对患者进行康复指导？

## 第六节　肱骨髁上骨折

肱骨髁上骨折又名臑骨下端骨折、胳膊骨伤折。

肱骨下端内外两髁上 2～3cm 范围以内的骨即是肱骨髁上部，较扁薄，髁上部处于骨松质和骨密质交界处，后有鹰嘴窝，前有冠状窝，二窝之间仅为一层极薄的骨片，比较薄弱。该处又是肱骨自圆柱形往下转变为三棱状的形状改变部位，为应力上的弱点，且儿童时期肘部关节囊、韧带较坚固，脱位不易发生，更容易发生骨折。肱骨滑车关节面略低于肱骨小头，肘关节伸直，前臂完全旋后时，上臂与前臂纵轴呈外翻的携带角，女性为 10°～15°、男性为 5°～10°。骨折内、外移位时可使携带角改变，而呈肘内翻或肘外翻畸形。肱骨内、外两髁稍前屈，肱骨下端相对于肱骨纵轴形成向前 30°～50° 的前倾角（图 3-28），若骨折有前后方向的移位时可使此角发生改变。

肱动、静脉搏和正中神经从上臂的下段内侧逐渐转向肘窝部前侧，由肱二头肌腱膜下通过而进入前臂。桡神经通过肘窝前外方并分成深浅两支进入前臂，深支与肱骨外髁部较接近。尺神经紧贴肱骨内上髁后方的尺神经沟进入前臂（图 3-29）。骨折移位时可损伤周围的血管神经。肱骨髁上部为接近骨松质的部位，血液供应较丰富，骨折多能按期愈合。

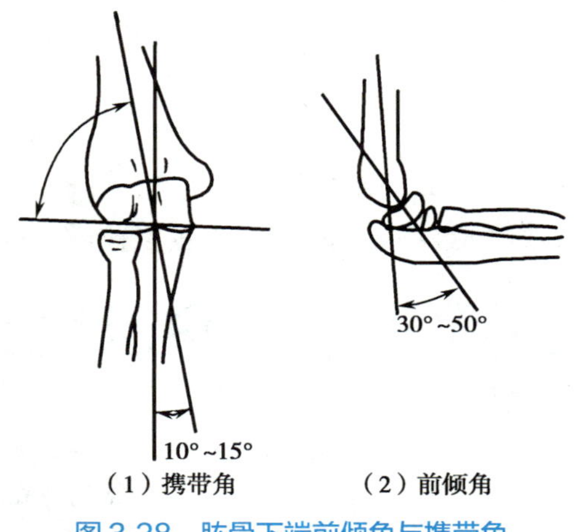

图 3-28　肱骨下端前倾角与携带角

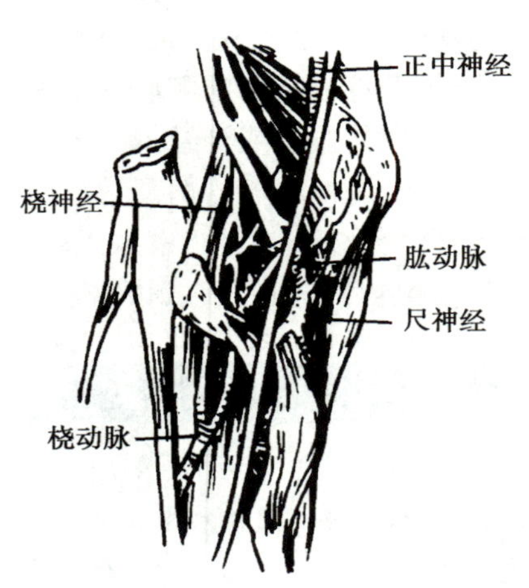

图 3-29　经过肘窝的神经和血管

肱骨髁上骨折是肘部最常见的损伤，占全部骨折的 7.48%。多见于 10 岁以下的儿童，尤其是 5～8 岁患儿更易发生。

【病因病机】

肱骨髁上骨折一般为间接暴力所致，直接暴力引起者少见。根据暴力作用方向和受伤机制的不同，可将肱骨髁上骨折分为伸直型和屈曲型两类（图 3-30），其中伸直型最多见，约占髁上骨折的 90% 以上；屈曲型较少见，多发生于较大儿童。

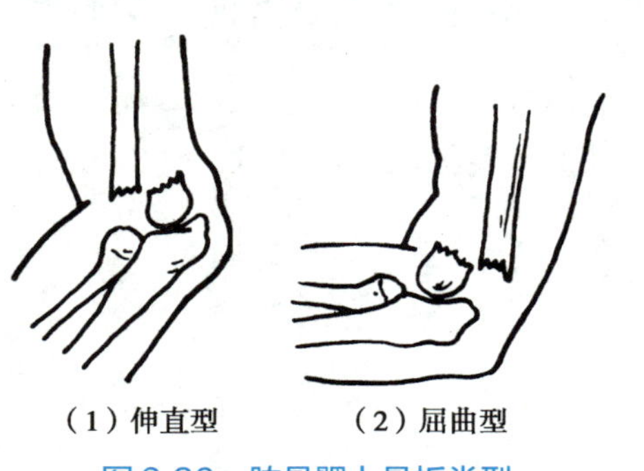

图 3-30　肱骨髁上骨折类型

**1. 伸直型**　受伤时，肘关节在微屈、伸直或过伸位跌倒，手掌先着地，暴力自地面向上经前臂传达至肱骨髁部，将肱骨髁推向后上方，由上而下的身体重力将肱骨干推向前方，从而在肱骨髁上骨质薄弱处形成剪切力而发生骨折。骨折线一般是由前下方斜向后上方，偶尔可发生横断骨折。骨折近端向前移位，骨折远端向后向上移位，骨折处形成向前成角畸形。有时暴力较小，常只出现肱骨下端前缘裂开与后方皱褶；当暴力较大则出现骨折严重移位，向前移位的骨折近端常穿破肱骨前部的肌肉，甚至损伤正中神经和肱动脉。肱动脉损伤后可出现筋膜间隔区综合征，若处理不当或处理不及时则前臂屈肌群肌肉发生缺血坏死，纤维化后形成缺血性肌挛缩。

患者在跌倒时，肱骨下端除接受前后暴力外，还同时伴有来自尺侧或桡侧的侧方暴力。根据骨折远端侧方移位的方向，又分为尺偏型和桡偏型。临床上常将伸直型骨折分为单纯伸直型、尺偏型、桡偏型三种类型（图 3-31）。骨折远端侧方移位时，易造成骨折近段内侧或外侧的骨膜剥离，未断裂的骨膜往往对骨折远端形成持续牵拉，而使骨折虽经整复固定，仍不稳定，容易发生再移位，在治疗时，应根据不同类型的骨折考虑是否将其折断。尺偏型骨折往往由于尺侧骨皮质遭受挤压而产生塌陷或嵌插，且由于骨折近端内侧的骨膜剥离，骨折整复后容易再发生骨折远端的尺偏移位及向尺侧倾斜，造成骨折愈合后出现肘内翻畸形。骨折远端若桡偏桡倾移位严重，则遗留肘外翻畸形。骨折远端侧方移位严重时，还可损伤桡神经或尺神经，但多为挫伤。

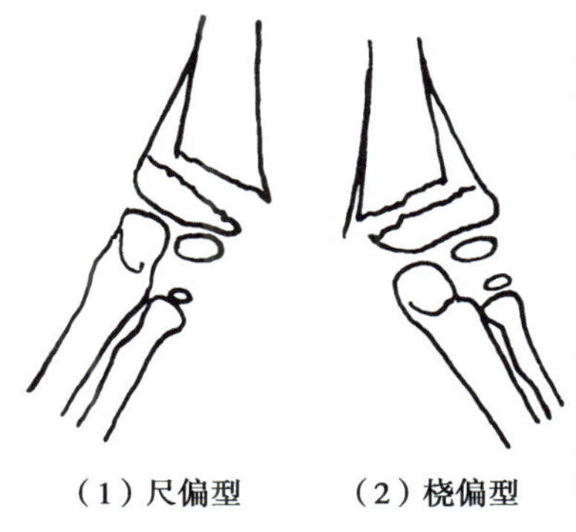

图 3-31 肱骨髁上骨折侧方移位

骨折时，肱骨下端还常常同时受到扭转暴力的作用而发生旋转移位。因跌倒时手掌着地而固定，躯干及上臂发生相对旋转，同时由于附着于髁部的前臂肌肉的牵拉，骨折远端可发生旋转移位，尺偏型骨折远端多为旋前（内旋）移位，桡偏型骨折远端多为旋后（外旋）移位。

**2. 屈曲型** 肘关节在屈曲位跌倒时，肘尖先着地，暴力经过尺骨鹰嘴把肱骨髁由后下方推向前上方，而造成肱骨髁上屈曲型骨折。骨折线由后下方斜向前上方，偶尔可出现横断骨折。骨折远端向前向上移位，骨折处向后成角畸形，骨折远端常同时发生侧方移位和旋转移位。根据骨折远端的侧方移位，屈曲型亦可分成尺偏型和桡偏型。肱骨髁上骨折很少并发血管神经损伤。

受伤姿势有时与骨折类型不一致，应引起注意。

**【诊断】**

**1. 外伤史** 有跌倒时肘关节伸直手掌着地或肘部着地的外伤史。

**2. 临床表现** 肘部疼痛、肿胀，肘关节活动功能障碍，骨折有移位时肘部出现较明显的疼痛、肿胀，甚至出现张力性水疱。

**3. 专科检查** 肱骨髁上处有环形压痛与叩击痛。有移位骨折可摸到肱骨髁上部有异常活动和骨擦音，肘后的肱骨内、外上髁和尺骨鹰嘴三点关系仍保持正常（肘关节伸直时三点在一直线上，肘关节屈曲时三点成一等腰三角形）。伸直型骨折肘部呈半伸位，肘后突起呈“靴状”畸形，在肘前可摸到突出的骨折近端。屈曲型骨折肘后呈半圆形，在肘后可扪及突出的骨折近端。有侧方移位者，肘尖偏向一侧。

注意桡动脉的搏动，腕和手指的感觉、活动，皮肤的温度、颜色，以便确定是否合并神经或血管损伤。以桡神经、正中神经损伤为多见，尺神经损伤较少见。若肘部严重肿胀，桡动脉搏动减弱或消失，患肢剧痛，手部皮肤苍白、发凉、麻木，被动伸指时有剧烈疼痛者为肱动脉损伤或受压所致的骨 - 筋膜室综合征，不及时处理者可形成缺血性肌挛缩，出现“5P 征”。

**4. 影像学检查** 肘关节正侧位 X 线检查可显示骨折类型和移位方向。无移位骨折的 X 线征象较细微，必须仔细观察，有时可见肱骨髁上部一侧骨皮质有轻微皱褶，或呈小波浪状。旋转移位判定有时有一定困难，如两骨折端不等宽，或有侧方移位而两侧错位的距离不相等，说明骨折远端有旋转移位。年龄较小的患儿，由于肘部有较多的未闭合骺软骨，有时较容易出现误诊漏诊，特别是外力较小、骨折轻微时。因此对骨折的诊断有困难时，可拍摄健侧 X 线片以便比较。

根据受伤情况、临床表现、专科检查及X线检查结果，即可明确肱骨髁上骨折诊断。

【辨证治疗】

无移位的青枝骨折、裂纹骨折或有轻度前后成角而无侧方移位的骨折，可不必整复，选用夹板固定，置患肢于屈肘90°位，用颈腕带悬吊2～3周即可。有移位骨折必须力争在肿胀发生之前（一般伤后4～6小时）进行手法复位、夹板固定，并给予恰当的药物治疗和功能锻炼。开放性骨折者，应在清创后进行手法复位，再缝合伤口或行手术治疗。局部肿胀严重、水疱较多而暂时不能进行手法复位者，以及复位后固定不稳定者，可将肘关节置于45°～90°位进行尺骨鹰嘴牵引，质量1～2kg，一般在3～7天后再进行复位。肱骨髁上骨折并发血液循环障碍者，必须紧急处理，应在麻醉下整复移位的骨折，解除骨折端对血管的压迫，并行尺骨鹰嘴牵引。如手指逐渐转暖，恢复主动伸直，则可继续观察，否则须立即手术切开，探明血管损伤情况。贻误手术时机，患肢将有出现缺血挛缩的危险。肱骨髁上骨折合并神经损伤者，一般多为挫伤所致，骨折移位整复后，在3个月内多能自行恢复，除确诊为神经断裂外，不应过早地进行手术探查。在诊治过程中，若出现筋膜间隔区综合征应立即手术，早诊断，及时手术减压是成功的关键。

### （一）手法复位

肱骨髁上骨折的并发症较易出现，治疗时复位要求较高，必须在轻柔手法下使骨折获得正确的复位。儿童的塑形能力虽然较强，但肱骨髁上骨折的侧方移位和旋转移位常是后期出现骨生长发育畸形的主要原因，因此不能完全依靠自行塑形来纠正，侧方移位和旋转移位必须予以矫正。尺偏型骨折容易后遗肘内翻畸形，多是由于尺偏、尺倾移位或尺侧骨皮质遭受挤压而产生塌陷嵌插，或内旋移位未获矫正所致。因此，复位时应特别注意矫正尺偏移位、尺侧倾斜嵌插以及内旋移位，矫正尺偏移位时甚至宁可有轻度桡偏桡倾，同时使远折端呈外旋位，以防止肘内翻发生。肱骨髁上骨折治疗时，一方面要注意预防肘内翻的发生（桡偏型骨折矫枉过正，也可发生肘内翻），另一方面也要避免肘外翻畸形，以防日后出现尺神经损伤。

**1. 伸直型骨折复位**

（1）三人复位法（图3-32）：①拔伸牵引：患者仰卧或坐位，两助手分别握住其上臂和前臂，保持肘关节半屈半伸，行顺势拔伸牵引，时间3分钟左右，以矫正重叠移位。②旋转复位：若骨折远端有旋前移位（尺偏型骨折）或旋后移位（桡偏型骨折），应矫正旋转移位。握持前臂的助手在维持牵引下使远端慢慢旋后（或旋前），术者可双手握住骨折远端与握持前臂的助手同方向旋转。③端挤提按合屈曲：术者一手握骨折近段，另一手握骨折远段，相对横向端挤捺正，矫正内外方向侧方移位；然后再以两拇指从肘后尺骨鹰嘴部推骨折远端向前，两手其余四指重叠环抱骨折近端向后拉，同时令远端助手在牵引下缓慢屈曲肘关节，矫正远端后移位及断端前成角，此时常可感到骨折复位的骨擦音。④内收外展：对于尺偏型骨折复位后，术者一手固定骨折部，另一手握住前臂略伸直肘关节，并将前臂向桡侧伸展，使骨折端桡侧骨皮质嵌插并稍有桡倾，以防肘内翻发生；桡偏型骨折的远端桡偏移位不能矫枉过正，以免以后发生肘内翻畸形，轻度桡偏移位可不予整复。

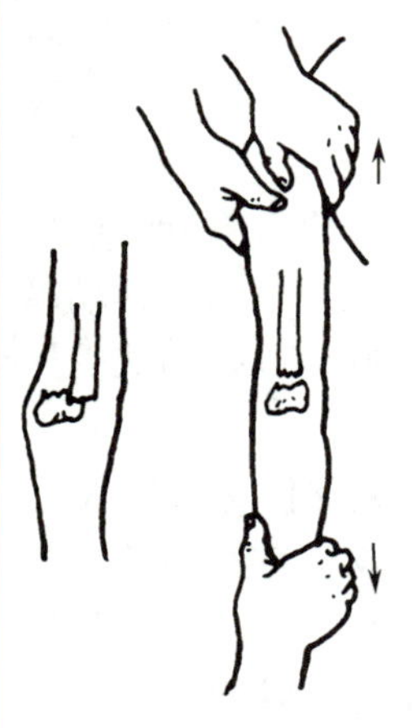
（1）先矫正侧方移位

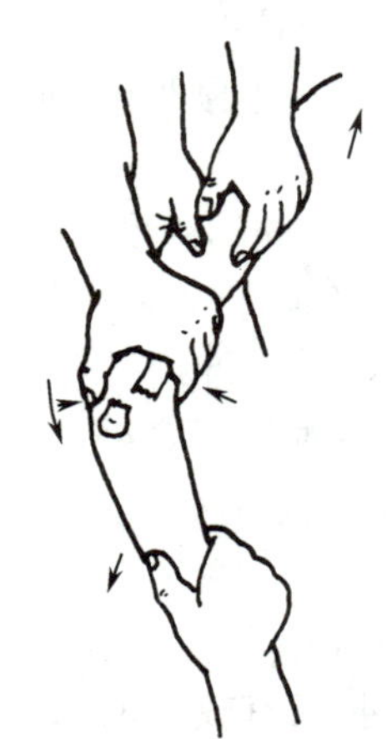
（2）再矫正前后移位

图3-32 伸直型肱骨髁上骨折复位一法

（2）二人复位法（图3-33）：此法适用于患者年龄较小，骨折移位不太严重者。①拔伸牵引：患者仰卧，令助手握患肢上臂，术者两手握腕部，先顺势拔伸牵引以矫正重叠移位。②旋转复位：根据骨折远端的旋前（尺

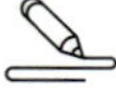

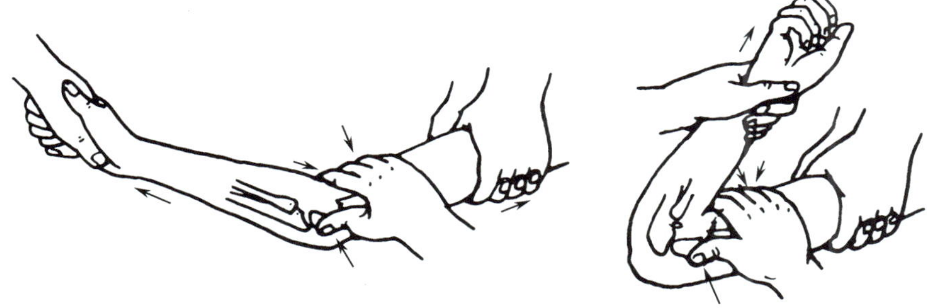

图 3-33　伸直型肱骨髁上骨折复位二法

偏型）或旋后（桡偏型）移位，将前臂旋后（或旋前），在伸肘位充分牵引，以进一步矫正重叠及旋转移位。③端挤提按合屈曲：重叠和旋转移位矫正后，术者改用以一手维持牵引，另一手的手掌放在患肢肘横纹上方（相当于骨折近端处），虎口朝患肢远端，拇指按在内上髁处，将骨折远端向桡侧推挤，其余四指将骨折近端拉回尺侧（骨折远端向桡侧移位则手法相反，但不可矫枉过正），同时用手掌向下按压骨折近端，握前臂之手在持续牵引下缓慢屈肘至 120°～130° 位置，这样侧方移位和向后移位可以同时矫正。④内收外展：对尺偏型骨折患者，术者可按上述“三人复位法”的“内收外展”操作，以使骨折端桡侧骨质嵌插并有一定的桡倾，以防止日后出现肘内翻畸形。

**2. 屈曲型骨折复位（以尺偏型骨折为例）**

（1）伸直复位法：①拔伸牵引：患者仰卧，肘关节完全伸直。一助手握上臂，另一助手握前臂及腕部，沿肱骨纵轴方向进行拔伸牵引，以矫正重叠移位。②旋转复位：在持续牵引下，远端助手逐渐将前臂旋后位，以矫正骨折远端旋转移位。③端挤提按：尺偏型，术者两手环抱患肢肘部，两拇指置于骨折远端内侧向外按压，其余四指置于骨折近端外侧向内提拉，以矫正骨折远端尺偏移位；然后术者用两拇指置于骨折远端前侧向后按压，同时其余四指置于骨折近端后侧向前提拉，以矫正向前移位。④内收外展：对尺偏型骨折患者的处理同外展型，以防止日后出现肘内翻畸形。

（2）屈曲复位法：①拔伸牵引：患者仰卧，肘关节屈曲 90°，前臂旋后位，一助手握上臂，另一助手握前臂及腕部，沿肱骨纵轴方向进行拔伸牵引，以矫正骨折重叠移位（图 3-34）。②端挤提按：术者两手环抱患肢肘部，两拇指置于骨折远端内侧向外按压，其余四指置于骨折近端外侧向内提拉，以矫正骨折远端尺偏移位；然后施术者用两拇指置于骨折远端前侧向后按压，同时其余四指置于骨折近端后侧向前提拉，与此同时，握前臂及腕部的助手在牵引下缓缓伸直肘关节，以矫正远端向前移位。③内收外展：术者握住骨折部，令远端的助手将肘关节稍向桡偏，以使桡侧骨质嵌插（图 3-34）。

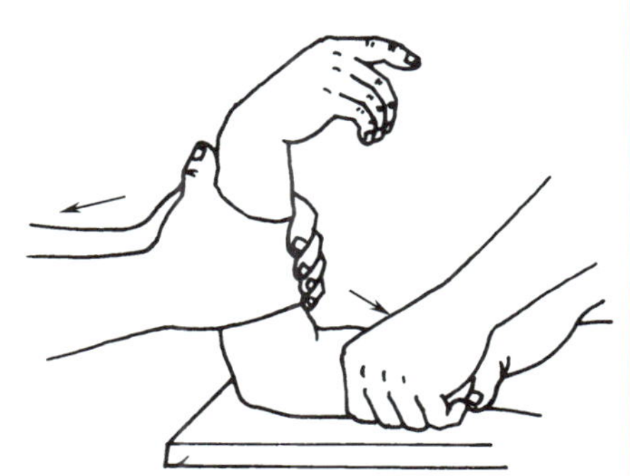

图 3-34　屈曲型肱骨髁上骨折复位法

**3. 陈旧性骨折畸形愈合的处理**　若骨折畸形愈合时间较短，愈合仍不太牢固者，可在麻醉下进行手法折骨。令助手固定好骨折近端，术者一手握患肢前臂，另一手拇、示二指扣紧肱骨内外髁，以原断端为支点，先向内外推挤摇晃，再轻度来回旋转，将畸形愈合的骨痂重新折断。折骨时，手法缓慢并反复进行，勿用暴力，保证充分折断，再按新鲜骨折重新复位。如骨折对位不理想，先行尺骨鹰嘴牵引，肘关节屈曲，前臂皮肤牵引 3～7 天，待重叠移位矫正后，再在保持牵引下用手法矫正侧方移位和前后移位。

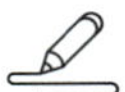

### （二）固定方法

骨折复位后，用超肘关节夹板固定。伸直型固定肘关节于屈曲 90°～110° 位置 3 周，早期固定时肘关节角度应适当大些，以利于局部循环，早日消肿。夹板长度应上达三角肌中部水平，内、外侧夹板下达（或超过）肘关节，前侧下至肘横纹，后侧夹板至鹰嘴下。采用柳木夹板固定时，前、后侧夹板远端弧形弯曲，并嵌有铝钉，使最下一条布带斜跨肘关节缚扎而不致滑脱；采用杉树皮夹板固定时，最下一条布带不能斜跨肘关节，而在肘下仅扎内、外侧夹板。为防止骨折远端后移，可在鹰嘴后方加一梯形垫，前方可不放纸垫，以免压迫血管，若要放置前侧纸垫，可于近端前方放一较薄平垫。为防止并发肘内翻畸形，尺偏型骨折可在骨折近端外侧及骨折远端内侧分别加一塔形垫，桡偏型骨折的内、外侧一般不放置固定垫，如移位较重者，可在骨折近端内侧及骨折远端外侧分别加一薄平垫，但此平垫不可过厚，防止矫枉过正而引起肘内翻畸形。夹缚后用颈腕带悬吊患肢。屈曲型骨折应固定肘关节于半屈伸位 40°～60°2 周，前后垫放置与伸直型相反，以后逐渐将肘关节屈曲至 90° 位 1～2 周。如患肢出现血液循环障碍，应立即松解全部外固定，置肘关节于半屈半伸位进行观察（图 3-35）。

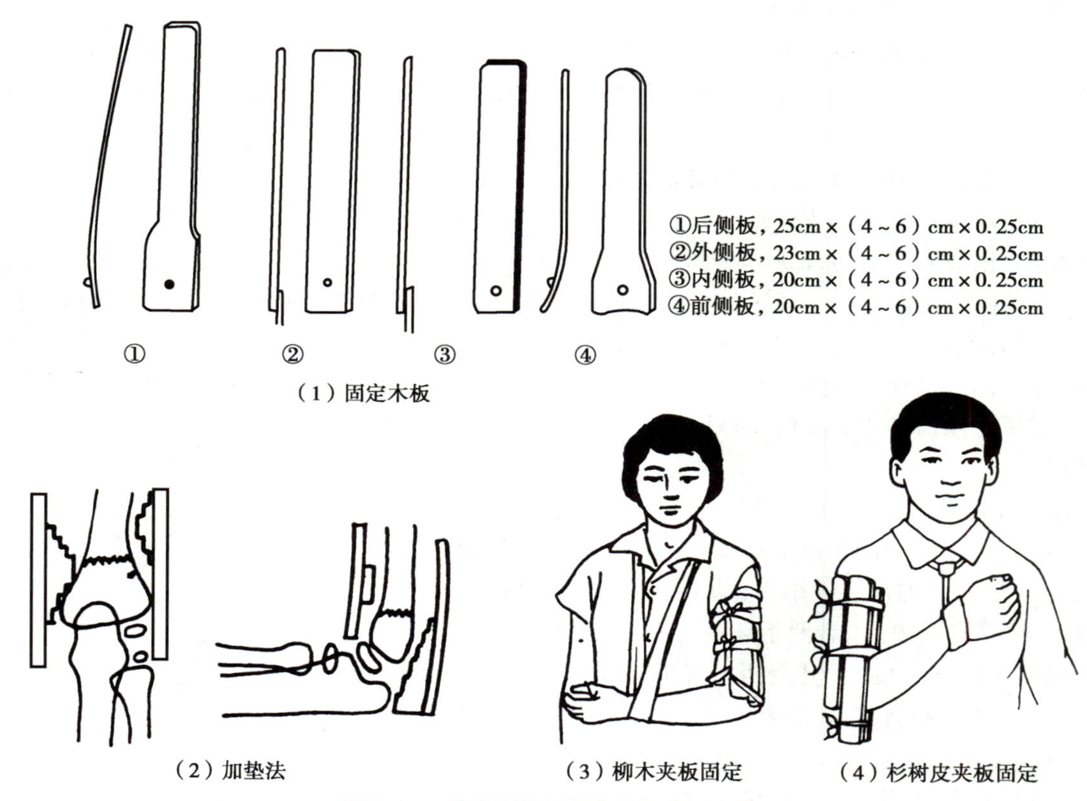


图 3-35 伸直型肱骨髁上骨折夹板固定

### （三）功能锻炼

骨折复位固定后，即可开始功能锻炼，应多做握拳、腕关节屈伸等活动。在骨折临床愈合前，对肘关节的活动应有所控制。在解除固定后，应积极主动锻炼肘关节屈伸活动，严禁暴力被动活动，以免发生损伤性骨化，影响肘关节活动功能。

### （四）药物治疗

**1. 骨折初期** 肿胀、疼痛较甚，治宜活血祛瘀、消肿止痛，可内服肢伤一方或和营止痛汤加减。肿胀严重，血运障碍者加三七、丹参，并重用祛瘀、利水、消肿药物，如白茅根、木通之类。如血运障碍严重疑为筋膜间隔区综合征者，若患者体质无虚象，宜内服大剂活血祛瘀药，可用抵

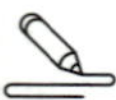

当汤，外敷跌打万花油或双柏膏。

**2. 骨折中期**　宜和营生新、接骨续损，可内服续骨活血汤或肢伤二方，合并神经损伤者应加补气活血、通经活络之品，如黄芪、地龙、威灵仙等。

**3. 骨折后期**　宜补肝肾、壮筋骨，可内服补肾壮筋汤或肢伤三方。解除夹板固定以后，用舒筋活络、通利关节的中药熏洗，可用骨科外洗一方或骨科外洗二方，合并损伤性骨化者用散瘀和伤汤熏洗患肢。

**（五）其他疗法**

肱骨髁上骨折伴肱动脉损伤而致筋膜间隔区综合征者，应及时手术探查，彻底清除血肿，切开肱二头肌腱膜及深筋膜进行充分减压，骨折端复位，解除肱动脉的压迫，同时辅以脱水剂、扩血管药等治疗。如有血管痉挛、血栓形成、血管穿破或断裂等情况，则应做相应处理。骨折行钢针内固定，术后长臂石膏托屈肘 90° 固定。

肱骨髁上骨折后遗肘内翻畸形超过 15°，年龄在 12～14 岁以上者，一般在骨折坚固愈合肘关节功能恢复后，可施行肱骨下端楔形截骨术。

**病案分析**

张某某，男，9 岁，1 小时前在学校从 2 米高处跌下，右手掌先着地，伤后即感患肢不能活动，右肘部疼痛，由其老师送来就诊。检查发现：右肘半屈曲，呈“靴状”突起畸形，肘部轻度肿胀，疼痛明显，右肘关节活动障碍，肱骨下端环形压痛与叩击痛明显，有异常活动和骨擦音，肘后三点关系正常。检查未见明显血管及神经症状出现。X 线片正、侧位示：肱骨下端连续性中断，两端重叠明显，远端向后外侧移位严重，且内旋移位，断端向前成角。

**请分析：**

该患者的疾病诊断是什么？

请制订相应的治疗措施。

如何对患者进行健康指导？

## 第七节　肱骨髁间骨折

肱骨髁间骨折是指骨折线同时波及肱骨内外两髁的骨折，是肘部既严重又典型的关节骨内折，又称肱骨髁上粉碎性骨折。

肱骨髁间部前有冠状窝，后有鹰嘴窝，二窝之间仅为一层极薄的骨片，比较薄弱。肱骨小头与肱骨滑车之间有一纵沟，该处为肱骨下端的薄弱环节，遭受暴力时可发生纵向劈裂。肱骨髁间部为松质骨，局部血运丰富，骨折容易愈合，但伤后出血肿胀较甚，软组织损伤严重，局部皮肤常易产生张力性水疱，同时骨折块粉碎，骨折线侵犯关节，治疗要求高，而且以后易出现关节炎或遗留肘关节活动功能障碍。

肱骨髁间骨折较为少见，约占全身骨折的 0.48%，多发生于成人。

【病因病机】

肱骨髁间骨折多由较严重的间接暴力所致，直接暴力作用较少见。根据受伤机制和骨折端移位方向的不同，可分为伸直型及屈曲型两种。

**1. 伸直型**　受伤时，肘关节在微屈或伸直位跌倒，掌心先着地，暴力自地面向上经前臂传达至肱骨下端，在造成肱骨髁上骨折的同时，尺骨鹰嘴半月切迹撞击肱骨下端的滑车沟，将肱骨内、外髁劈裂成两半，内、外髁向两侧分离并向后移位，而骨折近端则向前移位（图 3-36）。

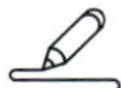

**2. 屈曲型** 受伤时，肘关节在屈曲位跌倒，肘尖先着地，或肘部遭受暴力的直接打击，暴力作用于尺骨鹰嘴，尺骨鹰嘴向上、向前推顶肱骨滑车沟，造成肱骨髁上骨折，同时尺骨半月切迹关节面从中间将两髁劈裂分开，从而形成肱骨髁间骨折。骨折近端向后移位，劈成两块的骨折远端向前移位(图3-37)。

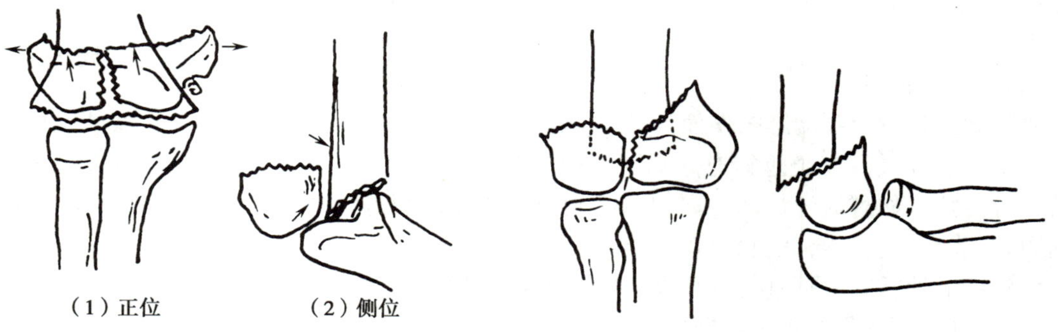


图3-36 伸直型肱骨髁间骨折

图3-37 屈曲型肱骨髁间骨折

与肱骨髁上骨折一样，肱骨髁间骨折远端可有尺偏或桡偏移位。骨折后，由于骨折线方向的不同而呈T形、Y形或粉碎，两髁除向两侧分离外，还可旋转，向前后移位。根据骨折移位程度，肱骨髁间骨折分为四度。

Ⅰ度：骨折无移位或轻微移位，关节面平整。

Ⅱ度：骨折有移位，但两髁无明显旋转及分离，关节面基本平整。

Ⅲ度：骨折远端两髁旋转分离，关节面不平。

Ⅳ度：骨折粉碎，肱骨髁碎成3块以上，且游离的骨折块较大，关节面严重破坏。

肱骨髁间骨折一般为闭合性骨折，偶尔骨折严重移位时可造成开放性骨折。与此同时，肱骨髁间骨折严重移位的骨折端亦可损伤肱动脉及桡神经、正中神经、尺神经。

【诊断】

**1. 外伤史** 多有较重的手掌或肘尖着地受伤史。

**2. 临床表现** 伤后肘部疼痛、肿胀严重，有皮下瘀斑，肘关节呈半屈曲位，前臂旋前位，肘关节屈伸活动功能严重障碍。

**3. 专科检查** 肘部严重肿胀，甚至出现张力性水疱。局部压痛明显，并可扪及骨擦音、异常活动。鹰嘴部可出现向后突，肘后三点关系可发生改变。血管、神经损伤者出现桡动脉搏动减弱或丧失，手部温度降低、肤色苍白、感觉和活动功能丧失。

**4. 影像学检查** 正、侧位X线检查，明确骨折类型，了解关节腔内有无骨折块嵌入。

根据受伤情况、临床表现、专科检查及X线检查结果，即可明确诊断。

【辨证治疗】

肱骨髁间骨折为关节内骨折，因此整复标准要求较高，要达到解剖复位或接近解剖复位，保持关节面平整光滑；治疗时要较好地贯彻动静结合的原则，固定要牢靠，并且早期进行功能锻炼，从而使肘关节功能得到良好的恢复。

对远近骨折端有移位而两髁无明显旋转及分离，关节面基本平整的Ⅰ度、Ⅱ度骨折，用单纯手法整复，超关节夹板固定。肘部肿胀严重，远近端有重叠移位，两髁旋转分离的Ⅲ度、Ⅳ度骨折，宜用手法整复，超关节夹板固定，并结合尺骨鹰嘴牵引。开放性骨折伤口不超过2cm者，在清创后用无菌棉垫保护伤口，再行手法整复、超关节夹板固定，并结合尺骨鹰嘴牵引。骨折粉碎、关节面严重破坏的老年患者，采用颈腕带固定在屈肘90°位，并早期开始肘关节功能锻炼，争取有一定的关节活动。骨折移位明显或不能达到满意复位者应考虑手术切开复位，并内固定。合并血管或神经损伤者，处理与肱骨髁上骨折相同。

### （一）手法复位

**1. 对扣捏合**　患者平卧，肩外展 70°～80°，肘关节在 40°～60° 半屈位、前臂中立位。术者立于患肢前外侧，用两手掌在肘部两侧抱髁，并向中心对扣捏合，以免在牵引时加重两髁分离。在抱髁情况下完成以后的手法操作。

**2. 拔伸牵引**　以矫正重叠移位。一助手握住上臂，另一助手持前臂缓慢拔伸牵引，牵引时注意不要暴力猛牵，以防加重损伤和造成两髁旋转，应持续稳妥地牵引 3～5 分钟。

**3. 端挤提按**　矫正远近端侧方移位。如为尺侧移位，则术者抱外髁之手掌根部缓慢向上臂移动到髁上骨折近端处，移动时腕部掌面移动到外髁部紧贴皮肤，代替手掌大鱼际的抱髁作用，用大鱼际将骨折近端向尺侧推按，抱内髁的另一手掌将内髁向桡侧推按，以矫正尺偏移位。如为桡偏移位，轻者可不做整复，较重者可将其骨折近端向桡侧推按，骨折远端向尺侧推按，但切勿矫枉过正。然后两手掌回复原来位置继续抱髁，并再做对向挤压。矫正前后移位，伸直型骨折施术者两手仍为抱髁状，两手四指上移，环抱肘前，两手拇指移到尺骨鹰嘴处，推骨折远端向前，两手四指拉近端向后，两手虎口同时对向挤压两髁。持握并牵引前臂的助手同时缓慢屈肘至 90°，在双手虎口持续内外抱髁的情况下拇指与其余四指行端提捺正手法，以矫正前后移位。屈曲型骨折则做与上述方向相反的手法复位。

一般的骨折经上述手法即可基本复位，但两髁骨折块近端因受两侧关节囊和韧带的牵拉，各向内、外张口，使滑车关节面不平。术者一手捏住两髁，另一手自髁上捏住向两侧张开的两髁断端，向中心反复推挤，使关节面恢复平整（图 3-38）。如关节面平整，骨折远近端仅少许重叠者，

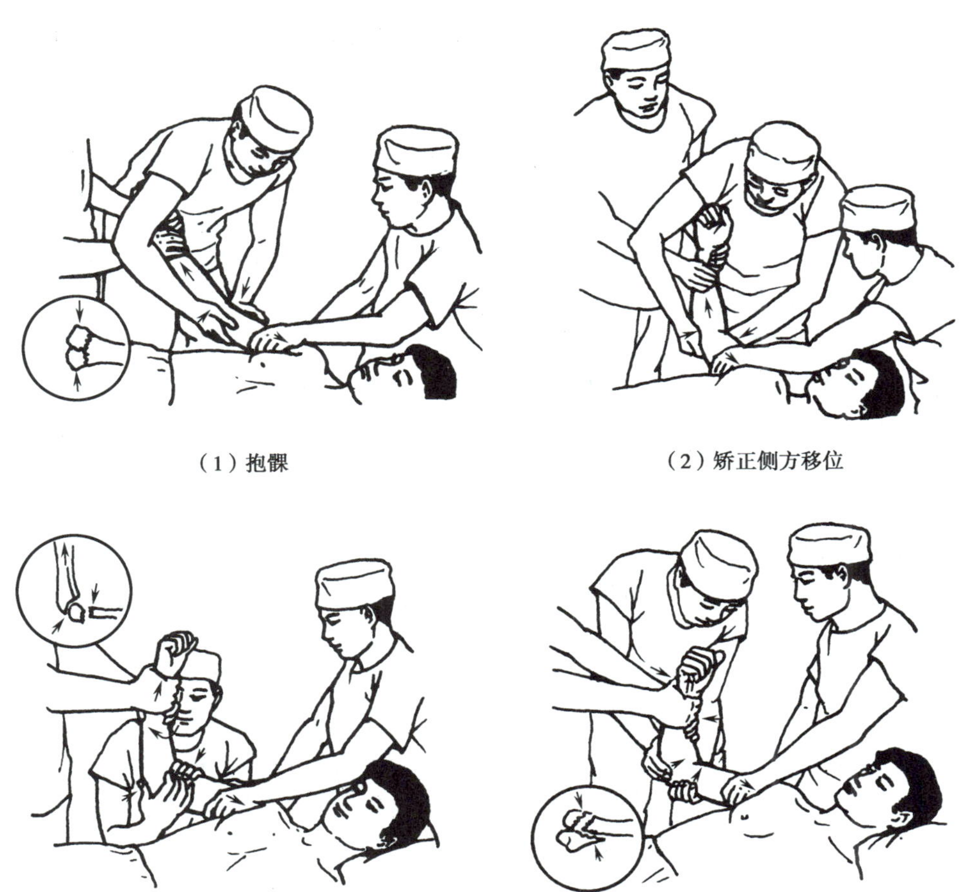

（1）抱髁　（2）矫正侧方移位　（3）矫正前后移位　（4）向中心推挤

图 3-38　肱骨髁间骨折复位手法

则利用尺骨鹰嘴牵引来逐渐矫正，而单髁仍有分离者，术者用拇指推挤矫正。如两髁仍然有明显移位，须再行复位，直至达到对位满意为止。

### （二）固定方法

**1. 单纯夹板固定**　骨折复位后，在维持牵引下，术者用两手捏住骨折部，用上臂超肘关节夹板固定，夹板规格和固定垫的放置和包扎方法与肱骨髁上骨折相同（图3-39）。如两髁分离移位较重者，在内、外上髁部可加一空心垫。伸直型骨折肘关节屈曲位固定，三角巾悬吊胸前，固定4～6周。屈曲型骨折肘关节先伸直固定3周，再换成短夹板屈肘位继续固定2～3周。

**2. 夹板结合牵引固定**　如骨折原来的移位严重，或复位固定仍不稳定者，夹板固定后需配合尺骨鹰嘴牵引。牵引力线应与上臂纵轴一致，穿针时禁忌摇晃，避免骨折再变位，牵引质量用1.5～2.0kg。患者卧床，患侧肩关节外展70°～80°，前臂中立位，肘关节屈曲90°～120°范围内，前臂用皮肤牵引，质量0.5kg（图3-40），一般卧床牵引4周即可。

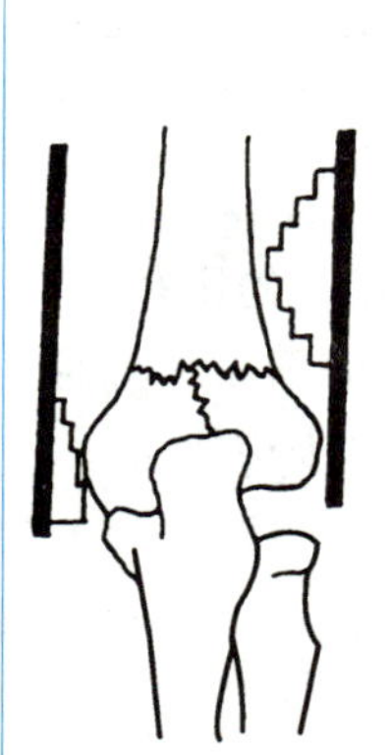
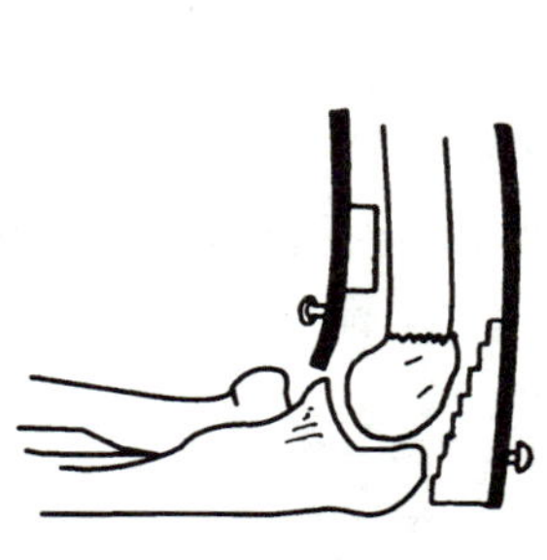

图3-39　肱骨髁间骨折夹板固定加垫法

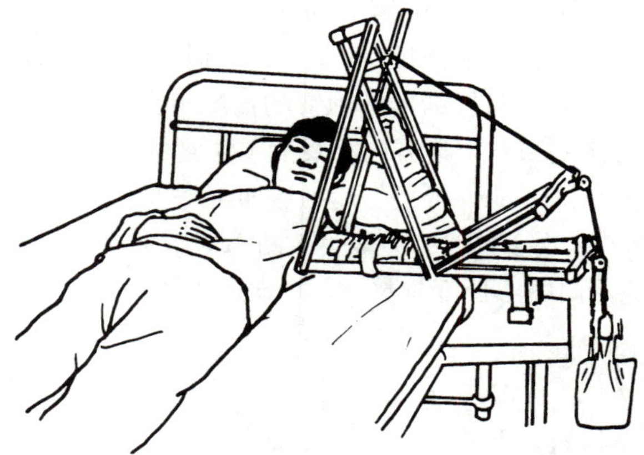

图3-40　肱骨髁间骨折夹板固定加尺骨鹰嘴牵引

**3. 复位器固定**　髁间复位固定器是一种兼有复位和固定作用的器械。其操作为近端穿一枚克氏针，骨折的远端用两枚骨圆针分别插在肱骨内、外髁上。克氏针固定栓与骨圆针由螺杆连接，两骨针由可伸缩的半环形钢架连接，调节螺杆，加大克氏针固定栓与骨圆针之间的距离，对骨折两端起牵引作用；缩短二者之间的距离，对骨折端起加压作用。内外两骨圆针各有两个活动关节，由两个可调节的螺丝控制，调节螺丝1，可使内、外髁骨折块上下移动和旋转，螺丝2可使内、外髁骨折块前后移动或旋转。由于顶在内、外髁骨折块上的骨圆针的特殊形状，拧紧其后部的螺丝可使分离的内、外髁骨折块靠拢。当复位满意后，旋紧各个螺丝，调整好螺杆距离，一般不需其他外固定（图3-41）。

应用髁间复位固定器须先用中医传统手法复位，纠正过大的重叠移位和侧方移位，以免近端穿克氏针时定位困难。X线透视或拍片检查对位基本满意后，在无菌操作下消毒、铺单，为避免神经损伤，一般采用局部麻醉，近端在骨折线上2～3cm处穿一枚克氏针，由桡侧穿向尺侧，将两枚骨圆针分别经皮插入肱骨远端的内、外髁，进针的方向与关节面的方向相平行，固定半环形钢架时应将骨圆针拉到适宜的位置，以利旋转和撬拨复位。同时调节螺丝1和螺丝2，纠正骨折块的前后、上下及旋转移位，旋紧骨圆针尾部的螺丝使分离的骨折靠拢，从而达到满意的复位，最后将螺杆及各螺丝拧紧，即可进行功能锻炼。在使用髁间复位固定器后，要注意针道内瘀血的引流，前几天要经常清洁换药，保持敷料干燥，随着局部血肿的吸收机化，针道周围形成包裹，换药间隔可适当延长。

### （三）功能锻炼

功能锻炼应贯穿于骨折整复固定后治疗的整个过程，强调早期进行功能锻炼。尤其对于年老

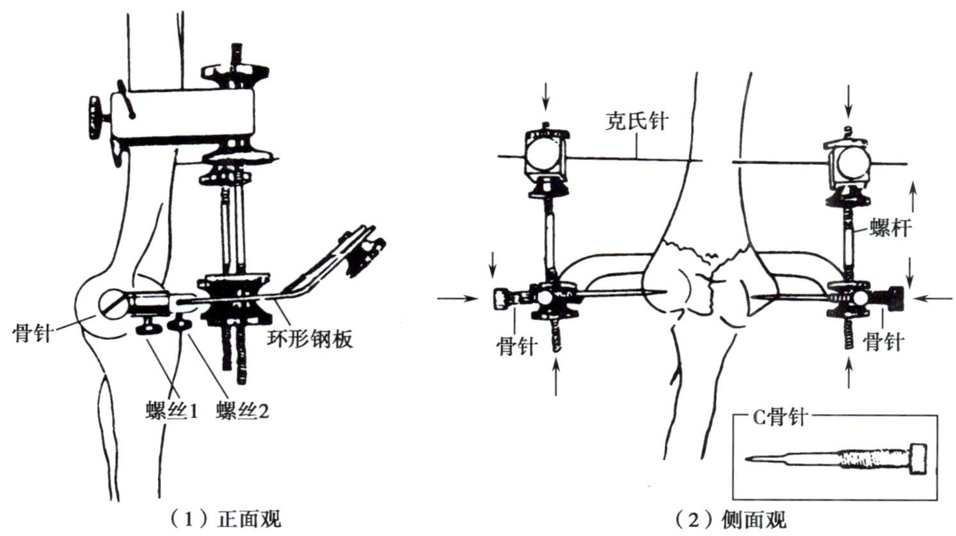


图 3-41 髁间复位固定器结构、作用示意图

者，骨折粉碎较严重的Ⅳ度骨折，以期日后使肘关节功能尽可能恢复一部分。在功能锻炼中，利用肌肉收缩活动时所产生的动力，夹板及固定垫的压力及尺骨半月切迹对破裂滑车关节面进行模造来保持骨折对位，矫正残余移位，恢复关节面平整，防止关节粘连及韧带、肌肉的挛缩，以利于骨折的愈合和关节功能的恢复。在骨折复位固定后，即可开始做伸屈手指、腕关节及握拳活动。3～5天后，即开始练习肘关节的自动伸屈活动，一般从 10°～20° 活动范围起，以后逐渐加大活动范围。锻炼早期，可允许患者用另一手轻轻扶助，但切忌暴力。2～3 周后，活动范围可逐渐增至 40°～50°。解除夹板固定后，除仍做主动活动外，可配合药物熏洗和轻手法按摩，忌用强力被动活动。

### （四）药物治疗

与肱骨髁上骨折相同。

### （五）其他疗法

对于严重开放性骨折、手法整复失败及固定不稳且鹰嘴牵引失效的Ⅲ度、Ⅳ度骨折的年轻患者，可采用切开复位内固定治疗。但手术操作必须轻柔，避免尺神经损伤，防止感染发生。术后应尽可能早期进行肘关节功能锻炼。

## 第八节 肱骨外髁骨折

肱骨外髁骨折是指包括整个肱骨外髁、肱骨小头骨骺、邻近的肱骨滑车一部分和属于肱骨小头之上的一部分干骺端骨折。又名臑骨下端外岐骨折、肱骨外髁骨骺骨折。

儿童时期肱骨下端有四个骨骺，肱骨小头骨骺最先出现，在 1 岁左右；外上髁骨骺最晚，在 11 岁左右，往往与肱骨小头骨骺相连。各骨骺在 16～19 岁才和肱骨下端呈骨性融合，15 岁以下儿童由于此处多个骨骺的存在，影响其坚固性，肱骨外髁处于骺软骨阶段，较易发生骨折（图 3-42）。肱骨外髁

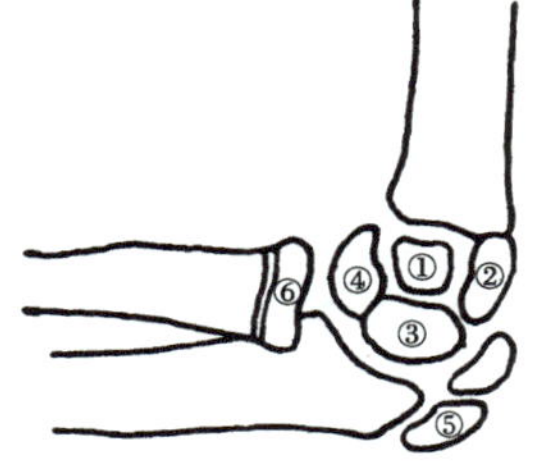
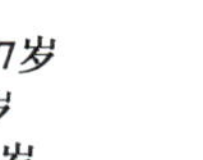
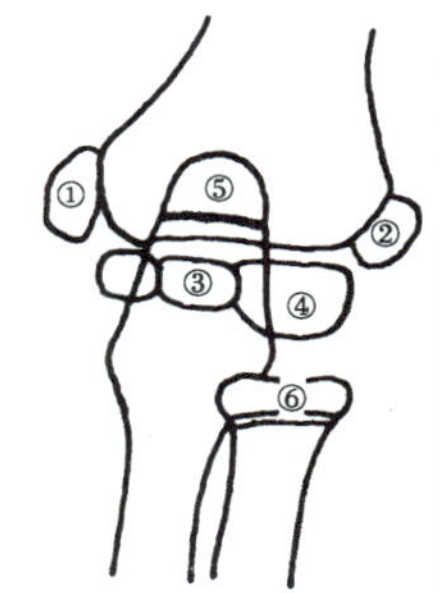

①肱骨内上髁5～17岁
③肱骨滑车8～16岁
⑤尺骨鹰嘴10～14岁
②肱骨外上髁11～17岁
④肱骨小头1～15岁
⑥桡骨头5～15岁

图 3-42 肘关节各骨骺出现与闭合年龄

包含非关节面（包括外上髁）和关节面两部分。前臂伸肌群及部分旋后肌附着于肱骨外髁的外后侧。肱骨外髁骨折是关节内骨折，骨折块较小，不容易握捏，整复较为困难。如未得到正确复位，或固定不牢固，断端受肌肉牵拉而发生分离移位，均可致骨不连接，在生长过程中，断端移位将更为显著。又由于外侧骨骺的生长停止或生长缓慢，日后往往会引起肱骨远端滑车中心的沟形缺损（即鱼尾状畸形），而且会发生明显的肘外翻畸形，影响关节活动功能，并可出现牵拉性尺神经麻痹。

肱骨外髁骨折比内髁骨折多见，和内髁骨折一起占全身骨折的4.35%，在肘关节损伤中仅次于肱骨髁上骨折，是常见的肘关节损伤之一。多发生于5～10岁的儿童，成年人少见。

**【病因病机】**

肱骨外髁骨折多由间接暴力或肌肉牵拉暴力所致，直接暴力所致者临床少见。跌倒时手部先着地，若肘于轻度屈曲外展位，暴力沿前臂向上传达至桡骨头，肱骨外髁遭受桡骨头的撞击而发生骨折，骨折块被推向后、外上方；若肘于伸直位且过度内收，附着于肱骨外髁的前臂伸肌群强烈收缩而将肱骨外髁撕脱，骨折块向前下移位。肱骨外髁骨折后，由于前臂伸肌群的牵拉，骨折块可发生翻转移位，有的甚至可达180°。根据损伤暴力的情况以及前臂伸肌群的肌肉收缩力，决定骨折块移位的程度。根据骨折块的旋转移位的程度，判定骨折的严重性。根据骨折块移位的情况，可分为无移位骨折、轻度移位骨折和翻转移位骨折三种（图3-43）。

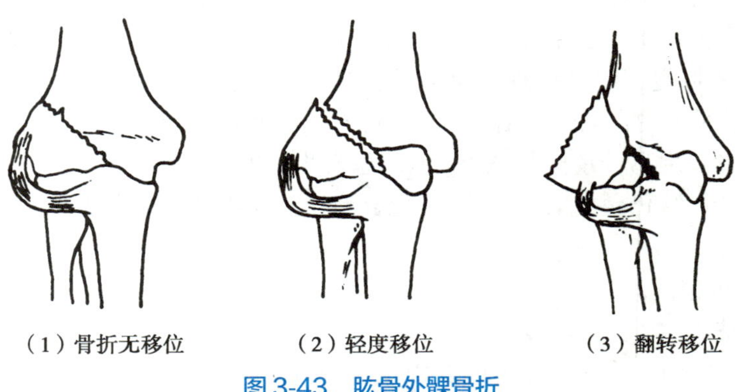

（1）骨折无移位　（2）轻度移位　（3）翻转移位

图3-43　肱骨外髁骨折

**1. 无移位骨折**　受伤外力较小，仅造成无移位的裂缝骨折。

**2. 轻度移位骨折**　受伤暴力较大，骨折发生后骨折块可仅有轻度向外移位，表明骨折块上的筋膜一般没有被完全撕断。

**3. 翻转移位骨折**　此型骨折的骨折块从关节内脱出，又可分为前移翻转型和后移翻转型，其中以后移翻转型多见（又称伸直翻转移位型）。

患者跌倒时遭受由前臂传来的较严重暴力发生骨折后，暴力未完全消失，使肱骨外髁骨折块被桡骨头和尺骨半月切迹推向肱骨远段的后、外、上方，骨折块上筋膜完全被撕裂。由于肱骨远段扁平，受暴力的冲击使肘外后部软组织被撕拉呈一空隙，无骨骼阻挡，为骨折块的后移翻转移位创造了条件。有少数病例为直接暴力所致，多为成年人，跌倒时患肢呈肘关节屈曲、肩关节内收位，肘部后外侧着地，暴力由后外方向前内方撞击肱骨外髁而发生骨折，骨折块向前移位，亦可因前臂伸肌群的牵拉而发生翻转移位，形成前移翻转型（又称屈曲翻转移位型）。

骨折块被冲向肘后，受到前臂肌肉牵拉，将肱骨外髁骨折块的后、外侧牵向内下方，加之肘关节呈半屈曲位，致使骨折块的外上髁端被牵拉移到外、下后方，滑车端由内下方移到外上前方。筋膜完全被撕裂，骨折块从关节内脱出，不但在横轴上旋转，同时还在纵轴上旋转，以致骨折块的内侧部分转向外侧，而外侧部分转向内侧，成二轴旋转的典型翻转移位。

【诊断】

**1. 外伤史** 多有肘半屈曲、手部先着地跌倒受伤史。

**2. 临床表现** 伤后肘外侧明显疼痛、肿胀，肘关节呈半屈伸位，肘、腕及前臂有不同程度的活动功能障碍。

**3. 专科检查** 肱骨外髁部压痛明显。可有轻度肘外翻，在肘前外侧或后外侧可摸到活动的骨折块及骨擦音。肿胀较轻时可以摸认出骨折块的骨折面及外上髁端和滑车端。肘关节横径增宽，肘后三点关系发生改变，掌指活动困难，做肘关节伸屈或异常外展活动时疼痛加剧。早期肿胀明显时可掩盖骨折局部征兆，导致漏诊、误诊的发生。晚期可出现骨不愈合、进行性肘外翻和牵拉性尺神经麻痹。

**4. 影像学检查** 肘关节正侧位X线片，可明确骨折类型和移位方向。幼儿患者，大部分骨折块是属于骨骺软骨，由于骨骺软骨在X线下不显影，因此肱骨外髁骨折块在X线检查所见要比实际的骨折块小得多(图3-44)。故处理肱骨外髁骨折时，应当有充分的估计，不能完全以X线显示的形态来衡量骨折的严重程度。

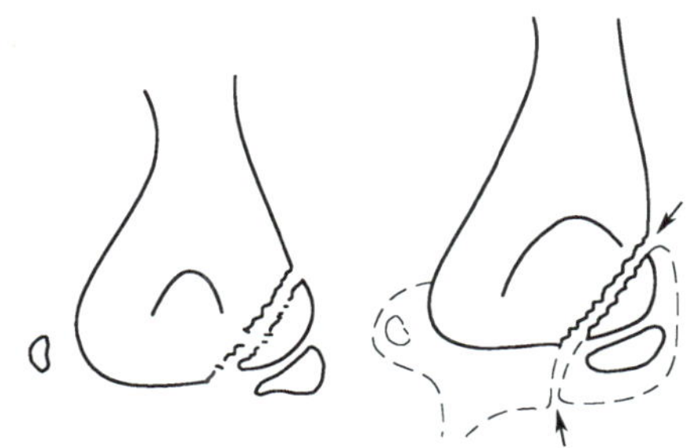
图3-44 肱骨外髁骨折后，骨骺块大于X线片所示

在正常的肘部正侧位X线检查上，桡骨的纵轴线通过肱骨小头骨化中心。骨折块有移位时，则骨化中心偏离此线。无移位的骨折，在X线片上肱骨外髁端仅有一骨折线显示；轻度移位骨折，在X线片上肱骨小头骨化中心及干骺端骨片外移，偏离桡骨的纵轴线。翻转移位骨折，在正位X线片上，肱骨小头骨骺正常者略似三角形，有纵轴旋转移位的骨折块，该骨骺变为圆形；在侧位X线片上，骨骺正常者略似圆形，翻转移位后，骨折块变为三角形。除肱骨小头骨化中心偏离外，还可见干骺端骨折片位于骨化中心外侧或下面。

【辨证治疗】

肱骨外髁骨折为关节内骨折，复位标准要求较高。要求达到解剖复位和给予妥善固定，骨折整复时间越早越好，争取于软组织肿胀之前，在适当麻醉下，予以手法复位。一般在1周内进行复位，成功率较高，半月内仍可试行手法复位，半月后复位成功率很低。

无明显移位的肱骨外髁骨折，仅用上肢直角夹板固定，屈肘90°，前臂悬吊胸前固定2～3周后去除夹板固定，进行功能锻炼。有移位骨折，则需手法复位，并给予妥善固定和进行恰当的功能锻炼。

儿童肱骨外髁骨折块实际大小一般要大于X线片所见，在手法整复时应将其复位良好，否则以后将出现骨折愈合障碍及由此带来的骨发育上的畸形。任何反复多次的整复和固定，都可能损伤骨折块的血液供给或损伤骨骺，使肘外翻等并发症的发生率增加。若手法失败，则应尽早进行针拨复位或手术治疗。

### (一)手法复位

**1. 轻度移位骨折(单纯向外移位，以右侧为例)** 患者坐位或仰卧位，助手握持患侧上臂下段，术者右手握其前臂下段将患肘屈曲前臂旋后，另一手拇指按在骨折块上，其余四指托住患肘内侧。两手向相反方向用力，使患肘内翻，加大关节腔外侧间隙，同时左手拇指将骨折块向内推挤，使其进入关节腔而复位。术者再用左手按住骨折块临时固定，右手将患肘轻微地屈伸数次，以矫正残余移位，直到骨折块稳定且无骨擦音为止。

**2. 翻转移位骨折** 患者坐位或仰卧位，在臂丛麻醉或全麻下进行，术者先用拇指指腹轻揉肘部，摸清骨折块的方位和旋转程度，并摸准骨折远端的关节面和骨折线，前者光滑，后者粗糙。手法要轻柔、均匀用力，切忌搓捻皮肤。凡属前移翻转型，先将骨折块向后推按，使之变为后移

翻转型，然后用以下方法整复（以右肱骨外髁伸直翻转型骨折为例）。

一法：一助手握持患肢上臂，另一助手握持患肢腕部，置肘关节于半屈半伸、前臂旋后位。术者立于患者外侧，左手置于患肘外侧，右手托住患肢肘关节内侧，加大肘内翻，同时握持患肢腕部助手使腕关节背伸以使前臂伸肌群松弛。术者以左手示指或中指扣住骨折块的滑车端，拇指扣住肱骨外上髁端，将骨折块稍平行向后方推移，再将滑车端推向后内下方，把肱骨外上髁端推向外上方，以矫正旋转移位。然后术者用左手拇指将骨折块向内挤压，并将肘关节屈伸、内收外展活动数次，以矫正残余移位。若复位确已成功，则可扪及肱骨外髁骨嵴平整，压住骨折块进行肘关节伸屈活动良好，且无响声。若手法不成功，则可继续下面“二法”操作。

二法：一助手握持患肢上臂，术者立于患者外侧，左手置于患肘外侧，右手握持患肢腕部，置肘关节于半屈半伸位。术者左手拇指摸清远端的骨折面后，右手将患肢前臂旋后以松弛旋后肌，并逐渐加大屈肘角度，同时左手拇指按住骨折块缓慢推向肘后尺骨鹰嘴的桡侧。当骨折块已挤到肘后时，左手拇指按在近滑车部的骨折面上，由上向下方按压，矫正骨折块翻转移位，使远端骨折块由向外翻转移位变成单纯前后移位。然后术者拇指向前方推挤骨折块，同时右手握住患者前臂，逐渐加大屈肘角度并使前臂旋前，以加大肘关节外侧的间隙，利用前臂伸肌总腱和旋后肌的肌力将骨折块向前牵拉，使骨折块进入肘关节而回到原位。最后，将肘关节伸直并保持于旋后位，术者左手轻轻触摸骨折块，检查复位后解剖关系是否正常，如复位满意则行固定（图 3-45）。

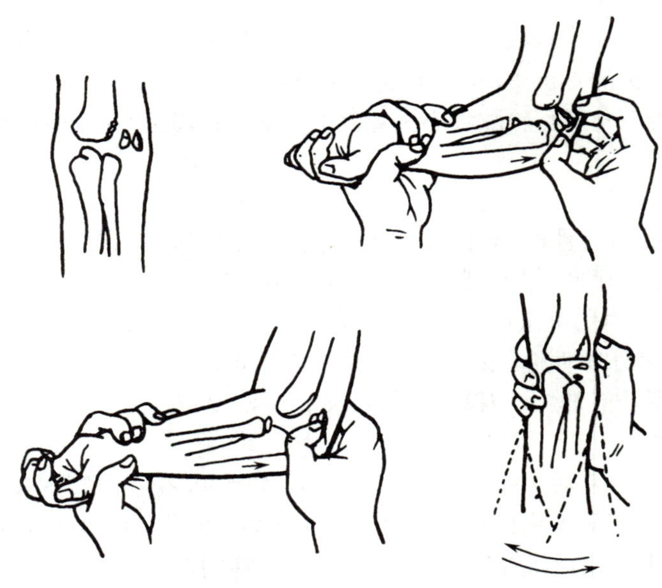

图 3-45 肱骨外髁翻转骨折复位法

### （二）固定方法

骨折整复后，置肘关节伸直，前臂旋后位，在肱骨外髁处放 1 个固定垫（应注意固定垫的软硬、厚度适宜，如一旦引起皮肤压迫坏死，复查骨折对位又不满意时，就失去切开复位的条件），肘关节尺侧上、下各放 1 个固定垫，4 块夹板从上臂中上段到前臂中下段，四条布带缚扎，肘关节伸直而稍外翻位固定 2 周，以后改为屈肘 90° 固定 1～2 周。亦可将后侧夹板（相当于固定肘关节部分）塑形成屈曲 30°～60°，其余 3 块夹板长度改为上达三角肌中部水平，内、外侧夹板下超肘关节，前侧夹板下达肘横纹，固定垫的位置同上，将肘关节固定于屈曲 30°～60° 位 3 周，骨折临床愈合后解除固定。

### （三）功能锻炼

有移位骨折者在复位 1 周内，仅做手指轻微活动，不宜做强力前臂旋转、握拳、腕关节屈伸活动，以免使前臂伸肌群或旋后肌紧张，牵拉骨折块而发生再移位。1 周后，逐渐加大指、掌、腕关节的活动范围。解除夹板固定之后，即开始进行肘关节屈伸，前臂旋转和腕、手的功能活动，并配合中药熏洗或理疗，促进肘关节功能恢复，但禁止暴力扳动肘关节，以防止再次发生骨折。

### （四）药物治疗

初期宜活血祛瘀、消肿止痛，内服活血止痛汤或肢伤一方；局部外敷跌打万花油或消肿止痛膏。中期宜接骨续损、和营生新，内服肢伤二方或生血补髓汤。后期宜补肝肾、壮筋骨，内服肢伤三方或补肾壮筋汤，解除固定后用中药熏洗患肘并可结合手法按摩。

### （五）其他疗法

**1. 针拨复位法** 手法复位不成功者，可对患肢进行严格消毒后，在 X 线透视下用针尖较圆钝的钢针经皮肤插入，顶住翻转的骨折块上缘使其翻回（图 3-46），变为单纯向外侧移位，再用手法将骨折向内推挤使其对位。

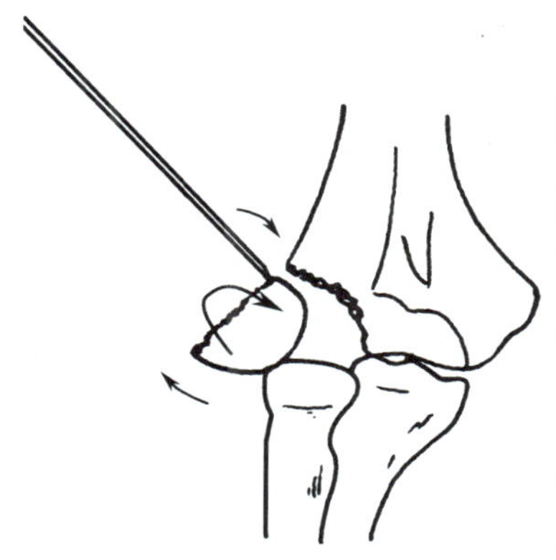

图 3-46 针拨复位法

**2. 穿针固定法** 手法复位后骨折块对位仍不稳定者，可采用经皮穿针固定法。骨折复位后，在 X 线透视下，严格消毒患肢，助手用手指固定骨折块，施术者用一枚钢针经皮肤插入，从骨折块的外下方斜向内上方固定骨折块，亦可用两枚钢针交叉或平行固定骨折块，将针尾弯成钩形留于皮外，用消毒纱块覆盖，再用直角夹板固定肘关节 3 周，X 线复查骨折愈合后拔除钢针。

**3. 手术治疗** 翻转型骨折手法复位不成功及陈旧性骨折，可考虑切开复位。幼儿新鲜骨折用粗丝线或铬制肠线缝合骨质和腱膜作固定，较大儿童或陈旧性骨折则用 2 枚细钢针交叉或平行固定，亦可用 1 枚螺丝钉固定。晚期未复位者，则视肘关节的外形和活动功能而考虑是否手术治疗，如晚期肘外翻引起牵拉性尺神经麻痹，可施行尺神经前置术。

## 第九节 肱骨内上髁骨折

肱骨内上髁骨折又名臑骨下端内岐骨折、肱骨内上髁骨骺分离。肱骨内上髁是肱骨下端内侧的一骨性突起，为前臂旋前圆肌、屈肌群和肘内侧副韧带的附着点，参与肘关节的屈曲和前臂的旋前活动。其后方有尺神经沟，尺神经紧贴其沟内通过。肱骨内上髁骨化中心出现于 4～6 周岁，骨骺闭合于 17～20 岁。当骨化中心未与相应的肱骨髁融合之前，其间的骨骺板为对抗肌肉和韧带牵拉的软弱点，容易发生撕脱性骨折。

肱骨内上髁骨折约占全身骨折的 2.6%，骨折好发于儿童和青少年。

**【病因病机】**

肱骨内上髁骨折常由肌肉牵拉暴力所致，也可由直接暴力引起。跌倒时由于患肢肘关节处于伸直、过度外展位，使肘部内侧受到外翻应力，同时前臂屈肌群急骤收缩，将其附着的内上髁撕脱，骨折块被拉向前下方，甚至产生旋转。当内上髁骨骺未与肱骨干融合之前，在暴力作用下，容易发生骨骺分离。直接暴力所引起的骨折较少见，多发生于成人，骨折线不一定在原来的骨骺板部位。根据骨折块和骨骺移位的程度一般分为四度（图 3-47）。

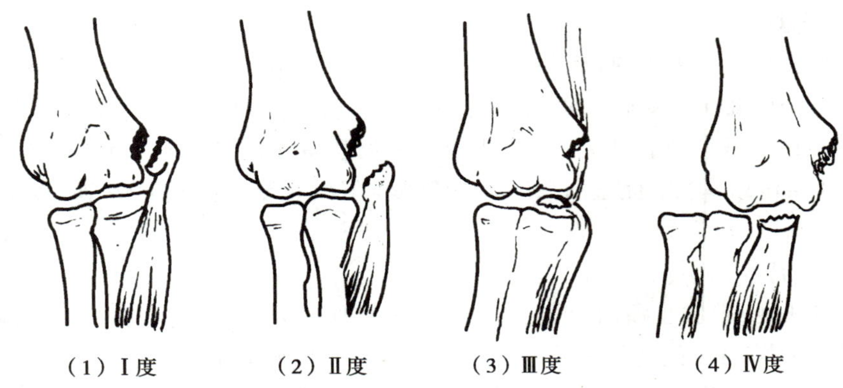


图 3-47　肱骨内上髁骨折移位程度

Ⅰ度：裂纹骨折或有轻度移位的骨折，因其部分骨膜尚未完全断离。

Ⅱ度：骨折块出现旋转和分离移位，骨折块在肘关节间隙的水平面以上。

Ⅲ度：旋转移位的骨折，且骨折块嵌入肘关节间隙。这是因为肘关节受到强大的外翻暴力，致使肘关节的内侧关节囊等软组织广泛撕裂，肘关节腔内侧间隙张开，使撕脱的内上髁被带进其内，并有旋转移位，且被尺骨半月切迹关节面和肱骨滑车紧紧夹住。

Ⅳ度：骨折块有旋转移位并伴有肘关节向桡侧脱位，骨折块的骨折面朝向肱骨滑车。临床上容易忽略此类骨折，常被误认为单纯的肘关节脱位，采用一般的肘关节脱位整复方法，致使骨折块嵌入肱骨滑车和尺骨半月切迹关节面之间，转为Ⅲ度骨折。这类骨折多伴有尺侧副韧带的损伤。

肱骨内上髁骨折块的移位程度亦间接地表示肘关节内侧软组织的损伤程度。内上髁骨折时，骨折块向后移位则有可能损伤尺神经。Ⅳ度骨折最为严重，Ⅲ度骨折次之，Ⅰ、Ⅱ度较轻。Ⅲ、Ⅳ度骨折均可能使尺神经受到牵拉、挤压或挫伤，所以这两类骨折合并尺神经完全性或不完全性麻痹者较常见。有时尺神经可随骨折块一起嵌入肘关节间隙。骨折晚期亦可因骨痂包埋或肱骨内上髁后方的尺神经沟粗糙而损伤尺神经。

【诊断】

**1. 外伤史**　有明显的手部着地跌倒或肘内侧受外力撞击等外伤史。

**2. 临床表现**　伤后肘内侧疼痛、肿胀，局部皮肤青紫或瘀斑，肘关节呈半屈曲位，活动受限，不能做屈伸运动。

**3. 专科检查**　肘关节内侧压痛明显，抗阻力屈腕试验阳性。分离移位时在肘关节内侧可扪及活动的骨折块。Ⅰ、Ⅱ度骨折时，有肘内侧牵拉性疼痛，肘关节活动轻度障碍。Ⅲ度骨折时肘关节屈曲明显障碍。Ⅳ度骨折时肘关节明显畸形，肿胀较严重，肘后三角关系异常，有弹性固定。Ⅲ、Ⅳ度骨折若合并有尺神经损伤，可出现前臂和手的尺侧麻木，感觉迟钝。晚期因骨痂压迫或尺神经沟粗糙，可损伤尺神经。Ⅳ度骨折，肘关节可自行复位，而造成诊断上的困难，应特别注意。

**4. 影像学检查**　肘关节正侧位 X 线摄片可明确骨折类型和移位方向。6 岁以下的儿童由于肱骨内上髁骨骺尚未出现，只要有明显的临床症状和体征即可诊断，不必完全依赖骨 X 线片。青少年内上髁骨折无明显移位时，不容易与骨骺线相鉴别，必要时可做健侧对照摄片以明确诊断。肘关节正位 X 线片显示正常肱骨下端的内外两侧形状不对称，内上髁向内突起较多。若肱骨下端的内外两侧呈对称性突起时，应考虑为内上髁骨折，肱骨下端阴影常可遮盖移位的内上髁骨折块。对于肘关节附近的内上髁骨折块，应注意鉴别骨折块是否进入肘关节内。

【辨证治疗】

无移位的骨折，将肘关节屈曲 90°，用上肢直角托板固定，三角巾悬吊于胸前 2～3 周。有移位的骨折，应用手法整复，夹板固定。固定后按早、中、晚三期采用不同的药物治疗。

### （一）手法复位

**1. Ⅰ度骨折**　无需特殊治疗，只需将上肢屈肘 90°，用上肢直角托板或内、外侧夹板固定，三角巾悬吊于胸前 2～3 周即可。

**2. Ⅱ度骨折**　患者取平卧位或坐位，患肢屈肘 45°，前臂中立位，术者用拇指、示指固定骨折块，拇指自下向上推挤，使其复位。若骨折块翻转移位大于 90° 者，则应将患肢屈肘 90°，前臂旋前，腕及掌指关节于自然屈曲位，术者用一手握患肢前臂，另一手置于肘部，先用拇指揉按骨折局部后，再摸清骨折块，由远端向近端，由掌侧向背侧翻转过来，再往骨折近端推挤，使其复位。

**3. Ⅲ度骨折**　手法整复的关键是解脱嵌入在关节内的骨折块，将Ⅲ度骨折转为Ⅰ度或Ⅱ度骨折。在臂丛神经麻醉下，患者取平卧位，肘关节伸直，两助手分别握持腕部和上臂，相对拔伸牵引。在维持牵引下，握腕部的助手逐渐将前臂外展和旋后，术者一手置于肘关节外侧向内推，使肘外翻，肘关节的内侧间隙增宽；另一手拇指触到肘关节内侧骨折块的边缘时，令助手立即背伸患肢手指及腕关节，使前臂屈肌群紧张，将关节内的骨折块拉出关节间隙，必要时术者还可用示指和拇指抓住尺侧屈肌肌腹的近侧部向外牵拉，以辅助将骨折块拉出关节间隙。若骨折块仍有分离移位，再按Ⅱ度骨折作手法整复。

**4. Ⅳ度骨折**　手法复位时，首先整复肘关节侧方脱位，多数患者随着关节脱位的复位，骨折亦同时得到复位，少数患者若骨折块尚未复位，可用手法加以整复。患者取平卧位，患肢外展，肘关节伸直，前臂旋后位，两助手分别握住患肢的远、近端，尽量内收前臂，使肘关节内侧间隙变窄，防止骨折块进入关节腔内。术者用一手将肱骨下端自内向外推挤，用另一手将尺、桡骨上端自外向内推挤，将骨折块推挤出关节，同时整复肘关节侧方脱位，然后牵引前臂，逐渐屈曲肘关节至 90°，最后再按Ⅰ度或Ⅱ度骨折处理。整复后，应注意是否转变为Ⅲ度骨折，及时进行 X 线摄片检查，并常规检查有无尺神经的损伤。

### （二）固定方法

Ⅱ度、Ⅲ度、Ⅳ度骨折手法整复对位满意后，在骨折块的前内方放一半月形固定垫，缺口向后上方，用于兜住骨折块，再用上臂超肘关节夹板固定于屈肘 90°，前臂中立位 2～3 周。Ⅳ度骨折的固定一般不超过 2 周，应以脱位为主，不能固定到骨折愈合后再进行肘关节的功能锻炼。由于肱骨内上髁骨折块较小，活动性大，若固定不当，容易移位，应密切观察，随时调整夹板的松紧度。

### （三）功能锻炼

复位后即可做肩关节的功能锻炼。第一周内只做轻微的手指屈伸活动，一周后逐渐加强手指的屈伸功能锻炼，并开始做腕关节的屈伸功能锻炼。禁止做握拳及前臂的旋转活动。两周后可逐渐做肘关节的屈伸活动。解除固定后，应配合中药熏洗并加强肘关节的屈伸活动，一般在 3～6 个月后可恢复功能。

### （四）药物治疗

初期治宜消肿止痛、活血祛瘀，内服七厘散或和营止痛汤等。中期治宜和营生新、接骨续筋，内服壮筋养血汤或肢伤二方等。后期治宜补气血、养肝肾、壮筋骨，内服肢伤三方。解除固定后可用上肢损伤洗方熏洗患肢。

### （五）其他疗法

骨折移位明显，翻转超过 90° 或手法整复失败者，均可采用切开复位克氏针内固定。在肘内侧或前内侧做小切口，注意勿损伤尺神经并做尺神经前置术，儿童可用丝线缝合骨折断端的骨膜。如不稳定，可用 2 枚克氏针交叉固定，克氏针外端留于皮外。术后将肘关节屈曲 90°，使用石膏托固定。儿童在 2 周后拔针去托进行功能锻炼，成人可在 2～4 周后进行功能活动。陈旧性肱骨内上髁骨折，无骨性连接者可考虑切开复位或切除骨折块。

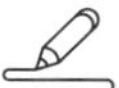

## 第十节　尺骨鹰嘴骨折

尺骨鹰嘴骨折又称肘骨骨折、鹅鼻骨骨折。尺骨鹰嘴呈半月状突起于尺骨近端，形似鹰嘴。鹰嘴突与冠状突相连，构成一个深凹的关节面，称半月切迹关节面，是肘关节屈伸的枢纽。尺骨鹰嘴为松质骨，且是肱三头肌的附着处，肱三头肌为强有力的伸肘肌，在其两侧尚有内侧和外侧支持带。尺骨鹰嘴骨化中心出现于8～11岁，14岁骨骺线闭合。尺骨鹰嘴骨折部分为关节内骨折，若处理不当，可发生创伤性关节炎，从而影响肘关节的功能活动。鹰嘴与冠状突是外力经肘部传递的着力点之一，故易发生骨折。

尺骨鹰嘴骨折是常见的肘部损伤之一，约占全身骨折的1.6%，多见于成年人，儿童少见。

【病因病机】

尺骨鹰嘴骨折由肌肉牵拉暴力、直接暴力或两者合并引起，以肌肉牵拉暴力为多见。

**1. 肌肉牵拉暴力**　跌倒时肘关节在微屈位，手掌着地，由下向上传达的暴力和由上向下的重力集中于尺骨半月切迹，同时肘关节突然屈曲，肱三头肌反射性地急骤强烈收缩，导致尺骨鹰嘴的撕脱骨折（图3-48）。鹰嘴的撕脱骨折，其近端骨折块受肱三头肌的牵拉，往往发生不同程度的向上移位，骨折线多为横向或斜向。骨折线若发生在鹰嘴凹平面，则造成关节内骨折。骨折线也可发生在鹰嘴凹陷平面以下或以上，造成关节囊外的骨折。此骨折在青少年为骨骺分离，在儿童则多为纵形裂缝骨折或青枝骨折。

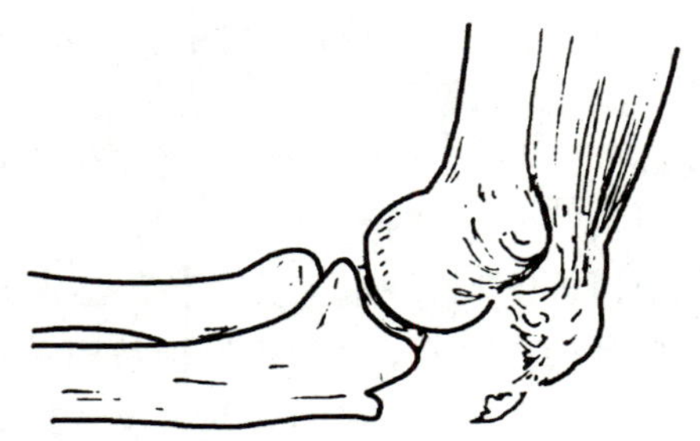

图3-48　尺骨鹰嘴骨折移位

**2. 直接暴力**　肘关节在屈曲位跌倒，肘关节后方着地。地面的反作用力顶撞尺骨鹰嘴；或棍棒、石块等打击鹰嘴部，均可造成鹰嘴骨折。直接暴力造成的骨折，多系粉碎性骨折。肱三头肌肌腱及其周围的软组织尚保持一定的连续性，故尺骨鹰嘴的粉碎性骨折往往移位不大，但常致皮肤损伤，造成开放性骨折，有并发感染的危险。

由直接暴力和肌肉牵拉暴力合并引起者，骨折可呈不同程度的粉碎，并有较严重的骨折片移位。尺骨鹰嘴骨折线多数到达半月切迹，为关节内骨折；少数撕脱的骨折片较小，骨折线不进入关节内，为关节外骨折。若肘部后面遭受严重的外力，造成尺骨鹰嘴骨折的同时，可并发肘关节前脱位，临床上较少见。

【诊断】

**1. 外伤史**　有明显的手部着地跌倒或肘后受力撞击的外伤史。

**2. 临床表现**　骨折后尺骨鹰嘴部出现局限肿胀、疼痛和肘关节活动受限，肘关节多为半屈曲位。若骨折造成关节腔内积血，鹰嘴突及肱三头肌肌腱两侧肿胀明显。患者常以健侧手掌托住前臂。若严重损伤后，关节内出现积血，则局部肿胀明显，鹰嘴两侧凹陷消失并隆起。

**3. 专科检查**　鹰嘴部压痛明显，扪摸鹰嘴部或被动活动肘关节时，可有骨擦音或骨擦感。患者不能主动完成伸直肘关节的活动。骨折块有移位者，可触及骨折的裂隙。肘后三角关系破坏。严重的粉碎性骨折或骨折脱位，可伴有肘后部皮肤挫伤或开放性损伤。若伴有尺神经损伤，可查及前臂尺侧和手部尺神经支配区的麻痹症状。

**4. 影像学检查**　肘后正侧位X线摄片可明确骨折类型和骨折移位程度。X线侧位片较容易确定骨折情况，正位片可以帮助了解骨折脱位等合并损伤。儿童和青少年的骨骺线未闭合者，应注意鉴别诊断。成人的骨骺线未闭合者，多见于女性，常为双侧性，对骨折诊断有怀疑时，应摄双侧 X 线片进行对照，有助于明确诊断。

【辨证治疗】

无移位骨折或轻度移位的老年人粉碎性骨折，不必手法整复。有分离移位者，必须进行手法整复。尺骨鹰嘴骨折多数为关节内骨折，故骨折整复要求达到解剖复位，以使肘关节恢复正常的功能，避免发生创伤性关节炎。骨折固定后按早、中、晚三期进行辨证用药治疗。

### （一）手法复位

肘关节内积血较多，肿胀较严重者，先在肘后部关节穿刺，抽出关节腔内的积血，再进行手法复位。

患者取坐位或仰卧位。肘关节屈曲 30°～45°，助手握持患肢前臂，术者站在患肢外侧，面向患肢远端。术者先用手法按摩肱三头肌和上臂其他肌肉，然后用两手拇指分别按压尺骨鹰嘴上端的内、外侧，由近端向远端推挤，使骨折近端向远端靠拢，两手其余四指使肘关节缓缓伸直，两手拇指再将骨折端轻轻摇晃，使两骨折端紧密嵌合。此时，术者紧推骨折近端，令助手缓慢轻度地屈伸患肘数次，使半月切迹的关节面平复如旧，最后将患肢置于屈曲 0°～20° 位。

### （二）固定方法

无移位的裂缝骨折或轻度移位的粉碎性骨折，用上肢后侧超肘关节夹板固定于屈肘 20°～60° 位 3 周。有移位骨折手法整复后，在尺骨鹰嘴上端放置一块有半月形缺口朝下的抱骨垫，用以顶住尺骨鹰嘴的上端，防止骨折片向上移位，并用前、后侧超肘关节夹板固定于屈肘 0°～20° 位 3 周，以后再逐渐改为固定在屈肘 90° 位 1～2 周，肘关节在伸直位或微屈位固定期不宜过长，以免妨碍肘关节屈曲功能的恢复。夹板固定时间为 3～4 周。

### （三）功能锻炼

无移位或轻度移位的骨折，以主动功能锻炼为主，被动活动为辅，可获得良好的功能恢复。老年人固定时间宜短，应尽早进行肘关节的屈伸功能锻炼。有移位骨折在 3 周以内做手指、腕关节的屈伸活动，禁止肘关节屈曲活动，第 4 周以后逐步进行肘关节主动屈伸锻炼，严禁暴力被动屈肘。粉碎性骨折且关节面不平者，1 周后开始做小幅度的肘关节屈伸功能锻炼，解除夹板固定后应加大肘关节的活动幅度，以使关节面保持光滑，避免后遗创伤性关节炎。

### （四）药物治疗

早期宜活血祛瘀、消肿止痛，内服桃红四物汤或正骨紫金丹等，外敷万灵膏或定痛膏等。中期宜和营生新、接骨续损，内服壮筋养血汤或生血补髓汤等。后期宜补气血、养肝肾、壮筋骨，内服六味地黄丸或补肾壮筋汤等。解除固定后，可用上肢损伤洗方熏洗患肢。

### （五）其他疗法

在臂丛麻醉下，采用肘后正中纵向切口切开复位，用螺丝钉、髓内针，尺骨鹰嘴骨折合并肘关节前脱位者可用带钩钢板内固定。陈旧性尺骨鹰嘴骨折，若晚期仍有较大的活动范围时，在治疗方面应特别慎重。关节僵直，且严重影响功能的患者，应积极采取手术治疗，并施行关节松解术。术后早期功能锻炼，严重患者可施行肘关节成形术或骨折块切除术等。

#### 病案分析

谢某某，男，69 岁。2009 年 12 月 3 日 20 点入院。因摔倒后右肘部疼痛、活动受限就诊。患者于 3 年前患中风，右侧半身不遂，经治疗可扶拐行走。今晚 4 小时前在家中行走时不慎摔倒，右肘部着地受伤。出现剧痛，不敢活动，遂来就诊。专科检查：右肘后肿胀明显，鹰嘴后方呈堤状横向隆起，肘后鹰嘴处压痛明显，可触及骨折裂隙及上下移动骨折块，闻及骨擦音，尺骨鹰嘴两侧凹陷处隆起，触之波动。右肘功能受限。X 线检查：右肘关节正、侧位像显示尺骨鹰嘴有一横向骨折线，鹰嘴尖端向上移位约 1.5cm。

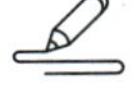

**请分析：**

该患者的疾病诊断是什么？

请制订相应的治疗措施。

如何对患者进行康复指导？

## 第十一节　桡骨头骨折

桡骨头骨折又称桡骨小头骨折，包括桡骨头头部、颈部骨折和桡骨头骨骺分离。桡骨近端包括桡骨头、桡骨颈和桡骨结节。桡骨头关节面为浅凹状，与肱骨小头构成肱桡关节。桡骨头周围的环状关节面与尺骨的桡骨切迹相接触，构成桡尺上关节。环状韧带围绕桡骨小头的环状关节面，附着于尺骨的桡骨切迹前后缘，桡骨头和桡骨颈的一部分位于关节内，所以桡骨头骨折为关节内骨折。在肘部，桡神经位于肱肌与肱桡肌之间，向下分为浅支和深支，在桡骨头关节面下3cm处，桡神经由桡骨上端的前面逐渐行于桡骨的前外侧。桡骨头骨化中心出现于5～6周岁，15岁时骨骺线闭合。桡骨头部骨折，多发生于青少年，成人较少见；桡骨颈部骨折以儿童为多见，多为青枝骨折或骨骺分离。

**【病因病机】**

桡骨头骨折常由间接暴力所造成。患者跌倒时，肘关节呈微屈，前臂旋前位，手掌触地。地面的反作用力沿前臂向上传递达桡骨头，身体的重力沿上臂向下传递，作用于肱骨头，致使桡骨头和肱骨头猛烈相撞，造成桡骨头骨折。当肘关节在伸直位支持身体重力时，前臂容易发生过度外展的现象，使桡骨头外侧缘承受较大的冲撞力，引起桡骨头外侧关节面的劈裂骨折或塌陷骨折，有时甚至外侧关节面的一半被撞掉而下移。桡骨头骨折而环状韧带未破裂者，桡骨头可在原位，而桡骨干则向尺侧移位，X线片上显示桡骨头似“歪戴帽”状。

桡骨头骨折后，若暴力继续作用，桡骨远侧骨折端可向上移位至肱骨下端关节面的下方，使肘关节强力外翻，加重前臂和肘关节的损伤。直接暴力也可造成桡骨头骨折，较少见。根据骨折发生的部位、程度和移位情况，一般分为六种类型（图3-49）。

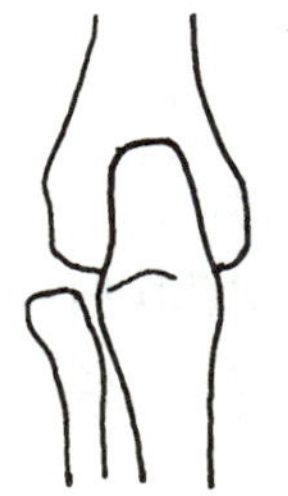
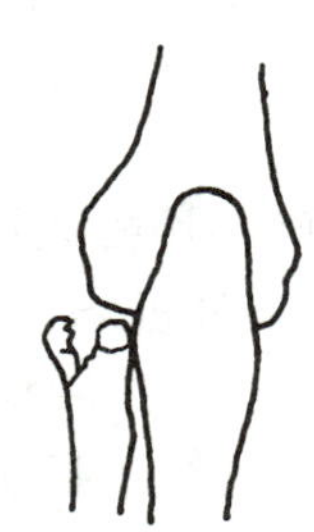
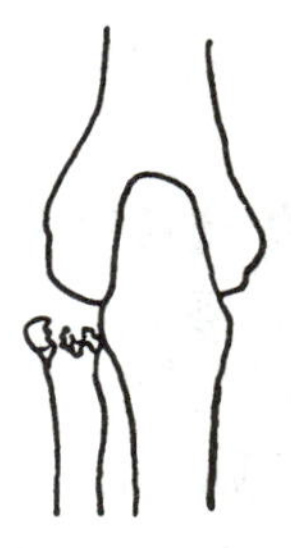
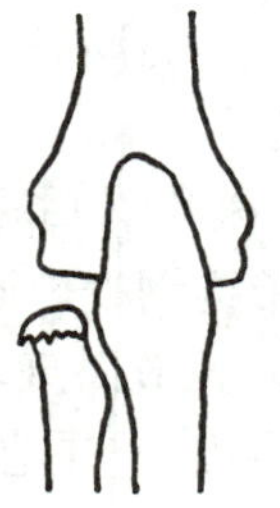
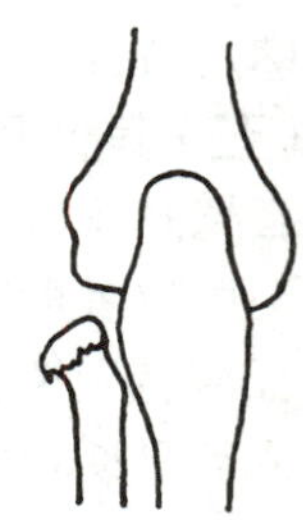

（1）青枝骨折　（2）裂纹骨折　（3）劈裂骨折　（4）粉碎骨折　（5）嵌插骨折　（6）嵌插合并移位

图3-49　桡骨头骨折的类型

**1. 青枝骨折**　桡骨头向外侧移位，桡骨头内侧缘指向肱骨小头关节面，桡骨头关节面不与肱骨小头关节面平行，骨膜部分破裂。

**2. 裂缝骨折**　桡骨颈部或头部为裂缝状的无移位骨折。

**3. 劈裂骨折**　桡骨头外侧缘被劈裂的骨折块约为关节面1/3～1/2，且往往向外或向外下方移位。

**4. 粉碎性骨折**　强大的暴力撞击，造成桡骨头粉碎性骨折，骨碎片分离移位，或部分被压缩而使桡骨头关节面的中部塌陷缺损。

**5. 嵌插骨折**　在桡骨颈部产生纵向嵌插，桡骨颈部有一横向骨折线，骨折块轻度移位。

**6. 嵌插合并移位骨折**　桡骨小头骨骺分离或桡骨颈部骨折，骨折近端向外移位，桡骨头关节面向外倾斜，桡骨头关节面与肱骨下端关节面为交叉状，骨折近端与远端外侧缘嵌插，呈“歪戴帽”式移位。严重移位时，桡骨头完全翻转移位，其关节面向外，两骨折面相互垂直且无接触，骨折近端可同时向后或向前移位。桡骨头骨骺分离，常常整个骨骺向外移位并带有一块三角形的干骺端。

以上各种类型，临床上可单独出现，亦可混合出现。若暴力较小时，仅为桡骨头裂缝骨折或桡骨颈青枝骨折。若暴力较大时，可造成桡骨颈嵌插骨折或粉碎性骨折。较强的肘外翻暴力，可造成桡骨头劈裂骨折或桡骨颈骨折或嵌插合并移位的桡骨头骨骺分离。

桡骨头骨折若未获得及时治疗，常常造成前臂旋转功能障碍，或引起创伤性关节炎，故在诊疗过程中应加以注意。

**【诊断】**

**1. 外伤史**　患者往往有明显的跌倒或撞击等外伤史。

**2. 临床表现**　损伤后肘部外侧疼痛和局限性肿胀，前臂的旋转或屈伸肘关节活动受限。若肘关节微屈，前臂旋前位跌倒，手掌触地时，仅造成单纯的桡骨头的无移位或轻微移位骨折时，临床症状轻，体征少，容易漏诊。但肘外侧桡骨头部常有疼痛，肘关节屈曲运动时疼痛加剧，前臂旋转运动时疼痛更加剧烈。桡骨头部位肿胀，尤以肱三头肌腱和鹰嘴相接触部的两侧最明显。

**3. 专科检查**　桡骨头部压痛剧烈。部分患者可扪及骨折块，肘关节的被动屈伸运动和前臂的被动旋转运动受限，以旋后运动障碍最为明显。检查时必须注意腕和手的感觉和活动功能，以了解是否合并桡神经损伤。

**4. 影像学检查**　肘部的正侧位 X 线片，可确定有无桡骨头骨折和骨折类型。在肘部 X 线片上，凡肘关节前上方有骨折片时，则可能为桡骨头骨折或桡骨头骨折合并肱骨小头骨折。5 岁以下的儿童，桡骨头骨骺未出现，只要有明显的临床症状，即可作出诊断，不必依赖 X 线片。

**【辨证治疗】**

桡骨头骨折为关节内骨折，应及时进行治疗，根据不同类型的骨折采用不同的治疗方法。治疗目的是恢复肘关节伸屈和前臂旋转运动功能。对无移位的嵌插骨折或裂缝骨折，用三角巾悬吊患肢于胸前，早期进行功能锻炼。对轻度移位骨折，不必强求解剖复位。对明显移位骨折，则要求有良好的解剖对位。固定后按早、中、晚三期辨证用药治疗。

### （一）手法复位

患者取坐位或仰卧位，术者站于患侧，整复前术者先用拇指指腹在桡骨头的外侧进行揉按，以使局部肿胀消退，能准确地摸出移位的桡骨头。一助手固定患肢上臂，术者用一手握持前臂，将肘关节伸直，并做拔伸牵引，另一手置于患肘后侧，拇指按于桡骨头外侧，其余四指握住前臂上段内侧并向外扳拉，两手配合，使肘关节内翻以增宽肱桡关节的间隙。拇指将桡骨头向内、向上推挤，同时握持前臂之手将前臂来回旋转，使骨折复位。骨折复位后，术者用拇指仍按住桡骨头，握持前臂之手将肘关节缓缓屈曲至 90°。桡骨头有翻转移位者，复位时肘关节置于伸直内收位，术者先用拇指尖将翻转的骨折块上端向尺侧顶按入肱桡关节间隙，然后再用拇指在骨折块的下端向内上方推按，使之复位（图 3-50）。

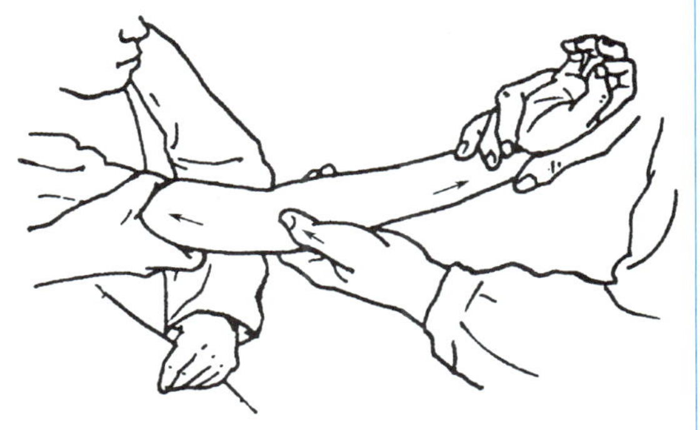

图 3-50　桡骨头骨折推挤复位法

### （二）固定方法

无移位骨折可屈肘90°，用三角巾悬吊于胸前2～3周。移位骨折复位满意后，在桡骨头部放置一长方形平垫，用胶布粘贴，将肘关节屈曲90°，前臂旋前位，超肘关节四块夹板固定3～4周即可。复位时忌用力过猛或矫枉过正，使骨膜完全断裂。固定后，应注意观察肢端血运情况，定期检查夹板松紧度，并及时调整。

### （三）功能锻炼

复位固定后即做手指、腕关节和肩关节的功能锻炼。禁止做前臂旋转运动。2周后逐渐做肘关节伸屈运动。解除固定后，可做前臂轻度旋转运动，活动度应逐渐加大，直至功能恢复。

### （四）药物治疗

早期治宜活血祛瘀、消肿止痛，内服七厘散或活血止痛汤等，外敷消瘀膏。中期治宜和营生新、接骨续筋，内服壮筋养血汤或肢伤二方等，外敷接骨膏。后期治宜补气血、壮筋骨，内服六味地黄丸或生血补髓汤加减。解除固定后，可用上肢损伤洗方熏洗。

### （五）其他疗法

手法复位不成功者，可采用肘关节后外侧切开复位。复位后，做肘关节屈伸和前臂旋转运动，并观察骨折是否稳定，不稳定时，可将肘关节屈曲至90°，从肱骨小头后侧钻入钢针，贯穿桡骨小头，进入桡骨干的髓腔内，针不可太粗，避免伤及骨骺和关节软骨，插针后，肘关节不能有轻微的伸屈活动，以免钢针折断。术后用石膏托固定3周，3周后拔除钢针，逐渐进行功能锻炼。成人亦可行桡骨头切除术治疗，多主张在伤后4～5天进行手术。部分患者切除桡骨头后，可置换人工桡骨头。

若采用手术治疗，复位过程中要尽力保护未完全断裂的骨膜，以保持桡骨小头的血液供应，禁用器械钳夹桡骨头。

## 第十二节　尺桡骨干双骨折

尺桡骨干双骨折，是指桡骨粗隆以下至桡骨下端关节面2～3cm以上的桡骨部分和尺骨粗隆至尺骨小头之间的尺骨部分均发生骨折，亦称手骨两胫俱断、断臂辅两骨、前臂双骨折。

前臂由尺、桡二骨构成。尺骨上端粗而下端细，为构成肘关节的重要部分；桡骨相反，上端细而下端粗，为构成腕关节的主要组成部分。从正面看，尺骨较直，桡骨有突向桡侧9.3°的生理弧度；从侧面看，二骨均有约6.4°弧度突向背侧。正常时，尺骨是前臂的轴心，通过上、下桡尺关节及骨间膜与桡骨相连，桡骨沿尺骨旋转，自旋后位至旋前位，旋转动作可达150°。桡骨骨髓腔呈倒置漏斗状，远侧1/3较大，为漏斗，此段骨折后使用髓内针固定时不易获得稳定；中1/3骨髓腔较狭窄，髓内针进入较难。尺骨全长除上段外均较直，其骨髓腔也直，适于髓内针固定。前臂肌肉较多，有屈肌群、伸肌群、旋前肌群和旋后肌群等。由于肌肉的牵拉，骨折后常出现重叠、成角、旋转及侧方移位，故整复较难。前臂骨间膜是致密的纤维膜，几乎连接尺桡骨的全长，其松紧度随着前臂的旋转而发生改变。前臂中立位时，两骨干接近平行，骨间隙最大，骨干中部距离最宽，骨间膜上下松紧一致，对尺桡骨起稳定作用；当前臂旋转位时，骨干间隙缩小，骨间膜上下松紧不一致而两骨稳定性减低。因此，在处理尺桡骨干双骨折时，为了保持前臂的旋转功能，应使骨间膜上下松紧一致，两骨相对稳定并预防骨间膜挛缩，应尽可能在骨折复位后将前臂固定在中立位。

尺桡骨干双骨折的发病率占全身骨折的6%左右，多见于儿童或青壮年，是常见的前臂损伤之一，骨折部位多发生于前臂中1/3和下1/3部。

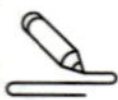

【病因病机】

尺桡骨干双骨折可由直接暴力、传达暴力或扭转暴力所致(图 3-51)。

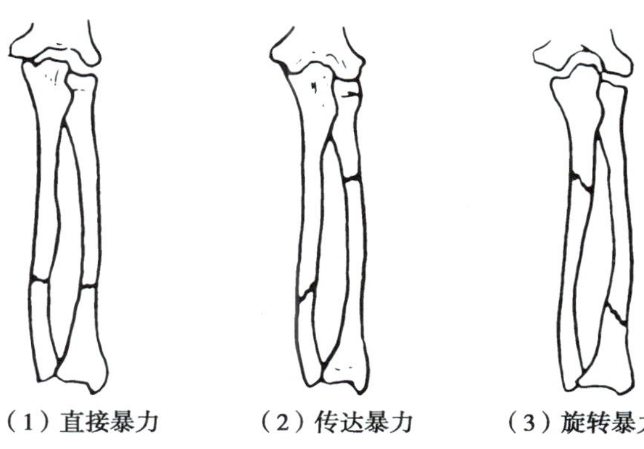

图 3-51　不同外力所致的尺桡骨干双骨折

直接暴力：多为重物砸伤、撞击伤和压轧伤，以横断、粉碎性骨折或多段骨折居多，且常合并较严重的软组织损伤，可为开放性骨折，桡、尺两骨的骨折线多在同一平面。

传达暴力：多为跌倒时手掌着地，暴力沿桡骨纵轴向上传导，在桡骨中、上段发生横断或锯齿状骨折后，残余暴力通过向下斜行的骨间膜纤维牵拉尺骨，造成尺骨斜形骨折。桡、尺两骨的骨折线多不在同一平面上，尺骨骨折线往往低于桡骨骨折线，周围软组织损伤较少。若成角移位较大，骨折端可刺破皮肤而形成开放性骨折；儿童多产生尺骨下 1/3 青枝骨折，桡骨骨折线高于尺骨骨折线，骨折端多向掌侧成角，骨膜常常完整。

扭转暴力：多为前臂被旋转机器绞伤，或跌倒时手掌着地，躯干过分朝一侧倾斜，在遭受传达暴力的同时，前臂又受到一种扭转外力，如前臂极度旋前或旋后扭转，造成两骨的螺旋骨折，骨折线的方向是一致的，多数是由内上(尺骨内侧)而斜向外下(桡骨外侧)，但往往平面不同，尺骨骨折线在上，桡骨骨折线在下。完全骨折时，由于暴力的作用及肌肉的牵拉，两骨折端可同时发生重叠、成角、旋转(旋后移位者，多呈现桡骨远端向背侧，尺骨远端向掌侧；旋前移位者，则相反)和侧方移位(图 3-52)。

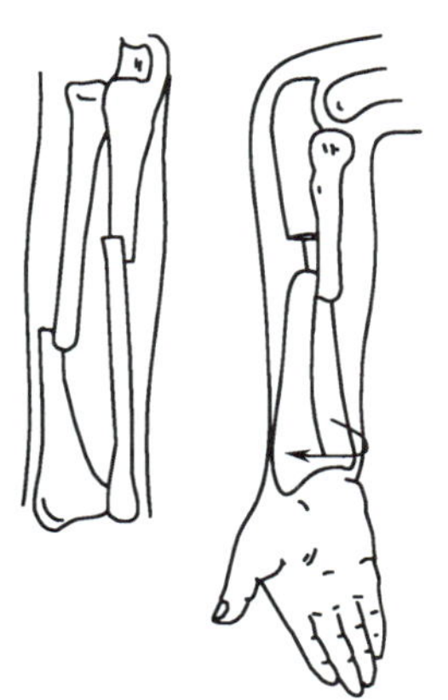
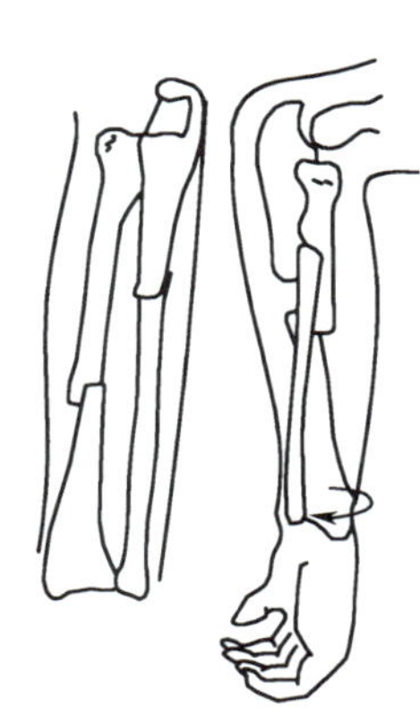

图 3-52　尺桡骨干双骨折旋转移位

造成尺桡骨干双骨折的外力一般较大，软组织损伤较重，特别是直接暴力所致者，肿胀严重，发生患肢缺血性改变的可能较大，尤其是上中段骨折，应把防治缺血性损伤放在首位。

【诊断】

**1. 外伤史**　有前臂较重的打击或跌倒受伤史。

**2. 临床表现**　伤后局部疼痛、肿胀，前臂活动功能丧失，活动时疼痛加剧。前臂可有缩短、成角或旋转畸形。青枝骨折则症状与体征不太明显。

**3. 专科检查**　局部压痛明显，有纵向叩击痛，有移位的完全骨折者有骨擦音和异常活动。并发症：若骨折后患肢剧烈疼痛，肿胀严重，手指麻木发凉，皮肤发绀，被动活动手指疼痛加重，应考虑为前臂筋膜间隔区综合征。

**4. 影像学检查**　前臂正、侧位照片，应包括肘关节和腕关节，可确定骨折类型、移位方向以及有无上、下桡尺关节脱位。

根据外伤史、临床表现、专科检查及影像学检查结果，可明确诊断。

【辨证治疗】

前臂的主要特点是具有旋转功能。因此，尺桡骨干双骨折的治疗原则主要是恢复前臂的旋转功能。

无移位骨折可仅用夹板固定、外敷药物。有移位的闭合性骨折，均可应用手法整复、夹板固

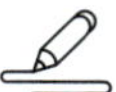

定治疗。伤口较小（在 3cm 以内）的开放性骨折，若边缘整齐、污染不重，经清创缝合后，在无菌纱布保护下可行手法整复、夹板固定。旋转、重叠移位不大的陈旧性骨折，可考虑手法折骨后重新整复。

尺桡骨干双骨折的复位要求较高，要求解剖对位或接近解剖对位。若对位不良，则有旋转、成角畸形，或粗暴操作，破坏骨间膜，使二骨间血肿相通，形成骨桥（即交叉愈合），将影响前臂的旋转功能。

儿童的塑形能力较强，8 岁以下的儿童可以预期有明显的塑形效果，20° 以内的成角畸形一般可通过塑形而获得矫正，但超过 12 岁的儿童，其塑形机会就大大减少，故对骨折必须进行良好的复位，不能完全依赖骨的塑形来矫正畸形。

### （一）手法复位

桡、尺骨干双骨折后，必须将桡、尺二骨远、近段正确对位，以恢复二骨的等长及固有生理弧度。整复应根据患者的受伤机制，结合 X 线检查所显示的骨折不同类型、部位及特点，认真分析，再决定整复尺骨还是整复桡骨。

患者仰卧位或坐位，患肩外展 70°～90°，肘屈曲 90°，因肘关节伸直时，肱二头肌、肱肌、肱桡肌、旋前圆肌等肌肉紧张、牵拉，会加重骨折移位，使手法整复时更加困难。

**1. 拔伸牵引** 一助手握肘上，另一助手握手部的大、小鱼际。二助手先顺势拔伸数分钟，以矫正骨折的重叠和成角畸形。依据骨折远端对近端的原则，上 1/3 骨折前臂远端因旋前圆肌和旋前方肌的牵拉而呈旋前位，故前臂远端须先置于旋前位牵拉一段时间后，再在旋后位进行拔伸牵引，这样便于矫正骨折重叠、成角和旋转畸形。

**2. 成角折顶（图 3-53）** 用于经拔伸牵引而重叠移位未完全矫正的横断、锯齿形骨折。采用折顶手法，可比较省力地整复残余重叠移位，又能顺利地矫正侧方移位。施术者两手可在骨折处内、外推挤，先将桡、尺二骨骨折近、远端侧方移位矫正为单纯的同一方向的掌、背侧重叠移位，然后施术者两手拇指在背侧按住突出的骨折断端，两手其他四指勾托住向掌侧下陷的骨折另一断端，待各手指放置准确后，助手适当放松牵引力，施术者慢慢地向原来成角变位的方向加大成角（多为向掌侧成角），同时两手拇指由背侧向掌侧推按突出的骨折端。残余重叠移位越多，加大的成角也应越大，待成角加大到一定程度，感到两骨折端同一侧的骨皮质对端相顶后，骤然向回反折。反折时，拇指继续向掌侧推按向背侧突出的骨折断端，而示、中、环三指用力向背侧托顶下陷的骨折另一端。中 1/3 及下 1/3 骨折，通过折顶手法，侧方移位亦基本能矫正。对于上 1/3 骨折，因该处肌肉丰厚，骨间隙狭窄，通过折顶手法，尺骨较易整复，而桡骨近端向桡、背侧旋转移位，远端则向尺侧、掌侧移位，须采用挤捏分骨法。进行折顶时，应注意成角不宜过大，以免损伤神经、血管及刺破皮肤，使闭合性骨折转化为开放性骨折。

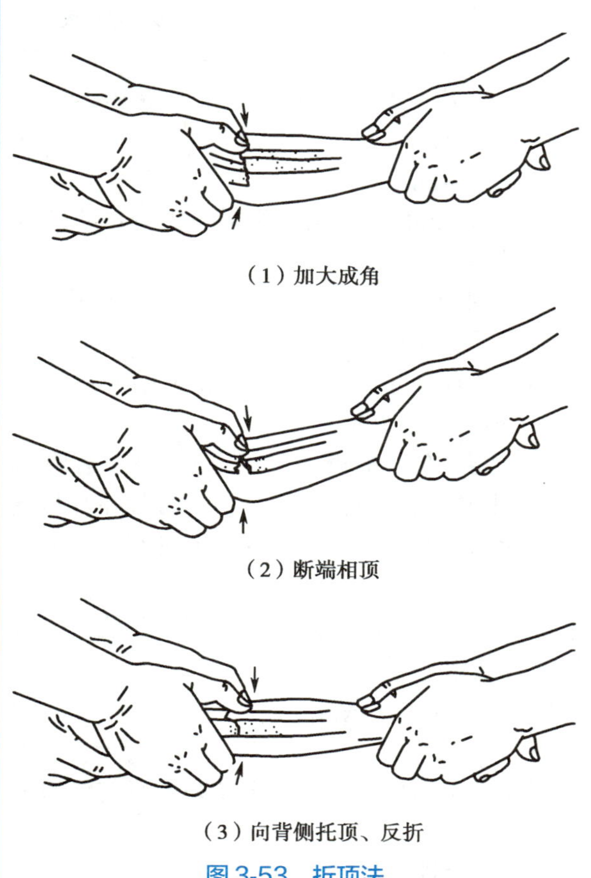

（1）加大成角

（2）断端相顶

（3）向背侧托顶、反折

图 3-53　折顶法

**3. 夹挤分骨** 桡、尺骨骨干骨折后，骨间膜松紧上、下不均匀，桡、尺骨折端容易互相成角向前臂轴心靠拢，影响前臂的旋转功能，故必须使其骨间隙恢复正常。需用夹挤分骨手法，此法是整复前臂骨折的基本手法。助手适当放松牵引力，施术者两手分别置于患臂桡侧和尺侧，两手的拇指及示、中、环三指分别置于骨折部的掌、背侧，沿前臂纵轴方向夹挤骨间隙，同时两手在夹挤下分别将桡、尺骨向桡、尺两侧提拉，使向中间靠拢的桡、尺骨断端向桡、尺侧各自分开（图3-54）。

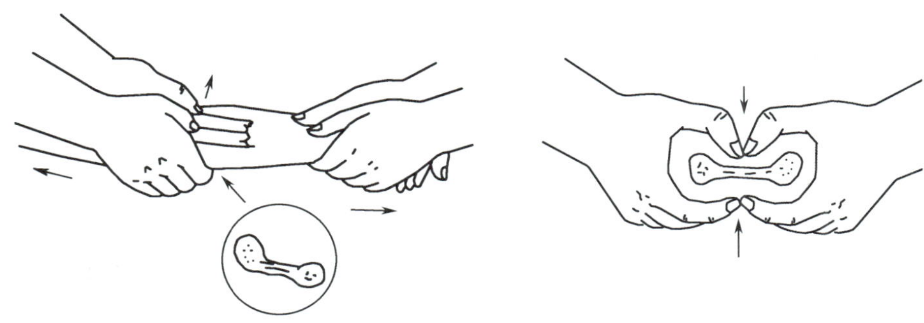

图3-54 夹挤分骨

**4. 旋转回绕** 对于斜形或螺旋骨折有背靠背的重叠、侧方移位者，有时单靠拔伸牵引无法矫正背向重叠移位，若用暴力强行推按复位，则容易将骨尖折断，甚至骨折端劈裂，而影响骨折部的稳定性。采用旋转回绕复位手法，可较省力地进行复位，充分体现手法复位技巧。两助手略加牵引，施术者一手固定骨折近端，另一手握骨折远端，轻柔地行顺、逆时针回旋，探明骨折背向移位的方向，紧贴骨折近端逆向回旋。回旋时，两骨折段要互相紧贴，以免损伤血管神经或加重软组织损伤，如感觉有软组织阻挡，即应改变回旋方向。

**5. 端挤提按** 适用于横断或斜形骨折有侧方移位者。矫正重叠、旋转移位后，助手继续维持牵引，施术者在维持分骨情况下，一手捏持骨折近端，另一手捏持骨折远端。向中心方向端挤，矫正向桡、尺侧移位的骨折断端；向掌、背侧方向提按，矫正前、后侧移位。

**6. 摇摆触碰（摇摆）** 适用于经上述手法复位后，仍有轻微侧方移位的锯齿状、横断骨折。施术者两手拇指及示指分别由掌、背侧紧紧捏住已复位的骨折部，嘱牵引远侧端的助手轻轻地、小幅度地向桡、尺侧微微摇摆骨折远端。然后施术者两手紧捏骨折部，向桡、尺侧及掌、背侧轻微摇摆骨折部，矫正残余的轻微侧方移位。

**7. 摇摆触碰（触碰）** 适用于稳定骨折。一助手固定骨折近端，施术者两手紧捏骨折部保持分骨，另一助手握持骨折远端向骨折近端轻轻纵向触碰，使骨折断端互相嵌插而紧密接触，有利于骨折整复后的稳定性。

**8. 按摩理顺** 骨折复位后的理筋手法。施术者在分骨情况下，一手固定骨折部，另一手沿骨干纵轴往返按摩，顺骨捋筋，散瘀止痛。

**9. 儿童青枝骨折复位** 患儿仰卧或坐位，患肢前臂旋后，在两助手牵引下，施术者两手拇指置于骨折成角凸起处，两手其余四指分别置于凹侧的骨折远、近端，拇指向凹侧用力按压，其余四指同时用力向凸侧提拉，将成角畸形完全矫正（图3-55）。

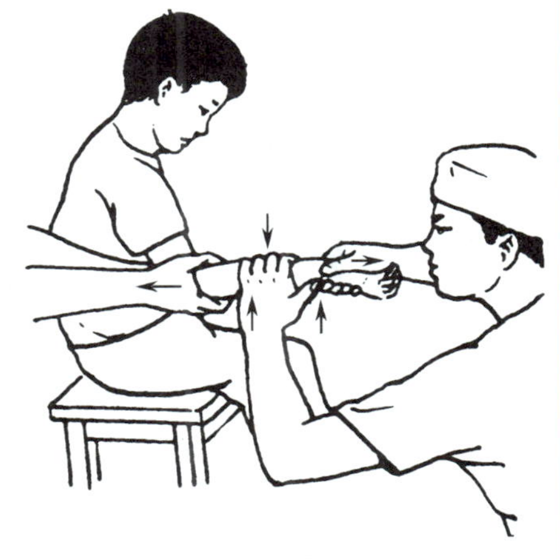

图3-55 儿童桡尺骨干青枝骨折复位法

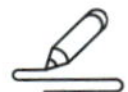

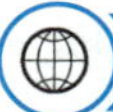

知识链接

**尺桡骨干骨折的治疗原则**

儿童尺桡骨干双骨折，一般主张采用手法整复外固定；而对于成人，由于其稳定性较差，国内外目前仍存在手术与非手术疗法的争论。

本骨折治疗的目的在于恢复患肢的旋转功能，重点要恢复桡、尺骨间隙及骨间膜的松紧度。夹挤分骨手法是复位的重点手法，在整复过程中除单独运用外，还多次结合其他手法运用，以使桡尺骨间隙恢复。

尺桡骨干双骨折，骨折移位较复杂，加之受骨间膜及肌肉的影响，增加了手法复位的难度。在手法整复过程中，选择好恰当的体位，辨证施法，力争一次复位成功。

### （二）固定方法

在助手维持牵引下，局部外敷活血祛瘀药物，用前臂四块夹板固定，夹板间距离约 1cm。掌侧夹板长度由肘横纹至腕横纹，背侧夹板由尺骨鹰嘴至腕关节或掌指关节，桡侧夹板由桡骨头至桡骨茎突，尺侧夹板自肱骨内上髁下达第五掌骨头部。尺侧夹板超过腕关节，可克服因手部重力下垂而致使尺骨骨折端向桡侧成角的杠杆作用。

**1. 放置分骨垫** 若复位前桡、尺骨相互靠拢者，可在掌、背侧骨间隙各置一个分骨垫。双骨折的骨折线在同一平面时，分骨垫放置在骨折线上、下各一半处；骨折线不在同一平面上，分骨垫放在两骨折线之间。掌侧分骨垫放在掌长肌腱与尺侧屈肌腱之间；背侧分骨垫放在尺骨背面的桡侧缘。分骨垫放妥后，用两条胶布固定。分骨垫不宜卷得太紧，以免皮肤受压坏死。

**2. 放置平垫** 若骨折原有成角移位或侧方移位，则可按移位的方向，用三点加压法或二点加压法放置压垫。一般上 1/3 及中 1/3 骨折，在前臂掌侧面（相当于骨折部）放置一小平垫；在前臂背侧上、下端各放置一平垫；上端放置部位与桡骨头平齐，下端放在腕上 2cm 处，施行三点加压，维持桡尺骨干背侧弯曲的生理弧度。上 1/3 骨折，桡骨近端易向桡侧偏移，可在桡骨近段的桡侧再放置一小平垫。中 1/3 及下 1/3 骨折，骨折端易向掌侧及桡侧成角，除施行三点加压外，必要时可在骨折部的桡侧再置一小平垫。

**3. 放置夹板、绑扎布带** 各纸压垫放置妥当并用胶布条固定后，先放置掌、背侧夹板，用手扶住，再放桡、尺侧夹板。然后在中间先绑扎一道布带，后绑扎两端，松紧要适宜。绑扎后，用前臂带柱木板固定，肘关节屈曲 90°，三角巾悬吊胸前。前臂原则上放置中立位，上 1/3 骨折前臂可放置稍旋后位（图 3-56）。

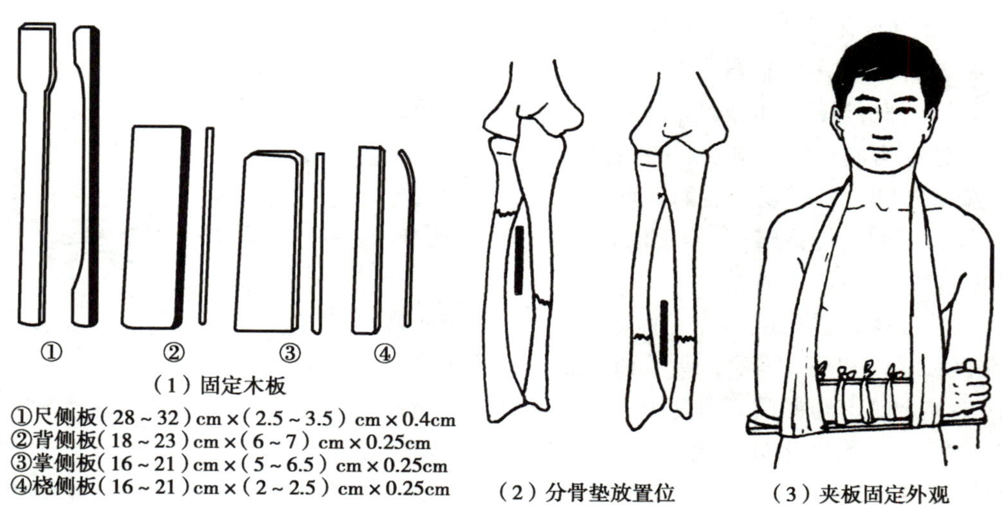


图 3-56 尺桡骨干双骨折夹板固定法

儿童青枝骨折固定3～4周，成人固定6～8周，待骨折临床愈合后，拆除夹板固定。尺骨下1/3骨折，由于局部血液供应较差，若又固定不好，断端间有旋转剪力，则容易造成骨迟缓愈合或不愈合，故固定必须牢靠，固定时间可根据具体情况而适当延长。

骨折复位固定后，卧床时以枕垫抬高患肢，以利于肿胀的消退。应注意患肢的肿胀情况以及手的温度、颜色和感觉，并向患者和家属讲解清楚注意事项。随时注意调节布带的松紧度，以免因肿胀消退、夹板松动而引起骨折重新移位；或因肿胀严重而固定过紧，发生前臂筋膜间隔区综合征等并发症。若手部肿胀严重，肤温低下，手指发绀，感觉麻木，疼痛难忍，应立即检查布带，并适当放松。若肿胀经处理仍不缓解，应立即拆除夹板，改用石膏托固定，抬高患肢，密切观察，警惕前臂筋膜间隔区综合征的发生。固定早期每隔3～4天采用X线透视复查一次，特别是对于不稳定骨折，应注意有无发生再移位，如发现移位，须及时矫正。

为了防止骨折再移位，上、中段骨折在固定的早期，应对肘关节活动进行一定的限制，在骨折临床愈合以前，禁止前臂的旋转活动。在夹板固定过程中，为了防止患肢出现循环障碍及压迫性溃疡，有人主张不使用分骨垫，可供参考。

### （三）功能锻炼

早期：骨折复位固定后，即鼓励患者做手指屈伸、握拳活动及上肢肌肉收缩活动，握拳时要用力，以促进血液循环，使肿胀消退。中期：开始做肩、肘关节活动。在骨折临床愈合以前，禁止进行前臂的旋转活动。后期：拆除夹板固定后加大肩、肘关节活动，并做前臂旋转活动，以恢复前臂旋转活动功能。

### （四）药物治疗

初期：瘀肿较甚，治宜活血祛瘀、消肿止痛，内服可选用活血止痛汤、肢伤一方或桃仁四物汤加减，肿胀严重者重用三七、泽兰、木通等；外敷双柏膏、消肿止痛膏或跌打万花油。中期：宜和营生新、接骨续损，内服可用生血补髓汤、肢伤二方、八厘散或驳骨丹等；外敷接骨膏或接骨续筋药膏。后期：宜养气血、补肝肾、壮筋骨，内服肢伤三方、补肾壮筋汤或健步虎潜丸；若尺骨下1/3骨折迟缓愈合者，宜重用补肝肾、壮筋骨药物以促进骨折愈合。拆除夹板固定后，若旋转活动仍有障碍者，外用骨科外洗方或海桐皮汤熏洗，并配合手法按摩，以舒筋活络，促进关节活动功能恢复。

### （五）其他疗法

**1. 闭合复位髓内针固定**　对于不稳定骨折采用单纯夹板固定，骨折仍不稳定者，可使用此法。骨折手法复位后，在X线透视及无菌技术操作下行桡、尺骨髓腔内闭合穿针固定。尺骨可从尺骨鹰嘴进针，桡骨从桡骨茎突进针。此法复位固定后骨折较稳定，但内固定不够坚强，必须加用夹板外固定。

**2. 切开复位内固定**　对于软组织损伤严重的开放性骨折，桡、尺骨干多段骨折或不稳定骨折而不能满意复位或难于固定者，患肢多处骨折或陈旧性尺桡骨干双骨折畸形愈合而手法已不能复位者，可采用切开复位内固定。骨折暴露应简单直接，通过解剖间隙进入，不要切开或切断肌纤维，避免损伤神经肌支。在暴露中要注意保留骨碎片，不要广泛剥离骨膜。骨折整复后，选用加压钢板或髓内针固定。粉碎性骨折者，须进行植骨。陈旧骨折则要先切除硬化的骨折端，复位内固定后，植入松质骨，以防骨折不愈合。

## 第十三节　尺骨干骨折

尺骨干亦称臂骨、正骨、地骨等。尺骨干骨折是指尺骨粗隆以下至尺骨小头以上部分的骨折，在临床上较少见，多发生于青壮年。尺骨位置表浅，整个骨骼均可在皮下摸到，中1/3及下

1/3 段较为细弱，且其背侧、尺侧无肌肉保护，容易遭受暴力打击而造成骨折。因此，尺骨骨折多发生于中、下 1/3 交界处，同时该段血液供应较差，骨折后愈合较缓慢。

【病因病机】

尺骨干骨折多数为直接暴力所致。如前臂尺、背侧遭受打击、撞击和挤压而引起，常见为横断或粉碎性骨折。偶可由间接暴力所致，如跌倒时手掌先着地，前臂突然极度旋前扭转，致使尺骨遭受扭转暴力，一般在较为细弱的中、下 1/3 交界处发生螺旋骨折、斜形骨折。

尺骨骨折后，因为有完整的桡骨支撑，且骨间膜的保护仍存在，骨折一般移位不大。骨折近端因肱肌的牵拉而向前移位，骨折远端因旋前方肌、骨间膜牵拉而易向桡、掌侧轻度侧方移位，向桡侧成角。由于尺骨有背侧突出的生理弧度，同时因肌肉均附着于尺骨的前方，故虽在背侧遭受暴力作用，骨折端仍向背侧轻度成角。单独尺骨骨折较少出现血管、神经损伤。

由于有桡骨的支撑、骨间膜的保护及上下桡尺关节完整，尺骨骨折的移位一般不是很严重。若骨折有明显成角或缩短等畸形，应进一步检查有无上、下桡尺关节脱位。

当骨折发生于中下段时，常由于骨间膜及旋前方肌的牵拉致骨折重新移位，再加上血液循环的影响，骨折愈合常较缓慢，应相应延长固定时间。

【诊断】

**1. 外伤史** 多有直接暴力作用受伤病史。

**2. 临床表现** 伤后局部疼痛、肿胀、瘀斑，肘及前臂功能障碍。部分患者肿胀较轻时可见局部轻度向背成角突起。

**3. 专科检查** 局部有明显压痛和纵向叩击痛，前臂旋转时疼痛加重，在皮下可摸到两骨折断端，有异常活动和骨擦音。

**4. 影像学检查** X 线正、侧位照片，可清楚地反映出骨折类型和移位情况（照片时必须包括腕、肘关节）。若早期的 X 线检查无异常表现，但临床症状和体征明显，则应在伤后 1 周重新照片，此时骨折线往往因折端间骨质吸收而清晰显示出来。

根据外伤史、临床表现、专科检查及影像学检查结果，即可明确骨折诊断。

【辨证治疗】

无移位骨折可采用单纯夹板固定。有移位骨折，必须进行手法整复、夹板固定并结合功能锻炼。尺骨干骨折的成角畸形及旋转移位必须矫正，以免影响前臂的旋转功能。由于一般骨折移位不大，尺骨全段位于皮下，手法整复较容易成功。

**（一）手法复位**

患者仰卧或坐位，肩外展，肘关节屈曲 90°，一助手握持上臂下段，另一助手一手握持患肢拇指及大鱼际部，另一手握持其余四指，两助手行拔伸牵引。尺骨上 1/3 及中 1/3 骨折，前臂置于中立位牵引，下 1/3 骨折，前臂置于旋前位牵引，以矫正缩短和旋转移位。然后在助手牵引下，施术者两手拇指在背侧置于成角的凸起处，向掌侧按压，两手其余四指持握凹陷侧两端同时向背侧提拉，以矫正向背侧成角畸形。用夹挤分骨法矫正内外侧方移位（骨间隙变窄）。若仍有前后移位，施术者在一手的捏挤分骨下，另一手端提捺正，矫正前后移位。

**（二）固定方法**

整复后，在两助手继续持牵引下进行固定。骨折有前后移位者，分别在折端的掌背侧各放一平垫；有内外移位者，可在前臂掌背侧骨间隙处各放一分骨垫；有成角移位者，可用三点加压法放置固定垫，防止骨折再移位。然后放置前臂四块夹板，用布带缚扎。尺骨下 1/3 骨折者尺侧夹板须超腕关节，将腕部固定于桡偏位，前臂固定于旋前位。尺骨上 1/3 及中 1/3 骨折，将前臂固定于中立位，固定时间 4～6 周。由于尺骨下 1/3 血供差，骨折愈合较缓慢，可适当延长固定时间，骨折愈合后方可解除固定。

尺骨干骨折在骨折愈合以前，前臂的旋转活动应该限制，以免骨折再移位。尺骨上段骨折，固定早期应对肘关节的活动有所控制，以防由于肱肌作用而使骨折再移位。

### （三）功能锻炼

同前臂双骨折。

### （四）药物治疗

按三期辨证用药，可参考尺桡骨干双骨折的用药。

### （五）其他疗法

尺骨骨折畸形愈合，影响前臂旋转功能者，应切开复位钢针或四孔钢板螺丝钉内固定。有尸体解剖实验研究表明：尺骨的旋转畸形或成角畸形对前臂旋转活动的影响，要比桡骨的相应畸形对前臂旋转活动的影响大。成人尺骨干骨折畸形愈合后，若成角大于 10° 或旋转大于 10°，应手术矫正并内固定。

## 第十四节　尺骨上 1/3 骨折合并桡骨头脱位

尺骨上 1/3 骨折合并桡骨头脱位是指尺骨半月切迹以下的上 1/3 骨折，桡骨头同时自肱桡关节、上桡尺关节脱位，而肱尺关节无脱位。这种特殊类型的损伤为上肢最常见、最复杂的骨折合并脱位，又称蒙泰贾骨折（Monteggia fracture）。

上桡尺关节由桡骨头环状关节面与尺骨桡切迹构成，环状韧带围绕桡骨颈，韧带的前、后分别附着于尺骨的桡切迹前、后缘，对维持上桡尺关节的稳定性非常重要。前臂旋转活动时，桡骨头在尺骨桡切迹内旋转。肱二头肌腱止于桡骨粗隆，肱肌止于尺骨粗隆，均为肘的屈肌，这两块肌肉收缩时对尺骨骨折的移位及桡骨头脱位有较大影响。桡神经在肘前部向下分为深支和浅支，深支绕过桡骨头，进入旋后肌深、浅层之间，然后穿出旋后肌位于骨间膜表面走向远侧。桡骨头脱位有时可损伤桡神经。尺骨上 1/3 骨折合并桡骨头脱位容易对桡骨头脱位或尺骨骨折未加注意，从而造成漏诊、误诊或处理不当。如果在治疗时未能将脱位的桡骨头整复或者外固定不良等，均可使部分患者变成陈旧损伤，甚至造成病变；尤其年龄小的患儿，日后出现伤臂明显发育不良，肢体短小，肘关节屈曲受限，肘外翻畸形，迟发性桡神经深支麻痹以及骨性关节炎等。

尺骨上 1/3 骨折合并桡骨头脱位占全身骨折的 1.7%，多发生于儿童。

【病因病机】

直接暴力、间接暴力均可引起，而以间接暴力所致者为多。根据暴力作用的方向、骨折的移位情况及桡骨头脱位方向，临床上可分为伸直、屈曲、内收和特殊型四种类型（图 3-57）。

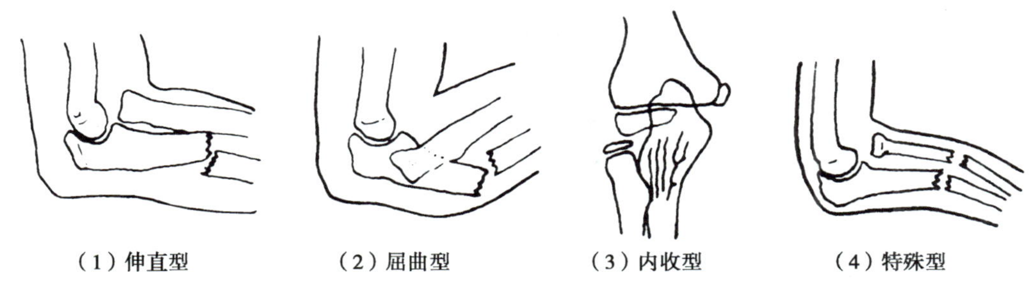


图 3-57　尺骨上 1/3 骨折合并桡骨头脱位的类型

**1. 伸直型**　最常见，约占 60%，多见于儿童。跌倒时，肘关节处于伸直位或过伸位，前臂旋后，手掌着地，传达暴力由掌心通过尺桡骨传向上前方，先造成尺骨上 1/3 斜形骨折，骨折端向掌侧及桡侧成角移位，由于暴力继续作用、骨间膜的牵拉和尺骨骨折端的推挤，迫使桡骨头冲破或滑出环状韧带，向前外方脱出。尺骨骨折端成角方向与桡骨头脱位方向一致。偶可发生于前臂

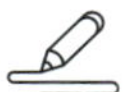

旋前，手掌着地，身体往患侧倾倒，上臂外旋迫使前臂极度旋前而致。在成人，外力直接打击前臂上段背侧，亦可造成伸直型骨折，多为横断或粉碎性骨折。

**2. 屈曲型** 约占 15%，多见于成人。跌倒时，肘关节处于微屈位或半屈半伸位，前臂旋前，手掌着地，传达暴力由掌心传向外上方，先造成尺骨上 1/3 横断或短斜形骨折，骨折端向背侧、桡侧成角移位，由于暴力继续作用、尺骨骨折端的推挤和骨间膜的牵拉，迫使桡骨头也随之向后外方脱出。尺骨骨折端成角方向与桡骨头脱位方向一致，均向后外方。

**3. 内收型** 约占 20%，多见于幼儿，亦可见于年龄较大的儿童。跌倒时，身体向患侧倾斜，肘关节处于伸直内收位，前臂旋前，手掌着地，传达暴力由掌心传向外上方，造成尺骨冠状突下方纵行劈裂或横断骨折。骨折端移位较少或仅向桡侧成角，暴力继续作用及由于尺骨骨折端的推挤，使桡骨头向外侧脱出。

**4. 特殊型** 约占 5%，多见于成人，临床上此型最为少见，但损伤程度较重。从高处跌下或平地跌倒时，肘关节呈伸直或过伸位，手掌先着地，传达暴力造成桡、尺骨干中上 1/3 双骨折，骨折端向前或前外方成角，桡骨头向前或前外方向脱出。机器绞轧或重物打击伤亦可造成。

桡骨头的脱位，牵拉围绕桡骨颈的环状韧带，因此尺骨上 1/3 骨折合并桡骨头脱位常常伴有环状韧带、肱桡关节囊不同程度撕裂，撕裂的软组织又可嵌入肱桡或上桡尺关节。另外，尺骨骨折后桡骨失去尺骨的保护，桡尺骨间的相对稳定破坏，因此肱桡关节便很容易滑移而发生脱位，环状韧带即会被撕裂。尺骨骨折端移位越大，脱位也就严重。尺骨失去桡骨的支撑，则更易加大移位，骨折的移位与关节脱位互为因果。

尺骨较表浅，严重的直接暴力打击或碾挫可形成开放性骨折；间接暴力严重时，亦可成为开放性骨折。尺骨上 1/3 骨折合并桡骨头脱位时，由于桡神经可被夹于桡骨头及深筋膜之间或由于桡骨头的牵拉，常可造成桡神经损伤，约有 1/10 的病例属于此。

**【诊断】**

**1. 外伤史** 一般有较明显的手掌着地跌倒外伤史。

**2. 临床表现** 伤后肘部和前臂疼痛、肿胀，前臂旋转功能及肘关节活动功能障碍。有时可见尺骨成角畸形。

**3. 专科检查** 在肘关节前外、后外或外侧可扪及脱出的桡骨头；骨折和脱位处压痛明显，被动旋转前臂时疼痛加重，在尺骨上 1/3 处可扪及骨擦音和异常活动。不完全骨折无骨擦音和异常活动，前臂旋转功能稍差。注意检查有无桡神经的损伤。

**4. 影像学检查** X 线检查可明确骨折、脱位方向，从而确定骨折的分型（照片时应包括肘、腕关节）。X 线正侧位检查，正常时，桡骨头与肱骨小头相对，桡骨干纵轴线及其延长线一定通过肱骨小头的中心（图 3-58）。肱骨小头骨骺一般在 1～2 岁时出现，因此对 1 岁以内的患儿，最好同时拍摄健侧 X 线检查以便对照。根据照片结果，可以明确骨折的类型和移位方向。

根据外伤史、临床表现、专科检查及影像学检查结果，即可明确尺骨上 1/3 骨折合并桡骨头脱位的诊断。

X 线片及检查不当，常常引起漏诊、误诊。X 线检查必须包括肘、腕关节，以免遗漏桡骨脱位的诊断。凡有明显重叠或成角移位的尺骨上、中段甚至下段骨折，X 线检查未发现肘、腕关节有脱位表现，但肘、腕关节局部有较明显的压痛者，也应按有关节脱位进行处理，以免遗漏桡骨脱位的治疗。

X 线检查正常桡骨头与肱骨小头相互关系有无改变，桡骨干纵轴线向上延长是否通过肱骨小头的中心。

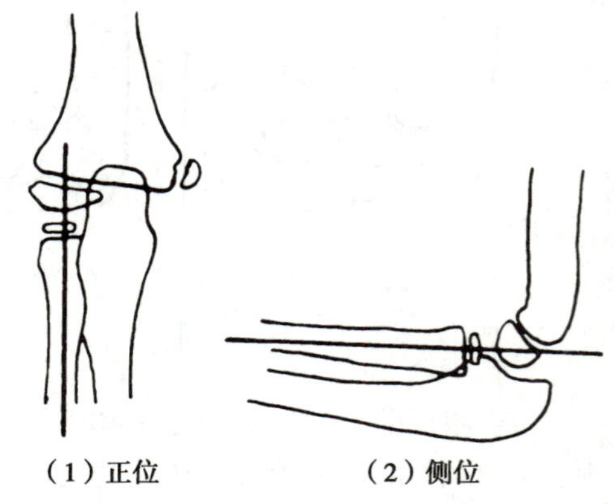

（1）正位　（2）侧位

图 3-58　正常时，X 线片桡骨干纵轴线通过肱骨小头中心

注意桡骨头脱位后，由于伤者的活动或检查而自动还纳者，亦应按照尺骨上 1/3 骨折合并桡骨头脱位处理。而且临床上对于桡骨头脱位患者亦应注意检查有无尺骨的骨折。

【辨证治疗】

新鲜尺骨上 1/3 骨折合并桡骨头脱位绝大多数可采用手法复位，前臂超肘关节夹板固定。合并桡神经挫伤者，亦可采用手法复位、前臂超肘夹板固定。桡骨头脱位整复后，桡神经多在 3 个月内自行恢复。

开放性骨折的骨折端未在创口内直接暴露者，可在清创缝合后采用手法复位；骨折端外露者应在清创的同时在直视下将其复位，但不必采用内固定。

陈旧性骨折，时间在 1 个月以内且尺骨干骨折移位不大者，可先试行手法复位。

### （一）手法复位

复位时应根据情况，确定先整复脱位还是先整复骨折。一般原则是先整复桡骨头脱位，后整复尺骨骨折。桡骨头复位后，以桡骨为支撑，则尺骨骨折易于整复。但若尺骨为稳定性骨折（横断、锯齿及青枝骨折），或尺骨为斜形或螺旋骨折并有背向移位者，则可先整复尺骨骨折。前者用稳定的尺骨作支撑，使桡骨头易于复位；后者因背向移位的尺骨抵住桡骨，以及受到骨间膜的牵拉，使脱位的桡骨头难于复位，故应先将尺骨骨折整复，消除阻碍后，桡骨头才易于复位。

**1. 伸直型**　患者平卧，肩外展 70°～90°，肘关节伸直，前臂中立位。一助手握持上臂下段，另一助手握持腕部，两助手行拔伸牵引，持续 3～5 分钟，矫正重叠移位。

（1）整复桡骨头脱位：施术者立于患者外侧，两拇指置于桡骨头外侧和前侧，向尺侧、背侧推挤按捺，同时嘱牵引远段的助手将肘关节缓慢屈曲至 30°～50°，使桡骨头复位，复位后嘱牵引近段的助手，用拇指固定桡骨头，以维持对桡骨头的复位。

（2）整复尺骨骨折：①分骨、旋转、屈肘：施术者两手紧捏尺骨骨折断端，保持分骨，握持腕部助手在牵引下来回小幅度旋转前臂，并逐渐屈曲肘关节至 20°～30°，利用已复位的桡骨的支撑作用使尺骨对位，以恢复骨间隙，矫正骨折端向掌侧、桡侧成角移位。②分骨按捺：若仍有向掌侧、桡侧成角移位，施术者可先在尺骨骨折端行分骨手法，然后一手维持分骨，另一手行前后方向的端提捺正。③折顶：若向掌侧成角移位较重，断端掌背侧方移位明显，施术者可行折顶法。④摇晃：若仍有残余侧方移位，施术者或远端助手可用摇晃手法加以矫正（图 3-59）。

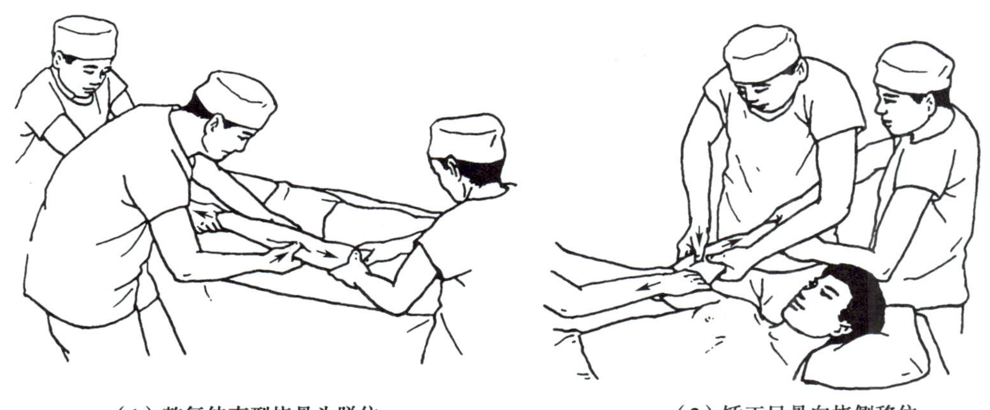

（1）整复伸直型桡骨头脱位　　（2）矫正尺骨向桡侧移位

图 3-59　伸直型骨折复位法

**2. 屈曲型**　患者平卧，肩外展 70°～90°，肘半伸半屈位，一助手握持上臂下段，另一助手握持腕部，两助手进行拔伸牵引。

（1）整复桡骨头脱位：施术者两拇指在背侧、桡侧按住桡骨头并向掌侧、尺侧推按，同时助手将肘关节缓慢伸直，使桡骨头复位，有时还可听到或感觉到桡骨头复位的滑动声。复位后，近

端助手用拇指固定桡骨头，维持桡骨头复位。

（2）整复尺骨骨折：①夹挤分骨：施术者在尺、桡骨间隙挤捏分骨，以矫正尺骨向桡侧移位及恢复桡、尺骨之间间隙。②分骨端提捺正：即将尺骨骨折远近端向掌侧、背侧按捺，矫正尺骨断端掌背侧移位，使尺骨复位。③分骨折顶：若向背侧成角移位较重，断端掌背侧方移位明显，施术者可在分骨手法下行折顶法（图 3-60）。

**3. 内收型**　患者平卧，肩外展 70°～90°，肘伸直或半伸屈位，前臂旋后。两助手分别握持上臂下段和腕部，拔伸牵引。

（1）整复桡骨头脱位：施术者站于患肢外侧，拇指放在桡骨头外侧，同时助手在维持牵引下将患者肘关节外展，施术者向内侧推按脱出的桡骨头，使之还纳。与此同时，尺骨向桡侧的成角畸形往往亦随之矫正。

（2）整复尺骨骨折：若尺骨向桡侧成角明显，骨间隙明显变窄可行夹挤分骨法（图 3-61）。

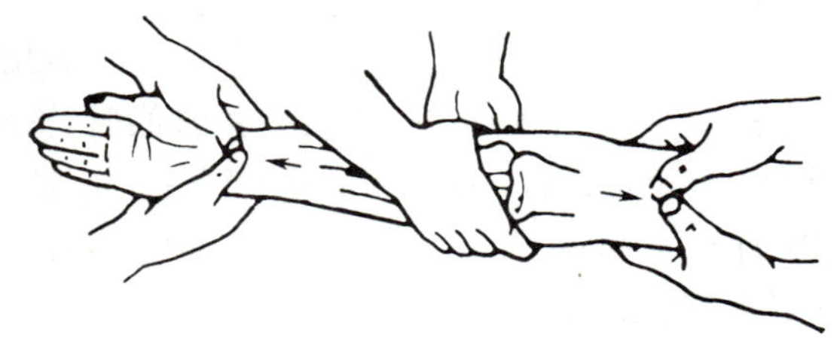

图 3-60　屈曲型骨折复位法

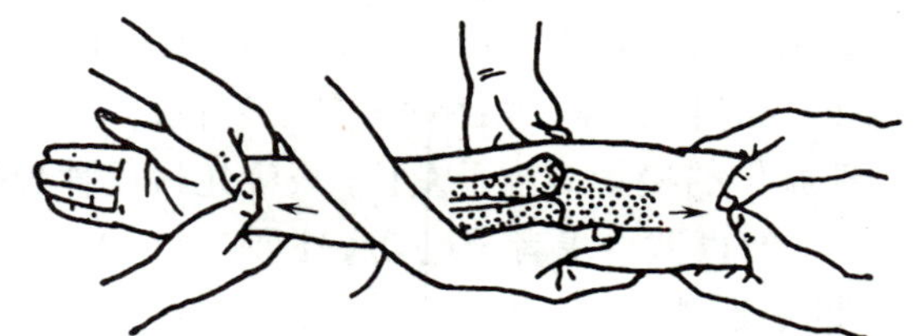

图 3-61　内收型骨折复位法

**4. 特殊型**　先做桡骨头脱位的整复手法，同内收型。桡骨头复位后，令助手用手捏住复位的桡骨头做临时固定，再按尺桡骨干双骨折处理，应用牵引、分骨、反折、按捺等手法，使尺桡骨干双骨折得到复位。

尺骨上 1/3 骨折合并桡骨头脱位手法复位时，若要进行折顶手法，宜在保持分骨的情况下单手进行，同时注意折顶的幅度不应太大。

### （二）固定方法

复位后，在维持牵引下，先以尺骨骨折平面为中心，在前臂的掌侧与背侧各置一分骨垫，在骨折的掌侧（伸直型），或背侧（屈曲型）置一平垫；在桡骨头的前外侧（伸直型、特殊型），或后侧（屈曲型），或外侧（内收型）放置葫芦垫；在尺骨内侧的上、下端分别放一平垫，用胶布固定。然后在前臂掌、背侧与桡、尺侧分别放上长度适宜的夹板，用四道布带捆绑。伸直型、内收型和特殊型骨折脱位应固定于肘关节极度屈曲位 2～3 周，待骨折初步稳定后，改为肘关节屈曲 90° 位固定 2～3 周；屈曲型宜固定肘关节于近伸直位 2～3 周后，改为肘关节屈曲 90° 位固定 2 周。X 线检查显示尺骨骨折线模糊，有连续性骨痂生长，骨折临床愈合后可拆除夹板固定（图 3-62）。

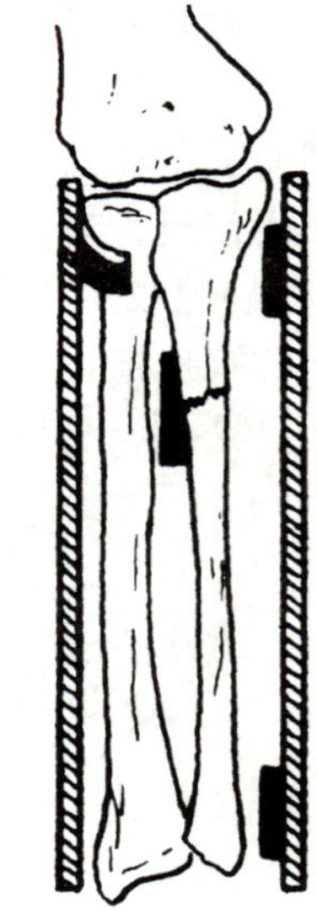

图 3-62　分骨垫和固定垫的放置法

知识链接

**Monteggia 骨折治疗注意事项**

Monteggia 骨折保守治疗后可继发桡骨小头再脱位，因此，7～10 天必须复查 X 线片确定有无再移位；另外，成人 Monteggia 骨折一般需手术内固定，尺骨骨折钢板固定后，桡骨小头容易手法复位。

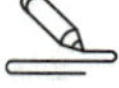

### （三）功能锻炼

早期：应做指、掌关节屈伸，握拳和肩关节的功能锻炼。肘关节不要过早活动，禁止做前臂旋转活动。3 周内伸直型和特殊型禁止做伸肘活动，屈曲型禁止做屈肘活动，以免因肱二头肌、肱肌、肱三头肌等的牵拉引起桡骨头再脱位、环状韧带再损伤，以及骨折部位向掌侧或背侧成角移位。

中期：3 周后骨折已初步稳定，可逐步做肘关节伸屈活动，如“小云手”等，但前臂应始终保持中立位，严防尺骨骨折处发生旋转活动，否则可造成骨折迟缓愈合或不愈合。

后期：当骨折临床愈合，拆除夹板固定后，应加强肘关节伸屈活动，并开始进行前臂旋转功能的锻炼。

### （四）药物治疗

初期：宜活血祛瘀、消肿止痛，内服和营止痛汤或肢伤一方，瘀肿较甚者加三七或云南白药；外敷跌打万花油或消肿止痛膏。中期：宜和营生新、接骨续筋，内服续骨活血汤或肢伤二方；外敷驳骨散或接骨膏。后期：宜补肝肾、壮筋骨、养气血，内服六味地黄汤，肢伤三方或健步虎潜丸；解除夹板后，外用散瘀和伤汤或骨科外洗一、二方熏洗患肢。

### （五）其他疗法

新鲜骨折若经多次复位不成功或固定不稳固者，可考虑行闭合复位穿针内固定或切开复位内固定。在臂丛麻醉下，先将桡骨头手法复位，屈肘 90°，消毒铺巾，助手保持尺骨对位，用细骨圆针或三棱针自鹰嘴部钻入骨髓腔内，钢针达尺骨骨折近端时，在 X 线透视下将尺骨远端髓腔对位，顺行穿过，针尾留于皮外 1～2cm，覆盖无菌纱布，外用石膏托或夹板固定前臂于中立位。切开复位内固定时，一般采用桡骨头手法复位，尺骨切开复位，三棱针或四孔接骨板内固定。除非由于环状韧带折叠在关节内，阻碍桡骨头复位，一般不要暴露桡骨头。陈旧骨折畸形愈合者，成人可行桡骨头切除，儿童则需将桡骨头复位，并行环状韧带重建，尺骨斜形截骨延长内固定。

## 第十五节　桡骨干骨折

桡骨亦称辅骨、缠骨、昆骨等。桡骨干骨折是指桡骨颈以下至桡骨下端关节面 3cm 以上之间坚质骨的骨折。

桡骨干上 1/3 骨质较坚固，且有丰厚的肌肉包裹，不易发生骨折；中、下 1/3 段肌肉较少，且桡骨中、下 1/3 交界处，为桡骨生理弯曲度最大之处，是应力上的弱点，故骨折多发生于此处。同时，肱二头肌止于桡骨粗隆，旋后肌止于桡骨上段，旋前圆肌附着于桡骨中段，在桡、尺骨下段还有旋前方肌附着。桡骨干不同部位骨折后，由于受到骨间膜及附着于桡骨上不同部位的肌肉牵拉，将导致桡骨骨折端出现不同的移位。桡骨干骨折多发生于青少年，占前臂骨折的 12%。

**【病因病机】**

多由于间接暴力所致。跌倒时手掌撑地，因暴力向上冲击，作用于桡骨干而发生骨折，以横断或短斜形骨折较常见。儿童骨质柔嫩，常为青枝骨折或骨膜下骨折。

桡骨干骨折后，因有尺骨的支撑，且上、下桡尺关节多完整，故骨折重叠移位不多。由于受骨间膜的牵拉，骨折端可向尺侧成角，受肌肉牵拉而发生旋转移位。桡骨上 1/3 骨折，骨折线位于旋前圆肌止点之上时，由于附着于桡骨粗隆的肱二头肌及附着于桡骨上 1/3 的旋后肌的牵拉，骨折近端常向后旋转移位，骨折远端因受旋前圆肌和旋前方肌的牵拉则向前旋转移位；桡骨干中 1/3 或中下 1/3 骨折，骨折线位于旋前圆肌的止点以下时，骨折近端的旋前与旋后力量基本抵消，骨折近端保持中立位，骨折远端因受旋前方肌的牵拉则向前旋转移位（图 3-63）。

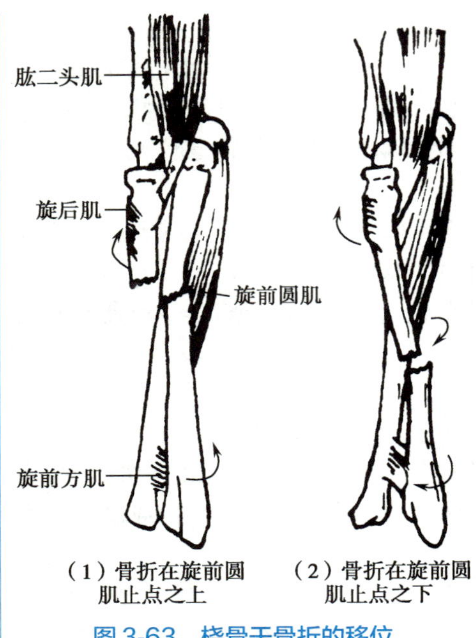

（1）骨折在旋前圆肌止点之上　（2）骨折在旋前圆肌止点之下

图 3-63　桡骨干骨折的移位

由于尺骨的支撑及上下桡尺关节完整，桡骨骨折的移位一般不很严重。若骨折有明显成角、旋转或缩短畸形，应进一步检查上、下桡尺关节有无脱位。由于患者体位的改变，脱位的关节有时可自行复位，检查时应注意。

【诊断】

**1. 外伤史**　患者有明显跌倒时手掌着地受伤史。

**2. 临床表现**　伤后局部疼痛、肿胀，前臂远段呈旋前畸形，前臂旋转功能障碍。肘、腕功能也出现不同程度障碍。

**3. 专科检查**　局部有明显压痛和纵向叩击痛，前臂被动旋转时疼痛加剧，较表浅的中下段骨折可触及骨折断端；完全骨折者有异常活动和骨擦音。

**4. 影像学检查**　X 线前臂正侧位照片，可明确骨折的类型和移位方向。照片应包括肘、腕关节，仔细观察有无合并上、下桡尺关节脱位。

根据外伤史、临床表现、专科检查及影像学检查结果，即可明确桡骨干骨折的诊断。

【辨证治疗】

无移位骨折和轻微成角的青枝骨折，不必进行手法整复，可以依靠骨的生长和塑形而自行矫正。有移位骨折和成角较大的青枝骨折，则需进行手法矫正，因桡骨骨折端在出现旋转移位的同时往往会发生成角移位。骨折复位后用前臂夹板固定并结合恰当的功能锻炼，单独桡骨干骨折一般预后良好。

桡骨干骨折治疗的重点在于恢复骨间隙及骨间膜的松紧度，矫正骨折旋转移位。

### （一）手法复位

**1. 桡骨干中 1/3 及下 1/3 骨折**　患者平卧，患肩外展 90°，屈肘 90°，一助手握肘上部，另一助手握腕部，将前臂置于中立位，两助手拔伸牵引，时间 3～5 分钟，矫正骨折重叠移位。由于骨折端常有向尺侧成角或骨折远端向尺侧移位，用夹挤分骨法矫正：施术者先进行夹挤分骨，然后在牵引分骨下，施术者一手固定骨折近端，另一手的拇指与示、中、环指捏住向尺侧倾斜移位的骨折远端，向桡侧提拉，以矫正向尺侧移位，同时轻微摇晃以矫正骨折的残余移位。若骨折断端有向掌、背侧移位，用端提捺正法：施术者一手将向掌侧移位的骨折端向背侧提拉，另一手拇指将向背侧移位的骨折端向掌侧按捺，骨折即可复位。

**2. 桡骨干上 1/3 骨折复位**　由于骨折近端向桡侧和旋后移位，而远端向尺侧和旋前移位，故牵引时应逐渐由中立位改成旋后位。同时前臂上 1/3 肌肉丰厚，骨间隙狭窄，行分骨、折顶等手法较困难，可用推挤法复位。拔伸牵引后，施术者两手分别握住骨折远、近端，一手拇指将骨折远端推向桡、背侧，另一手拇指将骨折近端推向尺、掌侧，使断端接触，握远端的助手在旋后位轻轻摇晃，使骨折残余移位矫正，并使骨折端接触更加紧密。

### （二）固定方法

手法复位后，用前臂夹板固定，尺侧夹板不超腕关节。固定时，先放置掌、背侧分骨垫各一个，再放好其他压垫。桡骨上 1/3 骨折须在骨折近端的桡侧再放一个小平垫，以防止向桡侧移位。然后放置掌、背侧夹板，用手捏住，再放桡、尺侧夹板，桡侧夹板不超出腕关节。桡骨中 1/3 及下 1/3 骨折，桡侧夹板下端超腕关节，将腕关节固定于尺偏位，借紧张的腕桡侧副韧带及手腕下垂的重力防止骨折远端向尺侧移位。两骨折端如有向掌、背侧移位，可用二点加压法放置压

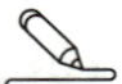

垫。夹板用四条布带缚扎固定，固定体位同前臂双骨折，用三角巾悬吊胸前。夹板固定 4～6 周，临床愈合后拆除固定（图 3-64）。

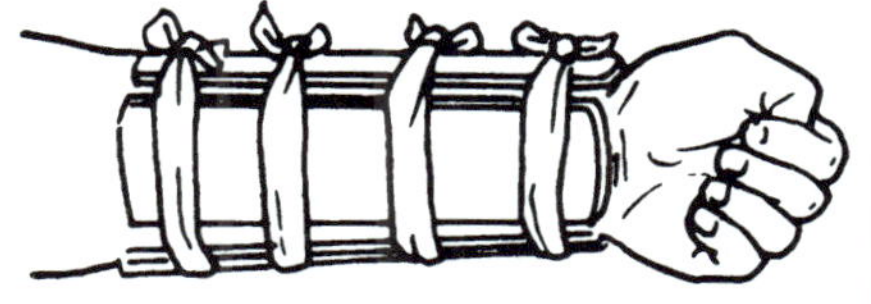

图 3-64　桡骨干上 1/3 骨折夹板固定法

### （三）功能锻炼

同前臂双骨折。

若桡骨骨折发生在旋前圆肌止点以上时，肘关节的活动早期应有所控制。同时，在骨折临床愈合以前前臂的旋转活动应该禁止。

### （四）药物治疗

按三期辨证用药，可参考尺桡骨干双骨折。

### （五）其他疗法

若手法复位失败，或骨折成角畸形愈合，或桡骨远端旋后畸形大于 30°，均应切开复位，四孔钢板螺丝钉或髓内针内固定，并在治疗中注意恢复桡骨的生理弯曲度。

## 第十六节　桡骨下 1/3 骨折合并下桡尺关节脱位

桡骨下 1/3 骨折合并下桡尺关节脱位又称为盖氏骨折（Galeazzi fracture）。三角纤维软骨的尖端附着在尺骨茎突，三角底边附着在桡骨下端尺切迹边缘，前后与关节滑膜连贯。三角纤维软骨横隔于桡腕关节与下桡尺关节之间，且将此二滑膜腔完全分隔。下桡尺关节由尺骨小头和桡骨尺切迹构成，关节间隙约为 0.5～2.0mm。下桡尺关节的稳定，主要由坚强的三角纤维软骨与较薄弱的掌、背侧下桡尺韧带维持。前臂活动时，桡骨尺切迹则围绕着尺骨小头旋转。当三角纤维软骨或尺骨茎突被撕裂时，容易导致下桡尺关节脱位。

盖氏骨折常见于成年人，儿童少见。

**【病因病机】**

间接或直接暴力均可引起盖氏骨折，以间接暴力所致者多见。患者向前跌倒时，手掌先着地，身体重力沿肢体向下传递，地面反作用力沿桡腕关节向上传达至桡骨下 1/3 处，该处为应力上的薄弱点，故发生骨折，骨折多为横形或短斜形，螺旋形少见。骨折远端向上、向背侧或掌侧移位，同时三角纤维软骨盘及尺骨茎突被撕脱或尺侧腕韧带被撕裂，导致下桡尺关节脱位。骨折后，骨折远端受拇短伸肌和拇长展肌的挤压而向尺侧成角和向掌侧、尺侧移位，被旋前方肌牵拉而旋前移位。拇长展肌和拇短伸肌有时可嵌入两骨折端之间，导致骨折不愈合。脱位方向有：桡骨远端向近侧移位，下桡尺关节分离和尺骨小头向掌或背侧移位，以背侧移位为多见。三个方向的移位可同时存在。直接暴力为前臂被重物打击或操纵机器时绞伤所致，桡骨多为横断或粉碎性骨折，桡骨远折端常因旋前方肌牵拉而向尺侧移位，还常合并尺骨下 1/3 骨折（图 3-65）。

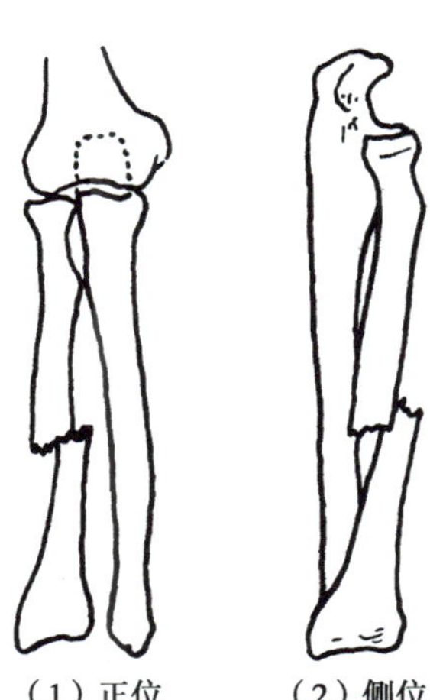


图 3-65　桡骨干骨折合并下桡尺关节脱位

根据骨折的移位方向和稳定程度，临床上分为三种类型：

**1. 稳定型**　桡骨下 1/3 段横形骨折、成角畸形合并下桡尺关节脱位或尺骨下端骨骺分离，常发生于儿童。

**2. 不稳定型**　桡骨中下 1/3 段螺旋或短斜形骨折，移位较重，下尺桡关节脱位明显，常见于成年人。

**3. 特殊型**　桡、尺骨双骨折合并下桡尺关节脱位。成人骨折脱位严重；青少年桡、尺骨双骨

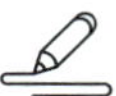

折位置较低，移位较轻，尺骨可呈弯曲畸形，骨折相对稳定。

【诊断】

**1. 外伤史** 患者常有明显的跌倒或打击等外伤史。

**2. 临床表现** 骨折后前臂和腕部肿胀、疼痛，前臂的旋转功能障碍。桡骨下 1/3 部向掌侧或背侧成角，尺骨小头常向尺侧、背侧突起，腕关节呈桡偏畸形。

**3. 专科检查** 桡骨下 1/3 部压痛及纵向叩击痛明显，有异常活动或骨擦音，下桡尺关节松弛并有明显的挤压痛，前臂被动旋转功能障碍。

**4. 影像学检查** 正侧位骨 X 线摄片检查可以确定骨折类型和移位情况。摄片时必须包括腕关节，以观察下桡尺关节的分离程度及是否伴有尺骨茎突骨折。正位片上，若桡、尺骨间隙变宽，成人超过 2mm，儿童超过 4mm，则为下桡尺关节脱位。侧位片上，桡、尺骨骨干正常应相互平行重叠，若桡、尺下段骨干发生交叉，尺骨头向背侧移位，则为下桡尺关节脱位。

临床检查时，不能只注意骨折征象，而忽略下桡尺关节脱位的体征，摄骨 X 线片，应包括腕关节，否则易造成漏诊。

【辨证治疗】

盖氏骨折的治疗，力求达到解剖复位或近于解剖复位，尤其对骨折断端的成角和旋转畸形必须矫正，以防止前臂旋转功能的丧失。稳定骨折可按桡骨下端骨折处理，成角畸形矫正后，骨折即保持稳定。不稳定骨折，先整复骨折的重叠、成角和侧方移位，后整复下桡尺关节的掌、背侧和内、外侧分离移位；或先整复下桡尺关节脱位，后整复桡骨骨折。骨折复位固定后应按早、中、晚三期辨证用药治疗。

### （一）手法复位

**1. 拔伸牵引** 患者取仰卧位，肩关节外展，屈肘 90°，前臂中立位。一助手握持患肢前臂近段，另一助手用一手握持患肢的拇指，另一手握持患肢其余四指，牵引时拇指侧用力要大，两助手作对抗牵引 3～5 分钟，以矫正骨折重叠移位和由于旋前方肌牵拉而发生的桡骨远折端的尺侧移位。桡骨干重叠移位纠正后，下桡尺关节脱位可自动复位。

**2. 端挤提按** 桡骨远折端向桡侧移位者，术者用一手在前臂中下段骨间隙处捏挤分骨，将桡骨远折端挤向尺侧。若桡骨远折端向尺侧移位者，术者用一手在前臂远端骨间隙处捏挤分骨，将桡骨远折端挤向桡侧，以矫正侧方移位。桡骨远端向背侧移位时，术者用一手拇指按远折端向掌侧，用示、中、环三指提近折端向背侧，以纠正上下移位。

**3. 回旋手法** 若为斜形或螺旋形骨折，有背侧移位者，需先在无牵引下将远折端由掌侧向背侧回旋；若远折端有掌侧移位，则将远折端由背侧向掌侧回旋，以矫正掌、背侧移位。

**4. 分骨折顶** 应用上述手法不能矫正掌、背侧移位者，可用分骨折顶法。若远折端向掌侧移位，术者可用一手夹挤分骨，另一手拇指置于近折端背侧，示、中、环三指置远折端掌侧，拇指用力将近折端推向掌侧，加大向掌侧成角。因尺骨未断，不能向双骨折一样成角太大，待感到有阻力后，托远折端的示、中、环三指骤然提托远折端向背侧反折，一般掌侧移位即可矫正。远折端向背侧移位者，手法则相反。

**5. 推挤捺正** 经上述手法后，若桡骨远折端仍有向尺侧的残余移位者，术者可用一手拇指及示、中、环三指在夹挤分骨下，将远折端向桡侧推挤，用另一手拇指将近折端向中心按捺，使之对位。

**6. 整复下桡尺关节脱位** 术者用一手捏住已复位的桡骨骨折端作临时固定，用另一手将向背侧或掌侧移位的尺骨远端捺正，再用拇指、示指从腕部的桡、尺侧向中心捏挤，使分离的下桡尺关节复位（图 3-66）。

特殊型骨折整复时，若尺骨有弯曲畸形，则应先矫正之。然后整复下桡尺关节的掌、背侧及内、外侧分离脱位，最后在合骨垫保持下，按桡、尺骨双骨折手法整复。陈旧性骨折，可先行手法

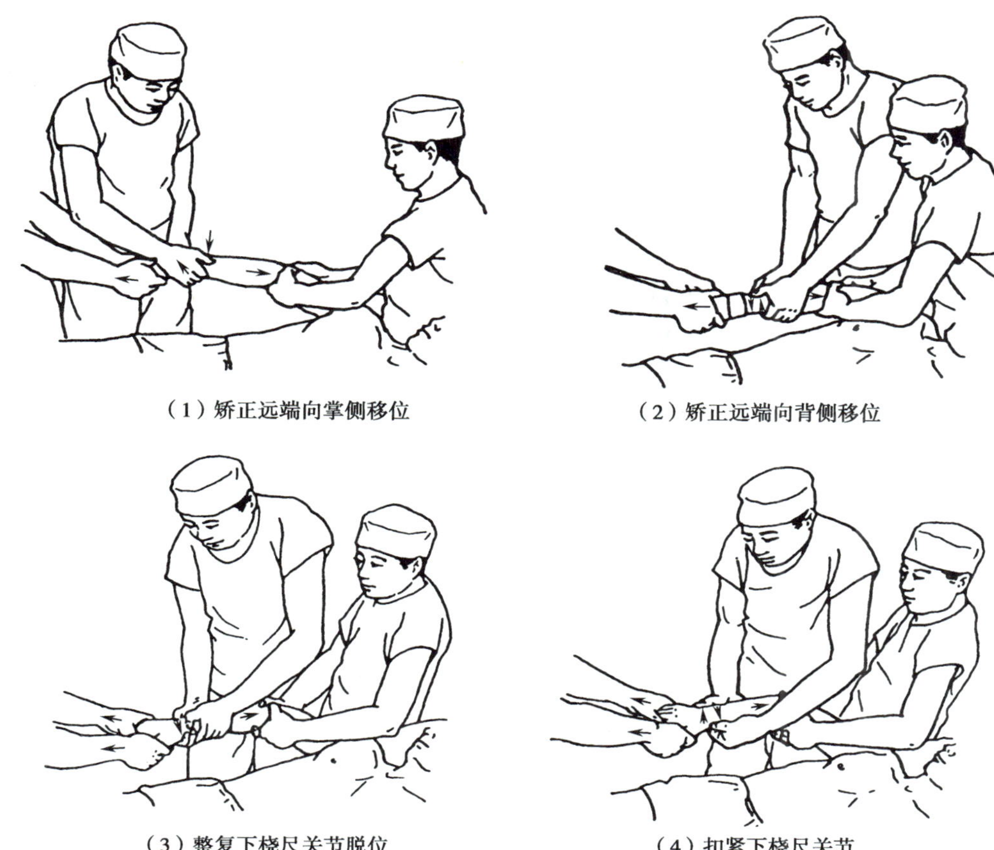


图 3-66　桡骨下 1/3 骨折合并下桡尺关节脱位整复法

折骨，再进行手法复位。

### （二）固定方法

复位后，在维持牵引和分骨下，捏住骨折部，先外敷散瘀消肿药膏，再用绷带包扎 3～4 层，在掌、背侧骨间隙处各放置一个分骨垫。用手捏住掌、背侧分骨垫，再用两条胶布固定。在骨折近端桡侧放一薄平垫，在桡、尺骨远端的桡、尺侧各放一平垫。然后用前臂四块夹板固定。先放置掌、背侧夹板，再放桡、尺侧夹板。桡侧夹板下端稍超过腕关节，以限制手的桡偏。尺侧夹板下端不超过腕关节，以利于手的尺偏活动。桡骨远端向桡侧移位者，分骨垫放于骨折线近侧。尺侧夹板改用自尺骨鹰嘴至第五掌骨颈部的夹板，以防止手的尺偏，便于骨折对位（图 3-67）。

盖氏骨折属于不稳定性骨折，复位固定后有再移位倾向，3 周内必须严密观察，如有移位，应及时调整。固定下桡尺关节时，绷带松紧度应合适，随时观察肢体血液运行情况，以便调整。

### （三）功能锻炼

固定后，即可做手部的握拳运动，以减轻前臂远端的肿胀。肿胀消退后，开始肩关节和肘关节伸屈运动，如做小云手活动。解除固定后，应逐渐加强功能锻炼。骨折早、中期功能锻炼时，不宜做前臂的旋转运动，以防止再次发生移位。

### （四）药物治疗

早期治疗宜活血祛瘀、消肿止痛，内服和营止痛汤或活血祛瘀汤等，外敷双柏散或消肿止痛膏。中期治疗宜和营生新、接骨续筋，内服肢伤二方或续骨活血汤等，外敷接骨膏。后期治疗宜补气血、补肝肾、壮筋骨，内服补肾壮筋汤或肢伤三方。解除固定后，可用骨科外洗方熏洗患肢。

### （五）其他疗法

陈旧性骨折，可在臂丛麻醉下，先行手法折骨，然后再复位。手法复位难以成功者，可以采

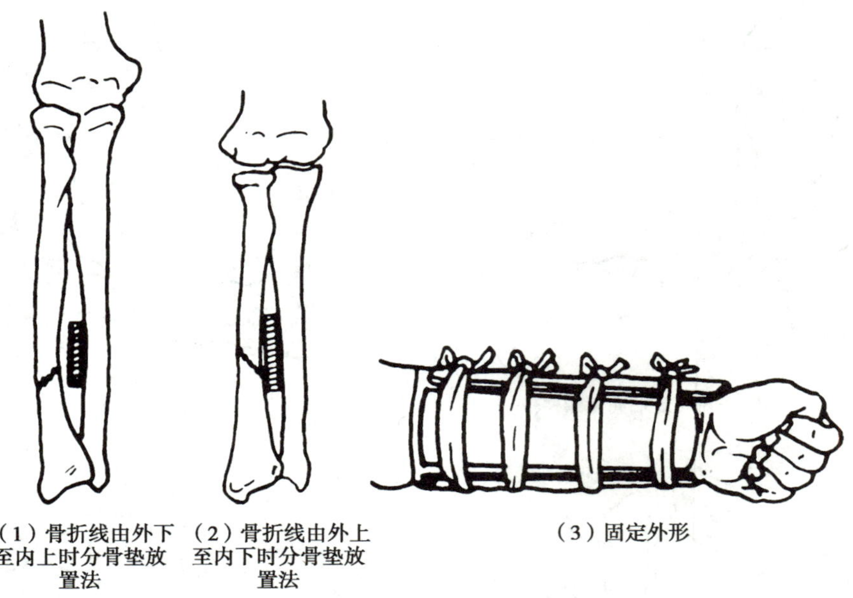


图 3-67　盖氏骨折夹板固定法

用小切口，将骨圆针插入骨折断端之间，借用撬动的杠杆力量，使之复位。骨折时间超过 3～4 周或不稳定的特殊型骨折者，应施行切开复位内固定术。

## 第十七节　桡骨远端骨折

桡骨远端骨折是指桡骨远侧端 3cm 范围以内的骨折，又称为桡骨下端骨折或辅骨下端骨折。桡骨远端桡侧向远端延伸形成桡骨茎突，尺骨小头背侧向下突出形成尺骨茎突，正常人尺骨茎突比桡骨茎突短 1～1.5cm。桡骨远端具有桡、尺、掌、背四个面。桡侧面有肱桡肌附着，并有外展拇长肌与伸拇短肌通过此处的骨纤维性腱管。尺侧面有凹陷的关节面，与尺骨小头的半环形关节面构成下桡尺关节，为前臂远端旋转活动的枢纽。掌面光滑凹陷，有旋前方肌附着。背面稍凸有四个骨性腱沟，内有伸肌腱通过。桡骨远端远侧为凹陷的桡腕关节面，容纳月骨与舟骨。正常人此关节面向掌侧倾斜 10°～15°，向尺侧倾斜 20°～25°（图 3-68）。桡骨远端粗大，由松质骨构成，密质骨与松质骨交界处为应力上的薄弱点，故此处易发生骨折。当桡骨远端发生骨折时，上述正常解剖关系被破坏，则桡骨远端关节面的角度改变，背侧腱沟也随之扭曲错位。若复位不

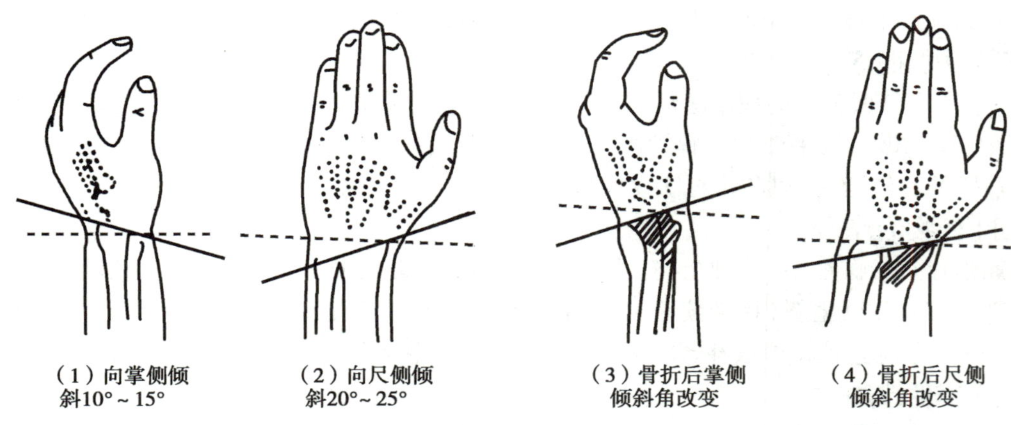


图 3-68　桡骨远端关节面的倾斜角度

当，则可造成腕与手指的功能障碍。桡骨远端骨骺在1岁左右出现，18～20岁与骨干融合。

桡骨远端骨折是临床上最常见的骨折之一，约占全身骨折的10%，多发生于青壮年和老年人，女性多于男性。女性发病率较高的原因主要是绝经后骨量的迅速丢失，导致了骨质疏松并成为骨折的内在因素。发生在儿童者，多为桡骨远端骨骺分离、滑脱，或干骺端骨折合并骨骺分离或滑脱。

【病因病机】

间接暴力或直接暴力均可导致桡骨远端骨折，多为间接暴力所致。根据受伤时手着地的角度不同，骨折是否波及关节面和骨折的移位情况，临床上将桡骨远端骨折分为伸直型、屈曲型、背侧缘和掌侧缘四种类型。

**1. 伸直型骨折** 桡骨远端伸直型骨折又称为科利斯（Colles）骨折，多由间接暴力所致。患者跌倒时，肘部伸展，前臂旋前，腕关节呈背伸位，手掌先着地，地面向上的反作用力和躯干向下的重力在桡骨远端相交而发生骨折。暴力强大时，可导致腕关节的正常解剖关系发生改变，骨折远端向背侧与桡侧移位，桡骨远端关节面变为向背侧倾斜，向尺侧倾斜度减少或完全消失。严重时，骨折断端可有明显的重叠移位，腕和手部呈“餐叉样”畸形。桡骨远端骨折若有成角移位与重叠移位，常可合并下桡尺关节脱位和尺骨茎突骨折。若合并尺骨茎突骨折，下桡尺关节的三角纤维软骨盘可随骨折片移向背侧与桡侧。若尺骨茎突未骨折而桡骨骨折远端移位严重时，三角纤维软骨盘可被撕裂。暴力较小时，多为撕裂骨折或骨折嵌插而无明显移位。直接暴力导致的骨折多为粉碎型。老年人因骨质疏松，骨折多为粉碎型并可波及关节面。此类骨折若复位不良可导致畸形愈合，可影响肌腱的滑动，对手指的功能，尤其是对拇指的功能可产生严重障碍。若桡骨远端关节面的倾斜度发生改变，以及下尺桡关节脱位，常常会影响腕关节的掌屈、背伸及前臂的旋转活动。

**2. 屈曲型骨折** 桡骨远端屈曲型骨折又称史密斯（Smith）骨折、反科利斯骨折，多为间接暴力所致。患者跌倒时，腕关节呈掌屈位，手背先着地，腕关节急骤掌屈，传达暴力作用于桡骨远端背侧而造成骨折。骨折线从背侧邻近关节处斜向掌近侧，骨折远断端呈锥形，尖端向上，基底向下位于掌侧，远端骨折块连同腕关节向掌侧和桡侧移位，桡骨远端关节面向掌侧倾斜，手腕部形成“锅铲样”畸形（图3-69）。若暴力作用于桡骨远端腕关节上方，则可引起桡骨远端横形骨折，骨折端向背侧成角，掌侧折端可互相嵌插（图3-70）。若桡骨远端的背侧被外力直接打击、碰撞和轧压，亦可导致屈曲型骨折。此类骨折较伸直型骨折少见。

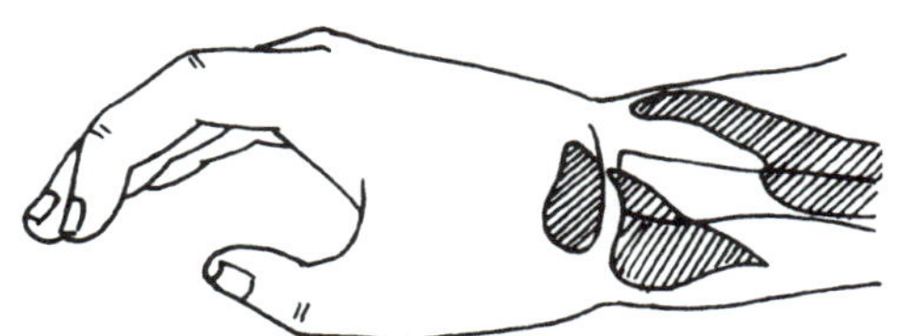

图3-69 屈曲型桡骨远端骨折

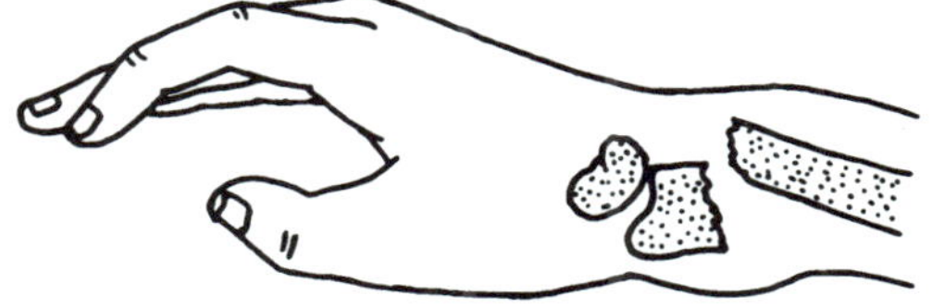

图3-70 史密斯骨折

根据受伤时应力作用部位不同导致骨折线的形态各异，可将此类骨折分为两型（图3-71）。一型骨折线为横行，自背侧延伸至掌侧，不波及桡骨远端关节面，骨折远端连同腕骨向掌侧移位，骨折断端向背侧成角。二型骨折线为斜行，自远端背侧斜向近端掌侧，骨折远端连同腕关节向近侧和掌侧移位。

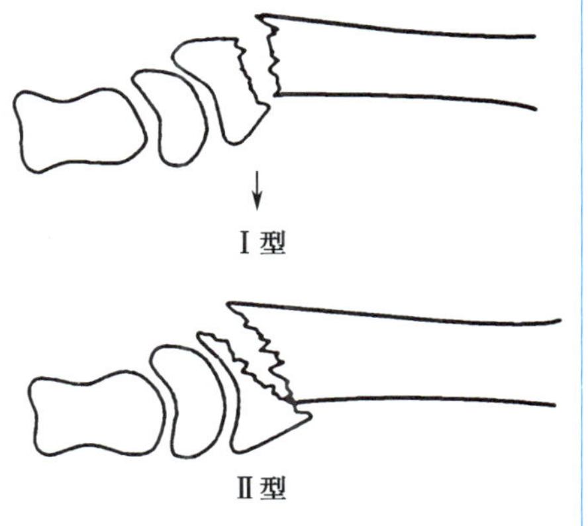


图3-71 史密斯骨折分型

**3. 掌侧缘劈裂骨折** 患者跌倒时，腕关节为掌屈位，手背先着地，外力使腕骨撞击桡骨下端的掌侧缘，导致桡骨远端掌侧缘劈裂骨折。若腕部过度背伸，亦可因韧带的牵拉造成掌侧缘劈裂骨折。腕骨也随着掌侧缘骨折块向近

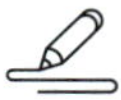

侧和掌侧移位，形成屈曲型骨折合并脱位，此类骨折临床上少见。

**4. 背侧缘劈裂骨折** 桡骨远端背侧缘劈裂骨折亦称为巴顿（Barton）骨折，多由间接暴力导致。患者跌倒时，腕背伸，前臂处于旋前位，手掌先着地，外力使腕骨撞击桡骨远端关节面的背侧缘，导致桡骨远端背侧缘劈裂骨折。远端骨折块呈楔形，骨折波及关节面的1/3，骨折块移向背侧和近侧，腕骨亦随之移位，此类骨折为伸直型骨折合并脱位，临床上少见（图3-72）。

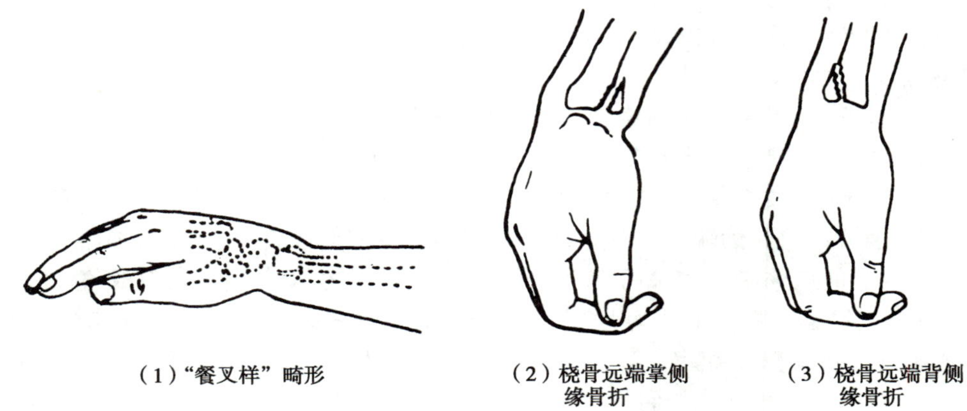


图3-72 桡骨远端骨折类型

【诊断】

**1. 外伤史** 患者常有明显的跌倒或打击等外伤史。

**2. 临床表现** 损伤后，腕部出现疼痛、肿胀和畸形，严重受伤者，可出现局部水疱或瘀斑。患侧腕部活动障碍，握拳时疼痛加剧，手指无力。患者常用健侧手托住患手，以减轻疼痛。骨折后若合并正中神经损伤，可出现手指的感觉障碍等症状。

**3. 专科检查** 桡骨远端压痛明显，有纵向叩击痛，腕关节活动功能部分或完全丧失，部分患者可扪及骨折块或骨擦音。有移位骨折常有典型畸形。伸直型骨折远端向背侧移位时，形成典型的“餐叉样”畸形。骨折远端向桡侧移位且有缩短移位时，桡骨茎突上移至尺骨茎突水平，或高于尺骨茎突的平面，使腕部横径增宽，形成“枪刺状”畸形。屈曲型骨折远端向掌侧移位且有重叠时，可形成“锅铲状”畸形。劈裂型骨折严重移位时，腕掌背侧径增大，也可形成“枪刺状”畸形。

**4. 影像学检查** 腕关节正、侧位X线片，可明确骨折类型和移位方向，了解是否合并尺骨茎突骨折、下尺桡关节脱位。

根据外伤史、临床表现、专科检查和影像学检查，一般可作出诊断。无移位骨折或不完全骨折时，肿胀多不明显，疼痛较轻，只要有环形压痛和纵向叩击痛，腕和指运动不便，握力减弱，可作出诊断，但应与腕部软组织损伤相鉴别。

【辨证治疗】

无移位骨折或不完全骨折，仅用掌、背侧夹板固定2～3周即可；有移位的骨折则应根据骨折类型采用不同的复位方法。陈旧性骨折可先用手法折骨，然后再复位，或采用手术治疗。骨折复位固定后按早、中、晚三期辨证用药治疗。

### （一）手法复位

**1. 伸直型骨折**

（1）牵抖复位法：适用于骨折线未进入关节，骨折端完整的患者。整复时，患者取坐位或平卧位，患肢外展，屈肘90°，前臂中立位。助手握住患肢前臂近端，术者用两手握持患肢手掌，两拇指置于骨折远端背侧，其余四指置于腕掌部，先顺势拔伸牵引2～3分钟，以矫正重叠移位，然后将前臂远端旋前，利用牵引力，顺纵轴方向骤然猛抖，同时迅速尺偏掌屈，使之复位（图3-73）。

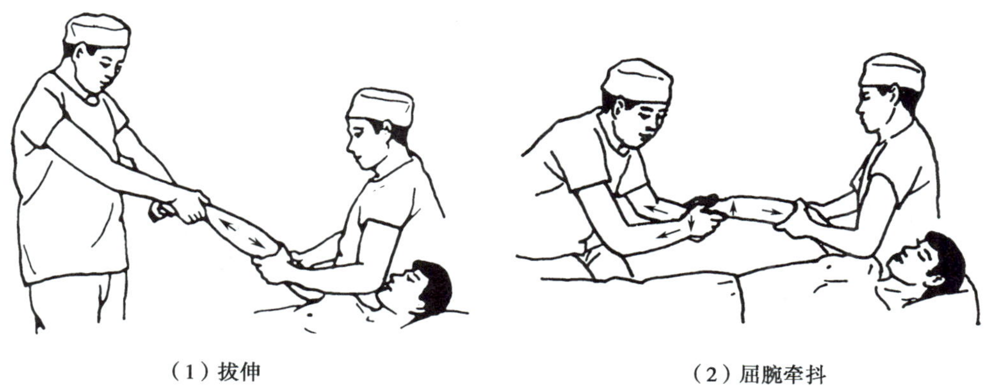

（1）拔伸　　（2）屈腕牵抖

图 3-73　桡骨远端伸直型骨折牵抖复位法

（2）手掌向下一人整复法：适用于嵌入或重叠移位不明显、肌肉不发达的患者。整复时，患者取坐位，患肢前臂旋前，手掌向下。术者用一手握持前臂下段，另一手握住腕部，两手先顺势拔伸牵引，以矫正嵌入或重叠移位，再用拇指置于骨折远端的背侧向下按压，用握腕部之手将患腕屈曲向下牵引以矫正其背侧移位。然后再略向尺侧牵引，同时用握前臂之拇指改置于骨折远端之桡侧用力向尺侧按捺，以矫正其向桡侧移位（图 3-74）。

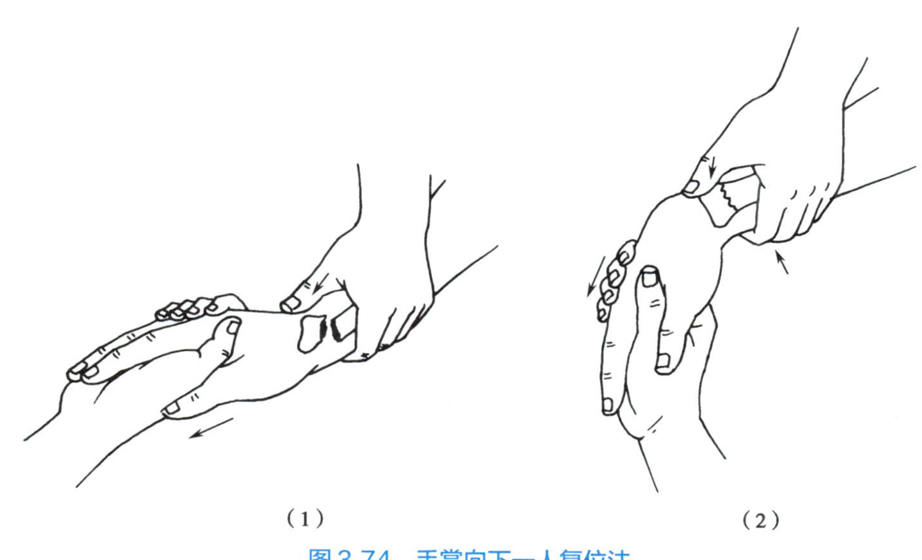

（1）　　（2）

图 3-74　手掌向下一人复位法

（3）提按复位法：适用于老年患者，以及骨折线波及关节面和粉碎性骨折的患者。整复时，患者取坐位或平卧位，屈肘 90°，前臂中立位。一助手握持患手拇指和其余四指，另一助手握持患肢前臂上段，两助手相对拔伸牵引 2～3 分钟，以矫正嵌入或重叠移位。术者站于患肢外侧，用一手握持前臂下段将骨折近端向桡侧推挤，另一手握住腕部将骨折远端向尺侧推挤，同时令远端助手将患腕向尺侧屈，以矫正骨折远端的桡侧移位。然后术者将两手的示、中、环三指重叠，置于近端的掌侧，向上端提，用两拇指并列顶住远端的背侧并向掌侧挤按，同时令远端助手将患腕掌屈，以矫正掌、背侧移位。待骨折移位完全矫正，腕部外形恢复正常后，术者用一手托住手腕，用另一手拇指理顺伸、屈肌腱，使之恢复正常位置（图 3-75）。

伸直型桡骨远端骨折易合并下尺桡关节脱位，治疗时应注意整复骨折与脱位，否则日后影响前臂的旋转功能。

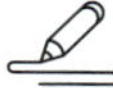

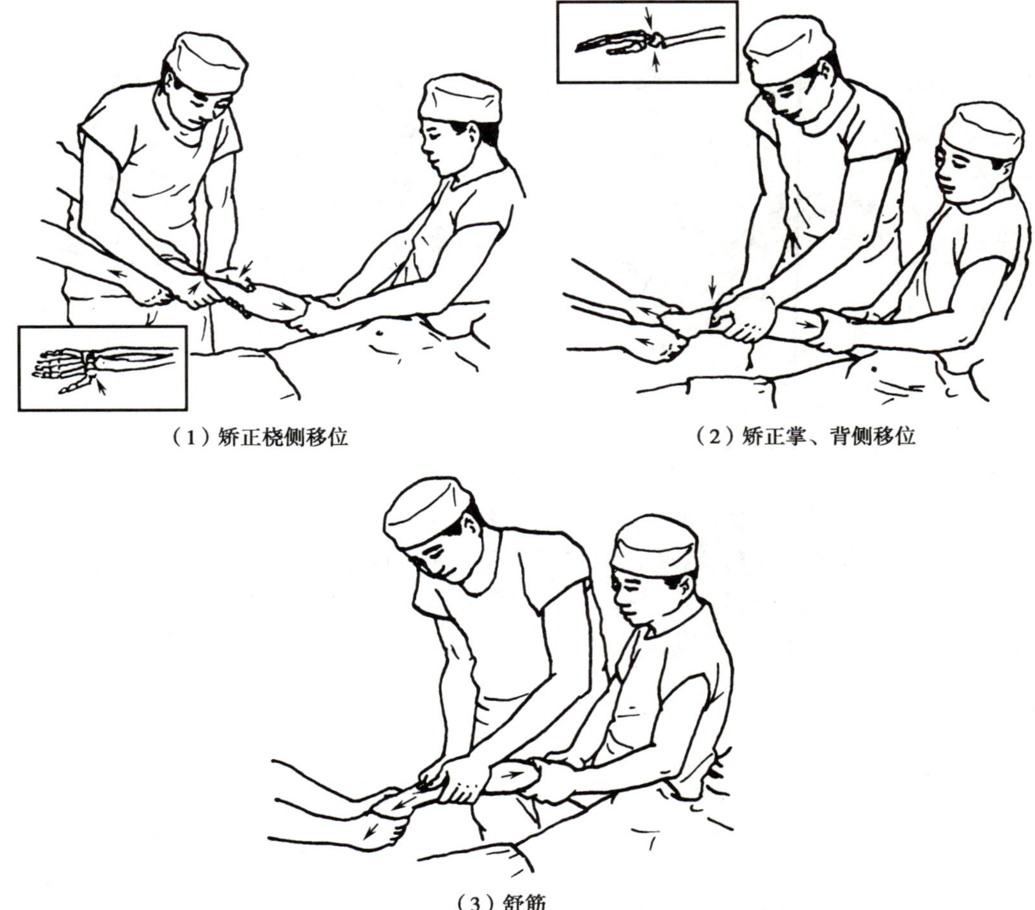


图 3-75 桡骨远端伸直型骨折提按复位法

**2. 屈曲型骨折**

(1) 三人复位法：整复时，患者取坐位，屈肘 90°，前臂中立位。一助手握持患肢远端，另一助手握前臂上段，两助手相对拔伸牵引 2～3 分钟，以矫正嵌入或重叠移位，术者用两手拇指由掌侧将骨折近端向背侧推挤，同时用示、中、环指将骨折近端由背侧向掌侧按压，同时令远端助手缓缓将腕关节背伸、尺偏，使之复位。

(2) 一人复位法：整复时，患者取坐位，患肢前臂旋前位，手掌向下。术者用一手握持前臂下段，另一手握住腕部，两手先顺势拔伸牵引，以矫正嵌入或重叠移位，再用握前臂之拇指置于骨折远端桡侧向尺侧按捺，同时将腕关节尺偏，以矫正桡侧移位。然后拇指置于骨折近端背侧用力向下按压，示指置于骨折远端掌侧用力向上端提，同时将患腕背伸，使之复位（图 3-76）。

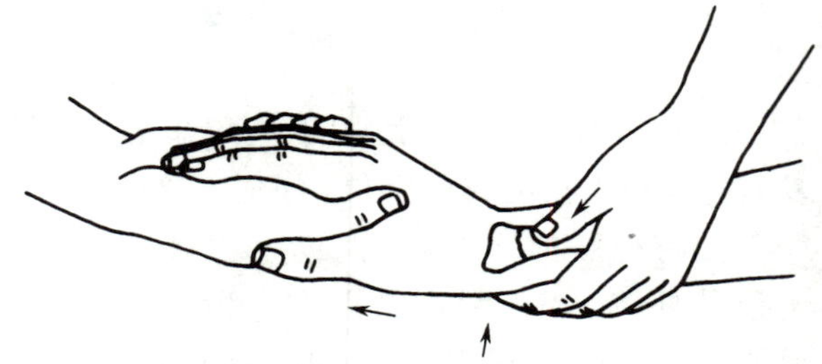

图 3-76 桡骨远端屈曲型骨折一人复位法

**3. 掌侧缘劈裂骨折** 整复时，患者取坐位，前臂中立位。一助手握持前臂近端，另一助手握持手指，两助手先拔伸牵引，并将患肢轻度背伸。然后术者用两手掌置于骨折掌、背侧相对挤按，使掌侧缘骨折片复位。桡骨远端掌侧缘骨折为关节内骨折，且易压迫正中神经，治疗时应争取达到解剖复位，以防止日后发生创伤性关节炎或损伤神经。

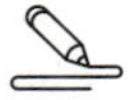

**4. 背侧缘劈裂骨折** 整复时，患者取坐位，前臂中立位，助手握持前臂上段，术者用两手握持患腕，将患腕前后扣紧，先拔伸牵引，再将腕部轻度屈曲，然后两手相对挤压，用置于腕背之手的拇指直接推按背侧缘骨折片，使之复位。

**5. 陈旧性伸直型骨折畸形愈合** 在臂丛麻醉下，患者取平卧位，患肢外展，屈肘 90°，前臂旋后位。一助手握持前臂近端，另一助手用两手分别握持患肢的大、小鱼际和腕部，两助手先顺势拔伸牵引数分钟。术者两拇指重叠置于骨折远端的桡侧，其余四指抱住骨折近端的尺侧，在拔伸牵引下将患腕向桡、尺两侧摇摆，并作对抗旋转。当助手将患腕摆向桡侧时，术者用两手虎口卡住骨折远端的桡侧向尺侧推。当助手将患腕摆向尺侧时，术者将骨折远端推向尺侧，近端扳向桡侧。连续摇晃数分钟，将桡、尺两侧的骨痂撕断。然后术者用两拇指置于骨折部的背侧，其余四指扣住骨折近端的掌侧，当助手将患腕掌屈时，术者用余指将骨折近端向背侧推顶；当助手将患腕背伸时，术者用拇指将骨折近端向掌侧按压，使骨折端掌、背侧的骨痂撕断。反复来回摇摆和按压推顶，使骨痂完全折断、粘连的组织得以松解。最后按新鲜骨折进行手法复位。对单纯向掌侧成角的陈旧性骨折，则可将患肢前臂处于旋后位，在助手的拔伸牵引下，术者直接用力按压掌侧骨折端的隆起处，同时令助手将患腕屈曲，以矫正成角畸形（图 3-77）。

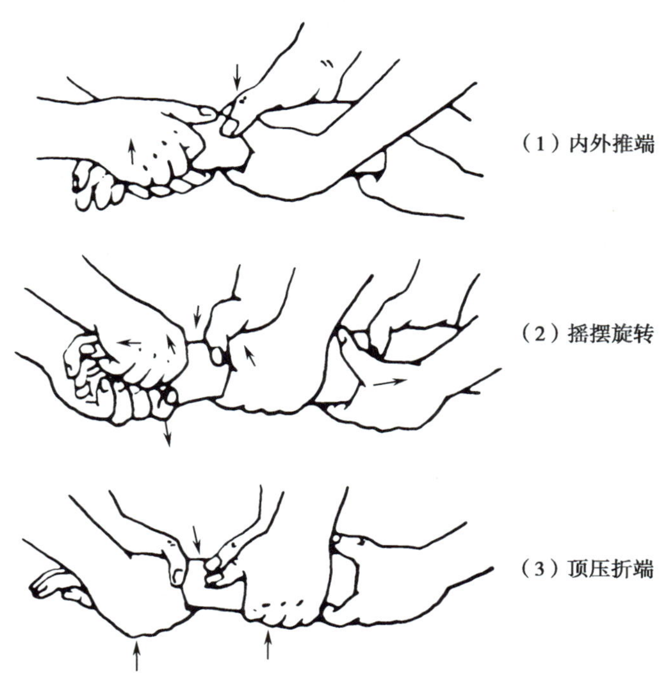


图 3-77 陈旧性桡骨远端骨折手法折骨术

治疗时，忌滥施行手术，绝大多数骨折采用闭合复位外固定方法治疗，预后良好。对骨折端有嵌插的患者，整复前应充分牵引，矫正嵌插和重叠移位，以恢复桡骨的长度。对于嵌插移位严重者，采用摇晃拔伸法，可以减少复位时断面骨齿的损伤。

## （二）固定方法

在维持牵引下，局部外敷药物后，用四块夹板超腕关节固定。伸直型骨折在骨折远端背侧和近端掌侧分别放一平垫，在骨折远端的背桡侧处放一横档纸垫。压垫放置妥后，再放上夹板。夹板上端达前臂中、上段，桡侧夹板和背侧夹板的下端应超过腕关节，限制手腕的桡偏和背伸活动。尺侧夹板与掌侧夹板则不超过腕关节。屈曲型骨折，在近端的背侧和远端的掌侧各放一平垫，掌侧夹板与桡侧夹板下端应超过腕关节，限制手腕的掌屈和桡偏活动，背侧夹板与尺侧夹板不超过腕关节。掌侧缘劈裂骨折在骨折远端的背侧与掌侧各放一平垫，掌侧夹板下端应超过腕

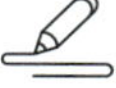

关节，限制掌屈活动，将腕关节固定于轻度背伸位。背侧缘劈裂骨折在骨折远端的背侧与掌侧各放一平垫，背侧夹板下端应超过腕关节，限制背伸活动，将腕关节固定于轻度掌屈位。固定垫、夹板放妥后，扎上三条布带，最后将前臂置于中立位，屈肘 90° 悬挂于胸前，固定 4～5 周，儿童患者固定 3 周左右（图 3-78）。

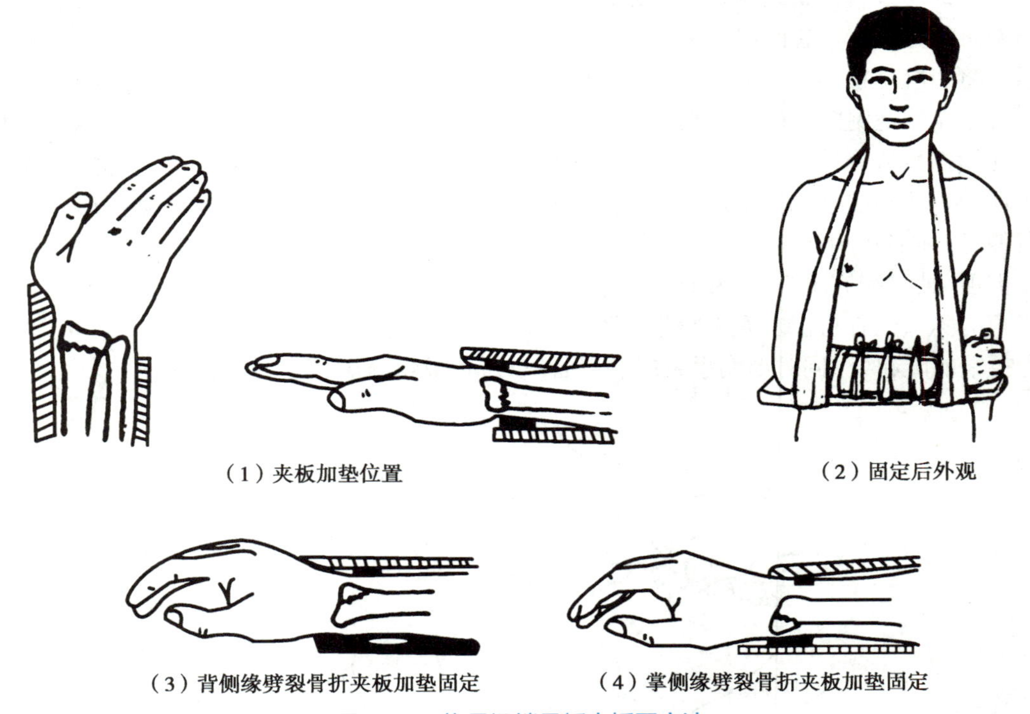

（1）夹板加垫位置　（2）固定后外观

（3）背侧缘劈裂骨折夹板加垫固定　（4）掌侧缘劈裂骨折夹板加垫固定

图 3-78　桡骨远端骨折夹板固定法

固定时间不宜过长，不能固定于极度掌屈尺偏位，固定后应随时观察肢端血运情况，及时指导患者功能锻炼。

### （三）功能锻炼

骨折复位固定后，应鼓励患者积极进行指间关节、掌指关节的屈伸功能锻炼和肩、肘关节活动。粉碎性骨折因关节面遭到破坏，愈合后易引起创伤性关节炎，更应早期进行腕关节的功能锻炼，使关节面得到模造，以改善关节功能，预防后遗创伤性关节炎。解除固定后，应加强腕关节的屈伸、旋转和前臂旋转功能锻炼。

### （四）药物治疗

早期瘀肿者，治宜活血祛瘀、消肿止痛，内服桃红四物汤或肢伤一方，瘀肿严重甚者可加云南白药或三七；外敷双柏散或消肿止痛膏。中期宜和营生新、接骨续损，内服肢伤二方、新伤续断汤或驳骨散；外敷接骨续筋膏或驳骨散。后期宜补气血、补肝肾、壮筋骨，内服补中益气汤、肢伤三方或补肾壮筋汤。老年患者在中、后期均应加强补气血、补肝肾。解除夹板固定后，可用骨科外洗方熏洗患肢以舒筋活络，通利关节。

### （五）其他疗法

桡骨远端掌侧缘骨折和背侧缘骨折，若骨折块较大，复位后不稳定且夹板固定困难者，可在局部麻醉下行闭合穿针固定、切开复位钢针或螺丝钉固定。若畸形严重，无前臂旋转障碍者，可行桡骨远端截骨术或尺骨小头切除术。粉碎性骨折关节面损伤严重，后期并发创伤性关节炎者，可行腕关节融合术。桡骨远端陈旧性骨折畸形愈合的青壮年患者，手法折骨不成功，或同时有神经刺激或压迫症状，肌腱功能受限或前臂旋转功能障碍者，可施行矫形手术。

**知识链接**

**桡骨远端骨折正骨要旨**

清代胡廷光《伤科汇纂》记载："腕骨屈而宛，形如龙虎吞，手心贴于前，仰掌向上掀，指背翻于后，手掌往下扪，均需带拔势，妙法出秘门。"

**病案分析**

王某，女，65岁，主诉：摔伤后右腕部肿胀、疼痛伴活动受限1小时。患者自述1小时前在家中洗手间洗浴时不慎滑倒受伤，右手掌着地，当即感右腕部疼痛，随之肿起，腕部活动受限，前往医院就诊。体检：右腕部肿胀，有皮下瘀斑，侧面呈"餐叉样"畸形，正面呈"枪刺刀样"畸形，局部压痛，纵向叩击痛，无异常活动及骨擦音，右腕关节主动活动受限，被动活动诱发疼痛。X线检查可见右侧桡骨远端皮质连续性中断，骨断端嵌插，桡骨茎突上移。

**请分析：**

该患者的疾病诊断是什么？

请制订相应的治疗措施。

如何对患者进行健康指导？

## 第十八节 腕舟骨骨折

腕舟骨古称龙骨、高骨，腕舟骨是近排腕骨中最长最大的一块，呈长弧形，其状如舟，但不很规则，其远端超过近排腕骨，而平于头状骨的中部，其腰部相当于两排腕骨间关节的平面。腕舟骨分为结节、腰部和体部三部分。其近端有凸面与桡骨下端构成关节，远端、尺侧、桡侧分别与邻近的腕骨构成关节，故其表面大部分为关节软骨所覆盖。血运较差，只有腰部及结节部有小营养血管供应。

正常腕关节的活动，一部分通过桡腕关节（此处的活动量最大），另一部分通过两排腕骨间关节及第1、2掌骨之间。若腕舟骨腰部发生骨折后，两排腕骨间关节的活动就要通过腕舟骨骨折线，骨折端所受的剪力很大，骨折两端难于固定在一起，以致骨折难于愈合。血运不良和剪力大，是造成腕舟骨骨折迟缓愈合或不愈合的主要原因。

腕舟骨骨折是最常见的腕骨骨折，约占腕骨骨折的71.2%，多发生于青壮年。

【病因病机】

腕舟骨骨折多为间接暴力所致。跌倒时，手掌先着地，腕关节强力桡偏背伸，暴力向上传达与自上而下的强大身体重力一起作用在腕舟骨上，使腕舟骨被锐利的桡骨下端关节面的背侧缘或茎突缘切断而发生骨折（图3-79）。

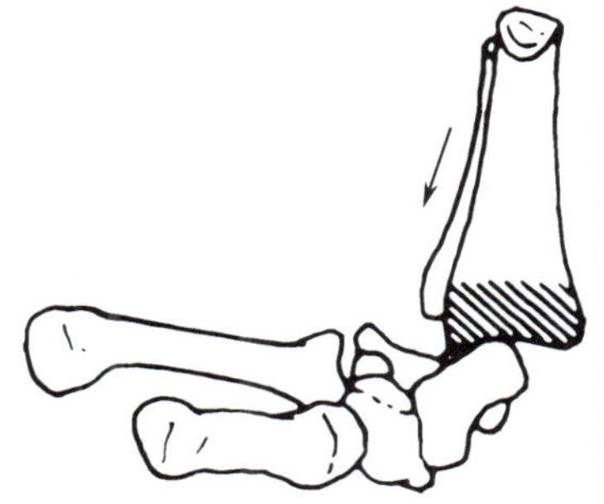
图3-79 腕强度背伸，舟骨被桡骨关节面背侧缘截断

根据骨折发生部位，腕舟骨骨折可分为三种类型（图3-80）。

**1. 舟骨腰部骨折** 最常见，暴力太大时近端可移向尺、掌侧，远端移向桡、背侧。舟月韧带可断裂，骨折不稳定。大部分病例，给予及时适当的固定，骨折可在10～12周愈合。但有少数病例，因局部血运不良，再加上腕舟骨腰部骨折后腕运动轴线的改变，固定不稳。因此，骨折愈合缓慢，有时需固定半年至1年的时间，骨折始能愈合，有个别病例发生不愈合或近端骨块缺血性坏死（图3-81）。

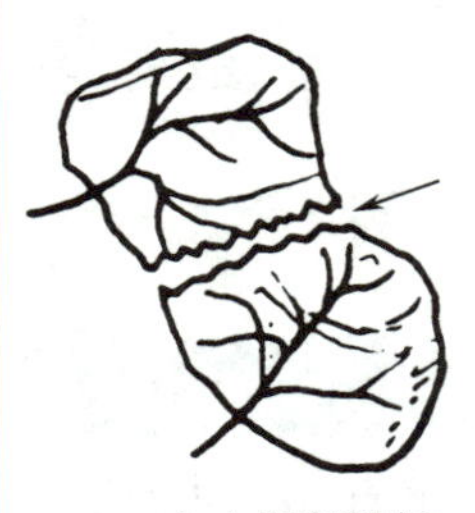
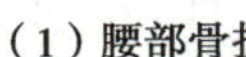
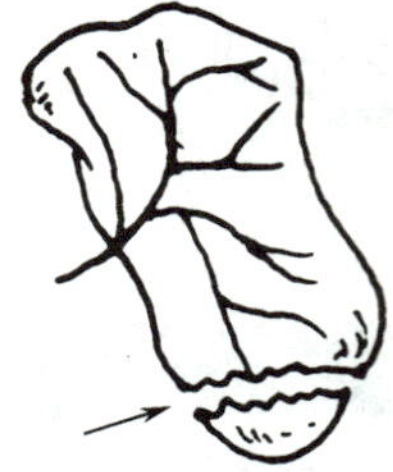
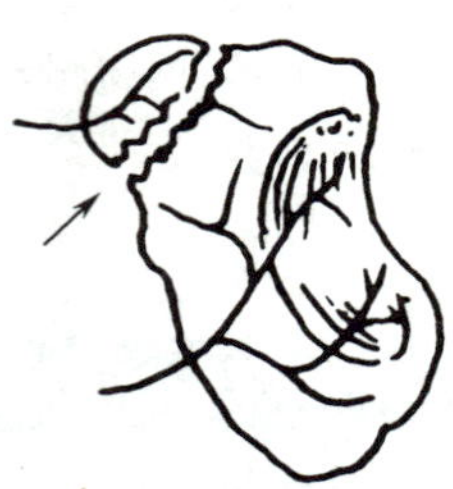

（1）腰部骨折　（2）近端骨折　（3）结节骨折

图 3-80　腕舟骨骨折的类型

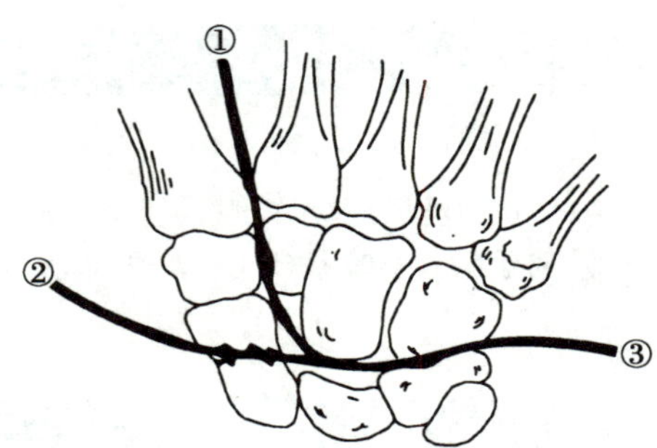


图 3-81　正常腕关节沿①③线活动，舟骨骨折后沿②③线活动，因而舟骨骨折处所受剪力较大

**2. 舟骨近端骨折**　根据血运分布情况，决定愈合速度，骨折固定时间与腰部骨折类同。

**3. 舟骨结节骨折（远端骨折）**　一般不影响骨折端的血液供应，6～8 周可以愈合。

【诊断】

**1. 外伤史**　一般均有腕极度背伸、桡偏手掌着地受伤史。

**2. 临床表现**　伤后腕桡背侧疼痛、肿胀，尤以阳溪穴部位（鼻烟窝处）为明显，腕关节功能出现不同程度障碍。

**3. 专科检查**　鼻烟窝处有明显压痛，腕关节活动功能障碍。将腕关节桡偏，屈拇指和示指而叩击其掌指关节时可引起腕部疼痛加剧。

**4. 影像学检查**　腕部正位和尺偏斜位片可协助诊断。

本骨折容易漏诊，有些裂纹骨折在早期 X 线检查可能是阴性，常被误认为是腕关节扭挫伤。应在 2～3 周后再照片复查，因为此时骨折端的骨质被吸收，骨折线较容易显露。若在伤后 X 线检查中看到骨折线明显增宽，骨折端囊性变化，或骨折端密度增高，有骨硬化等现象时，是为陈旧腕舟骨骨折，本次外伤与骨折无关，需详细询问过去有无外伤病史。陈旧腕舟骨骨折须与先天性双舟骨鉴别。

腕舟骨骨折无移位时，早期照片可能观察不到骨折线，从而导致误诊误治。故只要患肢有典型受伤史，局部肿胀与压痛明显，即可按无移位骨折处理，2～3 周后再行 X 线复查。

【辨证治疗】

无移位骨折，可仅前臂超腕关节夹板固定。有移位骨折，则必须行手法复位，结合恰当稳妥的外固定与合理功能锻炼，腕舟骨结节骨折、腰部骨折一般预后尚可，但近端骨折有坏死的危险，应引起注意。

### （一）手法复位

患者取坐位，前臂轻度旋前位，施术者一手握患侧腕上，另一手拇指置于阳溪穴处，其余四指环握拇指，在牵引下使患腕尺偏，然后拇指向掌侧、尺侧按压移位的骨折远端，即可复位。

### （二）固定方法

复位后，可在阳溪穴处放置一固定垫，然后用纸壳夹板固定腕关节伸直而略尺偏，拇指于对掌位，固定范围包括前臂下 1/3、远端至掌横纹处、拇指掌指关节，新鲜或陈旧性骨折均可采用。纸壳夹板可用硬纸板一块（用 X 线胶片纸盒或胶布纸筒依患肢腕掌形状剪成）、略小于鼻烟窝的小圆纸板三片，绷带二卷作材料。固定时将大小纸板浸湿，小圆纸板下衬一薄层棉花，放于鼻烟窝上，相当于舟骨结节位置，用一条胶布固定于皮肤上，以免包扎时移位。然后将患腕尺偏位平放于纸板上，纸板中线置于患腕桡侧，纸板两缘向尺侧包裹而不许纸板两侧缘互相接触，应留有间隙，以免包扎后纸垫上的压力不集中，最后用绷带包扎固定。固定期间若患者感觉固定已松动，可于原绷带上再加一卷绷带绑紧。包扎固定以不妨碍患肢末端血运为宜。亦可用经过塑形的四块夹板或前臂管形石膏固定，上至前臂中段，下至掌骨颈部，将腕关节固定于背伸 25°～30°、尺偏 10°、拇指对掌和前臂中立位。亦有人主张用掌屈尺偏夹板固定，认为用腕关节功能位来固定腕舟骨骨折，骨折端必将承受较大的剪力，不利于骨折愈合，而将患肢置于腕掌屈 30°、尺偏 10° 位时，骨折面与桡骨下关节面可完全平行，肌肉收缩张力对两断端可产生纵向挤压力，有利于断端稳定及骨折愈合。

腕舟骨骨折总体上讲，稳定性不太好，固定不牢靠，固定过程中对腕关节活动的限制是有必要的。

腕舟骨骨折愈合时间长，较易出现迟缓愈合与不愈合，甚至骨坏死。必须根据 X 线片骨痂生长情况以确定解除外固定的时间。

#### （三）功能锻炼

早期可做手指的屈伸活动和肩、肘关节活动，如屈肘挎篮、小云手等，但禁忌做腕桡偏动作。中期以主动握拳活动为主。后期解除固定后，可做握拳及腕部的主动屈伸、旋转活动，并配合药物熏洗。迟缓愈合者，暂不宜做过多的腕部活动。

#### （四）药物治疗

早期治宜活血祛瘀、消肿止痛，可内服活血止痛汤或壮筋养血汤。中期宜接骨续损，可内服肢伤二方或正骨紫金丹等。后期宜养气血、补肝肾、壮筋骨，内服健步虎潜丸、六味地黄丸、补中益气汤，外用五加皮汤或骨科外洗方煎水熏洗。

#### （五）其他疗法

骨折长时间不愈合，且有明显症状以及发生缺血性坏死者，可根据患者的年龄、工作性质、临床症状及腕舟骨的病理变化，而采取不同的治疗方法。

**1. 植骨术** 对于年轻患者，骨折端有轻度硬化，但未并发生创伤性关节炎时，可考虑钻孔自体骨植骨术，以促进骨折愈合。

**2. 桡骨茎突切除术** 腕舟骨腰部骨折，若近端骨折块发生缺血性坏死，有创伤性关节炎发生者，腕桡侧偏斜而发生剧烈疼痛，行单纯桡骨茎突切除，以改善腕关节侧方活动度，解除疼痛。

**3. 腕舟骨近端切除** 若腕舟骨近端骨折块缺血性坏死，腕关节疼痛，但尚未发生创伤关节炎者，可行近端切除，防止创伤性关节炎发生。

**4. 关节融合术** 腕舟骨骨折不愈合，腕关节疼痛，关节活动大部分受限，且有严重创伤性关节炎者，可考虑行腕关节融合术。

## 第十九节 掌 骨 骨 折

第 1 掌骨短而粗，活动性较大，骨折常发生于基底部，临床上多见。第 2、3 掌骨细长，第 4、5 掌骨短而细，其中第 5 掌骨易遭受打击而发生掌骨颈骨折。掌骨骨折后，常由于骨间肌、屈肌腱及伸腕肌的牵拉作用而影响骨折移位。掌骨周围均为肌肉，一般不影响肌腱的滑动，且掌骨间互有联系，故骨折后移位较轻，对功能影响较小。掌骨骨折往往见于成年人，儿童少见。

### 【病因病机】

间接暴力或直接暴力均可造成掌骨骨折。掌骨骨折可分为以下几种类型：

**1. 掌骨干骨折** 掌骨干骨折常由直接暴力所造成，如挤压或打击伤等，往往为横形或粉碎形骨折。由传达暴力或扭转暴力所致者，常为螺旋或斜形骨折。横形骨折可因骨间肌、蚓状肌和屈指肌腱的牵拉，而向背侧成角畸形。斜形骨折容易发生短缩及轻度的旋转畸形，且可有轻度向背侧成角。第 4、5 掌骨斜形骨折，因掌骨深横韧带的牵拉，短缩移位较少，第 2、3 掌骨斜形骨折常发生短缩及旋转移位。粉碎性骨折往往伴有局部软组织的严重损伤，但掌骨骨折多无明显移位。

**2. 第一掌骨基底部骨折** 患者拇指受到纵向暴力冲击，如外力直接作用于第一掌骨头部或跌倒时拇指触地，可引起基底处骨折。骨折远端因受拇短屈肌、拇长屈肌和拇内收肌的牵拉，而向掌侧和尺侧移位，骨折近端因受外展拇长肌的牵拉而使其向桡侧和背侧移位，造成骨折向桡侧、背侧成角畸形，尺侧骨折端可相互嵌插。

**3. 第一掌骨基底部骨折脱位** 第一掌骨基底部骨折合并掌腕关节脱位，又称贝内特（Bennett）骨折，常由传达暴力所引起。患者握拳时纵向打击第一掌骨头或跌倒时拇指受到纵向暴力冲击所致。骨折线多为斜形，由掌骨基底内上方斜向外下方而进入腕掌关节内，掌骨基底内侧形成一个三角形骨块，为关节内骨折。此骨块因有掌侧韧带连接而不移位，骨折远端则从大多角骨关节面上滑向外侧和背侧，同时因拇长展肌的牵拉和拇屈肌的收缩，可造成腕掌关节脱位（图3-82）。

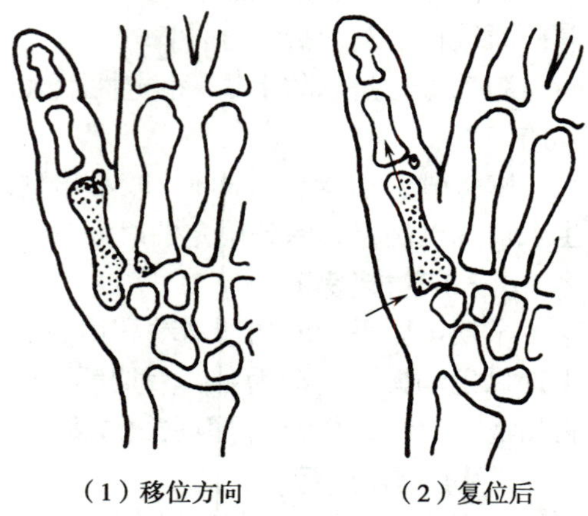

（1）移位方向　（2）复位后

图3-82　第一掌骨基底部骨折脱位

**4. 掌骨颈骨折** 骨折常由直接暴力或间接暴力所致，以握拳时掌骨头受到冲击的传达暴力所致者为多见。第5掌骨因其易暴露和受打击，故最为多见，多发生于打架或拳击运动中，故又称“拳击骨折”。第2、3掌骨次之。骨折后断端受骨间肌和蚓状肌的牵拉，而向背侧成角，掌骨头则向掌侧旋转。又因手背伸肌腱的牵拉，可使近节指骨向背侧脱位，掌指关节过伸，手指越伸直，则畸形越明显（图3-83）。

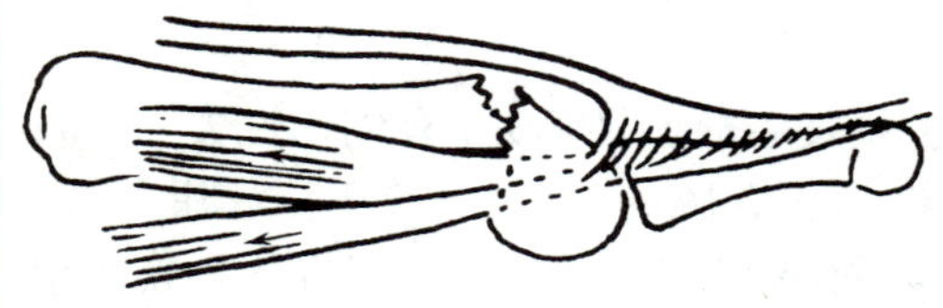

图3-83　掌骨颈骨折的移位

【诊断】

**1. 外伤史** 患者常有明显的跌倒或打击等外伤史。

**2. 临床表现** 损伤后局部疼痛、肿胀和手部功能活动受限，局部皮肤可出现青紫或瘀斑。严重移位者可出现短缩畸形。患肢握拳障碍。

**3. 专科检查** 掌骨部位有明显的压痛，纵压或叩击掌骨头则疼痛加剧。如有重叠移位，则该掌骨短缩，可见掌骨头凹陷，握拳时尤为明显。第一掌骨基底部骨折或骨折脱位，其拇指内收、外展、对掌等活动均受限，握力减弱。掌骨颈和掌骨干骨折，常可扪及骨擦音，掌指关节屈伸障碍。

**4. 影像学检查** X线检查可明确骨折的移位情况和损伤程度，因侧位片2～5掌骨互相重叠，故X线检查宜拍摄手部的正位与斜位照片，以防止漏诊。第一掌骨骨折或骨折脱位，因一般手部正位片拇指和第一掌骨是倾斜的，故X线检查最好拍摄以拇指正侧位为准的照片。

【辨证治疗】

掌骨骨折要求有正确的复位，合理而有效的固定。临床上必须根据不同部位的骨折给予不同的治疗，才可以防止出现手部功能障碍。骨折复位固定后，应按早、中、晚三期辨证用药治疗。

### （一）手法复位

**1. 掌骨干骨折** 手法复位时，助手握持前臂，术者用一手牵引患指，另一手施行手法。在拔伸牵引下，先按压骨折端以矫正向背侧的成角，再用示指和拇指在骨折的两旁自掌侧与背侧行分骨挤压，以矫正侧方移位。

**2. 第一掌骨基底部骨折** 在臂丛麻醉下，术者用一手握持腕部，拇指置于第一掌骨基底部的突起处，另一手握患肢拇指，先将拇指向桡侧和远侧牵引，然后将第一掌骨头向背侧和桡侧推挤，同时用拇指向掌侧和尺侧压顶骨折处以矫正向桡侧与背侧的成角。

**3. 第一掌骨基底部骨折脱位** 整复方法与基底部骨折相同，但注意应使拇指外展而不是将第一掌骨外展，否则会加重掌骨内收，导致脱位难以整复。亦可采用二人复位法，患者取坐位，助手用一手握患肢拇指呈外展和轻微对掌位，另一手握住其余四指。术者用一手握持腕部，并进行拔伸牵引，然后用另一手拇指压第一掌骨基底部背侧与桡侧，同时用示指在第一掌骨头掌侧端向桡背侧提托，使第一掌骨外展而复位。

**4. 掌骨颈骨折** 复位时，术者用一手握住患肢手掌，手指捏持骨折近段，另一手握住患指，将掌指关节屈曲 90°，使近节指骨基底托住掌骨头，使掌指关节侧副韧带处于紧张状态，此时沿近节指骨的纵轴推顶，同时用拇指将掌骨干向掌侧按压，即可矫正畸形。由于骨折端向背侧成角，往往错误地将掌指关节于背伸或伸直位牵引，加重掌骨头的屈曲畸形，使骨折难以整复（图 3-84）。

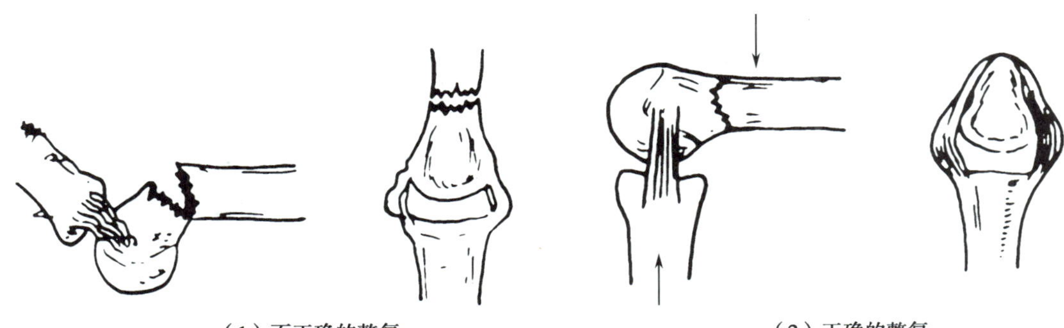

（1）不正确的整复　　（2）正确的整复

图 3-84 掌骨颈骨折的整复

治疗过程中，忌用牵引手法整复掌骨颈骨折，对掌骨干骨折应纠正短缩、成角和旋转畸形，否则预后较差。

### （二）固定方法

掌骨干骨折复位后，先在骨折部背侧两骨之间各放一个分骨垫，并用胶布固定。若骨折端向掌侧成角，则在掌侧放一小平垫并用胶布固定。然后在掌侧与背侧各放一块厚约 2～3mm 的夹板，用胶布固定，外加绷带包扎。斜形、粉碎和短缩较多的不稳定骨折，应加用末节指骨骨牵引，并用丁字铝板做功能固定并加以牵引。牵引 3 周后，骨折处常有纤维性连接，则可去掉牵引，继续用夹板固定至骨折愈合。

第一掌骨基底部骨折或骨折脱位整复后，在骨折远端桡背侧放一小平垫，控制骨折的成角畸形或关节脱位。用一小平垫放在掌骨头掌侧，防止掌骨因屈肌收缩时向掌侧屈曲。两平垫各用胶布固定在皮肤上。将一弧形夹板放在前臂桡侧及第一掌骨的桡背侧，弧形夹板成角部正好对准腕关节。用较宽胶布将弧形夹板近端固定于前臂和腕部，再用一条胶布环绕固定于弧形夹板的远端，保持第一掌骨于外展 30° 位，轻度背伸，拇指屈曲在对掌位。若骨折脱位复位后不稳定，容易引起短缩移位时，可在拇指的两侧粘一条 2cm×10cm 的胶布行皮肤牵引或拇指末节指骨骨牵引。

掌骨颈骨折整复后，用夹板或铝板在背侧将掌指关节和近侧关节固定于屈曲 90° 位（图 3-85）。

复位固定后，手指要维持在适当位置，如第一掌骨基底部骨折或骨折脱位要保持第一掌骨外展，拇指对掌位，掌骨颈骨折要保持掌指关节和近侧指间关节在屈曲 90° 位等，以免造成骨折脱位再移位，骨折畸形愈合或关节僵硬。

复位固定后，要注意夹板或石膏固定的松紧度，尤其是弧形夹板固定时，第一掌骨基底部的固定垫不宜过厚；掌骨干骨折夹板固定时背侧的分骨垫不宜过硬，以免引起压迫性溃疡，同时应避免因石膏压迫而引起的拇指感觉减退。及时调节夹板的松紧度。牵引固定时，应及时观察患指末节血液循环，以免坏死。固定后定期检查骨折的对位情况，及时调整。固定时间不宜过长，

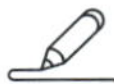

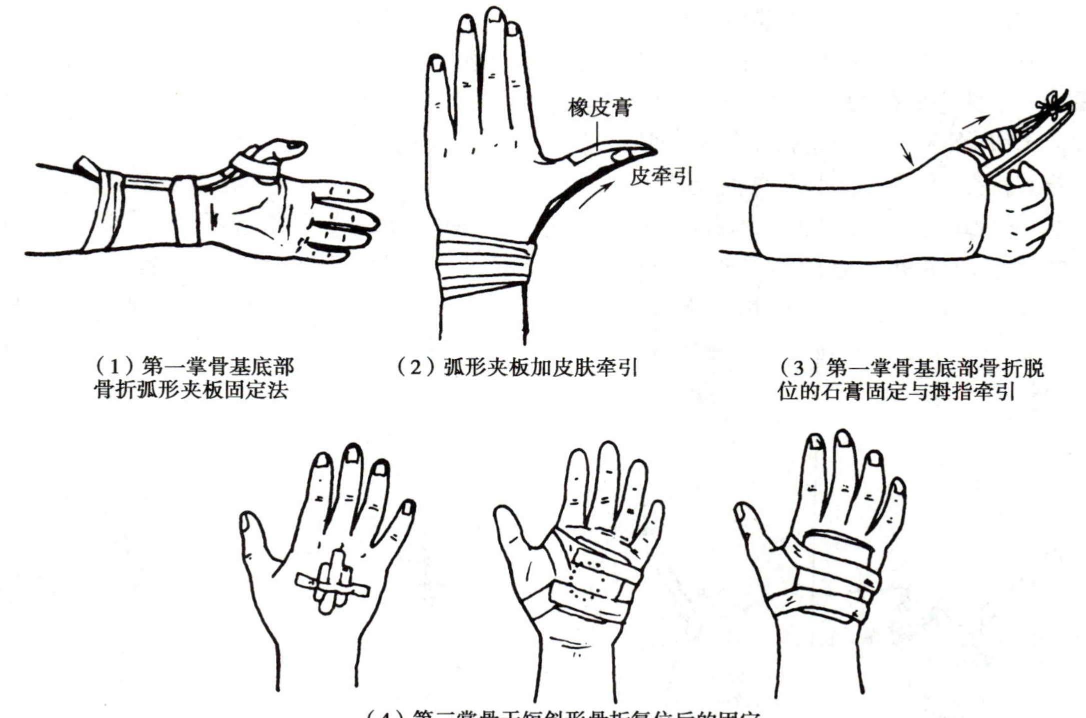


（1）第一掌骨基底部骨折弧形夹板固定法　（2）弧形夹板加皮肤牵引　（3）第一掌骨基底部骨折脱位的石膏固定与拇指牵引

（4）第三掌骨干短斜形骨折复位后的固定

图 3-85　掌骨骨折的固定法

及时指导患者功能锻炼。

### （三）功能锻炼

骨折固定后，应避免患指的活动，可做肩、肘关节的运动。3～4 周内第 1 掌骨各类型骨折不宜做腕掌关节的内收活动，掌骨颈骨折不能做伸指活动，第 2～5 掌骨干骨折不能做用力的伸指、握拳活动。4～6 周骨折临床愈合后，可解除外固定，逐步加强手指和腕关节的功能锻炼，以主动活动为主，禁止被动的扳拉活动。

### （四）药物治疗

早期宜活血祛瘀、消肿止痛，内服七厘散或活血止痛汤等；外敷跌打万花油。中期宜和营生新、接骨续筋，内服驳骨丹或续骨活血汤；后期宜补气血、养肝肾、壮筋骨，内服六味地黄丸。解除固定后，可用骨科洗方熏洗患肢。

### （五）其他疗法

掌骨干多根骨折，错位明显且复位困难者，可采用切开复位内固定术，选用细钢针髓内固定，或选用微型钢板螺丝钉内固定。第一掌骨基底部骨折若复位后不稳定者，可采用切开复位钢针内固定术。骨折复位后在 X 线透视下，经皮肤闭合穿入细钢针，将两骨折块固定在一起，若骨块较小，不宜用钢针固定时，可在复位后将第一掌骨固定在大多角骨上。若骨折脱位关节面粉碎，症状明显，且影响功能者，则可考虑腕掌关节融合术。陈旧性骨折脱位，则宜行切开复位钢针内固定术。

**知识链接**

**古代医书记载的腕骨解剖**

清代吴谦《医宗金鉴·正骨心法要旨》记载："腕骨，即掌骨乃五指之本节也，一名壅骨，俗称虎骨。其骨大小六枚，凑以成掌，非块然一骨也。"

# 第二十节　指骨骨折

指骨骨折又称竹节骨骨折。指骨骨折后，骨折端因受附着的肌腱和肌肉牵拉，可引起骨折成角和移位。成角的方向和移位的大小，取决于损伤的性质和肌力牵拉的方向。在治疗过程中，要做到动静结合，若处理不当，可发生骨折的畸形愈合，造成关节囊挛缩或关节僵直，从而影响手的功能。骨折可发生于末节、中节或近节，可单发或多发，常见于成年人。

【病因病机】

间接或直接暴力均可导致指骨骨折，多由直接暴力所引起，常为开放性骨折。骨折有横断、斜形、螺旋、粉碎性骨折或波及关节面等。闭合性骨折以横形骨折较多见，斜形骨折次之。开放性骨折以粉碎性骨折多见。

**1. 末节指骨骨折**　末节指骨由于位于手的最远端，故损伤的机会较多，其骨折的发生率占手部骨折的第一位。指骨末端粗隆及指骨干骨折，多因直接暴力所致，如被重物砸伤、挤压伤等。轻者为裂纹骨折，重者可裂成骨块，常合并有软组织裂伤。骨折一般无明显移位或畸形。末节指骨基底部背侧撕脱，常因为手指伸直时，间接暴力作用于指端，使末节指骨突然屈曲，因伸肌腱的牵拉，致使末节指骨基底部背侧发生撕脱骨折。如在接球时，指端被球撞击所致。骨折后末节手指屈曲，呈典型的锤状指畸形。

**2. 中节指骨骨折**　中节指骨受直接暴力打击可引起横断骨折，亦可由间接暴力引起斜形或螺旋形骨折。由于骨折部位的不同，移位方向也不同，并发生不同的畸形。如发生在屈指浅肌腱止点的近侧，近折端受指背腱膜中间腱的牵拉，远折端受屈指浅肌腱的牵拉，形成向背侧成角畸形。如发生在屈指浅肌腱止点的远侧，近折端因屈指浅肌腱的牵拉移向掌侧，形成骨折端向掌侧成角畸形。

**3. 近节指骨骨折**　近节指骨骨折往往由间接暴力所致，以近节指骨干骨折多见。间接暴力常常是在手指过度伸直位发生，直接暴力打击于手指背侧也可导致骨折。骨折近端因受骨间肌、蚓状肌的牵拉而向掌侧移位，骨折远端受伸指肌腱的牵拉向背侧移位，造成典型的向掌侧成角畸形。若近节指骨颈部骨折，因受伸指肌腱的牵拉，远端可向背侧旋转达 90°，使远端的背侧与近端的断面相对，妨碍骨折的整复（图 3-86）。

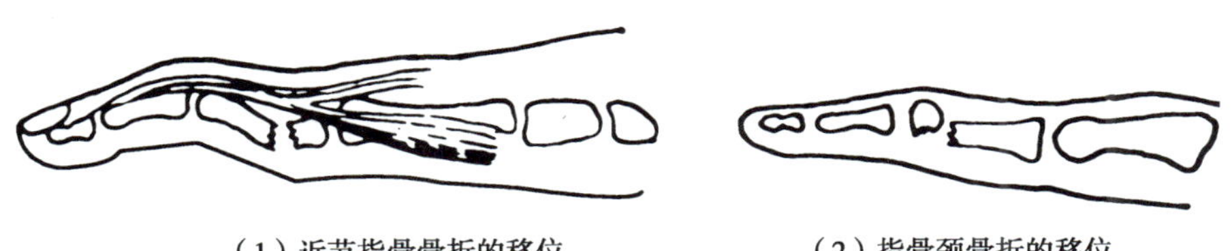

（1）近节指骨骨折的移位　　（2）指骨颈骨折的移位

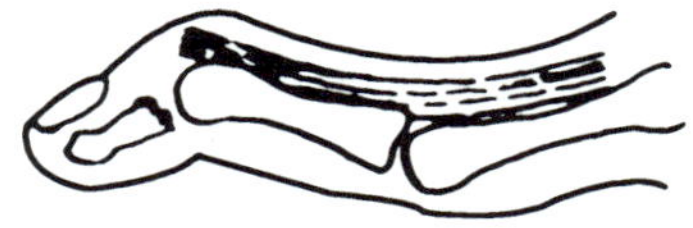

（3）末节指骨基底背侧撕脱骨折

图 3-86　指骨骨折移位

【诊断】

**1. 外伤史**　患者常有明显的手指被打击或撞击的外伤史。

**2. 临床表现**　骨折后，局部出现疼痛、肿胀、畸形和患指功能障碍。骨折有明显移位时，近

节、中节指骨骨折可有成角畸形，末节指骨基底部背侧撕脱骨折有锤状指畸形。手指不能屈伸运动，活动时疼痛加剧，严重移位者，指甲下可出现血肿。

**3. 专科检查** 指骨部位压痛明显，移位骨折可扪及骨擦音，有异常活动。指骨均在皮下，较容易触摸，只要注意检查，则不易漏诊。

**4. 影像学检查** 指骨正侧位X线摄片检查可明确骨折部位和骨折类型，对于儿童近节指骨基底部骨折常表现为骨骺分离，应予特别注意。

诊断时应注意分清骨折的部位，不同的部位可形成不同的畸形。

**【辨证治疗】**

指骨骨折应力求早期整复，尽量达到解剖复位，避免成角、旋转、重叠移位，以免妨碍肌腱的正常滑动，造成手指不同程度的功能障碍。闭合性骨折，首选手法复位、夹板外固定。复位时须用骨折远端对骨折近端。开放性骨折应彻底清创，争取伤口一期愈合，皮肤缺损者，必须修补，以免使骨骼、肌腱外露，造成肌腱坏死、瘢痕挛缩和骨感染。开放的粉碎性骨折，较大的骨折块不能随便摘除，以免造成骨的不愈合。部分开放性骨折清创术后，亦可用手法复位。手指应尽量固定在功能位，做到动静结合。骨折固定后应按早、中、晚三期辨证用药治疗。

### （一）手法复位

末节指骨末端粗隆及骨干骨折复位时，术者可用拇指和示指在骨折处内外侧和掌背侧进行挤捏，以矫正掌背侧和侧方移位。若为开放性骨折，骨折块较小，在清创缝合时，将碎片切除。若甲根翘起者，须将指甲拔除，甲床可用凡士林纱布外敷，指甲可重新长出。末节指骨基底背侧撕脱骨折整复时，应将近节指间关节屈曲、远侧指间关节过伸，以使撕脱的骨折块向骨折远端靠近。

中节指骨骨折整复时，术者用一手拇指和示指捏住骨折近端固定患指，用另一手拇和示指扣住患指末节，先做拔伸牵引，然后用该手的拇指和示指捏住骨折处的内、外侧进行挤捏，以矫正侧方移位。最后将拇指和示指放在骨折处的掌背侧进行提按，以矫正掌背侧移位。

近节指骨干骨折复位时，患者取坐位，术者用一手握住患侧的手掌，并用拇指和示指捏住骨折的近端以固定患指。用另一手的中指扣住患指中节的掌侧，用环指压迫其背侧。将患指在屈曲位下进行拔伸牵引，以矫正骨折的重叠移位。然后术者用拇指和示指，分别捏住骨折处的内、外侧进行挤捏，以矫正侧方移位。再将远端逐渐掌屈，同时以握近端之拇指将近端向背侧顶住，以矫正向掌侧成角畸形。指骨颈复位时，先将骨折远端呈90°向背侧牵引，加大成角畸形，用反折手法迅速屈曲手指，屈曲时应将近端的掌侧顶向背侧，使之复位（图3-87）。

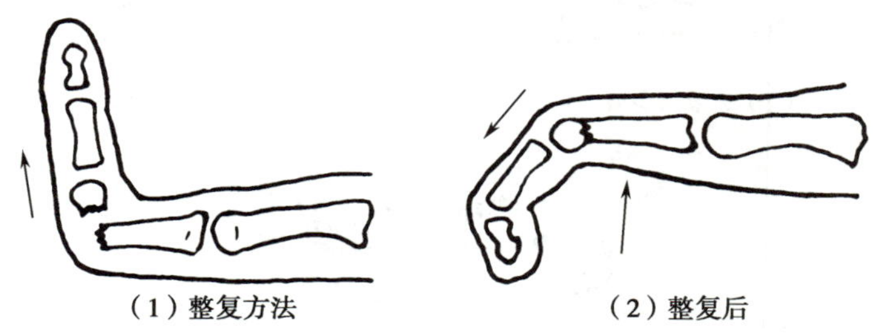


图3-87 指骨颈骨折复位法

治疗时，应力求解剖复位，纠正旋转、侧方移位。指骨闭合性骨折一般不宜采用手术复位内固定法治疗。

### （二）固定方法

骨折复位后，患指应固定在功能位，不能将手指完全伸直固定，以免引起关节囊和侧副韧带的挛缩，造成关节僵直。无移位骨折，可用夹板或铝板固定于功能位3周左右。

末节指骨末端或指骨干骨折复位后，可用夹板固定于功能位。末节指骨基底背侧撕脱骨折复位后，可用塑形夹板固定患指近侧指间关节于屈曲位、远侧指间关节于过伸位6周左右（图3-88）。

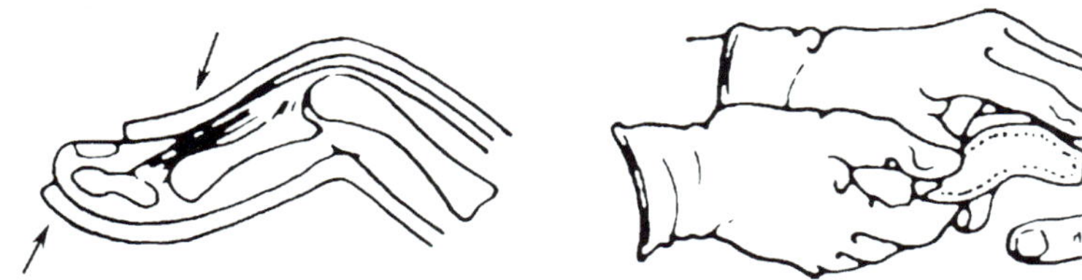

图3-88 末节指骨基底背侧撕脱骨折固定法

中节指骨骨折复位后，骨折部位在指浅屈肌腱止点的近侧者，手指不宜在伸直位固定过久，以免造成关节侧副韧带挛缩及关节僵直。骨折部位在指浅屈肌腱止点的远侧者，固定方法同近节指骨骨折。

近节指骨干或指骨颈的移位骨折，复位后应根据成角畸形放置平垫，在掌、背侧各放一小夹板，若有侧方移位可在内、外侧各放一小夹板，其长度相当于指骨，不宜超过指间关节，然后用胶布固定。对于有向掌侧成角的骨折，可用裹有3～4层纱布的小圆柱状固定物（小木棒），手指屈在其上，使手指屈向舟状骨结节，以胶布固定，外加绷带包扎。如有侧方成角或旋转畸形，还可利用邻近指骨固定患指（图3-89）。

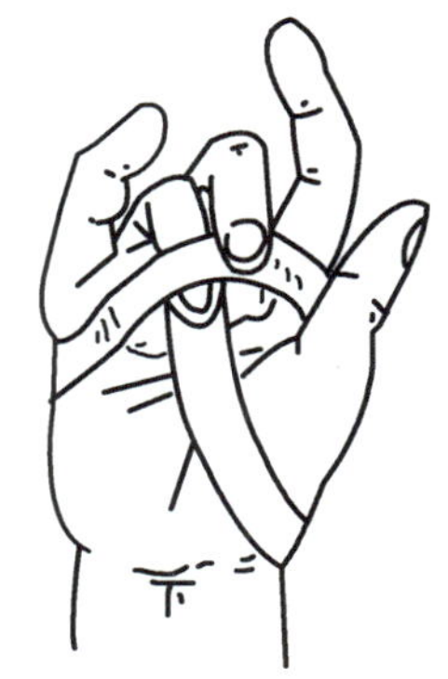

图3-89 近节指骨骨折整复后的固定法

复位固定后，应抬高患肢，以利于消肿。经常检查外固定有无松动，特别应注意防止出现旋转畸形。定期复查X线片，以了解骨折愈合情况。严密观察指端血液循环，防止感染或坏死。固定时间不宜过长，否则易造成肌腱粘连和关节僵硬，影响手指的屈伸功能。解除固定后应及时指导功能锻炼。

### （三）功能锻炼

复位固定后，除患指外，其余手指应进行功能锻炼，防止手指发生功能障碍。骨折一旦愈合，患指应尽早进行功能锻炼，以免造成关节僵直。关节内骨折固定3周后，即可开始关节功能锻炼，以免影响关节功能的恢复。

### （四）药物治疗

早期宜活血祛瘀、消肿止痛，内服七厘散或肢伤一方。中期宜和营生新，接骨续损，内服肢伤二方、八厘散或接骨丹。后期若无兼证，可不服药物。解除固定后，可用骨科洗方或八仙逍遥汤煎水熏洗患手部。

### （五）其他疗法

近节指骨骨折手法复位不成功者，或是斜形骨折不稳定者，可采用切开复位钢针内固定术。不同类型骨折可采用不同方式穿针。如斜形骨折，复位后可于骨折线垂直方向穿入钢针，横断骨折用交叉钢针固定术。钢针不能穿过关节面，以免影响关节活动。

末节指骨基底背侧撕脱骨折，若手法整复不成功或陈旧性骨折，则可采用切开复位内固定术。若撕脱骨折块较大者，可用细钢针固定骨块。若骨折块较小，则可将其切除，把伸指肌腱的止点固定于末节指骨的背侧。

骨折线在指浅屈肌腱止点近侧的中节指骨骨折，为了避免手指在伸直位固定过久，影响关节功能，亦可施行钢针内固定术。

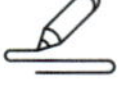

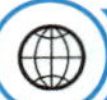

## 知识链接

### 古代医书记载的指骨骨折治疗

清代赵廷海《救伤秘旨》记载："夫手指骨断者，先整筋骨合皮，用桃花散止其血。以竹箬软者一大片，要包得指头过，纸裹定，用麻油调白金生散，摊箬纸上，包束患指，用帛缠之，次日药干，再用麻油透润。三日后，再用麻油调白金生肌散贴之，仍服活血住痛散取效，或蜜调圣神散贴之，亦可取效。"

（董世权　何柳）

## 复习思考题

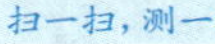

1. 锁骨中 1/3 骨折、肱骨外科颈骨折和肱骨干上、中段骨折的移位机制是什么？论述其复位手法和固定方法。
2. 肱骨外科颈骨折外展型与内收型的移位有什么不同？
3. 肱骨干不同部位的骨折移位特点有什么不同？其注意事项有哪些？
4. 肱骨髁上骨折的诊断要点有哪些？骨折分几型？如何鉴别诊断？整复固定时应该注意的问题是什么？
5. 尺桡骨干双骨折的治疗原则是什么？怎样手法复位和固定？
6. 论述桡骨远端骨折的分型、复位手法和固定方法。

# 第四章 下肢骨折

学习目标

1. 掌握股骨颈骨折、股骨转子间骨折、股骨干骨折、股骨髁上骨折、髌骨骨折、胫腓骨干骨折、踝部骨折、跟骨骨折的临床诊断要点和辨证治疗原则及复位手法。

2. 熟悉髋、膝、踝等各关节解剖和股骨髁间骨折、距骨骨折、跖骨骨折的诊断和治疗方法。

3. 了解足舟骨骨折、趾骨骨折等下肢其他骨折的临床诊断和辨证治疗。

下肢骨包括股骨、髌骨、胫骨、腓骨、距骨、跟骨、舟骨、楔骨、骰骨、跖骨和趾骨。成人下肢骨折比较常见。

下肢的主要功能是负重和行走。下肢骨折的治疗目的就是修复骨折，避免各种并发症的发生，恢复下肢的负重和运动功能。在下肢骨折的治疗过程中，应注意以下几点。

1. 下肢骨折复位时至少应达到功能复位。骨折的分离、旋转及侧方成角移位必须完全纠正。若残余前后成角移位，成人应小于10°，儿童应小于15°；短缩移位，则成人应小于1cm、儿童应小于2cm。

2. 下肢关节内骨折要求解剖复位或近似解剖复位，以恢复关节面的平整，并保证关节的高度稳定性。

3. 下肢骨折的整复与固定，应考虑并利用下肢肌肉较发达，肢体本身较重的解剖特点。对于整复后不易维持复位的骨折可配合持续牵引。

4. 下肢骨折固定时间应比上肢相对延长，以免因过早负重或因肌肉强大的收缩力而发生移位，产生畸形或再骨折。

5. 贯彻骨折动静结合、筋骨并重的治疗原则，积极进行功能锻炼，促进骨折愈合及肢体功能的恢复。

6. 下肢骨折损伤常较上肢为重，并发症多且严重，如股骨干骨折易合并脂肪栓塞；小腿骨折易合并骨-筋膜室综合征，应注意积极预防和处理。

## 第一节 股骨颈骨折

股骨颈骨折是指位于股骨头与粗隆间线之间的骨折。股骨头呈球形，朝向前、内、上方，头顶稍后方有一凹陷，名股骨头凹，圆韧带附着其上，起着稳定股骨头的作用。髋关节囊起于髋臼边缘及髋臼盂唇，前侧止于转子间线，后侧止于股骨颈中、外1/3交界处，将股骨颈前面的全部及后面的内侧2/3部分包在关节囊内。

股骨颈轴心线与股骨干纵轴线之间形成一夹角，称为颈干角或内倾角，具有增加下肢活动范围的作用，并使躯干力量传达至较宽的基底部。正常值为110°～140°，平均127°，儿童时约


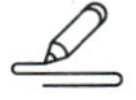

为 157.7°。颈干角小于正常值时称为髋内翻，大于正常值时称为髋外翻（图 4-1）。股骨距位于股骨颈和股骨干连接部的后内侧，是股骨干皮质的延伸，具有增强股骨颈、干连接部应力承受能力的作用。股骨颈轴心线与股骨两髁间的连线所在的额状面成一夹角（线面角），称前倾角或扭转角，新生儿约为 20°～40°，在儿童生长期，其随年龄增长而逐渐减小，至成人，其值约为 12°～15°（图 4-2）。在治疗股骨颈骨折或股骨转子间骨折时，应注意保持这两个角度，否则将会遗留髋关节畸形而影响髋关节功能。

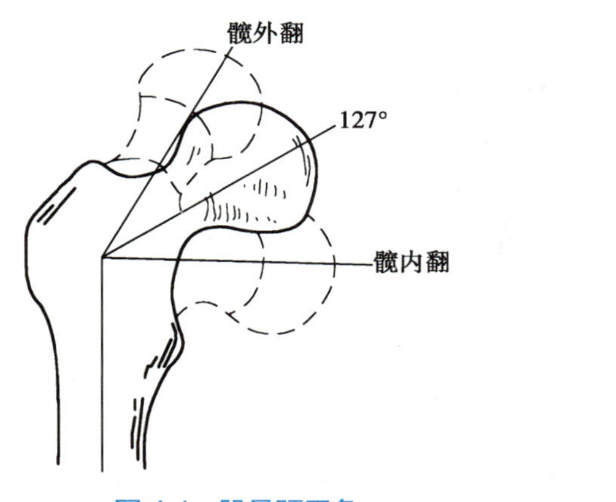


图 4-1　股骨颈干角

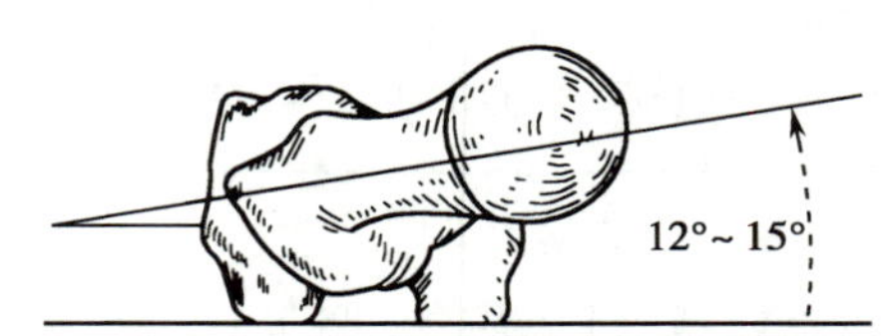


图 4-2　股骨颈前倾角

股骨头、颈部血液供应的主要来源有三部分：①由股深动脉发出的旋股内动脉、旋股外动脉的分支分别绕股骨颈的后方和前方往大转子方向走行，在转子处形成血管网，并在股骨颈基底部滑膜反折处分成三束，即骺外侧动脉、干骺端上动脉、干骺端下动脉，穿入髋关节囊，入股骨颈而至股骨头，是股骨头血液供应的主要来源，其中骺外侧动脉负担股骨头血液供应的 2/3～4/5；②臀下动脉和闭孔动脉吻合到关节囊附着部，分为上、下骨干的滋养动脉，股骨干滋养动脉自股骨骨髓腔上行仅达股骨颈基底部，部分与上述各动脉分支吻合；③来自闭孔动脉的髋臼分支由股骨圆韧带中间进入股骨头内、下方 1/3 部，即小凹动脉（图 4-3）。故而，股骨颈基底部和圆韧带的血管是股骨头血液供应的主要来源。此两组血管一组遭受破坏，常可通过另一组的吻合代偿维持股骨头血运。若吻合不好、代偿不全或两组血管均破坏，则股骨颈骨折不易愈合，股骨头发生缺血性坏死，继发创伤性关节炎。

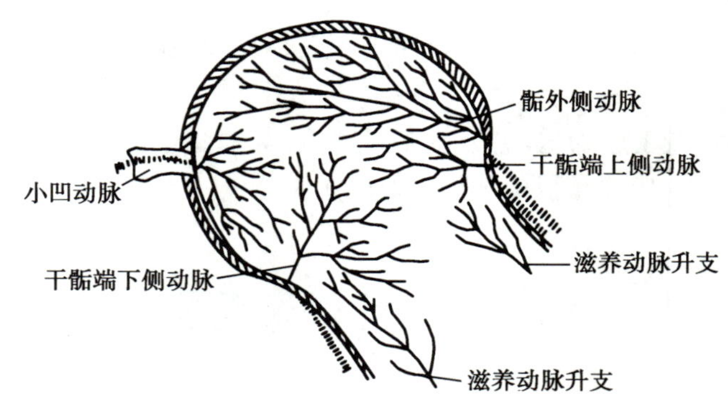


图 4-3　股骨头、颈部血液供应

股骨颈骨折临床较常见，约占全身骨折的 3%～6%，多见于 60 岁以上的老年人，以 50～70 岁者多见，女略多于男，偶见于儿童及青壮年。

【病因病机】

股骨颈骨折多因间接暴力导致。股骨颈部较细小，负重量大，老年人肝肾渐亏，筋骨衰弱，骨质疏松，骨小梁数量减少，股骨颈生物力学结构削弱，较轻外力如滑倒、转身、负重过度等，使得髋关节旋转内收、股骨颈受到旋转和纵轴冲击力即可引起骨折；儿童及青壮年骨质强健，须较大暴力如车祸、高处跌落才能发生股骨颈骨折。

按发生部位，股骨颈骨折可分为头下型、头颈型、颈中型和基底型（图 4-4）。头下型骨折线位于股骨头与股骨颈的交界处，头颈型骨折线从股骨颈上缘头下向下走行至股骨颈中部，颈中型骨折线通过股骨颈中段，这三型的骨折线均在关节囊内，又叫囊内骨折；基底型骨折线位于股骨颈与大转子之间，骨折线的后部在关节囊外，称为囊外骨折。移位多的囊内骨折，骨折近端血液供应破坏严重，故骨折不愈合、股骨头缺血性坏死的发生率较高；基底部骨折一般移位不多，骨折近端血液供应较好，上述并发症发生率较低。所以，囊内骨折预后较囊外骨折差。

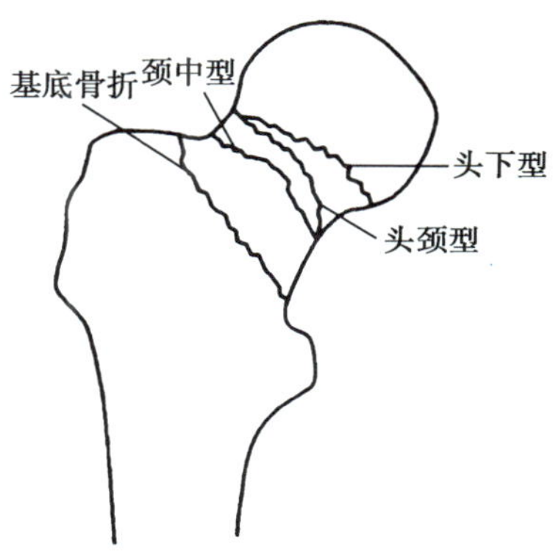

图 4-4　股骨颈骨折按部位分型

股骨颈骨折时，骨折线与股骨干纵轴垂线相交的夹角称为 Linton 角。根据 X 线片测得的 Linton 角大小，股骨颈骨折可分为三型：此角小于 30° 时称为外展型骨折，此型骨折常因股骨干急骤外展及内收肌的牵拉而发生，其骨折端剪力小，相对稳定，骨折愈合率高；此角大于 50° 时称为内收型骨折，本型常因股骨干急骤内收及外展肌群的牵拉而发生，骨折端的剪力大，移位多，稳定性差，血运破坏较大，骨折愈合率低，股骨头缺血性坏死率较高；此角在 30°～50° 之间称为中间型骨折，骨折的稳定性及愈合情况介于前二者之间（图 4-5）。

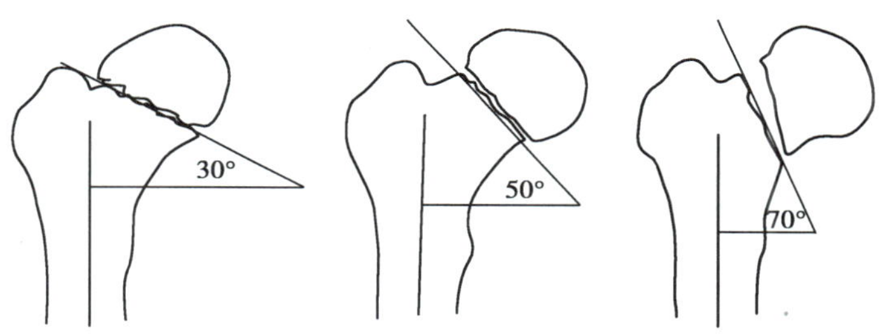

图 4-5　股骨颈骨折 Linton 角

股骨颈骨折后常需长期卧床，若患者年老体弱，易引发一些并发症，如褥疮、坠积性肺炎、泌尿系感染、血管栓塞、心力衰竭、脑血管意外、精神失常等而危及生命。故要密切观察，细心护理，积极防治并发症。老年患者感染发热，有时仅出现低热，需警惕。

股骨颈骨折愈合较慢，临床愈合时间平均为 5～6 个月，愈合速度与骨折部位、类型、移位程度及复位、固定、护理的质量有关。其不愈合率较一般骨折高，约为 10%～20%。无论骨折愈合与否，均可发生股骨头缺血性坏死及继发创伤性关节炎，坏死可于伤后 3 个月至 4 年或更迟出现，坏死发生率约为 20%～40%。

儿童股骨颈骨折的愈合率较成人高，股骨头缺血坏死率也较成人为高，约为 30%～50%。股骨头坏死后，常导致股骨头塌陷和变形等严重后果，另亦有可能发生骨骺早期闭合等合并症。因此，治疗上应尽量避免切开复位。

【诊断】

**1. 外伤史**　患者常有明显滑倒、跌落等外伤史。

**2. 临床表现**　伤后患者髋部疼痛，任何方向的主动或被动活动均可引起疼痛加剧。有时疼痛可沿大腿内侧向膝部放射，应注意和膝部损伤鉴别。囊内骨折，因局部血运较差，出血少，且有关节囊包裹，故局部肿胀不明显；若系囊外骨折，则出血较多，可有局部肿胀，或伴瘀斑。患者

伤后即会出现髋关节功能丧失，不能站立行走。受暴力伤后，髋部疼痛，站立和行走困难，应考虑可能有股骨颈的骨折。但有部分无移位的线状或嵌插骨折患者，伤后仍能站立行走甚或骑自行车，此时应注意避免因漏诊延误病情。

**3. 专科检查** 纵向叩击患肢或大转子部时，诱发髋痛加重。患侧腹股沟韧带中点下方常有压痛。无移位骨折，畸形可不明显；移位骨折，因肌群牵拉作用，患肢短缩，多呈外旋畸形，伴见轻度屈膝、屈髋畸形。囊内骨折因关节囊束缚，患肢外旋仅 45°～60°；囊外骨折则外旋可达 90°。患肢缩短时，大转子上移，位于髂、坐骨结节连线之上；测量见大转子与髂前上棘水平线间的距离较健侧缩短（图 4-6）。

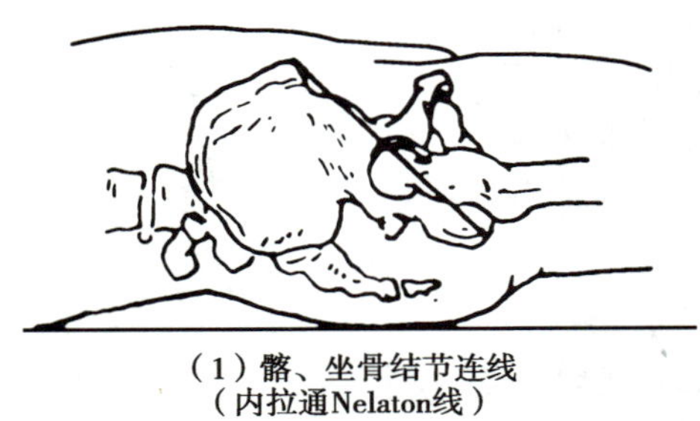

（1）髂、坐骨结节连线
（内拉通Nelaton线）

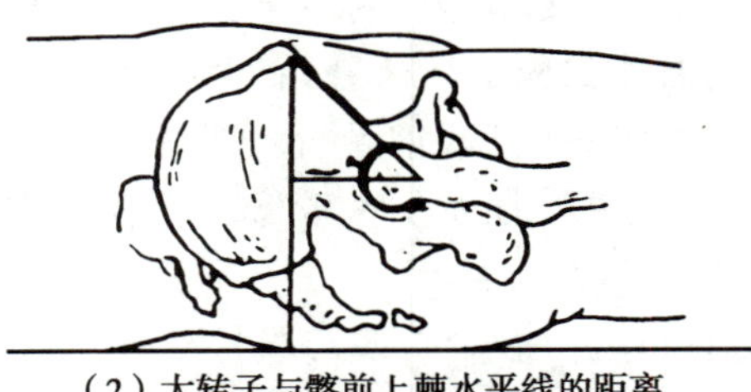

（2）大转子与髂前上棘水平线的距离
（伯瑞安Bryant三角）

图 4-6 大转子上移测量方法

**4. 影像学检查** 常规拍摄髋关节正、侧位 X 线片，以明确骨折部位、类型及移位情况，拟定治疗方案及判断预后。应注意，部分线性骨折或嵌插骨折，在伤后即拍的 X 线片上，骨折线可不太明显，应加拍健侧 X 线片对比。对临床疑有股骨颈骨折的，虽 X 线片未支持，仍应按无移位骨折处理，2～3 周后再拍 X 线片复查，此时，断端骨质吸收，骨折线已较清晰。

股骨颈骨折延迟愈合或不愈合时，超过平均骨折愈合时间而症状仍在。X 线片可见骨折线清晰或囊性变；连续拍片对比，可见股骨颈吸收变短，颈干角逐渐增加。若股骨头坏死时，可见坏死区骨质密度增加，与周围骨质分离，甚或股骨头变扁、塌陷乃至碎裂。

根据上述外伤史、临床表现、专科检查和影像学检查，可作出诊断。

【辨证治疗】

应根据骨折的时间、类型，患者年龄及全身情况等确定治疗方案。

无移位新鲜股骨颈骨折较稳定，治疗上一般仅需局部制动，卧床休息，可于卧床期间穿丁字鞋（图 4-7）或采用皮牵引将患肢固定于外展中立位。嘱患者不盘腿、不侧卧、不下地（“三不”）。6～8 周后拍 X 线片复查，可考虑扶双拐不负重下地活动。以后每 1～2 个月拍 X 线片复查一次，并根据骨折愈合情况逐步负重锻炼，至骨折愈合，可弃拐负重行走，一般需 4～6 个月。对儿童也可用髋人字石膏固定 2～3 个月。

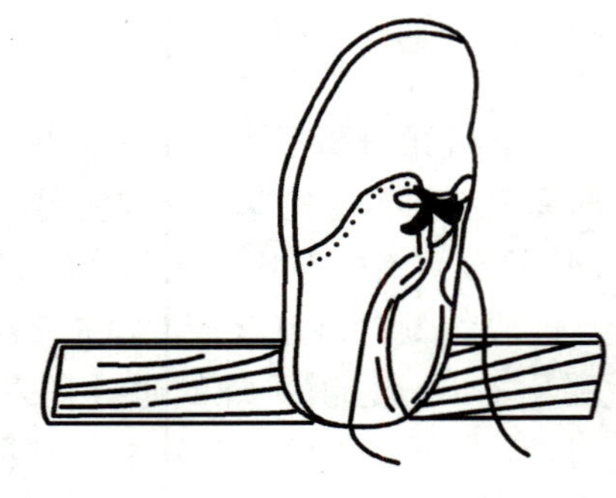

图 4-7 丁字鞋

有移位的新鲜股骨颈骨折一般先予复位，可用持续牵引或手法复位；再予固定，有持续牵引、外展夹板、髋人字石膏外固定，或采用螺纹钉、三翼钉等手术内固定方式。对于老年人囊内骨折，亦可考虑行人工股骨头置换术。

### （一）整复方法

**1. 骨牵引逐步复位法** 股骨颈骨折患者入院后，置患肢于外展中立位行骨牵引，牵引质量一般为 4～8kg。经 2～3 天后，拍床边正、侧位 X 线片，若骨折重叠移位已纠正，则将患肢由中立位改为微内旋位，以纠正骨折向前成角，使复位的骨折端紧紧扣住。若仍有残余移位，则调整患肢外展或内收角度，或适当增加牵引重量，至骨折复位满意为止，复位一般应在 1 周内完成。

**2. 手法复位法** 可在持续牵引前使用，亦可与骨牵引逐步复位法配合运用。

一法：麻醉后，患者仰卧位，助手按压两侧髂嵴，固定骨盆。术者一手托住膝关节，一手握踝部，使膝、髋屈曲 20°～30°，外旋拔伸大腿，再慢慢将患肢内旋伸直，并维持患肢于内旋外展位（图 4-8）。

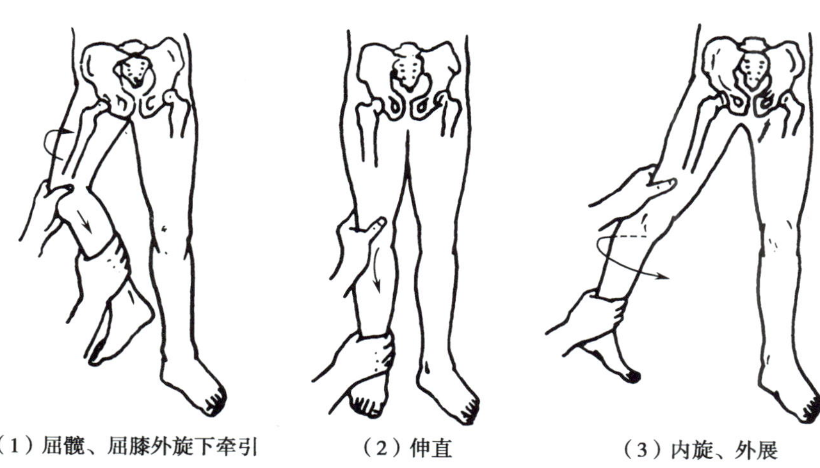

（1）屈髋、屈膝外旋下牵引　（2）伸直　（3）内旋、外展

图 4-8 股骨颈骨折复位一法

二法：麻醉后，患者仰卧，助手固定骨盆。术者一手托住腘部，一手握住踝部，屈髋屈膝至 90°，沿股骨干纵轴拔伸，矫正远折端的向上移位，再逐渐使髋伸至 45° 位并内旋、外展患肢，矫正骨折的向前成角，使断端扣紧，然后伸直髋、膝，保持患肢于内旋外展位（图 4-9）。

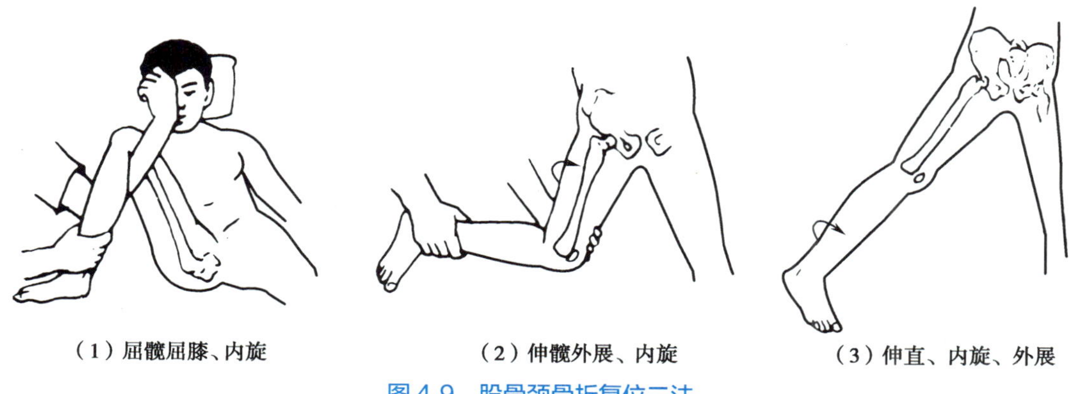

（1）屈髋屈膝、内旋　（2）伸髋外展、内旋　（3）伸直、内旋、外展

图 4-9 股骨颈骨折复位二法

若 X 线正位片示骨折对位好，侧位片示骨折向前成角，采用二法整复未能复位，可麻醉后，患者仰卧位，助手向下牵引患肢，术者一手置于股骨颈前方用力向后压，另一手扣住大转子部，用力向前端提。助手在牵引下徐徐将患肢内旋，即可纠正向前成角（图 4-10）。

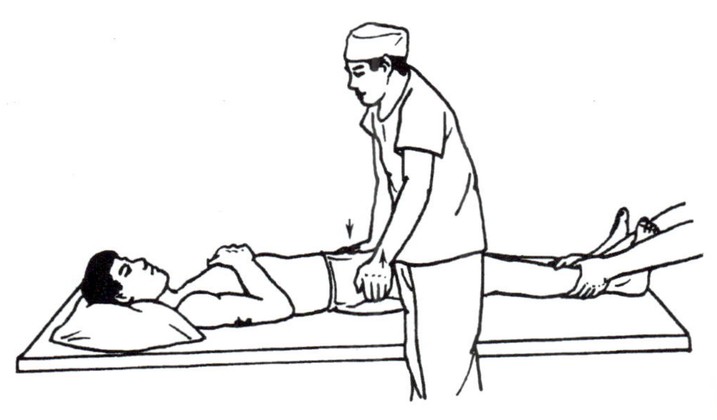

图 4-10 纠正向前成角整复法

如果 X 线正位片示骨折对位好，侧位片示骨折远端位于近端后侧，则麻醉后，患者仰卧位，一助手按压两侧髂嵴，固定骨盆，另一助手用力向下牵引并稍

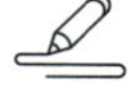

外旋患肢。术者以一宽布套一端套在自己项上，另一端置于患肢大腿根部，挺腰伸项，向前提拉患肢，同时以两手分别置于股骨下端和股骨头处向后按压，矫正前后移位，然后助手将患肢外展内旋，即可复位（图4-11）。

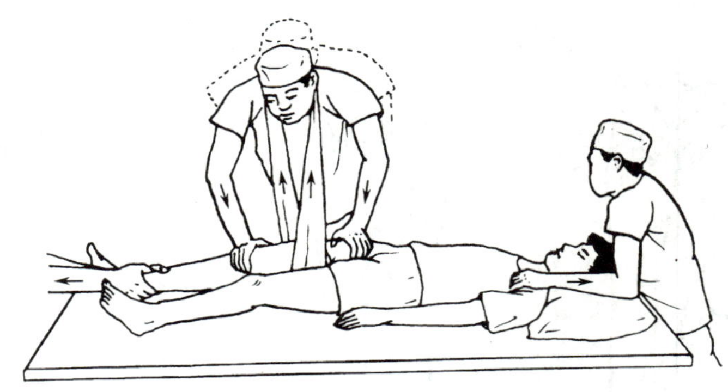

图4-11　纠正前后移位整复法

以上诸法在复位时，应注意始终保持骨盆两侧在绝对对称位置上。牵引患肢时，要防止骨盆向患侧倾斜；内旋患肢时，要防止骨盆向对侧倾斜旋转，以避免发生牵引过度，致使骨折端分离移位。

经以上手法复位后，可做掌托试验：将患侧足跟托于术者手掌之上悬空患肢，若足不外旋，提示复位成功（图4-12）。拍正、侧位X线片复查，可明确复位情况。

**3. 骨折整复台快速牵引复位法**　麻醉后，让患者仰卧于骨折整复台上，以立杆挡住会阴部，两足置于整复台的足托上并缚扎固定。旋转整复台螺旋，纵向牵引患肢，待重叠畸形完全矫正后，再将患肢外展并内旋，扣紧骨折断面即可（图4-13）。

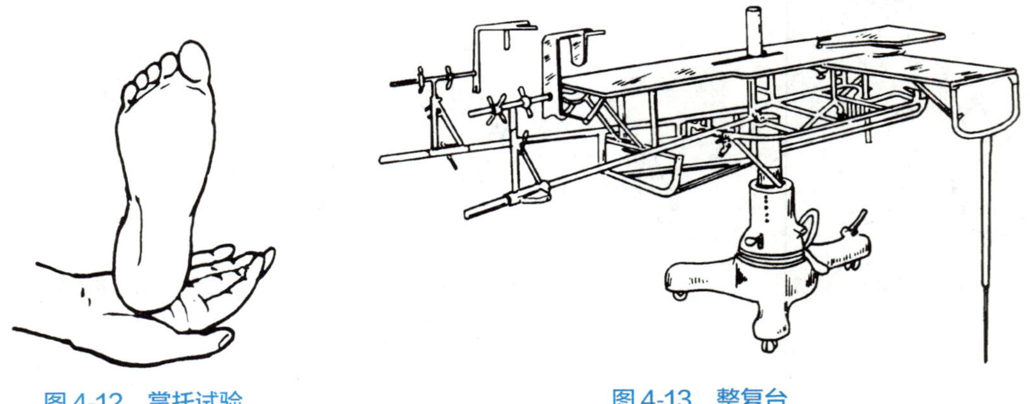

图4-12　掌托试验

图4-13　整复台

若经上述方法反复施行仍不能复位者，则可能是近侧骨折端刺插在关节囊上，或有撕裂的关节囊碎片夹于骨断端之间而阻碍复位，此时应行切开复位内固定术治疗。

知识链接

**股骨颈骨折手法复位后注意事项**

手法复位后应叩击股骨大粗隆，使骨折断端嵌插，增加复位后的稳定性。

## （二）固定方法

可选用持续牵引、外展夹板、髋人字石膏外固定，或螺纹钉、三翼钉内固定等。

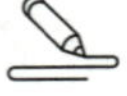

**1. 持续牵引固定**　持续牵引既用于复位又用于固定，常用于稳定型股骨颈骨折的治疗，亦可用于配合不稳定型股骨颈骨折的手术治疗。可选用皮肤牵引或骨牵引。儿童或瘦弱的老年人一般选用下肢皮肤牵引，骨折复位后，用 2～5kg 质量维持牵引 1～1.5 个月。青壮年肌肉发达，可选用胫骨结节骨牵引，骨折复位后，一般用 4～8kg 维持患肢于外展、中立位或稍内旋位，持续 3～6 个月。当拍 X 线片证实骨折已达临床愈合时，才能去除牵引。

**2. 外展夹板固定**　用于无移位稳定性骨折。外展夹板上端至肋骨下缘，下达足底，将患肢外展 30°、中立位缚扎固定，至骨折临床愈合。注意在骨突部垫好软垫。

**3. 手术内固定**　骨折复位后，可选用螺纹钉、三翼钉或多枚钢针，在有 X 线设备的手术室进行内固定手术。这些内固定操作简便，适用范围较广，固定后利于骨折的稳定，从而可提高骨折愈合率，并可较早下床活动，避免长期卧床引发合并症。青年人股骨颈骨折的治疗原则：①急诊手术（伤后 12 小时之内）；②解剖复位，必要时切开复位；③多枚螺钉坚强固定；④另有学者提出应切开前关节囊减压。

股骨颈骨折治疗时应争取伤后 1 周内完成复位，牵引固定应保持至骨折临床愈合。牵引中注意随时观察，调整牵引重量，维持患肢于中立、外展 30°～40° 位；皮肤牵引应注意患肢血液循环，儿童皮肤娇嫩，易起水疱，老年人则皮肤松弛，易致皮肤溃疡、坏死，应注意检查；骨牵引应预防针孔感染，可每日在针孔处滴酒精 1～2 次。同时，指导患者积极练功锻炼。

### （三）功能锻炼

骨折固定后，即逐步开始进行股四头肌收缩、踝关节伸屈及全身锻炼。鼓励患者行深呼吸，做气功或扩胸运动，咳嗽排痰。骨折 3～6 个月后，根据患部 X 线片及临床骨折愈合情况，逐步扶双拐下床，让患肢从不负重到负重锻炼。有移位骨折比无移位骨折下地负重时间要晚。

### （四）药物治疗

按骨折三期辨证用药。早期肿痛较剧，当活血祛瘀、消肿止痛，可用桃红四物汤加三七、牛膝等；若见便秘、腹胀等症，可酌加大黄、枳实以泄热通腑。中期肿痛减轻，应养血舒筋，可用舒筋活血汤加减。后期则宜滋补肝肾，强筋壮骨，可用壮筋续骨丹等方加减。

外用药早期可用祛瘀消肿膏活血消肿止痛；中期可用接骨续筋药膏治疗；后期可选用海桐皮汤熏洗以滑利关节。

### （五）其他疗法

股骨颈骨折常发生不愈合或股骨头缺血性坏死，可根据具体情况，行缝匠肌蒂骨瓣移植术、转子间移位截骨术或人工股骨头置换术等。

股骨颈骨折，若具有手术指征，患者能够耐受手术者，可选择手术治疗，以促进骨折愈合，或缩短卧床时间，减少并发症。

**病案分析**

张某，女，65 岁。主诉：摔伤后右髋部疼痛、活动受限 1 小时。患者自述 1 小时前行走时不慎滑倒受伤，右髋部着地，当即右髋部疼痛，髋部活动受限，不能站立行走，就诊于医院。体检：右下肢短缩，呈外旋畸形，轻度内收，轻度屈髋、屈膝畸形，右髋肿胀，有散在瘀斑，右侧股三角压痛，右侧股骨大转子上移并有叩击痛，右髋关节主动活动受限，被动活动诱发疼痛加重。X 线检查显示右侧股骨颈基底部皮质连续性中断，骨断端错位，大转子向上移位。

**请分析：**

该患者的疾病诊断是什么？

请制订相应的治疗措施。

如何对患者进行健康指导？

## 第二节　股骨转子间骨折

股骨转子间骨折是指股骨颈基底部至小转子水平部位的骨折，又名股骨粗隆间骨折。股骨颈下部有两个隆起，即大、小转子。大转子呈长方形，罩在股骨颈后上部，其后上面无任何结构附着，其内面下部与股骨颈干部的骨松质相连，上部则形成转子间窝。小转子呈圆锥形突起，位于股骨干的上、后、内侧，在大转子的平面下，是髂腰肌的附着点。于两转子间，前面有转子间线，后面为转子间嵴，分别有关节囊与小外旋肌群附着其上。股骨转子部主要是松质骨，周围肌肉层丰厚，血液供应充足，骨骼的营养远较股骨颈丰富。

临床上，股骨转子间骨折占全身骨折的 1.38%，老年人多见，平均发病年龄比股骨颈骨折大 5～6 岁，罕见于青少年。男女发病比例约为 1.5：1。

**【病因病机】**

股骨转子间骨折的病因为直接暴力或间接暴力，也可由两种暴力同时作用引起。受伤机制与股骨颈骨折类似。如跌倒时，转子部直接触地，同时受到髋内翻及向前成角的复合应力，加之转子部骨质松脆，老年人骨质疏松，遂致骨折，且多为粉碎型。

根据暴力方向和骨折线走行及骨折端位置，临床将转子间骨折分为三型：顺转子间型、反转子间型、转子下型（图 4-14）。

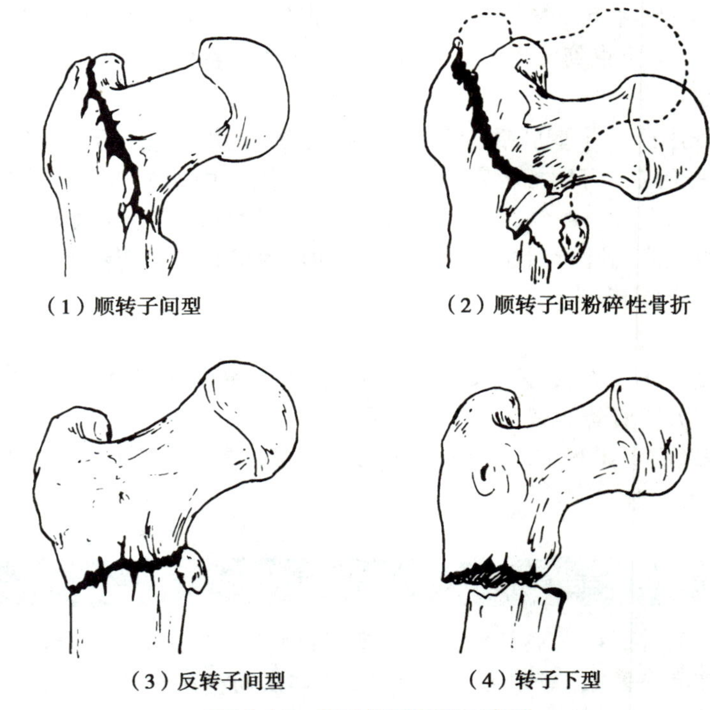


图 4-14　股骨转子间骨折类型

**1. 顺转子间型**　骨折线从大转子顶点附近斜向内下方走行至小转子的上方或稍下方，大致与转子间线或转子间嵴平行。小转子或可保持完整，若成为游离骨片，是由于向前成角和髋内翻的复合应力作用所致，而非髂腰肌牵拉。小转子虽然游离，但股骨上端内侧之骨支柱仍保持完整，骨折移位不多，髋内翻也不严重，远折端可因下肢重量及髋外旋肌群的牵拉而稍外旋，仍属稳定骨折。当暴力过大，骨质脆弱，可致小转子游离，大转子及内侧支柱破碎，骨折线难以分清走向，形成粉碎型骨折，此时骨折远端明显上移，患肢外旋，髋内翻明显，是不稳定骨折。

**2. 反转子间型**　骨折线从大转子下方向内上斜行走行至小转子上方。骨折线大致与转子间线或转子间嵴垂直。小转子也可成为游离骨片。若有移位，近折端在外展、外旋肌牵拉下而外展、外旋；远折端因髂腰肌和内收肌牵拉而发生向内、上移位。

**3. 转子下型**　骨折线在大、小转子下方，可为横断、斜形，或为锯齿形，甚或轻度粉碎。骨折多有移位，近折端多因髂腰肌、臀中肌、臀小肌及外旋肌牵拉而发生屈曲、外展、外旋；远折端则向内并外旋移位。

三型中，顺转子间型约占本病的 85%，多属稳定性骨折。顺转子间型之粉碎型、反转子间型及转子下型外伤后常有髋内翻存在，属不稳定性骨折。伤后原始髋内翻越严重者骨折越不稳定，治疗后仍遗留髋内翻的概率也越大。

股骨转子间骨折多为高龄患者，长期卧床易引起危及生命的各种并发症，如褥疮、坠积性肺炎、泌尿系感染、心力衰竭、脑血管意外及肺栓塞等，国外报道死亡率约为 10%～20%，其中保守治疗死亡率约 41%，手术治疗约 13%，故多数人主张采用手术内固定治疗或经皮穿针固定器疗法，其目的之一即为降低死亡率。根据国内治疗经验，死亡率远较国外为低，即使采用保守治疗亦很少发生死亡。究其原因，除体质不同外，可能和精心护理使合并症得以防止或减少有关。

成人股骨转子间骨折临床愈合时间约为 8～12 周，骨折不愈合及股骨头缺血性坏死极少发生，预后远比股骨颈骨折为佳。

【诊断】

**1. 外伤史**　患者常有跌倒等明显外伤史。

**2. 临床表现**　伤后髋部疼痛、肿胀，不能站立或行走。髋关节主动、被动活动均困难。无移位骨折或嵌插骨折则上述诸症较轻。

**3. 专科检查**　大转子部压痛，叩击患侧大转子或足底，可引起髋部剧痛。髋部见瘀斑。若骨折移位明显，则下肢有明显短缩、内收、外旋畸形，检查见患侧大转子上移。

**4. 影像学检查**　拍髋关节正、侧位 X 线片可明确骨折的类型和移位情况。

股骨转子间骨折与股骨颈骨折的病因病机、临床表现及并发症相似。但转子间骨折肿、痛、瘀斑更明显，压痛点在大转子处，易愈合，易遗留髋内翻畸形；股骨颈骨折则瘀、肿较轻，压痛点在腹股沟韧带中点下方，易发生骨折不愈合或延迟愈合。X 线检查有助于二者鉴别。

根据外伤史、临床表现、专科检查及影像学检查等可明确诊断。

【辨证治疗】

股骨转子间骨折治疗的关键在于降低死亡率和减少髋内翻畸形的发生率。可采用手术治疗或保守治疗。具体应根据骨折类型、骨折移位情况、患者年龄及全身情况等选用治疗方法。

### （一）整复方法

顺转子间型骨折的整复方法：与股骨颈骨折大致相同，可参照执行。

反转子间型骨折的整复方法：牵引下将患肢外展并稍外旋，助手双手握近端向外挤按，术者双手握远端由外向内端提，使两断端对位。

转子下型骨折的整复方法：牵引下将患肢外展并稍外旋，助手双手握近端向后挤按，术者双手握远端由后向前、由内向外端提，使两断端对位。

### （二）固定方法

无移位骨折或嵌插骨折的固定方法：患者卧床休息，穿丁字鞋，或用外展夹板，或用持续皮肤牵引（3～5kg）等维持患肢于中立、外展 30°～40° 位，制动 6～8 周，至骨折愈合。

骨牵引固定方法：骨牵引适用于各类转子间骨折。可选用胫骨结节或股骨髁上骨牵引。患肢亦置于中立、外展 30°～40° 位，牵引重量约为体重的 1/7。牵引 2～3 天后，拍床边 X 线片了解骨折位置以调整牵引角度及质量。一般 4～5kg 牵引 8～10 周，至骨折临床愈合后去除牵引（图 4-15）。

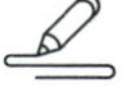

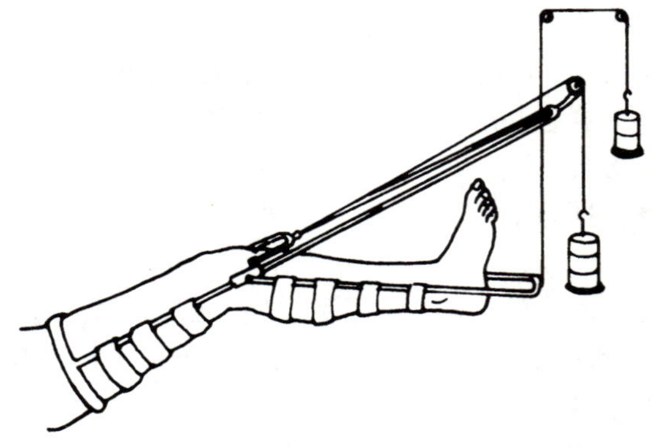

图 4-15 股骨转子间骨折牵引固定

知识链接

**股骨转子间骨折牵引注意事项**

牵引过程中要避免无效牵引，应注意以下几点：

1. 患足抵于床尾。
2. 骨牵引弓抵于滑轮。

若骨折整复不良或负重过早可致畸形愈合，遗留髋内翻畸形。牵引治疗髋内翻的发生率可达 40%～50%。重度髋内翻常需手术矫正，故在牵引固定中，应定期拍片，随时观察，确保有效牵引，使患肢相对于躯干骨盆的纵轴线保持 30°～40° 外展角，足尖向上，牵引重量及时间足够，勿过早去除牵引。对不稳定者应适当延长牵引时间，以防止或减少髋内翻畸形。另外，手术内固定也是减少髋内翻发生率的有效措施。

长期牵引固定易出现膝关节僵硬，故在牵引期间及去除牵引后，要在全面练功的基础上重点锻炼膝关节。牵引期间，患者可自由坐起，但应注意不盘腿、不侧卧、不下地。

#### （三）功能锻炼

复位固定后，即开始行股四头肌舒缩、踝关节伸屈锻炼，并逐步做全身锻炼。牵引固定者，2～3 周时可练习坐床抬臀，3～4 周后可练习手拉吊环抬臀活动。后期根据 X 线片所示骨折愈合情况，逐步扶双拐离床活动。

#### （四）药物治疗

基本同股骨颈骨折用药，可参照执行。因骨折愈合较快，后期用药时间较股骨颈骨折短。

#### （五）其他疗法

部分转子间粉碎性骨折，单以闭合复位外固定无法控制断端移位时，可采用多根针、鹅头钉等内固定；遗留严重髋内翻畸形的青壮年患者，可行转子下外展截骨钢板内固定。

## 第三节 股骨干骨折

股骨干骨折是指股骨小转子下 2～3cm 至股骨髁上 2～3cm 处的骨折，又名大腿骨骨折。

股骨是人体中最长的管状骨。骨干由皮质骨构成，厚而坚强，呈圆柱形，有向前突出的 5°～7° 生理弧度，利于股四头肌发挥伸膝作用，整复骨折时应尽可能保持此弧线；其表面光滑，后方有股骨粗线隆起，是营养血管进入及肌肉附着处，手术时，不宜轻易剥离。股骨髓腔近圆形，上 2/3 内径较一致，下 1/3 内径膨大。股骨干被内收肌群、伸肌群、屈肌群所包围，其中伸肌群最大，屈肌群最小。股动、静脉自腹股沟韧带下方穿出，在股骨上 2/3 时，先后走行在股鞘及内收肌管中，与骨干有肌肉间隔，骨折时不易伤及，但穿过收肌腱裂孔至腘窝时，与股骨腘面关系密切，故股骨下 1/3 骨折向后成角时，易伤及该处的腘动、静脉。

此骨折约占全身骨折的 6%，多见于青壮年及 10 岁以下的儿童，男女发病比例约为 2.8：1，左右两侧均相等。

【病因病机】

股骨干骨折多由直接暴力打击、碰撞，间接暴力冲击、扭转等所致。多见于骨干中部，可分为横断、斜形、螺旋形、粉碎性及青枝五型，直接暴力所致常为横断、粉碎性骨折；间接暴力多引起斜形、螺旋形骨折。除青枝骨折外，均属不稳定骨折。股骨干骨折后，断端因受暴力作用、肌群牵拉及下肢本身重力等的影响，常呈典型移位。骨干上 1/3 骨折时，近折端因髂腰肌和臀中小肌及其他外旋肌的收缩而呈屈曲、外展、外旋移位，远端因内收肌群作用而向上、内、后方移位；中 1/3 骨折时，有重叠移位，多数骨折近折端呈屈曲、外展倾向，远折端下端因内收肌作用而向内、上方移位，使骨折向前、外成角；下 1/3 骨折时，远折端因膝后关节囊及腓肠肌牵拉而向后移位，严重者可损伤腘动、静脉及坐骨神经（图 4-16）。

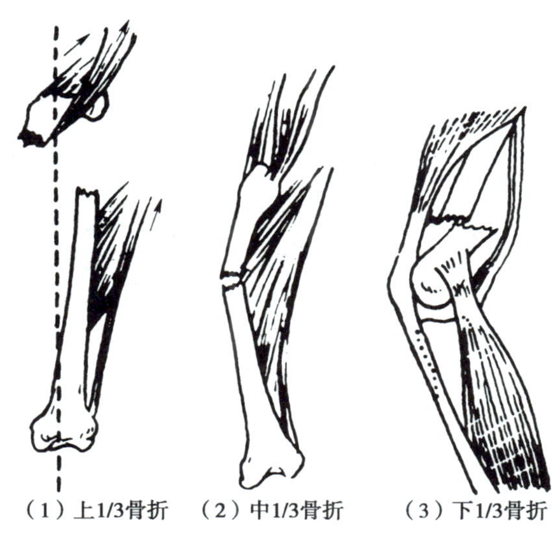


图 4-16 股骨干骨折移位

较强大暴力才能造成股骨干骨折，因此软组织损伤常较严重，骨折移位较明显，伤后出血较多，成人单侧闭合性股骨干骨折内出血量即可达 500～1 000ml，甚至更多，加之伤后剧痛，早期即可能发生休克。骨折因挤压所致，又可能发生挤压综合征。严重骨折还可并发脂肪栓塞综合征。

股骨干骨折创伤严重，应密切注意病情变化，积极抗休克治疗；疑有挤压综合征、脂肪栓塞综合征者，应及时对症处理，注意变证的发生；疑有神经、血管损伤，若复位后症状未解除，应及时手术切开探查，以防肢体坏死。

儿童股骨干骨折的特点：一是愈合迅速，自我塑形能力较强（除旋转畸形难以塑形外）；二是因骨折的刺激致使肢体生长过速，因此在骨骺发育终止前尽可能避免内固定。根据以上特点，骨折在维持对线情况下，短缩不超过 2cm，无旋转畸形，向前成角小于 10° 均可被认为达到功能要求，可自行矫正。

【诊断】

**1. 外伤史** 股骨干骨折多有打击、碰撞等严重的外伤史。

**2. 临床表现** 伤后局部剧痛、严重肿胀，下肢功能丧失。部分患者可出现面色苍白、口干渴、出冷汗、呼吸迫促、手足发冷等全身症状，为休克征象。

**3. 专科检查** 可见患肢出现缩短、成角和旋转畸形，局部压痛，纵轴叩击痛，可扪及骨擦感，异常活动。若患肢感觉、运动障碍，足背、胫后动脉搏动减弱或消失，应警惕神经、血管损伤。

**4. 影像学检查** 拍股骨正、侧位 X 线片可以明确骨折的类型及移位方向。

根据外伤史、临床表现、专科检查及影像学检查可明确诊断。

【辨证治疗】

治疗股骨干骨折，应局部与整体并重，重视急救处理，避免搬运、救治中骨折端再移位而继发严重的神经、血管或其他组织损伤，积极防治创伤性休克。

根据患者年龄、体质、骨折类型、软组织损伤程度及有无血管、神经损伤，选用手法复位、夹

板固定、持续牵引复位固定或切开复位内固定等方法治疗。

### (一)整复方法

手法整复适用于横断骨折、斜形骨折及碎片不多的粉碎性骨折。在局部麻醉或硬膜外麻醉下进行，患者仰卧位，一助手固定骨盆，另一助手以双手握小腿上段顺势牵引，再徐徐将患肢屈髋、屈膝90°，纠正重叠移位，也可以用持续皮牵引或骨牵引纠正重叠移位，然后根据不同部位采用下列手法(图4-17)。

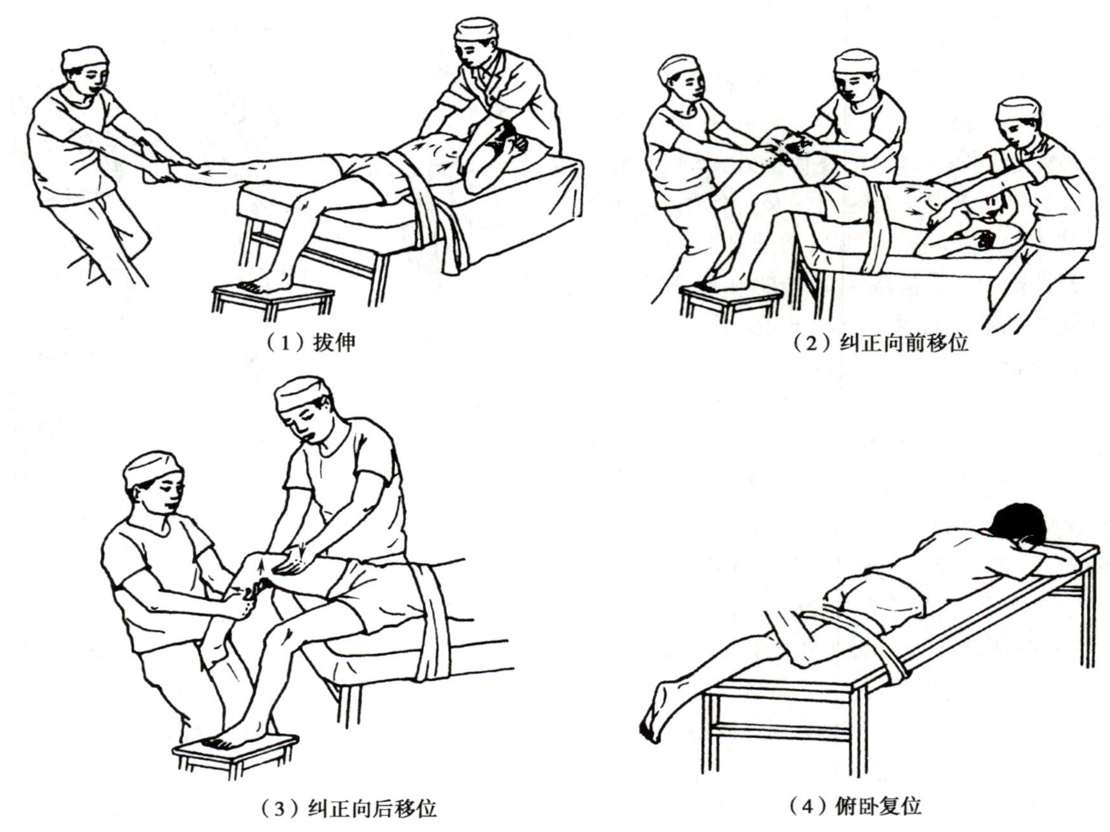

(1)拔伸　(2)纠正向前移位　(3)纠正向后移位　(4)俯卧复位

图4-17　股骨干骨折复位手法

**1. 上1/3骨折**　牵引下将患肢外展并稍外旋，助手双手握近端向后挤按，术者双手握远端由后向前端提，使两断端对位。

**2. 中1/3骨折**　牵引下将患肢外展，术者以手从断端外侧向内推挤，再用双手合抱或双前臂在断端前后、内外施以夹挤手法，使骨折复位。

**3. 下1/3骨折**　牵引下将膝关节徐徐屈曲，术者以两手置于腘窝内作支点，将远折端由后向前、向近折端推送，使骨折对位。

如手法牵引不能完全纠正重叠移位，必要时可用反折手法使骨折对位；对于斜形、螺旋形骨折背向移位，软组织嵌顿者，可用回旋手法矫正、解脱。

### (二)固定方法

**1. 夹板固定**　适用于儿童及年老体弱者的稳定性股骨干骨折。复位后，上1/3骨折将压垫置于近端前方及外侧，中1/3骨折置于断端前方及外侧，下1/3骨折置于近端前方。再于大腿前侧、后侧、内侧、外侧放置夹板，捆扎固定。前侧板由腹股沟至髌骨上缘，后侧板由臀横纹至腘窝上缘，内侧板由腹股沟至股骨内髁，外侧板由股骨大转子至股骨外髁。固定至骨折愈合。1岁以内的婴儿骨折，以纸板或木板固定2～3周即可(图4-18)。

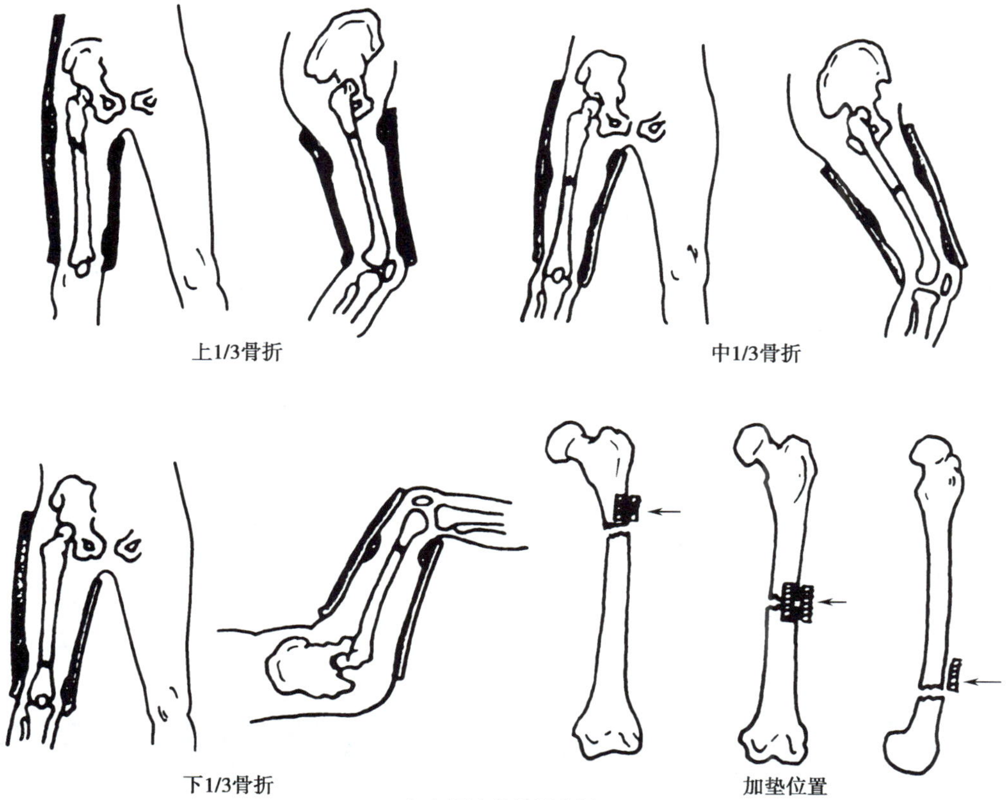

上1/3骨折

中1/3骨折

下1/3骨折

加垫位置

（1）固定垫放置位置

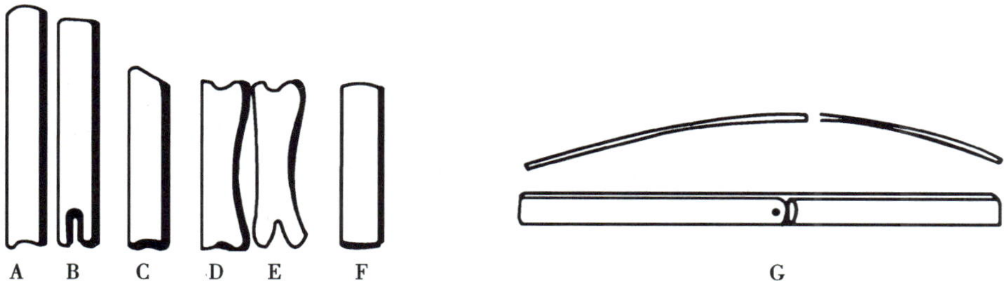

A B C D E F G

（2）固定木板

A.外侧板，胫骨结节牵引用，35cm × 7cm × 0.4cm；B.外侧板，股骨髁上牵引用，35cm × 7cm × 0.4cm；
C.前侧板，（25 ~ 28）cm ×（6 ~ 7）cm × 0.4cm；
D. 内侧板，胫骨结节牵引用，（25 ~ 26）cm ×（6 ~ 7）cm × 0.4cm；
E.内侧板，股骨髁上牵引用，（25 ~ 26）cm ×（6 ~ 7）cm × 0.4cm；
F. 后侧板，（25 ~ 27）cm × 7cm × 0.4cm；G.外展板，股骨干上1/3骨折用，70cm × 7cm × 1 cm

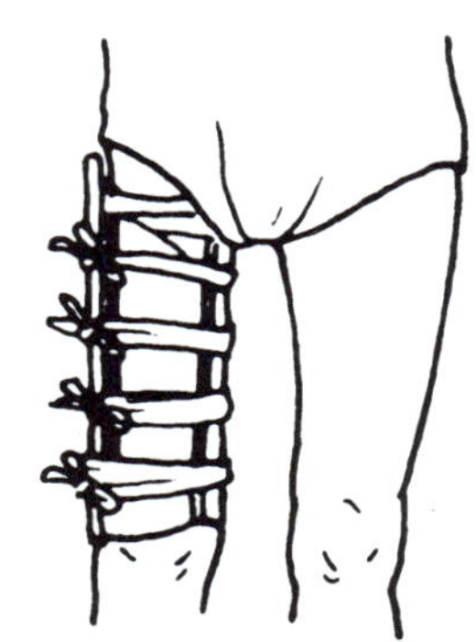

（3）夹板固定外观

图 4-18 股骨干骨折夹板固定

**2. 持续牵引** 大腿肌肉力量强大，股骨干骨折夹板固定后仍可能再移位，应再加以持续牵引维持复位。持续牵引亦可用于纠正骨折的重叠移位。

（1）垂直悬吊皮肤牵引（Bryant 牵引）：适用于 3 岁以下幼儿的股骨干骨折。将宽度约为大腿周径 1/4 的胶布条中部用带孔小方木板支撑，穿好牵引绳，两头贴于患肢内、外侧，达大腿根部，木板置于足底处，距足底约 3cm，呈 U 字形，再以绷带缠绕肢体，使胶布粘贴牢固。同法处理健侧下肢。然后将患儿仰卧，两髋屈 90°，双下肢垂直向上同时牵引，重量以使患儿臀部离床 1～2cm 为度，健侧重量应稍轻于患侧。牵引期间可加用夹板固定。牵引 3 周后，去牵引，以夹板固定至骨折愈合（图 4-19）。

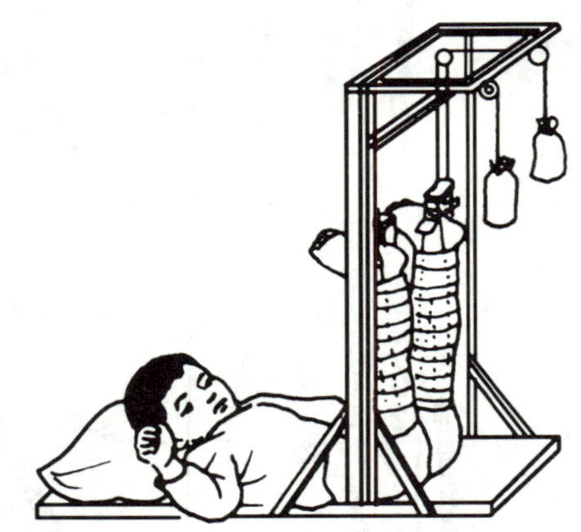

图 4-19 Bryant 牵引法

（2）水平皮肤牵引：适用于 4～8 岁儿童及部分年老体弱的成年人。将胶布牵引带如 Bryant 牵引固定于患肢两侧，将患肢置于托马架上牵引。股骨干上 1/3 骨折时，患肢应充分屈髋、外展、外旋；中 1/3 骨折，患肢屈髋、稍外展；下 1/3 骨折，患肢应尽量屈膝。儿童以约 1/6 体重牵引 3～4 周；成人以约 1/12～1/7 体重牵引 8～10 周。牵引质量一般不超过 5kg。牵引期间应加用夹板固定，去牵引后，继续用夹板固定 2～3 周，至骨折愈合。

### 知识链接

**股骨干骨折皮牵引操作要求**

使用皮肤牵引时，黏膏上端应超过骨折线至少 2cm，并使扩张板与肢体末端保持 5～10cm 的距离，同时注意两端长度相称一致，以保证扩张板处于平直位置。

（3）骨牵引：适用于 8 岁以上儿童及成年患者。上 1/3 骨折、远端向前移位的下 1/3 骨折及位置低且远端向后移位的下 1/3 骨折，可用股骨髁间牵引（即冰钳牵引，图 4-20）。患肢安放体位基本同水平皮肤牵引。牵引期间应加用夹板固定，内外两侧夹板远端宜改制成叉状，以方便骨牵引针从叉口处穿出。4～8 周后，去牵引，继续用夹板固定至骨折愈合。

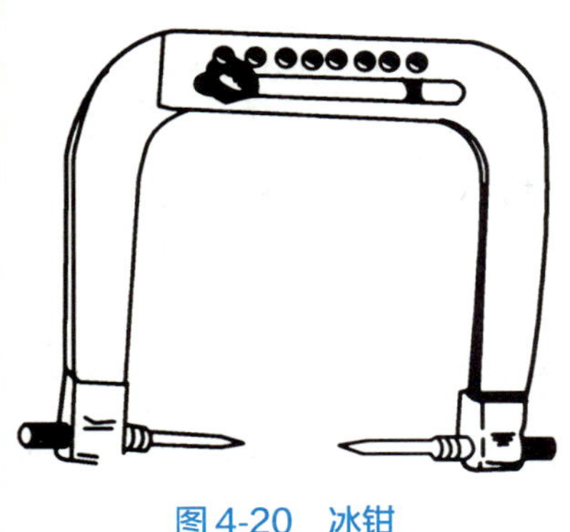

图 4-20 冰钳

股骨干骨折行持续牵引矫正重叠移位，应争取在 1 周内完成，如发现复位不良，通过调整牵引重量及方向来纠正，应经常检查牵引装置，保证牵引效能并防止过度牵引。为防松脱失效，皮牵引胶布可 4 周左右更换一次。皮牵引过程中，要密切观察下肢血液循环，小儿还要注意会阴部清洁情况，并及时处理。儿童或青少年行胫骨结节骨牵引，穿针部位应下移 2～3cm，以免损伤骨骺。

股骨干骨折临床愈合时间：幼儿约 3 周、儿童 3～7 周、成人 8～12 周。延迟愈合通常与骨折未能得到稳定的固定和创伤或手术造成局部血运障碍有关。其治疗必须改善固定方式，并鼓励患者做肌肉收缩活动来改善局部血液循环。骨折不愈合常由于固定不良造成，其治疗应改善固定条件，若局部血运和成骨能力较差，除牢固的固定外，植骨也是必要的。

### （三）功能锻炼

成人及较大儿童复位次日，即应开始行股四头肌舒缩及踝、足诸关节伸屈活动，并可适当配合按摩；第 3 周起开始直坐床上，扶床抬臀，活动髋、膝；第 5 周起开始平卧拉吊环，借助健足支撑，使躯干离床与患肢成一平线，以加大髋、膝活动。解除牵引后，经 X 线片复查，骨折无再移位，可于第 7～8 周开始逐步扶双拐练习站立，不负重行走。X 线片示骨折端有连续骨痂时，可循序渐进练习患肢负重，经观察骨折端仍稳定时，可用单拐练习 1～2 周后逐步弃拐行走。此时，复查 X 线片，若骨折无变化，愈合良好，才可解除夹板固定。

股骨干骨折后，软组织损伤粘连，骨愈合后常后遗膝关节僵硬，治疗过程中应指导患者早期积极加强股四头肌及膝关节的功能锻炼，后期加强中药熏洗，促进关节功能恢复。

### （四）药物治疗

股骨干骨折出现创伤性休克征象时，应及时输血、补液，挽救生命。症状好转后按骨折三期分治原则用药，早期可用新伤续断汤加减，中期可用接骨丹内服，后期可用健步虎潜丸。

药物外治，早期可用双柏散外敷，后期可用骨科外洗一方或海桐皮汤熏洗。

### （五）其他疗法

股骨干骨折，在严格掌握手术适应证的前提下，可选用支架外固定或手术切开复位内固定治疗，如单臂外固定支架外固定，梅花针、V 形针、加压钢板或交锁髓内针内固定等，能够简化治疗，缩短卧床时间，促进骨折愈合。必要时可行松质骨植骨治疗。

**病案分析**

吴某，男，2 岁 8 个月。主诉：摔伤后左大腿中段肿痛、活动受限 1 小时余。家长代述，患儿 1 小时前不慎从约 1 米高处摔下，伤及左大腿，当即左大腿中段疼痛，随之肿胀，左下肢活动受限，不能站立行走，前往医院就诊。体检：左下肢短缩，左大腿中段向外成角畸形，局部明显肿胀，左大腿中段环周压痛，纵轴叩击痛，该部有异常活动，可触及骨擦感，左大腿活动受限，被动活动诱发疼痛加重。左下肢感觉、运动功能及足背动脉搏动正常。X 线检查显示左股骨中段皮质连续性中断，骨断端呈斜形，有重叠移位并向外成角。

**请分析：**

该患者的疾病诊断是什么？

请制订相应的治疗措施。

如何对患者进行健康指导？

## 第四节　股骨髁上骨折

股骨髁上骨折是指股骨在腓肠肌起点上 2～4cm 范围内（即密质骨和松质骨的移行部位）的骨折。

股骨下端形成两个向两侧、向后的骨膨大，称为内侧髁、外侧髁。股骨髁的前后径比横径长，两侧相比，外侧髁的前后径较内侧髁长。股骨外侧髁前后轴线垂直向前，便于外侧髁屈伸；内侧髁前后轴线则斜行，使内侧髁形状便于旋转。在股骨体下端的后面，股骨粗线内、外唇与股骨髁间线围成一个三角形平面，即腘平面。胫神经和腘动、静脉通过腘平面。股动脉从收肌腱裂孔进入腘窝移行为腘动脉，斜向外下走行，先在胫神经的内侧，到两髁间时位于胫神经和腘静脉的深面，至腘肌下缘分成胫前动脉、胫后动脉两支，进入小腿。腘动脉上段紧贴于股骨下端，故当股骨下端骨折时，易伤及腘动脉。股骨两髁关节面连线与股骨干纵轴线在内侧相交成一角，即股内角，正常值约为 100°。股骨机械轴线与股骨干纵轴线所成角度约为 6°，正常时，股骨机械轴线落在膝关节中心，若出现膝外翻或内翻，则会落在膝关节后外侧或内侧。

本病多发生于青壮年，男多于女，左右两侧略相等。

【病因病机】

本病多由间接暴力所致，如高处跌落、杠杆作用及扭转作用均可引起；也可由直接暴力如打击、挤压等产生。若膝部僵直，存在失用性骨质疏松，膝部杠杆作用增加，则较轻外力即可导致股骨髁上骨折。

按暴力方向和受伤机制的不同，股骨髁上骨折可分为屈曲型和伸直型。以屈曲型多见。

**1. 屈曲型** 多于膝关节屈曲位受伤。骨折线多呈斜行，由前下走向后上，或为横断。远折端受腓肠肌等牵拉而向后移位，有压迫或损伤腘动、静脉及胫神经的可能；近折端向前伸出，可刺破髌上囊及前面皮肤而成为开放性骨折。

**2. 伸直型** 多于膝关节伸直位受伤，或膝关节遭受后方暴力打击所致。骨折线多呈斜行，从前上走向后下，或为横断。远折端向前移位，骨折重叠移位（图 4-21）。

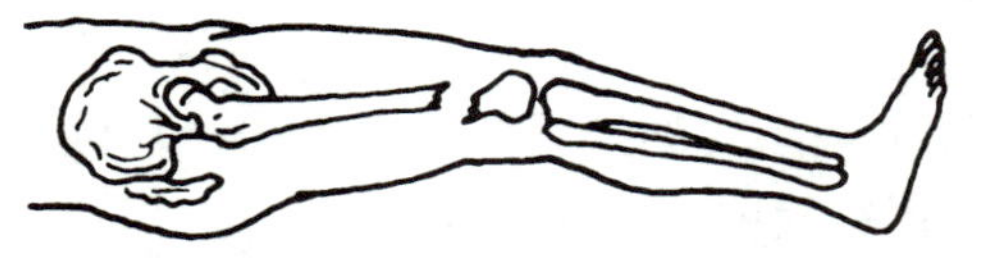
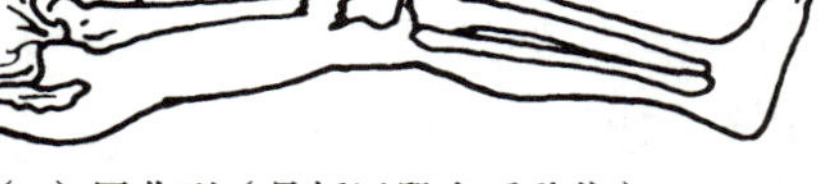

（1）屈曲型（骨折远段向后移位）

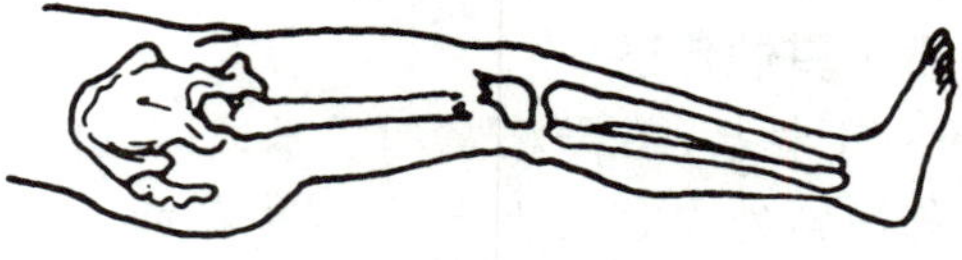

（2）伸直型（骨折远段向前移位）

图 4-21 股骨髁上骨折类型

股骨髁上骨折时可原发或继发神经、血管损伤。对受伤后有或怀疑有股骨髁上骨折者，应仔细检查神经、血管是否损伤。检查时避免膝关节过伸，以免远折端后移而增加继发性血管、神经损伤。有股动脉或腘动脉损伤时，需早期修复，神经损伤可短期观察，如无恢复征象，再决定是否需探查和修复。胫神经损伤多为挫伤，可逐渐恢复。

开放性骨折后的感染问题：感染的预防可在扩创基础上采用局部灌注疗法。对于严重感染伤口，不宜一期闭合伤口，要在扩创后给予临时制动（牵引或外固定架），待确认无感染时再闭合伤口和处理骨折。

髁上骨折邻近膝关节部位，原始损伤暴力较大，骨折移位与软组织损伤均较重，长期牵引制动常影响膝关节早期功能活动，股中间肌及扩张部易发生粘连，造成膝关节纤维僵直。应根据患者年龄、职业及生活要求考虑是否需行松解术来改善膝关节功能，实行松解术的时机应是骨牢固愈合并完成良好塑形后。

【诊断】

**1. 外伤史** 有打击、扭转等明显的外伤史。

**2. 临床表现** 伤后大腿中、下段剧痛并严重肿胀，患肢功能丧失。和股骨干下 1/3 骨折一样，部分患者可能出现创伤性休克或挤压综合征、脂肪栓塞综合征等征象。

**3. 专科检查** 见患肢缩短畸形，大腿下段环形压痛，纵向叩击痛，可扪及骨擦感，见异常活动。若局部血肿较大，而胫后、足背动脉搏动减弱或消失，应警惕腘动脉损伤。若出现足的伸屈运动功能障碍，皮肤感觉明显减弱或消失，应考虑胫神经损伤的可能。

**4. 影像学检查** 拍膝关节正、侧位 X 线片可明确骨折类型及移位情况。

根据受伤史、临床表现、专科检查及影像学检查可明确诊断。

【辨证治疗】

股骨髁上骨折后，易造成伸膝装置损伤粘连，致膝关节伸屈障碍，若膝关节负重不均，可继发创伤性关节炎；治疗时应尽可能达到解剖复位。股骨髁上的青枝骨折或无移位骨折，常不需复位，可用夹板固定患肢。有移位骨折，用胫骨结节或股骨髁上骨牵引纠正移位，若有残余移位，可用手法加以纠正，同时用夹板外固定。治疗操作要轻柔，同时加强功能锻炼及后期中药熏洗，以促进肢体功能恢复。

### （一）整复方法

可用骨牵引复位、手法复位或骨牵引与手法复位并用。

**1. 骨牵引复位（图 4-22）** 对大多数骨折，骨牵引能有效地整复其移位，骨折类型不同，骨牵引选用也有所不同。

（1）屈曲型：选用股骨髁骨牵引或冰钳牵引，将后移的远折端向前下牵拉而复位。若远折端向后移位明显也可选用双骨牵引法，即：一牵引弓行股骨髁牵引，牵向患肢前方；一牵引弓行胫骨结节牵引，牵向肢体远端。远折端越向后倾，向远端牵引时的作用点应越低，小腿与滑轮也应放得越低，以形成杠杆作用，促进骨折复位。

（2）伸直型：可采用胫骨结节骨牵引，将前移的远折端向后、下牵拉而复位。牵引质量一般为 7～10kg，骨折端被牵引复位时，减轻牵引质量至 5kg 左右维持，对残余移位可用手法纠正。

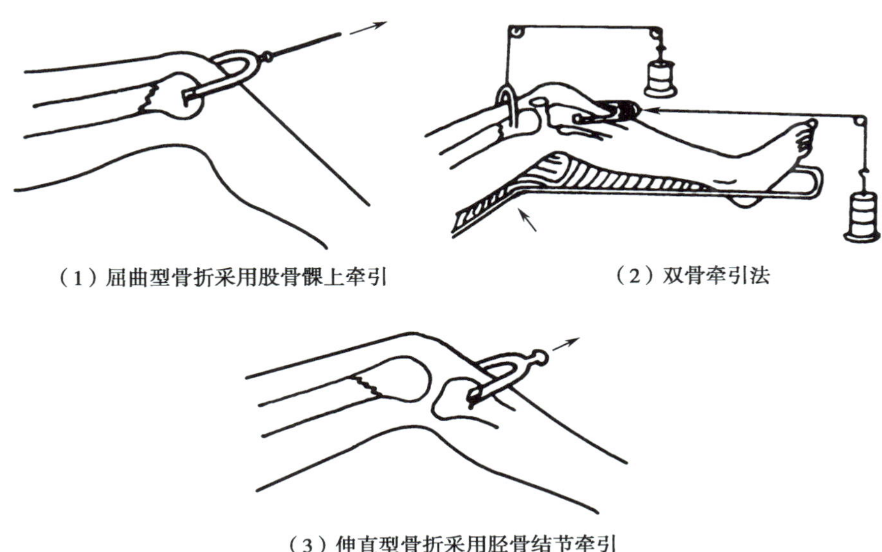

（1）屈曲型骨折采用股骨髁上牵引　（2）双骨牵引法

（3）伸直型骨折采用胫骨结节牵引

图 4-22　股骨髁上骨折骨牵引方法

**2. 手法复位** 因周围肌肉强有力地牵拉，骨折常在手法复位后又重新移位，故手法复位多用于牵引复位过程中配合牵引纠正残余移位。

（1）屈曲型：在维持股骨髁骨牵引下，置患肢小腿于床头悬空，或可在骨折下方垫一沙袋。一助手握持小腿下段，屈曲膝关节，使小腿向下牵引。膝关节屈曲程度视远折端后倾角度而定。后倾角度越大，膝屈曲的角度也越大。在下垂牵引的同时，术者两手抱住小腿上段近腘窝处向前、下牵拉，纠正成角与重叠移位；然后，在维持下垂牵引下，术者可用两手将远折端由后向前提托，或相对挤压，以纠正残余前后、侧方移位（图 4-23）。

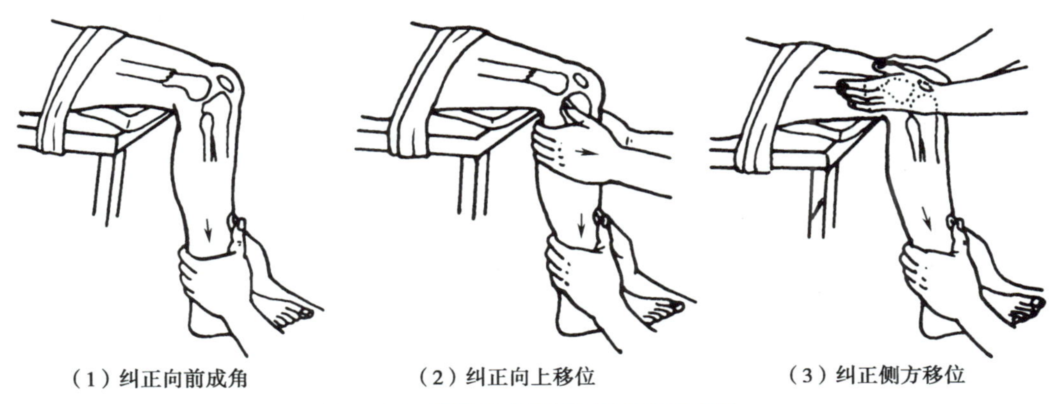

（1）纠正向前成角　（2）纠正向上移位　（3）纠正侧方移位

图 4-23　股骨髁上骨折屈曲型手法复位

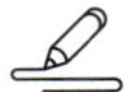

（2）伸直型：在维持胫骨结节牵引下，将患肢膝关节屈曲20°～30°，两助手分别握住大腿中下段和小腿上段行对抗牵引，术者一手将近折端向前、上提托，另一手置于大腿下段前面向后压，握远端的助手逐渐将膝关节屈曲至90°～110°，即可复位。屈膝时注意角度不可小于70°，否则易压迫近腘部血管。

单纯手法复位可能导致血管、神经或肌肉等的损伤，而单纯牵引复位常存在复位不全，故临床常骨牵引与手法并用整复股骨髁上骨折。

### （二）固定方法

整复后，用夹板固定，或用骨牵引调整牵引重量来维持复位状态，或夹板与骨牵引并用固定骨折（图4-24）。

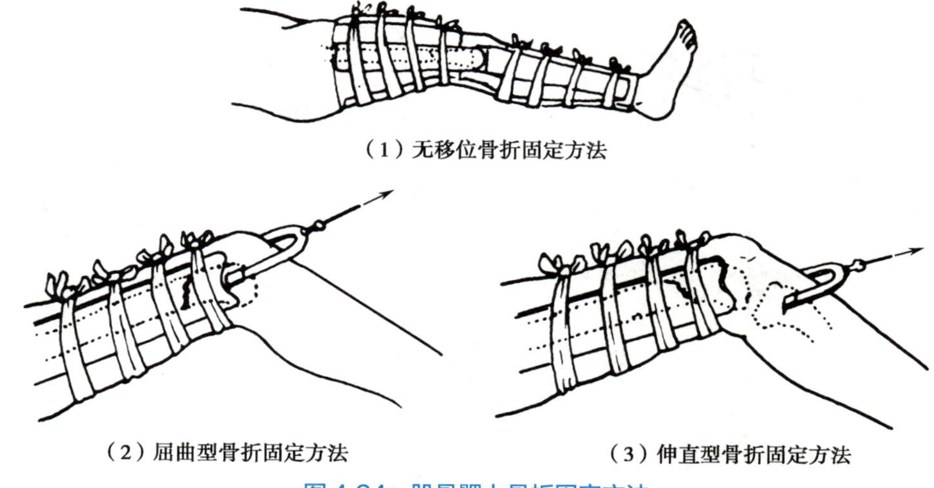

（1）无移位骨折固定方法

（2）屈曲型骨折固定方法

（3）伸直型骨折固定方法

图4-24 股骨髁上骨折固定方法

**1. 无移位骨折** 对青枝骨折或无移位骨折，先抽吸干净膝关节内积血，再用超关节夹板固定患肢6～8周，至骨折愈合。要求前侧夹板下端至髌骨上缘，后侧夹板下端至腘窝中部，两侧用带轴的活动夹板行超膝关节小腿固定。此种固定能支持膝关节屈伸活动。也可用长腿石膏固定，直至骨折愈合。

**2. 有移位骨折** 整复后，用骨牵引加夹板固定。根据骨折不同类型，采用不同牵引加大腿四夹板固定。前侧板下端抵髌骨上缘，后侧板下端抵腘窝中部，两侧根据不同类型而选择。6～8周后，可去除牵引，改换超关节夹板，至骨折愈合。

（1）屈曲型：用股骨髁骨牵引加四夹板固定。两侧夹板远端宜改制成叉状。

（2）伸直型：用胫骨结节牵引及四夹板固定。两侧夹板远端可改制为微凹形。

股骨髁上骨折的临床愈合时间通常是8～12周。骨牵引时应避免过牵而发生延迟愈合或不愈合。对不愈合者应采用牢固的固定，同时松质骨植骨。

### （三）功能锻炼

整复固定后，可参照股骨干骨折功能锻炼方法进行锻炼。

### （四）药物治疗

按骨折三期辨证用药治疗，可参考股骨干骨折用药。后期用中药加强对膝关节部位熏洗，以促进膝关节功能恢复。

### （五）其他疗法

采用手术切开复位内固定治疗。手术适应证：股骨髁上骨折，移位严重，估计骨牵引加手法复位有困难或难以成功者；经骨牵引复位失败者；开放性骨折者；有神经、腘部血管受压或损伤症状，虽经牵引或手法复位，足背、胫前动脉搏动仍未恢复者，应争取在伤后6小时内行手术探查及开放复位内固定术。

股骨髁上骨折，远折段小，损伤重，保守复位及固定不易，具有手术适应证时宜积极手术治疗。

股骨髁上骨折内固定，先微屈膝关节并牵引小腿，撬动两骨折端，使之复位并维持；然后将选定的 L 形钢板适当塑形，使之与股骨侧面弧形贴合，放好钢板；再经钢板孔钻骨孔，拧入适合的螺钉固定。也可用多孔钢板弯曲后固定。合并的神经血管损伤在骨折固定后做相应处理。

## 第五节　股骨髁间骨折

股骨髁间骨折是指股骨远端内、外侧髁之间的骨折，又称股骨双髁骨折。

股骨远端膨隆，向两侧延伸成为股骨内侧髁和外侧髁，朝下并向前，在额状面及矢状面均凸出隆起，其前、后、下面均为关节面，分别与髌骨、胫骨相关节。两髁的侧面分别称为内上髁和外上髁，其后面的粗糙部有胫、腓侧副韧带附着。两髁之间形成髁间窝，膝交叉韧带附着其上。股骨下端有很多滋养孔，血液供应丰富。股骨髁间骨折属关节内骨折。

股骨髁间骨折约占全身骨折的 0.4%，多见于青壮年男性，女性及老年人少见。左右两侧发病略相等。

【病因病机】

股骨髁间骨折发病机制与髁上骨折相似，多由间接暴力所致，常因高处坠落足底着地，身体重力经大腿向下传达，而地面反作用力经小腿向上传达，股骨髁被撞击而发生骨折。直接暴力作用于膝部亦偶有发生，多为股骨髁部粉碎性骨折。因股骨髁近侧为松质骨与皮质骨交界处，当暴力造成髁上骨折后，若暴力继续传达，坚硬的近折端嵌插于股骨髁之间，并向下继续作用，将股骨髁劈开成内、外两块，成为 T 或 Y 形骨折。骨折波及关节面，关节腔内大量积血，可伴有膝关节脱位或交叉韧带、侧副韧带损伤。根据受伤机制，股骨髁间骨折可分为两型：

**1. 屈曲型**　临床多见。膝微屈位时，传导暴力在膝部造成髁上屈曲型骨折，并继续作用，以近折端将远折端劈开成两块，并向后移位，近折端则向前移位。

**2. 伸直型**　膝关节伸直位时，暴力造成髁上骨折，同时，暴力继续作用，以近折端将远折端劈开成两块，并使远折端向前移位，而近折端向后移位。

另外，根据骨折移位程度，股骨髁间骨折可分为四度：

一度：骨折无移位或轻微移位，关节面平整。

二度：骨折有移位，关节面不平，但两髁无明显旋转及分离。

三度：骨折有移位，关节面不平，两髁旋转、分离。

四度：骨折严重移位，关节面严重不平，股骨髁碎成三块以上，且游离的骨块较大（图 4-25）。

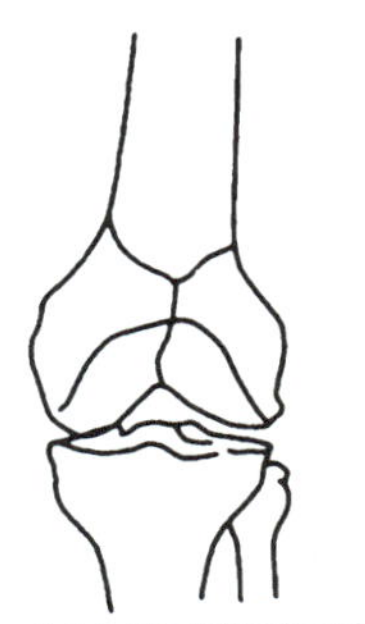

（1）无或轻微移位

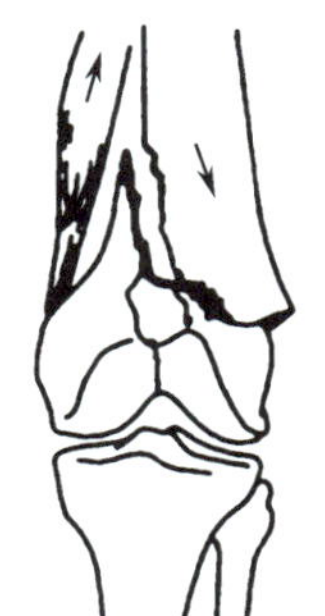

（2）髁部中度移位

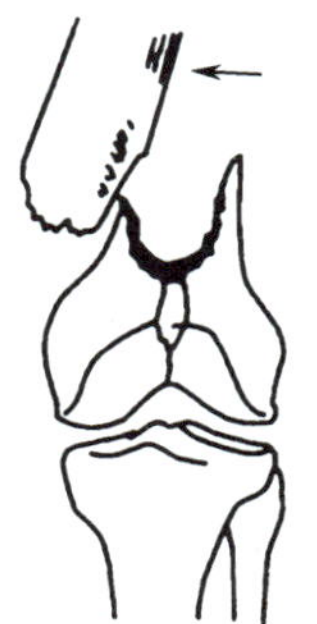

（3）髁部侧方移位

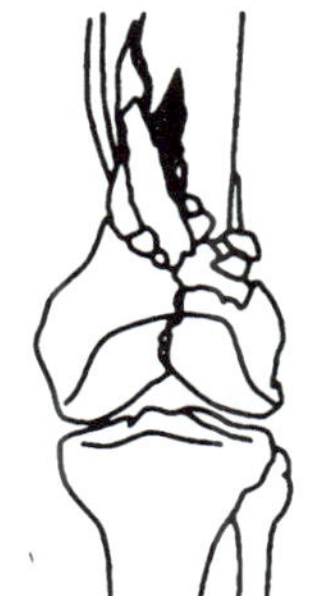

（4）髁部与髁上骨折

图 4-25　股骨髁间骨折类型

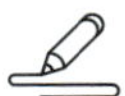

股骨髁间骨折，多为闭合性损伤，骨折严重移位时，骨折端可刺破皮肤。与股骨髁上骨折相似，严重移位的骨折端可伤及腘动脉、腘静脉及胫神经。骨折后，应注意是否有神经、血管、韧带及半月板等周围重要结构损伤并积极处理。开放性骨折常由严重暴力所致，需做局部的彻底清创以免发生感染。若损伤韧带未予修复，术后出现的内外翻畸形可加重韧带松弛，最后导致膝关节不稳定。

因髁部血液供应丰富，股骨髁间骨折一般4～6周临床愈合。本病预后一般较股骨髁上骨折差。骨折对位越好，则预后越佳。若骨折块复位不良，可继发创伤性关节炎，甚至造成膝关节内翻或外翻畸形。故应恢复关节面平整，使骨折解剖复位。

【诊断】

**1. 外伤史** 有明显的膝部外伤史。

**2. 临床表现** 伤后膝部剧烈疼痛，肿胀严重，皮下瘀血，患肢功能丧失。

**3. 专科检查** 膝关节呈半屈曲位，患肢缩短畸形，膝部环形压痛，纵轴叩击痛明显，轻按两髁易扪及骨擦音，可引出异常活动。检查时应注意足背、胫后动脉的搏动，以及小腿和足背的皮肤温度、感觉情况，腘窝有无血肿，以判断是否合并血管、神经损伤。膝侧向试验阳性，考虑侧副韧带损伤；抽屉试验阳性，考虑交叉韧带损伤。

**4. 影像学检查** 拍膝关节正、侧位X线片可明确骨折类型，并可了解是否有骨折块进入关节腔内。

根据外伤史、临床表现、专科检查及影像学检查等可明确诊断。

【辨证治疗】

股骨髁间骨折为关节内骨折，复位要求较高，应尽量达到解剖复位，确保关节面完整、光滑，并予牢固固定。正确练功锻炼，动静结合治疗，以有效恢复肢体功能。

**（一）整复方法**

有移位骨折，应行手法整复。先在无菌操作下吸净关节内积血，施行局部麻醉，患者仰卧，屈膝30°～50°，一助手握持大腿中段，另一助手握持小腿下段，徐徐拔伸牵引纠正重叠移位；然后，在维持牵引下，术者以两手掌抱于两髁施行对扣手法，纠正两髁分离移位、侧方移位及因腓肠肌牵拉而致的两髁轻度后旋；扣挤时，位于远折端的助手将膝关节轻度伸屈摇晃数次，以利于骨折准确对位。残余前后移位，术者可按股骨髁上骨折复位手法，用手从腘窝部或膝前用力端提挤按以纠正（图4-26）。

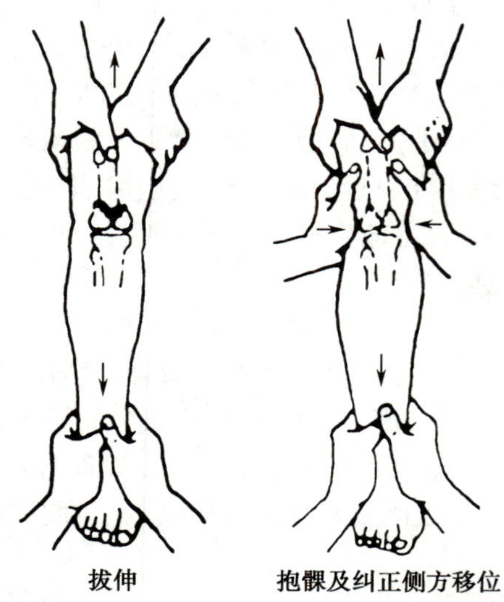

图4-26 股骨髁间骨折复位手法

**（二）固定方法**

一度骨折，无明显移位，用超膝关节夹板或长腿石膏固定患肢于微屈膝位。骨折愈合后去除夹板或石膏。

二度骨折，可手法复位后用超膝关节夹板固定，直至骨折愈合。

三、四度骨折，因大腿肌力强大，再移位的可能性较大，复位后可参照股骨髁上骨折，予股骨髁或胫骨结节骨牵引加大腿四夹板固定6～8周，然后改用超膝关节夹板固定，直至骨折愈合。

**（三）功能锻炼**

早期可做股四头肌舒缩及踝、足诸关节伸屈活动，以加速消肿，防止肌肉萎缩。7～10天，骨折基本稳定时，可轻微屈伸膝关节10°～20°，防止膝关节粘连并模造膝关节，矫正残余移位并使关节面平整，牵引时，可由别人用手托住腘窝，做托起和放下动作以伸、屈膝锻炼。3～4周后，将膝伸屈活动范围增至30°～40°。4～6周后，可按股骨下1/3骨折方法进行锻炼。

股骨髁间骨折是膝部较严重的损伤，伤后软组织粘连，关节较长时间失用，极易致膝关节僵硬，治疗中应强调功能锻炼的重要性，后期加强中药熏洗治疗。

**（四）药物治疗**

按骨折三期辨证用药，参照股骨干骨折治疗。

**（五）其他疗法**

具有手术适应证时，采用手术切开复位内固定治疗。手术适应证：股骨髁间骨折，移位严重，手法复位对位不佳，或固定不稳定，易再移位者；开放性骨折；骨折伴侧副韧带、交叉韧带断裂，或神经、血管损伤者。

股骨髁间骨折内固定，先处理髁间骨折，用骨膜剥离器撬动内、外侧髁骨折片，基本纠正前后移位，再用横挤手法使两髁靠紧、关节面平整，接着以长螺丝钉或螺栓固定两髁，然后按股骨髁上骨折处理。

本骨折系关节内骨折，复位困难而要求又高，若具有手术适应证，应手术治疗。若关节面破坏严重，估计手术时难以恢复关节面，可在后期关节功能恢复欠佳时做膝关节融合术。

## 第六节 髌骨骨折

髌骨骨折又名膝盖骨骨折。

髌骨为人体最大的籽骨，位于股四头肌腱内，上宽下尖，是伸膝装置的一部分。髌骨本身没有骨膜，前面粗糙，被股四头肌腱膜包围。腱膜向下移行为髌韧带。后面为光滑的关节面，中部有一嵴将其分成内、外侧两个小面，内侧小面比外侧的窄而浅，恰与股骨两髁前面的关节面相关节。髌骨的血液供应来自膝关节血管网。

髌骨骨折的发生率约为1.05%，居膝部骨损伤的首位，多见于30～50岁的成年人，占58.7%，男性多见，罕见于儿童。左右两侧发病略相等。双侧骨折者少见。

**【病因病机】**

髌骨骨折多由肌肉牵拉暴力引起，也可由直接暴力引起。肌肉牵拉暴力所致是当膝关节半屈曲位时，股骨滑车与髌骨密切接触成为支点，此时，因跌倒等致股四头肌强力收缩，髌骨被牵拉和折顶而断裂，多有移位。直接暴力，则由髌骨直接受打击、碰撞所致，移位较少。

根据受伤机制及骨折移位情况，髌骨骨折可分为两型。

**1. 无移位骨折** 临床约占髌骨骨折的20%。多由直接暴力引起。骨折多为粉碎性或呈星形，关节囊及股四头肌腱膜一般保持完整，股骨髌关节面可能被伤及。

**2. 有移位骨折** 临床约占髌骨骨折的80%。大多由肌肉牵拉暴力引起。骨折多为横断，分离移位可达几厘米，骨折线常在髌骨中部或下端，关节囊及股四头肌腱膜常被破坏而不完整，关节腔内大量积血。具体又可分为：髌骨横断骨折、髌骨纵形及边缘骨折、髌骨粉碎性骨折、髌骨上段粉碎性骨折、髌骨下段粉碎性骨折五类（图4-27）。

**【诊断】**

**1. 外伤史** 有跌倒等明显外伤史。

**2. 临床表现** 伤后膝部疼痛，严重肿胀，站立或伸膝功能障碍。

**3. 专科检查** 膝关节前侧饱满，皮下瘀斑明显，甚或有张力性水疱，膝前压痛，可闻及骨擦音或触及骨折端、骨折裂隙。

**4. 影像学检查** 拍髌骨正、侧位X线片，可显示骨折的类型及移位情况。若为纵形或边缘骨折，应加拍髌骨轴位X线片检查。边缘骨折还需与副髌骨鉴别，副髌骨多位于髌骨的外上角，整齐圆滑，与髌骨界限较清楚，多为双侧性，故必要时应加拍对侧X线片以对比。

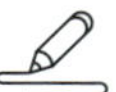

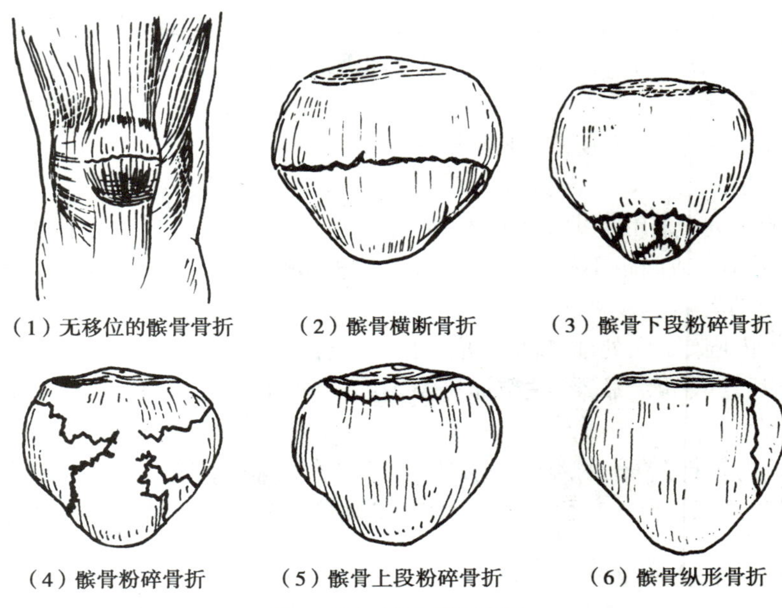


图 4-27　髌骨骨折类型

根据外伤史、临床表现、专科检查及影像学检查等可明确诊断。

知识链接

**髌骨轴位片**

对于疑有髌骨骨折而X线片正常者，应考虑可能为股四头肌或髌韧带的髌骨附着部损伤，此类损伤可无骨折片，但局部压痛、伸膝困难。

疑有髌骨纵形及边缘骨折应加拍髌骨轴位X线片或对侧片，以防漏诊、误诊。

**【辨证治疗】**

治疗髌骨骨折，要求关节面达到平整、光滑，恢复伸膝装置功能，避免发生膝关节粘连或创伤性膝关节炎等。治疗时要严格根据适应证选取手法复位或手术复位治疗。髌骨骨折后，因局部软组织薄弱，张力性水疱产生很快，故复位应在伤后尽早实行。复位、固定后，加强功能锻炼，促进关节功能恢复。

### （一）整复方法

无移位的髌骨骨折，关节面仍平整，不需复位。

有移位骨折，骨折块分离间隙在1cm以内者，可用手法复位。复位前，在无菌操作下将关节内积血抽吸干净，施行局部麻醉后，患者仰卧，膝关节伸直或屈曲20°～30°，术者立于一侧，以一手拇指及示、中指捏挤髌骨近端上缘的内、外侧向下推挤，另一手拇指及示、中指捏挤髌骨远端下缘两侧向上推挤，使骨折块靠拢复位，然后术者以一手拇、示指围住髌骨，另一手沿髌骨边缘触摸，检查是否平整，不平整时，术者可用一手拇指及示、中指固定下陷的一端，另一手拇指及示、中指挤按向前突起的另一端，使之对齐并接触紧密。满意的复位为X线检查提示骨折端紧密接触，关节面平整光滑。若关节面平坦而髌骨前面尚有裂缝，也应认为满意（图 4-28）。

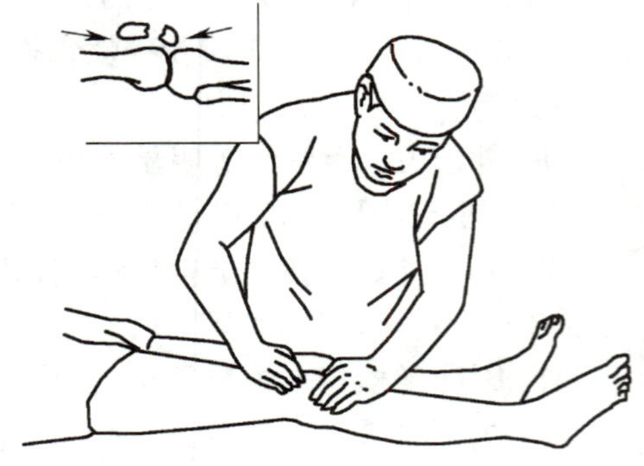

图 4-28　髌骨骨折复位手法

成人髌骨骨折约4～6周就可临床愈合，一般预后良好。若对位不佳，关节软骨面未恢复平整，日后可并发创伤性膝关节炎，故应复位良好。髌骨骨折后，下地锻炼期间，小心滑跌，以免再发生骨折。

### （二）固定方法

**1. 抱膝圈固定**　适用于无移位或轻度移位的髌骨骨折。先量好髌骨轮廓大小，选用胶皮电线等依尺寸做一圆圈，再在圈上缠以棉花，外层用绷带缠绕包好，最后用绷带条4条（各长约40cm）等距离固定于圈上作系带，即制成抱膝圈。另制作一宽约13cm、厚1cm的后侧托板，板两头长达大、小腿中部。膝伸直位，将下肢固定于后托板上，膝部暴露，以抱膝圈圈住已复位的髌骨，将四条系带固定于后托板处，骨折即获固定。固定后抬高患肢休息，固定松紧度以不妨碍血液循环为准，并应每天检查调整，以保证固定的安全有效。当肿胀消减时，应根据髌骨轮廓，缩小抱膝圈，继续固定，直至骨折愈合（图4-29）。

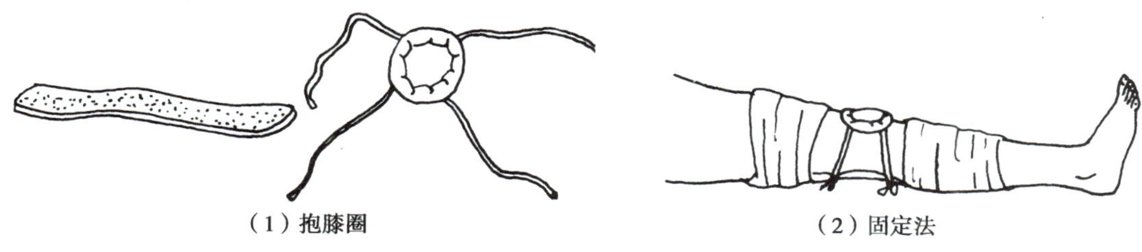


图4-29　抱膝圈固定

**2. 布兜多头弹性带固定**　适用于移位较多的髌骨骨折。先备好两个半月形抱骨垫、两个半月形布兜多头弹性带、一个髌前长形布兜多头弹性带及一块膝后活动托板。骨折复位后，术者以手临时固定，将活动托板置于下肢后侧固定，使活动轴正对膝关节，膝部暴露；接着用抱骨垫卡在髌骨上、下缘原手指推挤的位置，胶布固定；然后用一半月形布兜多头弹性带压住远端抱骨垫，稍向膝后、上方偏斜，将此带两侧各五根弹性带分别系于活动木板的螺丝鼻上固定抱骨垫；再以另一带同法固定近端抱骨垫，此带则稍向膝下方偏斜；最后在髌前以长形布兜多头弹性带如前两带固定。注意将两个半月形布兜多头弹性带之上、下2～3条弹性带在膝侧交叉。如抱膝圈固定一样，要求松紧适宜，固定安全有效，直至骨折愈合（图4-30）。

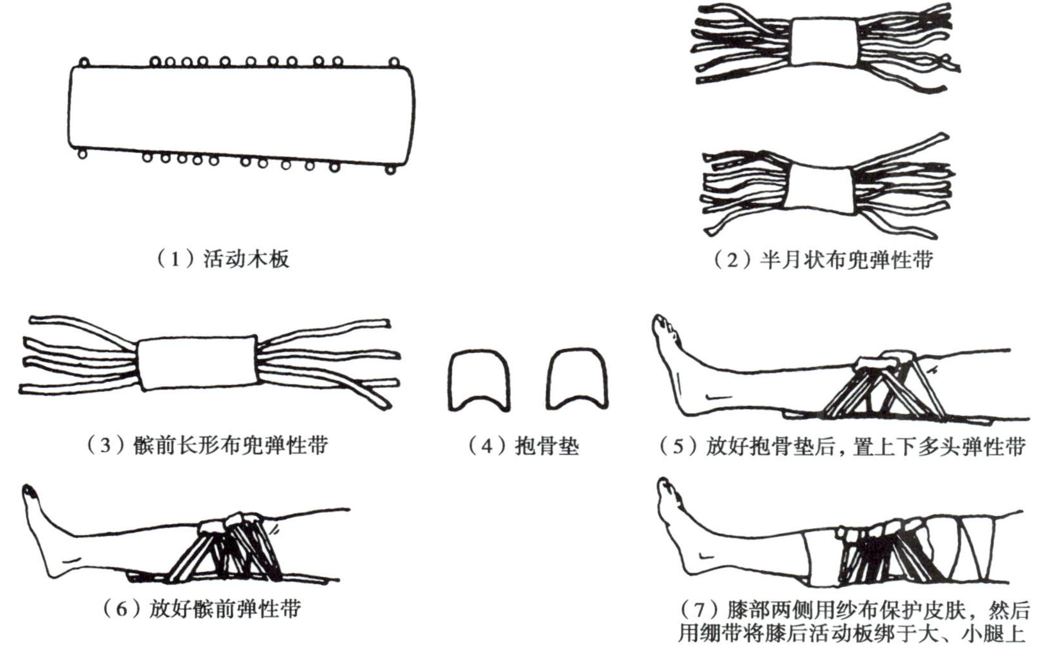


图4-30　布兜多头弹性带固定

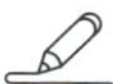

**3. 抓髌器固定法** 适用于分离移位明显的髌骨骨折。抓髌器由两对金属钩连接于螺丝加压盖而成，根据张力带原理，利用机械压力与金属弹性应变力促进并维持骨折复位。操作方法：患者仰卧，局部麻醉后，常规无菌操作，抽净关节内瘀血，手法复位髌骨后，将窄间距双钩经皮钩住髌骨下极前缘和部分髌腱，再用宽间距双钩钩住髌骨上极前缘，拧紧抓髌器加压螺丝使髌骨诸骨折块紧密接触，维持复位状态至骨折愈合。操作中应注意抓髌器力度适中，诸钩受力均衡，若固定后屈伸膝关节，抓髌器和髌骨整体活动，可认为压力适中，固定牢固（图 4-31）。

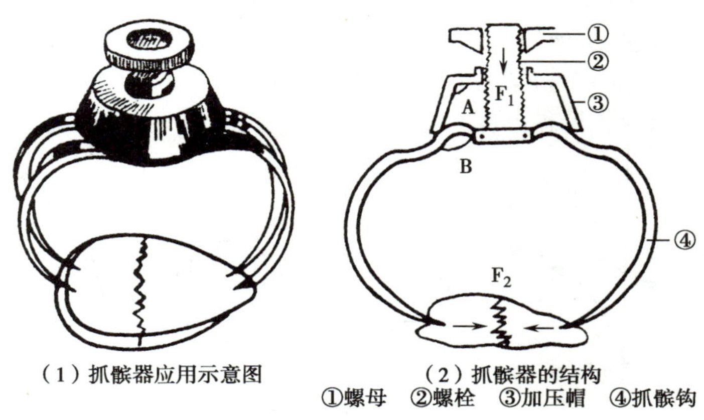

（1）抓髌器应用示意图　（2）抓髌器的结构 ①螺母 ②螺栓 ③加压帽 ④抓髌钩

图 4-31 抓髌器固定

髌骨骨折经抱膝圈或布兜多头弹性带等外固定后，应注意患肢远端血液循环及腓总神经受压情况；对各种外固定，均应注意有无移动，固定是否安全有效，并及时调整；固定第一周内应行 X 线检查 2～3 次，发现骨折再移位及时矫正。

### （三）功能锻炼

固定初期，可进行踝、足诸关节的伸屈锻炼；2 周左右肿消痛减，可在维持伸膝位的情况下，逐渐扶拐下地行走；骨折愈合较牢固，解除外固定后，行股四头肌舒缩锻炼，逐步加强膝关节伸屈活动。

膝关节粘连常因外固定时间较长和缺乏早期锻炼所致，因此应早期锻炼股四头肌，在可能条件下，尽早练习膝关节伸屈活动，减少膝关节粘连的机会，后期加强中药熏洗治疗，充分恢复髌骨功能。

### （四）药物治疗

按骨折三期辨证用药。骨折初期，关节内积血，肿胀严重，宜加强活血化瘀并辅以渗湿药，如活血祛瘀汤加茯苓、防己、车前子等；中期肿消痛减，予接骨丹等祛瘀接骨续筋；后期服用健步虎潜丸等强筋壮骨。

### （五）其他疗法

**1. 闭合穿针复位固定法** 适用于髌骨横形骨折，分离移位较大，手法复位外固定有困难者。操作方法：患者仰卧，局部麻醉下，按无菌操作原则，抽净关节内积血，用骨钻在上、下骨折块的一侧经皮钻入两根克氏针并从对侧穿出，要求进针方向与骨折线平行且位于骨块中央；然后借助针的杠杆作用将骨折复位；再将患肢内、外侧两针端靠拢、拉紧，以专用固定器或不锈钢丝固定之，维持骨折块的紧密接触。膝后用长托板固定下肢于伸膝位。固定至骨折愈合。针眼处理同骨牵引（图 4-32）。

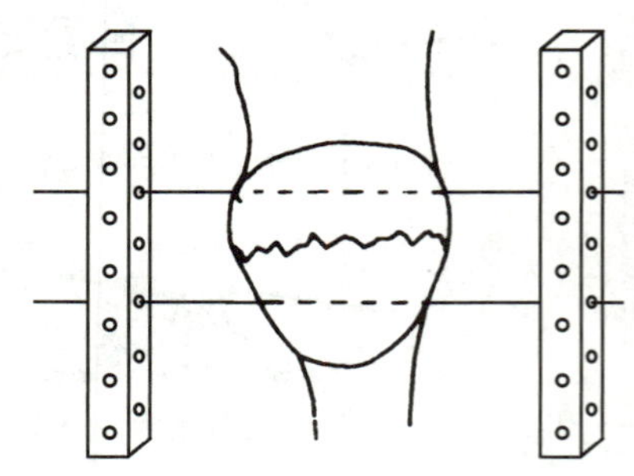
图 4-32 闭合穿针加压固定

**2. 手术切开治疗**　手术切开复位内固定，适用证为：髌骨横形、斜面骨折经手法复位失败者；陈旧性髌骨骨折断端分离不大者；或不严重的髌骨粉碎性骨折。内固定方法有不锈钢丝固定法、螺丝钉固定法、张力带钢丝固定法等。

对于严重粉碎性髌骨骨折，复位困难，可在严格把握手术适应证的前提下做髌骨部分切除或全切除术。

髌骨具有保护膝关节、增强股四头肌肌力、伸直膝关节最后 10°～15° 的滑车作用，故治疗中应尽量保留髌骨，决不能轻易切除。

**病案分析**

赵某，男，36 岁。主诉：摔伤后右膝部肿痛、活动受限 1 小时。患者 1 小时前跑步时跌倒，右膝受伤，当即右膝部疼痛，随之肿起，右膝部活动受限，不能站立行走，现场曾使用冰敷方法后就诊。体检：右膝关节前部明显肿胀，皮下瘀斑，膝前压痛，可触及骨断端或骨折裂隙，右膝关节活动受限，以伸膝受限明显，被动活动诱发疼痛加重。X 线检查显示右侧髌骨皮质连续性中断，骨断端呈横形，轻度分离移位。

**请分析：**

该患者的疾病诊断是什么？

请制订相应的治疗措施。

如何对患者进行健康指导？

## 第七节　胫骨平台骨折

胫骨平台骨折又称为胫骨髁骨折。胫骨上端膨大，横切面呈三角形，为胫骨髁，分成内侧髁和外侧髁，上面为较平坦的关节面，与股骨下端相关节，两髁之间有髁间隆起，其前、后区为前、后交叉韧带及半月板附着处，胫骨髁为松质骨，故较股骨髁更为薄弱，成为膝关节内骨折的好发处。

胫骨平台骨折常见于青壮年。

**【病因病机】**

胫骨平台骨折多由间接暴力引起，也可由直接暴力引起。当坠跌冲击或直接打击等暴力作用于膝关节，膝关节发生过度内翻或外翻，胫骨两侧髁受力不等，受力较大的一侧即发生骨折，若股骨髁纵向冲击力较大，则引起胫骨内、外侧髁同时骨折。暴力严重时，胫骨平台骨折可合并侧副韧带、半月板、腓总神经损伤及腓骨小头骨折等。单纯胫骨内髁骨折少见。

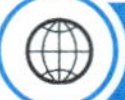

**知识链接**

**胫骨平台骨折特点**

胫骨平台部为海绵骨构成，外侧皮质不如内侧皮质坚硬，且骨折多发生在膝关节外翻位，故胫骨外侧平台骨折比较多见。

根据暴力作用特点及骨折移位方向，胫骨平台骨折可分为三型（图 4-33）。

**1. 胫骨单髁分离骨折**　由于暴力致膝内翻或外翻，股骨内髁或外髁的边缘切入胫骨内侧髁或外侧髁，致内侧髁或外侧髁纵向劈裂，骨折片向侧方移位。

**2. 胫骨单髁压缩骨折**　因暴力较大，胫骨单髁劈裂骨折后，股骨髁将部分胫骨平台关节面

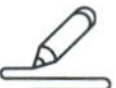

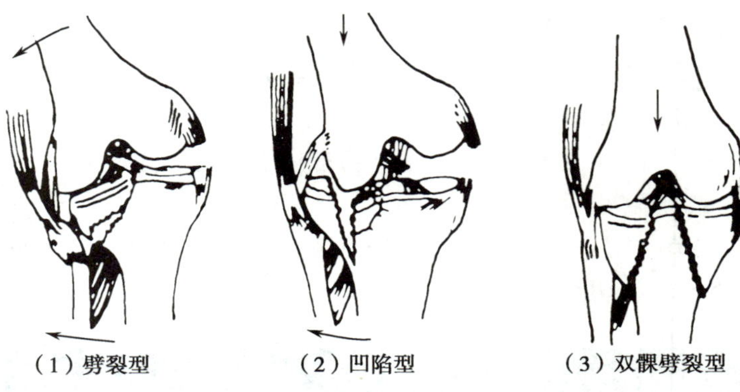

图 4-33 胫骨平台骨折类型

连同骨碎片压入劈裂的骨折断面内，从而关节面劈裂与塌陷并存，影响关节面的平整。

**3. 胫骨双髁劈裂骨折** 由于股骨髁过大的纵向冲击力向下作用于胫骨平台，引起胫骨内、外侧髁同时发生骨折。胫骨两髁向两侧及下方移位，骨折线可成 Y 形或 T 形，且多不经过关节面负重部分，因两侧作用力多不相等，故两髁移位程度常不一致。

【诊断】

**1. 外伤史** 患者有明显的坠跌、打击等受伤史。

**2. 临床表现** 伤后膝部剧痛，严重肿胀，膝关节活动受限。

**3. 专科检查** 检查见膝部皮肤瘀斑，有明显压痛及纵向叩击痛，可引出骨擦音或异常活动，或见膝内、外翻畸形。若腓骨小头处出现骨折表现，多合并腓骨小头骨折；若小腿前外侧及足背皮肤感觉减弱或消失，常为腓总神经损伤；若膝关节侧向试验阳性，提示有侧副韧带断裂；若抽屉试验阳性，提示合并有交叉韧带断裂。

**4. 影像学检查** 拍膝关节正、侧位 X 线片可明确骨折类型及移位情况。CT 检查可进一步明确骨折类型，避免漏诊。

根据外伤史、临床表现、专科检查及影像学检查可明确诊断。

【辨证治疗】

胫骨平台骨折为关节内骨折，其治疗的目的是恢复关节面平整，恢复膝关节的屈伸功能，避免各种并发症的发生。治疗应正确复位，行牢固固定，同时应进行正确的功能锻炼，动静结合，并佐以药物辨证治疗，促进关节功能恢复。

### （一）整复方法

无移位骨折不需复位；有移位骨折应予复位。

胫骨单髁分离骨折：以外髁骨折为例，予硬膜外麻醉，患者仰卧，无菌操作下吸净膝关节内积血；两助手分别握住患肢大腿和踝上部做拔伸牵引；术者立于患肢外侧，双手抱膝，向外侧拉，使膝内翻，加大关节外侧间隙；同时以置于外侧髁处的双拇指用力向内上方推按外侧髁骨块，促使复位；然后术者以双手掌根扣挤胫骨近端，并让助手徐徐伸屈膝关节几次，以使骨折块趋向稳定。若骨折发生在内髁，则如前法整复。

胫骨双髁劈裂骨折：助手如前用力拔伸，术者如前将双手掌根置于胫骨内、外侧髁处扣挤，使骨折复位。

胫骨平台压缩骨折：可麻醉后，在 X 线监测下，按无菌操作原则，以钢针经皮撬拨复位。进针时注意避开腓总神经（图 4-34）。

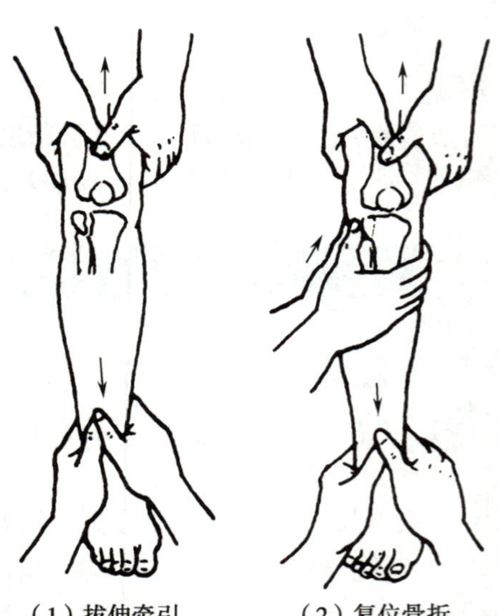

图 4-34 胫骨平台骨折复位法

知识拓展

**胫骨平台骨折并发症**

胫骨平台骨折为关节内骨折，单侧髁下陷，可致膝关节倾斜，发生外翻或内翻畸形；平台关节面损伤，发生挤压塌陷，则骨折不易整复，影响关节面的完整性，可能致关节功能失调及发生创伤性关节炎；若伴侧副韧带、交叉韧带损伤及髁下陷，可因韧带松弛致膝关节不稳；血肿机化，软组织粘连，且长期失用，可致膝关节屈伸功能障碍。

### （二）固定方法

无移位骨折可用超膝关节夹板或长腿石膏固定膝关节于功能位4～6周，至骨折临床愈合。

有移位骨折复位后，若骨折较稳定，可按无移位骨折固定。若骨折粉碎严重，骨折块移位较多，或整复后仍有移位趋势，可在夹板固定的同时加用胫骨下端或跟骨骨牵引，或加用小腿皮牵引，以维持复位稳定。牵引质量约3～5kg，一般4周左右去除牵引，夹板继续固定2～4周，直至骨折愈合。胫骨上端血液供应丰富，6周左右骨折即可临床愈合。外固定时需注意，夹板或石膏固定勿压伤腓总神经、影响血液循环。

知识链接

**胫骨平台骨折治疗新进展**

石膏固定常使膝关节僵硬，牵引治疗虽可使关节早期活动，但对恢复关节面的相互适应性和关节的稳定性仍存在问题。近年来有人采用可控制铰链石膏管型和支具进行固定，取得了比较好的临床效果。

### （三）功能锻炼

复位固定后，即开始股四头肌舒缩锻炼及踝、足诸关节的屈伸活动。6～8周，骨折临床愈合，拆除夹板后，循序渐进地进行膝关节主动功能锻炼。伤肢负重锻炼，应在伤后3～6个月后逐渐进行。

### （四）药物治疗

按骨折三期辨证用药。早期内服复元活血汤、苏七散等，外敷消肿膏；中期可选用舒筋定痛散、四物汤等；后期内服健步虎潜丸、六味地黄丸等，外用洗药熏洗。

### （五）其他疗法

采用切开复位内固定手术治疗。手术适应证：胫骨平台骨折，关节面塌陷超过2mm，侧向移位超过5mm；合并有侧副韧带、交叉韧带、半月板及神经、血管等损伤者，以及膝内、外翻超过5°。根据骨折类型的不同，选用钢丝、螺丝钉、螺栓或钢板等内固定。术中若见骨质缺损，平台关节面难以复位，可取髂骨植骨填充，恢复关节面平整。

知识拓展

**胫骨平台骨折并发症**

胫骨上端血液供应丰富，一般6周左右骨折即可临床愈合。胫骨上端骨质疏松，若过早负重，可能造成胫骨平台再塌陷及膝内翻或外翻畸形。若胫骨平台关节面严重损坏，后期容易发生创伤性关节炎，如果严重影响患者生活质量，可考虑行人工全膝关节置换术。

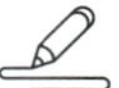

## 第八节 胫腓骨干骨折

胫骨干有一向前外侧约 10° 的生理弧度，中、上段成三棱柱形，有三嵴三面，至中、下 1/3 处逐渐移行为略呈四方形，此处较细弱，是骨折好发部位。其前缘胫骨嵴明显，直接位于皮下，是良好的骨性标志，而骨折时，断端易刺破前内侧皮肤形成开放性骨折。在小腿上端，进入比目鱼肌腱弓后的腘动脉，分为胫前动脉和胫后动脉，均紧贴胫骨下行，当胫骨上端骨折移位时，易被伤及。滋养血管从胫骨干上 1/3 的后方穿入，在皮质骨内下行一较长距离，进入髓腔，胫骨中、下 1/3 缺乏肌肉附着，故此处骨折后，因局部血液供应不良，易发生骨折延迟愈合或不愈合。腓骨干较细长，四周均有肌肉保护，腓骨头处有腓总神经绕过。

知识链接

**古籍中记载的胫腓骨干骨折**

《史记·鱼英传》中记载“壮士斩其胻，即此骨也，其断各有不同，或截断，或斜断，或碎断，或单断，或两根俱断。”

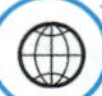

知识链接

**胫腓骨干骨折发病特点**

胫骨中下段骨折，由于营养血管损伤、软组织覆盖少、血运差等特点，延迟愈合或不愈合的发生率较高。

小腿部深筋膜连同胫腓骨及其间的骨间膜共同构成前、后、外三个筋膜间隙，包裹小腿肌肉及深部的血管、神经。当外伤后，肌肉水肿、渗出，胫腓骨骨折出血，可引起筋膜间隙内压增高，影响血液循环，甚至发生骨 - 筋膜室综合征或肢体缺血坏死。

本病发病率较高，约占全身骨折的 13.7%，见于各年龄段，尤多见于 10 岁以下儿童或壮年人。左右两侧发生率略相等。

**【病因病机】**

胫腓骨干骨折，多由直接暴力引起，也可由间接暴力引起。直接暴力如打击、碰撞等，所造成的骨折多为横形、短斜形，也可是粉碎性骨折，胫骨和腓骨骨折线在同一水平面，常形成开放性骨折，软组织损伤较严重。间接暴力如传达、扭转暴力所致的骨折，骨折线多为长斜或螺旋形，胫骨骨折线较腓骨骨折线低，多为闭合性骨折，偶见开放性骨折，软组织损伤较轻（图 4-35）。

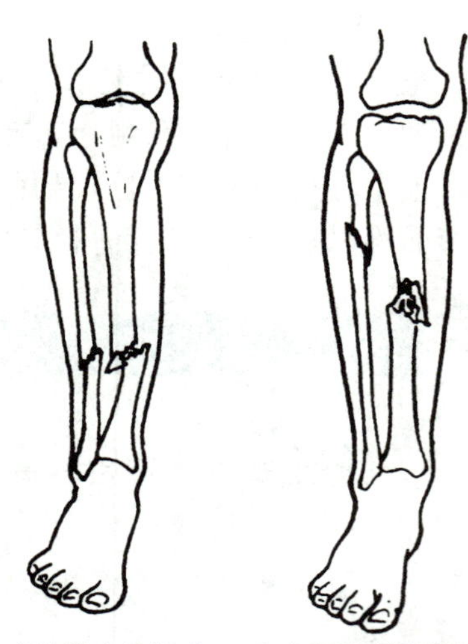

（1）直接暴力骨折型　（2）间接暴力骨折型

图 4-35　胫腓骨干骨折类型

胫腓骨干骨折的移位受暴力方向影响多向内成角，同时，与肌肉的收缩及肢体远端的重力作用也有关。骨折后，肢体力学平衡破坏，因股四头肌、腘绳肌及小腿肌肉牵拉，近折端多发生向前、内侧，远折端则向后、外倾斜，两断端重叠移位；而扭转暴力及足的重力作用可使骨折发生旋转移位。

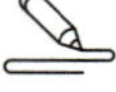

本类骨折并发症较多，早期如严重挤压伤、创伤性休克；筋膜间隙内压增高所导致的骨 - 筋膜室综合征；胫腓骨上 1/3 骨折较大，移位易引起腘动、静脉的损伤；腓骨上端骨折时腓总神经易损伤。后期若有成角或旋转畸形，影响正常踝关节与膝关节在相互平行的轴上活动，将破坏两轴关系，影响肢体负重，发生跛行，导致创伤性关节炎；胫骨中下段骨折，由于营养血管损伤，软组织覆盖少、血运较差等特点，有发生骨折延迟愈合或不愈合可能。

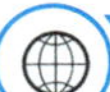

知识链接

**儿童胫腓骨干骨折特点**

导致儿童胫腓骨发生骨折的外力一般较小，又加上儿童骨皮质韧性较大，骨折多为青枝骨折。

【诊断】

**1. 外伤史**　患者有明显的下肢碰撞、扭转等受伤史。

**2. 临床表现**　伤后患肢剧痛、肿胀，功能活动障碍。

**3. 专科检查**　小腿局部环形压痛、纵向叩击痛，可引出骨擦音及异常活动，或可见小腿短缩、成角畸形及足外旋畸形。若损伤严重，可并发骨 - 筋膜室综合征，表现为小腿的三个筋膜间隔区单独或一起出现极度肿胀，扪之硬实；肌肉紧张而无力，压痛、被动牵拉痛；腘动、静脉的损伤可出现远端动脉搏动减弱或消失，胫后或腓总神经分布区皮肤感觉消失等。

**4. 影像学检查**　胫腓骨全长正、侧位 X 线片可明确骨折的部位、类型及移位方向等。

根据外伤史、临床表现、专科检查及影像学检查可明确诊断。

【辨证治疗】

胫腓骨干骨折的治疗目的是恢复小腿长度与负重功能。在治疗中应重点处理胫骨骨折。要求复位后，骨折的旋转移位和成角畸形完全纠正，成人患肢短缩不超过 1cm，儿童可放宽至 2cm。

胫腓骨干骨折类型较多，治疗方法多样。无移位骨折可予夹板固定至骨折愈合；较稳定的移位骨折如横形者，可手法复位后夹板固定；不稳定骨折如斜形、螺旋形、粉碎性者，可手法复位夹板固定加跟骨牵引；开放性骨折应彻底清创，尽快闭合伤口，将开放性骨折转变为闭合性骨折处理，或直接手术复位固定治疗；若并发骨 - 筋膜室综合征，应切开深筋膜，及时行彻底减压等处理；骨折畸形愈合，若生长未牢固，可手法折骨后夹板固定加跟骨牵引，若生长已牢固或骨折不愈合者，需手术切开复位内固定并植骨治疗。

### （一）复位手法

有移位的胫腓骨干骨折，可予手法复位。局部麻醉或硬膜外麻醉后，患者仰卧、屈膝 20°～30° 位。甲助手把持患肢腘窝部，乙助手握持患肢足踝部，用力拔伸牵引，矫正重叠移位及成角畸形。牵引下，术者用端挤提按或夹挤分骨手法将骨折对位，由于近折端多向前移位，术者以双拇指按压近折端前、内面，其余诸指握住远折端，将其由后、外向前、内提托，骨折常可复位。斜形、螺旋形骨折的远折端易向外移位，术者以双拇指置于远折端前、外侧骨间隙，夹挤分骨，用力将远折端向内侧推挤，其余诸指握住近折端内侧，用力向外提拉，并让乙助手于牵引下稍内旋远折端，闻及骨擦音，则骨折已复位。然后，术者两手握住近折端，再让乙助手轻轻摇摆远折端，使骨折端紧密嵌插。最后，在维持整复位置的情况下，术者用一手拇、示指沿胫骨嵴及内侧面来回触摸骨折部，检查对位对线情况，若骨位已平整，提示对位良好（图 4-36）。

### （二）固定方法

**1. 夹板固定**　胫腓骨干骨折用五夹板固定：前内侧板和前外侧板宽约为小腿周径的 1/10，长由腓骨小头至踝关节前止；内侧板和外侧板宽约为小腿周径的 1/6；后侧板宽约为小腿周径的 1/5。内侧板、外侧板及后侧板的长度视骨折部位而定。另需根据复位前骨折移位的倾向性放置

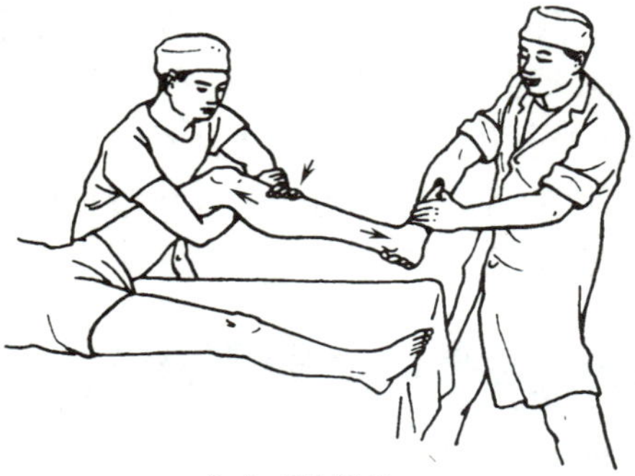

（1）对抗拔伸

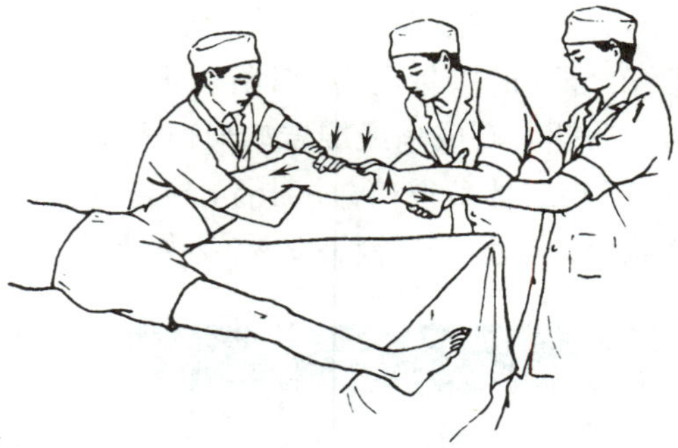

（2）纠正前后移位

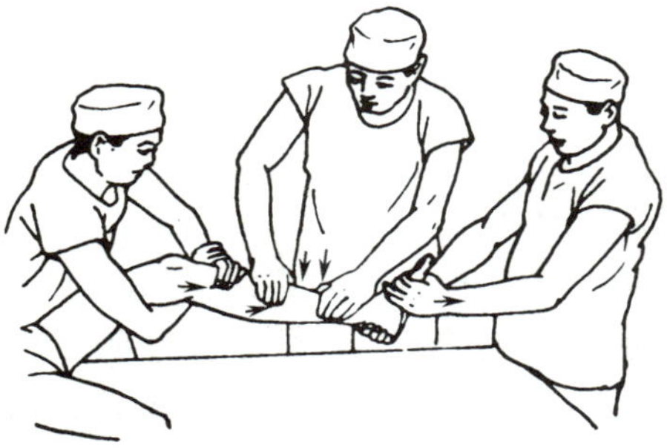

（3）纠正向外移位

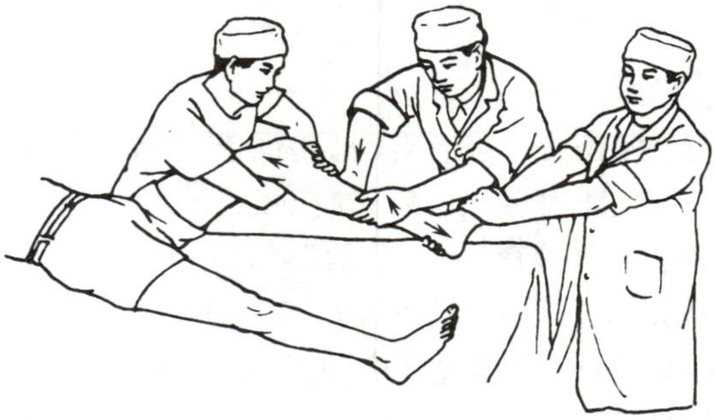

（4）纠正侧方移位

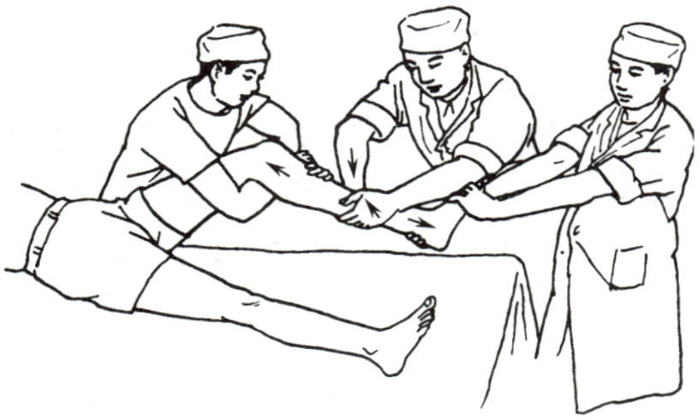

（5）挤压捺正

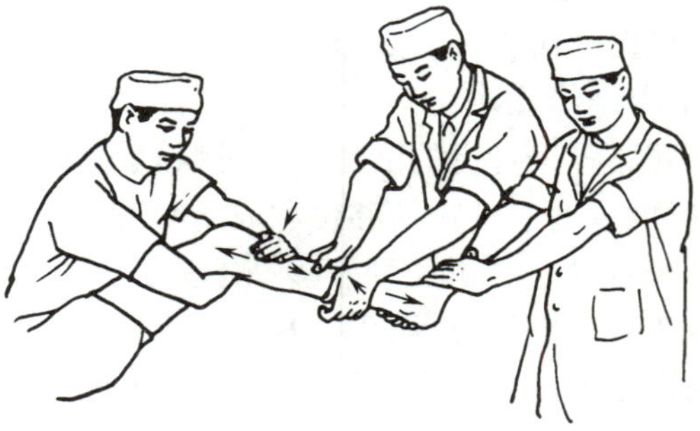

（6）检查复位情况

图 4-36 胫腓骨干骨折的复位

适当的固定垫：横形骨折，近折端易向内，远折端易向外，故用三点加压法，内侧放一垫，置于骨折近断端，外侧两垫置于腓骨两端，分骨垫放于远断端的前外侧胫腓骨之间。若为解剖复位，则不用分骨垫。斜形骨折者，三点加压及分骨垫放置如前（图 4-37）。

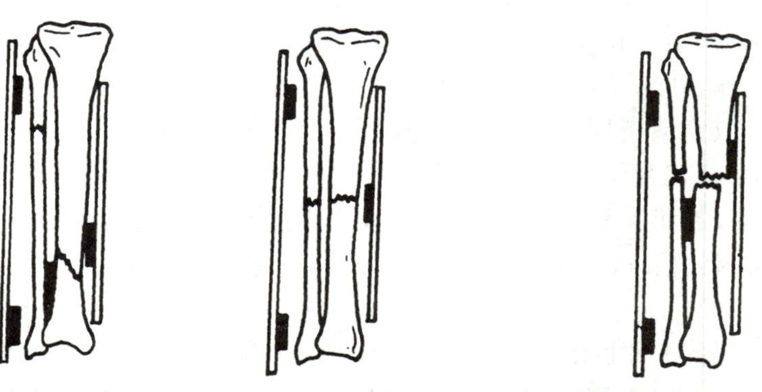

（1）斜形骨折 （2）横断骨折达到解剖对位者 （3）横断骨折未达到解剖对位者

图 4-37 胫腓骨干骨折压垫放置

（1）胫腓骨干上 1/3 骨折：内、外、后侧板下达内、外踝及跟骨结节上缘，上超膝关节 10cm。置膝关节于屈曲 40°～80° 位，行超膝关节固定。

（2）胫腓骨干中 1/3 骨折：内、外、后侧板下达内、外踝及跟骨结节上缘，上至腓骨小头。仅固定骨干部分，膝关节屈曲 90° 以内，不被妨碍。

（3）胫腓骨干下 1/3 骨折：内、外、后侧板下平足底，上至腓骨小头。固定后踝关节活动部分受限（图 4-38）。

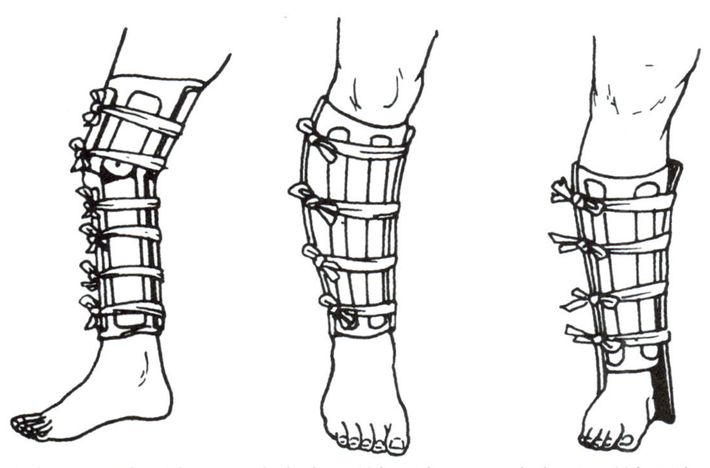

（1）上1/3骨折固定法　（2）中1/3骨折固定法　（3）下1/3骨折固定法

图 4-38　胫腓骨干骨折夹板固定

**知识链接**

**胫腓骨干骨折夹板固定后注意事项**

夹板固定后，注意观察并随时调节捆扎的松紧度，避免因过紧造成压疮、妨碍血液循环或因过松而失去固定效果。

**2. 持续牵引**　单纯夹板固定困难的不稳定性胫腓骨干骨折，如斜形、螺旋形、粉碎性骨折等，持续牵引和夹板可合并使用；患肢肿胀严重或有皮肤挫伤的胫腓骨干骨折，可先予持续牵引固定，待局部情况好转后再合并夹板固定。

持续牵引既固定又可复位。胫腓骨干骨折用跟骨骨牵引。牵引质量约 3～5kg，牵引 2 天左右，用 X 线检查骨折重叠移位纠正情况，以适当调整牵引质量，促进骨折复位或防止过度牵引。牵引中，残余移位可通过手法矫正。经 4～6 周，拍 X 线片复查，若骨折位置良好，见骨痂生长，可解除骨牵引，继续用夹板固定至骨折愈合。

**知识链接**

**跟骨牵引操作要点**

跟骨牵引穿针时注意：外侧针眼应比内侧针眼高 1cm，使其约呈 15° 倾斜角，从而牵引时足跟轻度内翻，以恢复小腿正常的生理弧度。

**3. 石膏固定**　适用于胫腓骨干的青枝骨折、裂缝骨折及无移位的横形、锯齿状短斜面骨折等。可选用石膏托、石膏夹或小腿管形石膏固定，至骨折愈合。包扎时注意松紧适宜，避免产生压疮或失去固定作用。

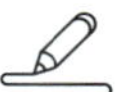

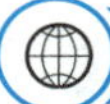

知识链接

**胫腓骨骨折石膏固定注意事项**

石膏固定时，膝关节应有15°左右屈曲位，常用长腿前后石膏托、U形石膏或石膏管型外固定。石膏固定后应注意观察足趾血液循环情况。

**4. 钳夹固定** 适用于新鲜的胫腓骨干骨折，骨折线为长斜形或螺旋形者。手法复位成功后，在X线透视下，按无菌操作原则，将经皮钳穿过皮肤直至骨折线两侧的骨质，握钳柄徐徐加压，对向扣挤两断端，直至骨折端稳定。检查固定牢固，常规包扎钳眼皮肤，留置经皮钳，再辅以夹板固定。固定至骨折愈合（图4-39）。

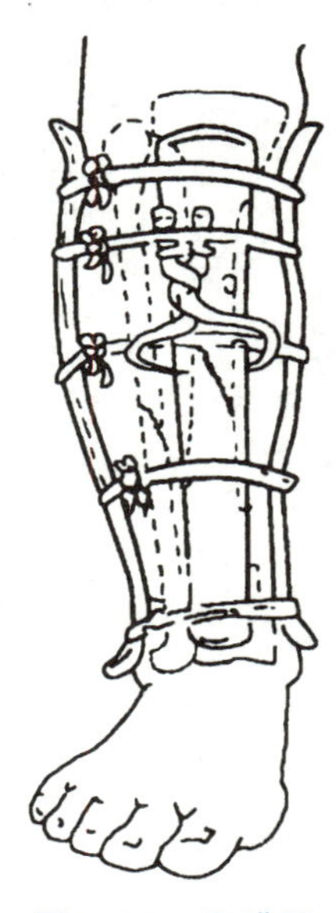

图4-39 胫腓骨干骨折钳夹固定

成人胫腓骨干骨折临床愈合时间约7～10周，但胫骨中下段骨折，由于营养血管损伤，软组织覆盖少、血运较差等特点，骨折延迟愈合或不愈合的发生率较高。

## （三）功能锻炼

复位固定后，患肢置枕上或布朗氏架上抬高休息，即可开始股四头肌舒缩锻炼及踝、足诸关节伸屈活动。行跟骨骨牵引者，还可坐起，做双手及健腿支撑抬臀活动，解除骨牵引后，继续在床上锻炼约1周，然后逐步下床练习扶双拐不负重行走；未行持续牵引的稳定性骨折，从固定第2周起，练习抬腿及膝关节活动，3～4周后，逐步练习扶双拐不负重行走。不负重行走时，足底要着地放平，使踝关节呈90°，避免远折端受力致骨折成角或旋转移位。经锻炼，若自觉有力，骨折部无疼痛，可试用单拐逐渐负重锻炼。骨折后3～5周内，在床上休息时，可仰卧，于患侧小腿两端垫枕，以维持小腿生理弧度，避免骨折向前成角。若胫骨有轻度向内成角，在未行或已解除跟骨牵引情况下，可将患肢如4字试验放置，利用肢体重力来恢复胫骨生理弧度（图4-40）。

## （四）药物治疗

按骨折三期辨证用药。骨折初期，局部出血，肿胀及疼痛较严重，宜加强活血化瘀、消肿止痛治疗并辅以利水渗湿药，如桃红四物汤加延胡索、茯苓、木通、茅根、防己等；若为开放性骨折，早期还需加用清热、解毒、祛风之品，如银花、黄连、地丁、防风等。中期肿消痛减，应祛瘀接骨续筋，可予接骨丹等内服。后期宜补气血、益肝肾、强筋骨，可服用健步虎潜丸等。

## （五）其他疗法

部分胫腓骨干骨折可采用手术切开复位内固定治疗。适应证为：开放性胫腓骨干骨折，软组织损伤严重者；陈旧性胫腓骨干骨折畸形愈合或不愈合，影响功能者；成人胫腓骨干骨折经非手术治疗失败者。根据骨折类型的不同，采用不同的术式和内固定方法，常用的有：螺丝钉固定、加压钢板固定、髓内针（如弧形钉、梅花针、交锁钉等）固定及外固定支架固定等。

开放性骨折，属于严重而复杂的损伤，伤后8小时以内，伤口在2～3cm以内，污染不重，清创后皮肤张力不大，可一期缝合，按闭合性骨折处理；伤口较大，软组织损伤较重，应严格按开放性骨折治疗原则处理，予彻底清创后内固定，一期闭合伤口；若伤口污染严重或受伤已超过10小时，在刷洗清创后，可不闭合伤口，留待二期处理。另外，对开放性骨折应根据情况全身或局部应用抗生素治疗。

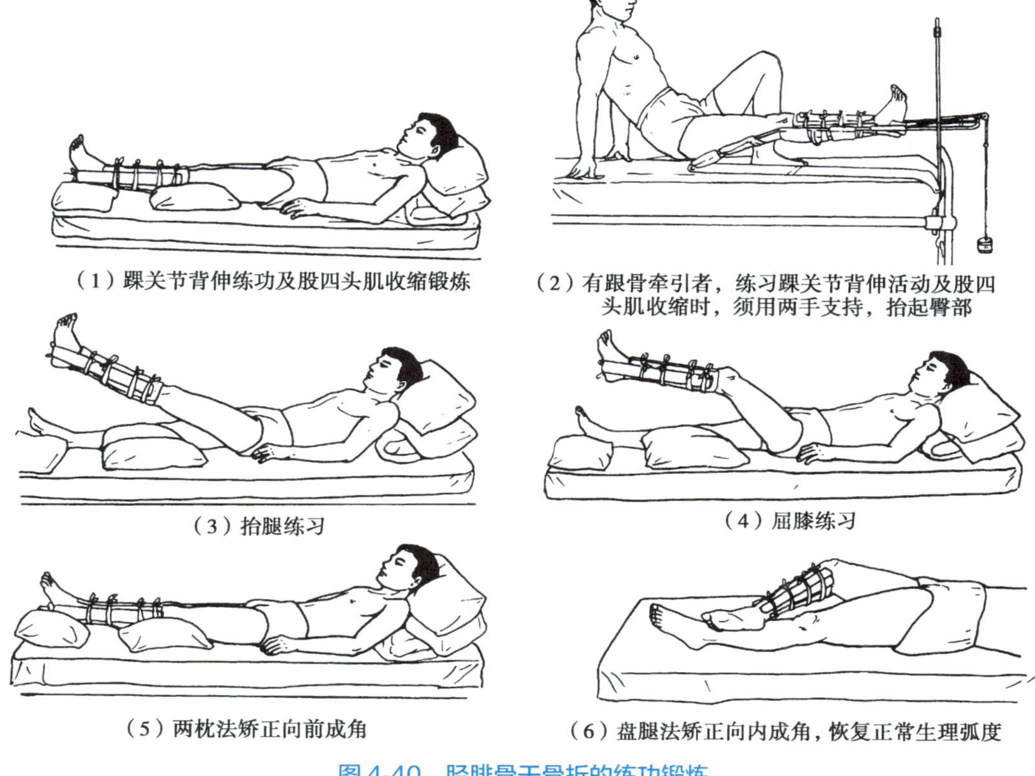

（1）踝关节背伸练功及股四头肌收缩锻炼　（2）有跟骨牵引者，练习踝关节背伸活动及股四头肌收缩时，须用两手支持，抬起臀部

（3）抬腿练习　（4）屈膝练习

（5）两枕法矫正向前成角　（6）盘腿法矫正向内成角，恢复正常生理弧度

图 4-40　胫腓骨干骨折的练功锻炼

# 第九节　胫骨干骨折

胫骨位于小腿内侧部，全长可于小腿前内方皮下扪及，是小腿负重的主要骨，较为粗壮。本病儿童和成人均可发生，以儿童为多见。

**【病因病机】**

直接暴力或间接暴力均可导致胫骨干骨折，单纯胫骨干骨折并不少见。直接暴力如打击、碰撞等作用致胫骨干骨折，骨折发生于受力处，多为横形、短斜形或粉碎性骨折，暴力作用处的皮肤常有较严重的挫伤甚或破裂。成人胫骨干骨折多因直接暴力所致。间接暴力如坠跌、扭转等作用致胫骨干骨折，骨折多发生于胫骨中、下 1/3 交界处，多为斜形或螺旋形骨折，骨折很少穿破皮肤。

儿童由于腓骨弹性较大，一般为较小外力造成胫骨干骨折，若暴力足够大，则会使得胫、腓骨干均发生骨折。儿童胫骨干骨折多为青枝骨折或裂缝骨折，裂缝骨折又称骨膜下骨折，骨折后仅有一斜形或螺旋形骨折裂缝，裂缝周围骨膜多保持完整。发生胫骨干骨折时，由于腓骨弹性较大，能起一定的支持作用，使得骨断端移位较轻；若暴力致腓骨发生弯曲或腓骨头向上脱位，则骨折重叠移位较多。

**【诊断】**

**1. 外伤史**　有明显外伤史。

**2. 临床表现**　伤后患肢疼痛、肿胀、功能活动障碍，与胫腓骨干双骨折症状表现相似但较轻。

**3. 专科检查**　检查见小腿局部压痛、纵向叩击痛，可引出骨擦音，因腓骨支撑，骨断端可无明显移位，或仅有远折端向侧方倾斜，故畸形及异常活动可不明显。诊察时，注意压痛检查，用

手指沿胫骨嵴轻按，若局部疼痛加剧，常提示骨折。

**4. 影像学检查** 胫腓骨全长正、侧位X线片可明确骨折类型及移位方向。

根据受伤史、临床表现、专科检查及影像学检查可作出诊断。

【辨证治疗】

胫骨干骨折，有腓骨支持，移位不多，稳定性强，一般用手法复位，小腿夹板固定或石膏固定即可，具体操作可参照胫腓骨干双骨折复位固定法。

功能锻炼参照稳定性胫腓骨干双骨折练功方法进行。

药物治疗，参照胫腓骨干双骨折，按骨折三期辨证用药。

## 第十节 腓骨干骨折

腓骨位于小腿外侧部，细而长，分为一体及两端。上端略膨大成腓骨头，与胫骨相接构成不动的胫腓关节，腓骨头下方变细，为腓骨颈。腓骨下端膨大为外踝，与胫骨、距骨构成踝关节。临床上单纯腓骨干骨折较少见。

【病因病机】

单纯腓骨干骨折可因直接暴力或积累性劳损等引起，以发生于中、下段者居多。

外伤骨折多由直接暴力如打击、碰撞等所致，骨折后因尚有胫骨支持，故移位不大。

疲劳骨折是因长时间奔走等活动，使得轻微暴力反复多次作用于腓骨，腓骨内应力积累，骨小梁不断断裂，而骨修复作用未能抵消骨小梁的断裂、破坏，腓骨逐渐损伤。最后，在较轻的暴力作用下腓骨即发生骨折。骨折多见于腓骨中、下1/3，也可见于中、上1/3处。本骨折为慢性骨折，多无移位，但愈合缓慢。

【诊断】

**1. 外伤史** 外伤骨折，有明显打击、碰撞等外伤史；疲劳骨折，多有连续或长途步行的慢性外伤史。

**2. 临床表现** 伤后小腿局部疼痛、肿胀，功能活动受限。疲劳骨折，发病后初期表现为小腿局部酸痛感，休息后减轻，行走运动后加重，一般肿胀不明显。

**3. 专科检查** 小腿外侧局部压痛较明显，纵向叩击痛，畸形及异常活动一般不明显；骨折在腓骨上端时，可能有小腿外侧皮肤感觉减退，踝背屈无力等表现，为腓总神经损伤。疲劳骨折，除小腿外侧局部压痛，无骨擦音及异常活动；病变在腓骨下段者，因局部表浅，尚可在皮下扪及局部硬性隆起。

**4. 影像学检查** 胫腓骨全长正、侧位X线片可明确骨折位置、类型等。疲劳骨折，早期X线片多无明显异常发现，常在2周后才见患处有一表现为骨质疏松带或致密带的模糊骨折线，以后每2周左右定期复查一次X线片，可发现有骨痂生长及新骨形成。

根据外伤史、临床表现、专科检查及影像学检查可明确诊断。

【辨证治疗】

腓骨干骨折，即使有少许移位，对以后行走负重一般无多大影响，故复位要求不高。临床治疗目的在于复位骨折，促进骨折愈合。

### （一）整复方法

无移位或轻微移位骨折，不需复位；有移位骨折，参照胫腓骨干骨折行手法复位。

### （二）固定方法

无移位、轻微移位骨折或有移位骨折整复后，行小腿夹板固定或石膏固定，骨折临床愈合后去除外固定。

### （三）功能锻炼

固定后，卧床休息 1 周左右，待局部肿胀消退后逐渐扶拐下床行走锻炼，促进骨折愈合及功能恢复。

### （四）药物治疗

参照胫腓骨干骨折，按骨折三期辨证用药进行。

## 第十一节 踝部骨折

踝关节即距小腿关节，由胫、腓骨下端的关节面与距骨上部的关节面构成。胫骨下端内侧和后缘向下突出的骨突分别称为内、后踝，腓骨下端膨大突出部为外踝。外踝比内踝窄而长，位于内踝后约 1cm，其尖端比内踝尖端低约 0.5cm。内、外、后三踝围成踝穴，容纳距骨，距骨体前宽后窄，其上面及两侧关节面与踝穴的关节面相嵌合，构成屈戌关节。胫腓骨下端被坚强而有弹性的下胫腓韧带连接在一起。当踝关节做背伸运动时，距骨体宽部进入踝穴，下胫腓韧带拉伸紧张，外踝稍外旋上升并向后移动，踝穴较跖屈时增宽约 1.5～2mm，以容纳距骨体，此时关节面相互紧贴，关节稳定，不易发生扭伤，若暴力过大，可造成骨折；当踝关节处于跖屈位时，距骨体窄部在踝穴内，外踝稍内旋下降并向前移动，踝穴变窄，下胫腓韧带松弛，此时，踝关节可有轻度侧方活动，关节稳定性差，易发生扭伤。踝关节囊两侧较紧而前后松弛，踝关节前后韧带也菲薄软弱，便于踝的伸屈活动；踝两侧副韧带较坚强，内侧为三角韧带，外侧为跟腓韧带及距腓前、后韧带。内侧较外侧更坚强，阻止外翻的能力也较强。

**知识链接**

**古代医书记载的踝关节解剖**

《医宗金鉴》记载："踝骨者，胻骨之下，足跗之上，两旁突出之高骨也。在内者名内踝，俗名合骨；在外者为外踝，俗名核骨。"

踝关节在屈 45° 范围内活动，其是人体负重最大的屈戌关节，站立时承负全身重量，行走时的负荷约为站立时的 5 倍。

踝部骨折临床较为常见，发病率约占全身骨折的 3.92%，多发生于青壮年，左右两侧略相等，儿童少见。

**【病因病机】**

踝部骨折多由间接暴力引起，如坠跌、扭转等；也可由打击、碰撞等直接暴力引起。暴力性质不同，可造成不同类型的骨折、筋伤、脱位。临床上，将踝部骨折分为内翻、外翻、外旋、纵向挤压、侧方挤压、跖屈、背伸等多种，内翻多见，外翻次之，外旋稍少。

**1. 内翻骨折** 因坠跌、行走时足外缘先着地或足底内侧踏于凸处，及小腿内下方受暴力直接打击等，产生暴力冲击，使踝强力内翻，外踝因外侧韧带的牵拉而发生撕脱骨折，骨折线为横向，骨折块较小，向内侧移位；若暴力继续作用，可使距骨强力内翻，撞击内踝，致内踝骨折，骨折线多从外、下方斜向内、上方，骨折块向内移位，形成双踝骨折，甚或距骨向内移位；若暴力巨大，还可导致后踝骨折而形成三踝骨折，同时距骨向内、后脱位（图 4-41）。

**2. 外翻骨折** 坠跌时足底内侧着地，或外踝受打击等，产生外翻暴力，致踝突然外翻，内踝因内侧韧带牵拉而骨折，骨折线为横向；若暴力继续作用，距骨向外撞击外踝，致外踝骨折，骨折线由内、下方斜向外、上方，有时骨折线在腓骨下 1/3 段，骨折块较大，向外移位。暴力巨大可致

后踝骨折甚至距骨向外后脱位(图4-42)。

**3. 外旋骨折** 摔跌、碰撞瞬间，足强力外旋或足不动而小腿过度内旋，形成扭转暴力，使踝外旋、外翻，内踝被撕脱而骨折，暴力继续作用，外踝被距骨前、外侧撞击而发生骨折，骨折线可为螺旋形或长斜形。暴力过大，还可造成后踝骨折，距骨可向后半脱位(图4-43)。

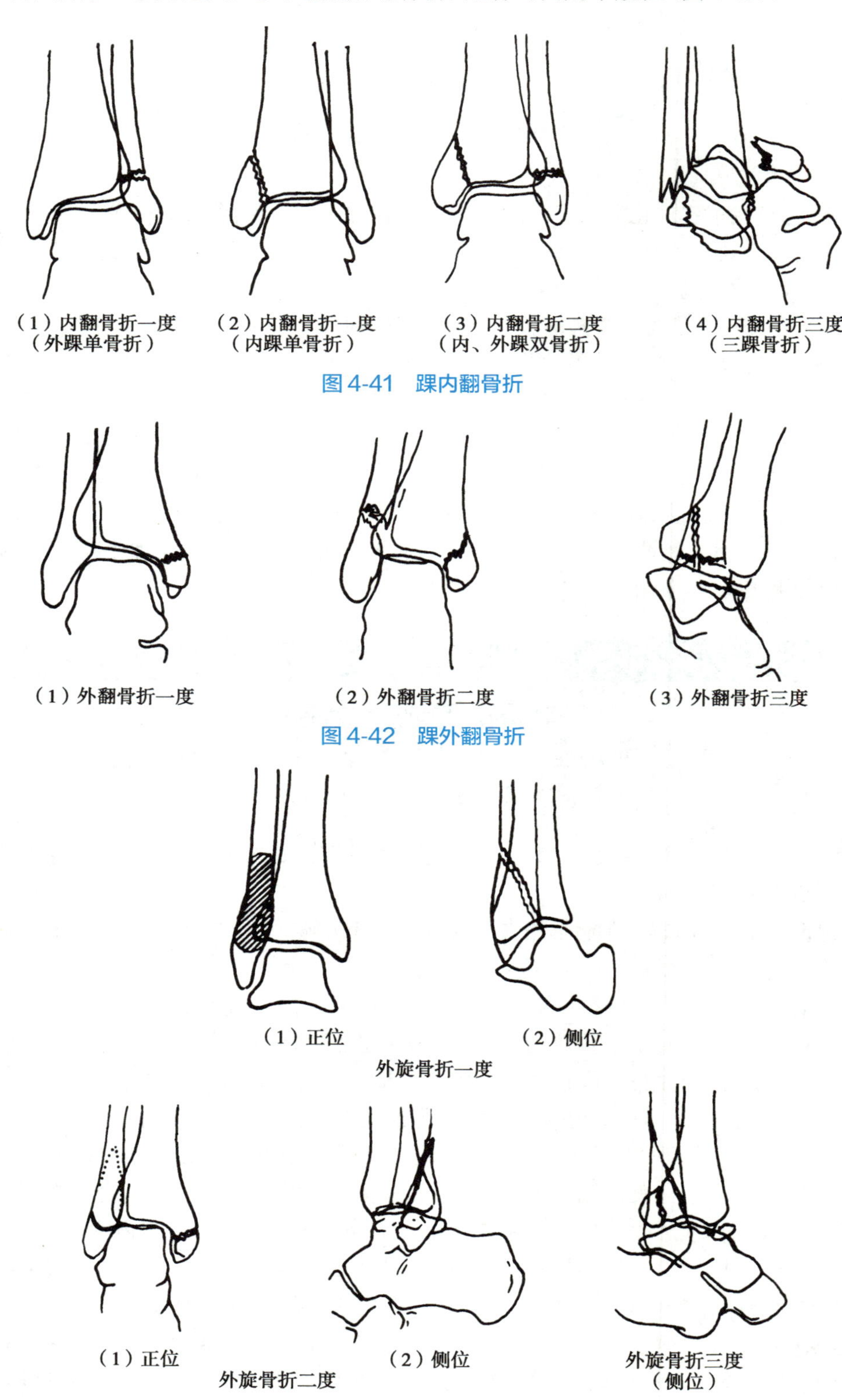


图4-41 踝内翻骨折



图4-42 踝外翻骨折



图4-43 踝外旋骨折

**4. 纵向挤压骨折** 纵向挤压骨折多因坠跌等冲击暴力作用，踝关节受纵向挤压而成，胫骨下端常成T、Y形或严重粉碎性骨折，外踝则发生横形或粉碎性骨折；也可因暴力致踝关节骤然过度背伸或跖屈，胫骨前唇或后踝受跖骨体冲击而发生骨折，前唇骨折时，骨折块向前移位，距骨也可向前脱位，后踝骨折时，距骨可随骨折块向后、上脱位，骨折块可很小，也可达关节面的近一半（图4-44）。

**5. 侧方挤压骨折** 侧方挤压骨折是内、外踝被暴力夹挤所致，骨折多同时发生于内、外踝，多呈粉碎性，无大移位，伴有不同程度的皮肤挫伤；若夹挤时踝处于背伸或跖屈位，因距骨撞击，还可引起胫骨前唇骨折或后踝骨折并距骨向后脱位（图4-45）。

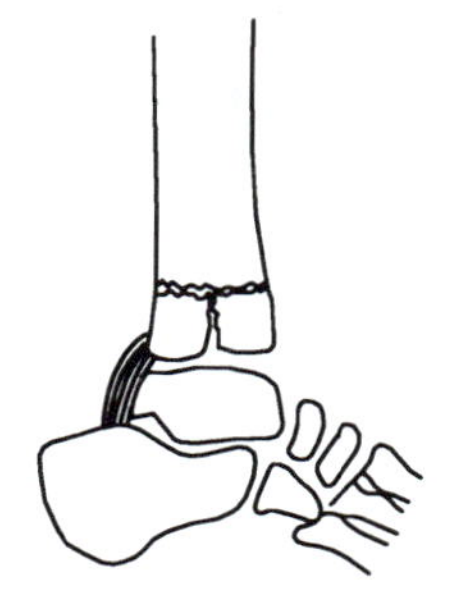

（1）踝部“T”形骨折

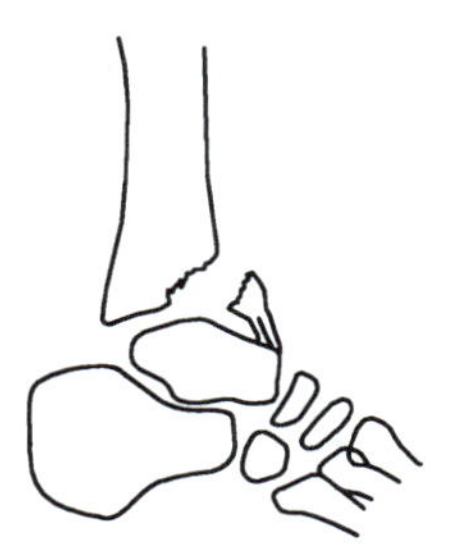

（2）胫骨下端前缘骨折，距骨向前脱位

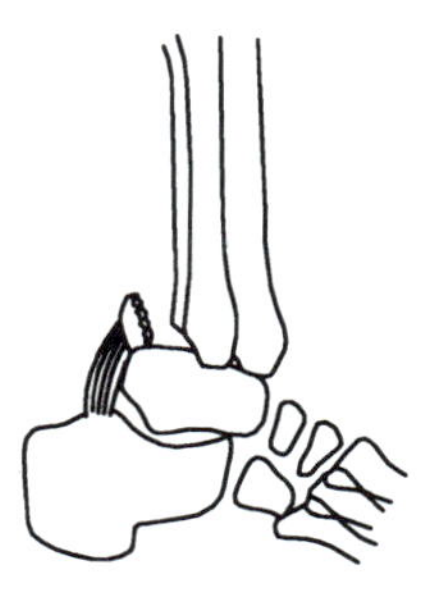

（3）后踝骨折，距骨向后脱位

图4-44 踝纵向挤压骨折

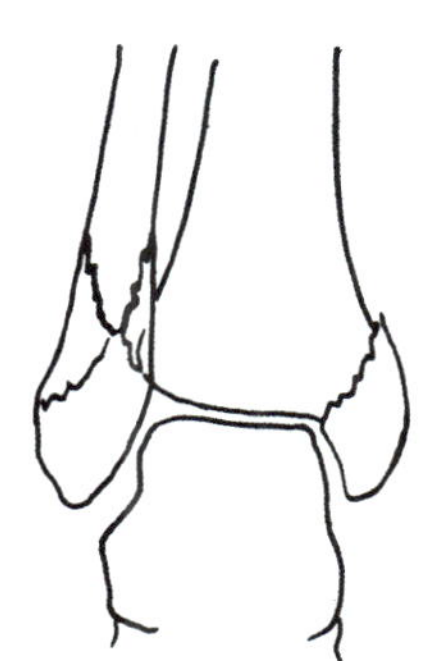

图4-45 踝侧方挤压骨折

另外，踝部内翻、外翻、外旋骨折，根据损伤程度又可分为三度：一度为单踝骨折；二度为双踝骨折；三度为三踝骨折合并距骨脱位。

### 知识拓展

**踝部骨折分型**

关于踝部骨折脱位的分型，目前临床中最常用的有3种：即Lange-Hansen分型、Denis-Weber分型、Ashurst-Bromer分型。在众多关于踝部骨折保守治疗的报道中以采用Lange-Hanson分型指导手法复位治疗的居多。

Lange-Hanson分型是1950年丹麦的Lange-Hanson通过尸体实验研究了踝部骨折的发生机制和创伤病理后提出的分型方法，该法按受伤时患足所处的位置、导致足损伤外力作用的方向，以及骨和韧带损伤的程度分类，能较清晰地表达出受伤时足的姿势，外力的方向及韧带损伤和骨折间的关系，对临床中治疗方案的选择及治疗技巧的应用有较大的指导作用。

Ashurst-Bromer分型是按照病因即受伤时外力的性质进行分类。此分类不能很好地反映踝关节损伤的情况以及下胫腓联合的损伤程度，较难估计预后和指导治疗。

Denis-Weber分型则是从病理解剖方面，根据腓骨骨折的水平位置和下胫腓联合的相应关系，将踝关节骨折分为A、B、C三型，此分类法适用于手术治疗。

若骨折移位较明显，关节面损坏、不平或关节间隙稍有增宽，则后期可发生创伤性关节炎。

【诊断】

**1. 外伤史** 有明显的碰撞、扭转等外伤史。

**2. 临床表现** 伤后踝部剧痛，并迅速肿胀，功能活动障碍。

**3. 专科检查** 踝部皮肤有瘀斑，或局部出现张力性水疱，有压痛，可扪及骨擦音及移位的骨折块，踝部骨折处发生移位，或见足内翻或外翻畸形。

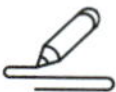

**4. 影像学检查** 踝关节正、侧位 X 线片可明确骨折的类型、移位方向及程度。踝部骨折摄片检查时，应包括小腿下 1/3 段，以免漏诊。

根据外伤史、临床表现、专科检查及影像学检查可确诊。

**【辨证治疗】**

踝部骨折是最常见的关节内骨折。踝关节面较小而承受的体重大，故踝部骨折后要求达到解剖对位，以修复踝的正常生理解剖关系，促进踝关节的负重行走功能恢复。内踝中部骨折多有内侧韧带嵌入，阻碍复位，有时产生骨折延迟愈合或不愈合的情况，整复时应重视。

踝部骨折类型较多，治法有别，诊查时对受伤时的暴力作用情况、临床专科检查情况及 X 线片进行综合分析，有助于准确制订复位和固定等治疗方案。

**知识链接**

**踝部骨折治疗要点**

对于踝部骨折的治疗，最可靠的恢复满意功能的方法是尽可能达到解剖复位，并允许关节早期进行功能锻炼。

### （一）整复方法

无移位骨折不需整复；有移位骨折可予手法、牵引、撬拨等方法复位。

**1. 手法复位** 大多数有移位的踝部骨折可通过手法获得复位。取患者仰卧，屈膝 90° 位，予局部麻醉或硬膜外麻醉。手法复位一般按暴力作用相反的方向进行。

（1）矫正旋转及内、外翻移位：一般踝部骨折内、外翻均合并有内、外旋，手法整复时先矫正旋转畸形。助手立于患肢外侧，把持住患肢小腿上段，术者立于患肢远端，一手握足背，一手托住足跟，使足略跖屈，循原骨折移位方向顺势柔和用力牵引；然后，内翻、内旋骨折者，术者将足徐徐外旋，同时将牵引方向由内翻变为外翻牵引，将踝外翻；若为外翻骨折，则术者将足逐渐内旋，并由外翻改为内翻牵引，将踝内翻，整复骨折块对位（图 4-46）。

（2）矫正前后移位：后踝骨折合并距骨后脱位，如后踝骨折不超过关节面 1/3 者，可手法复位。在如前复位内、外踝的基础上，先捆好两侧夹板，然后，助手用力夹挤已捆好的夹板，术者则一手握住胫骨下端向后推挤，另一手握足先顺势向前拉，然后将足徐徐背伸，利用紧张的关节囊将后踝拉下，使向后脱位的距骨回到正常位置。当踝关节背伸到中立位时，未完全复位的内踝也大多随之复位，如仍有向前裂口，可用拇指由内踝后、下方向前、上方推挤，使骨折对位满意（图 4-47）。

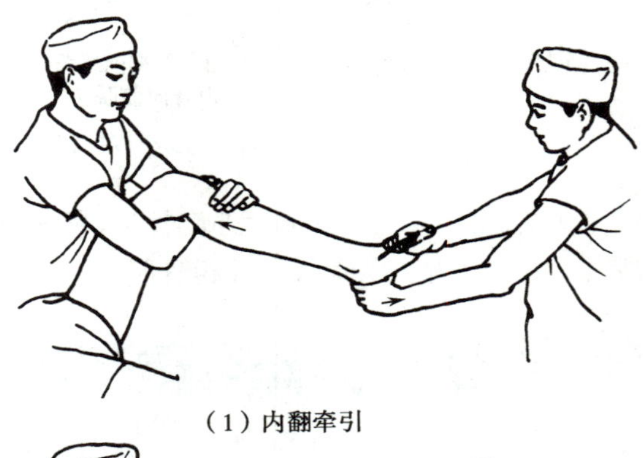

（1）内翻牵引

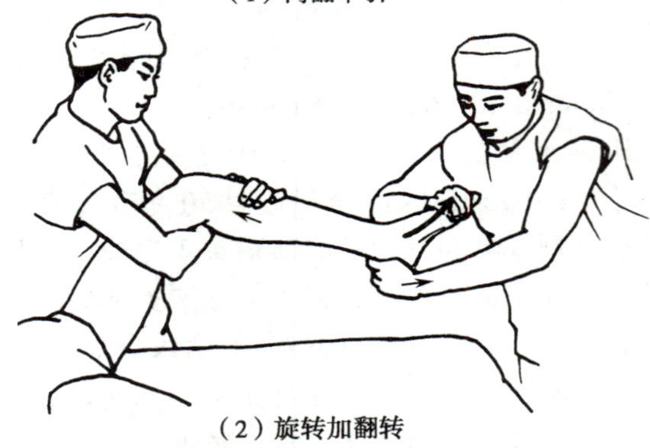

（2）旋转加翻转

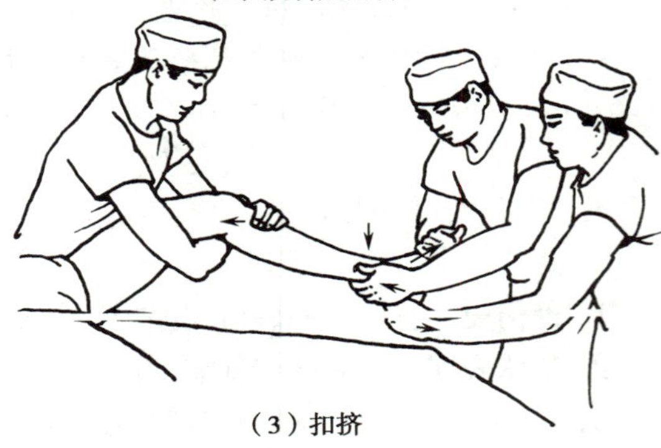

（3）扣挤

图 4-46 踝内、外翻骨折整复

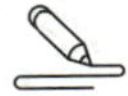

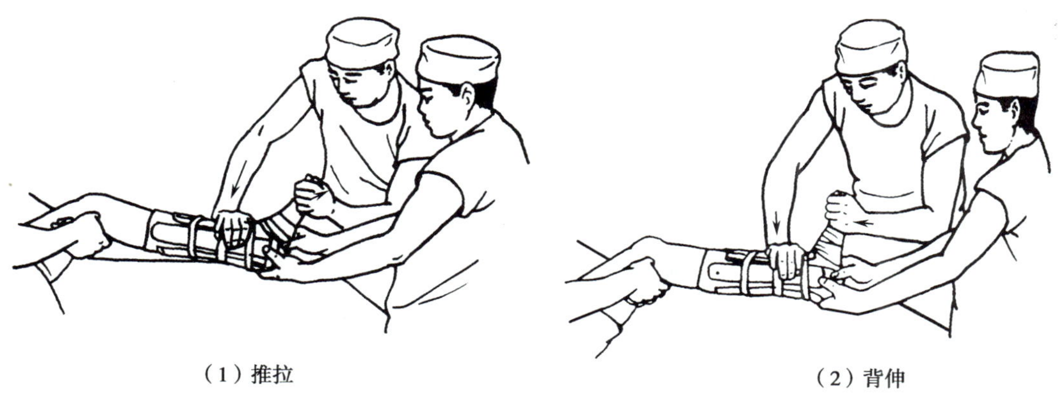

图 4-47 三踝骨折复位

另外，有下胫腓关节分离者，可在牵引下，术者用双手在内、外踝处施以对向合挤手法使之复位。疑有软组织嵌顿者，待将骨折端牵开后，术者可用拇指由骨折线分别向上、下轻轻推挤内、外踝，使嵌入骨折间隙的韧带或骨膜解脱。

**2. 牵引复位** 临床上根据情况选用跟骨骨牵引或袜套悬吊牵引。

（1）跟骨骨牵引：适用于严重纵向挤压骨折，手法不易复位，需结合牵引复位者。以 3～4kg 质量牵引 2～3 天，当重叠移位或嵌插纠正后，根据情况选用手法使之复位。

（2）袜套悬吊牵引：适用于三踝骨折之后踝骨折块超过胫骨下关节面 1/3 者。此时，距骨失去支点，踝关节越背伸，则距骨及后踝骨折块越向后移位。将袜套套达大腿根部，并用胶布贴紧，足端余约 20cm，用绳扎紧，将绳跨过滑轮悬吊牵引，利用肢体重量，使后踝逐渐复位（图 4-48）。

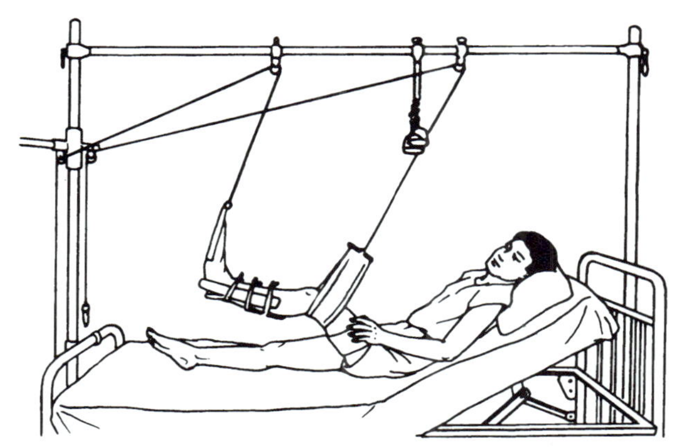
图 4-48 袜套悬吊牵引

**3. 撬拨复位** 经手法复位失败的踝部骨折，可在局部麻醉或硬膜外麻醉下，按无菌操作原则，采用钢针经皮撬拨复位。

## （二）固定方法

**1. 夹板固定** 采用胫腓骨干下 1/3 骨折超踝关节固定夹板固定。内、外踝处放置空心垫，夹板先适当塑形，使内翻骨折固定于外翻位，外翻骨折固定于内翻位。固定 4～6 周，至骨折临床愈合。踝部骨折需用内、外翻固定时应注意适可而止，勿内、外翻过度。固定时，一般置踝关节于功能位，但若兼有胫骨前唇骨折，应固定在跖屈位；有后踝骨折者，固定在稍背伸位。

**2. 石膏固定** 如夹板固定不稳定，可选用石膏固定，如石膏托、石膏夹板、U 形石膏或管形石膏等，至骨折临床愈合。

## （三）功能锻炼

固定后，患肢抬高休息，即开始足趾主动伸屈及小腿肌肉舒缩活动。夹板固定者，随后可逐渐进行踝关节伸屈锻炼；2 周后，可在床上做抬腿蹬空等活动，加大踝的活动度；3～4 周后骨折已基本连接，逐渐扶双拐下地不负重活动；解除固定后，扶拐循序渐进地进行功能锻炼，直至骨折愈合良好。

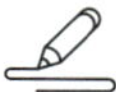

### （四）药物治疗

按骨折三期辨证用药。关节处骨折，早期局部出血，瘀滞较重，应加强活血化瘀、消肿止痛治疗，并佐以渗湿利水之品，如桃红四物汤加延胡索、三七、牛膝、茯苓、茅根、三棱、莪术等；中期肿痛减轻，应祛瘀接骨、通利关节，可予接骨丹等内服；后期宜强壮筋骨，可服用健步虎潜丸等，并可用海桐皮汤等熏洗患部。

### （五）其他疗法

手术切开复位内固定也是治疗踝部骨折的重要方法。手术适应证为：踝部骨折，手法整复外固定失败者；后踝骨折，骨折块超过胫骨关节面 1/3 者；开放性骨折经过彻底清创后；骨折断端有软组织陈旧性踝部骨折继发创伤性关节炎影响功能者。临床上一般采用螺丝钉、螺栓、钢丝张力带或钢板等固定。

## 第十二节 距骨骨折

距骨位于足弓顶部，上面承载胫骨，与内、外踝关节面相接，下面与跟骨和足舟骨形成关节，距骨周围有关节囊和坚强的韧带，骨折后给复位带来困难。

距骨分为头、颈、体三部，呈不规则立方体，上面没有肌肉附着，骨折或脱位后不易发生继发性牵拉移位。距骨有六个关节面，均覆以软骨，唯颈部有骨膜覆盖，来自足背动脉关节支的主要营养血管由此进入，滋养距骨，当距骨颈部骨折或脱位时，滋养血管很易损伤，从而致距骨发生缺血性坏死（图 4-49）。

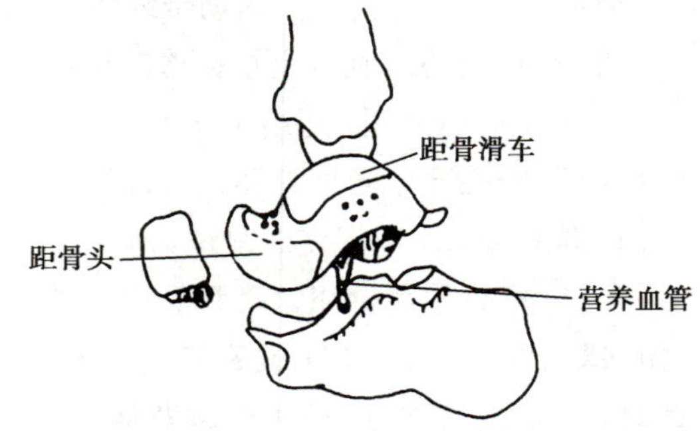

图 4-49 距骨外观与比邻

临床较少见，多发生于青壮年人，男性多见，左右两侧发病无明显差异。

【病因病机】

距骨骨折多由间接暴力如坠跌等所致。暴力致足踝部骤然强力背伸，胫骨下端前缘插抵于距骨颈、体之间，将距骨劈成前、后两段，引起距骨颈、体的骨折。尤以颈部骨折为多见。骨折后，跟距关节半脱位，距骨远端头侧骨折块和跟骨及其他足骨一起呈轻度内翻，距骨体骨折块则可向下、后方旋转移位。

若暴力继续作用，跟距关节完全脱位，距骨头侧骨折块连同跟骨及其他足骨向前、上方移位；由于跟腱与周围肌腱弹性作用，距骨下面的内侧结节常被跟骨载距突钩住，从而带动整个距骨体骨折块向外旋转，骨折面朝向外、上方；若暴力太大甚至合并内踝骨折，使距骨体部脱出踝穴。另外，临床较少见的有：踝关节受单纯跖屈暴力作用，胫骨后踝猛烈顶压距骨后突引起距骨后突骨折；而跖屈加内翻暴力则可引起距骨向前脱位（图 4-50）。

关节软骨面覆盖距骨表面达 3/5，骨折时，易伤及关节面而发生创伤性关节炎。距骨颈骨折时，距骨的主要血液供应受到损害，以致距骨体易发生缺血性坏死。

【诊断】

**1. 外伤史** 足踝部有明显的外伤史。

**2. 临床表现** 伤后踝、足部剧痛、肿胀，不能站立行走。

**3. 专科检查** 检查见踝关节周围压痛，足底冲击痛，有时可扪及骨擦音或异常活动，或出现畸形，踝关节负重及伸屈等功能障碍。距骨体向后脱位时，可在踝关节后、内侧见突出畸形，并

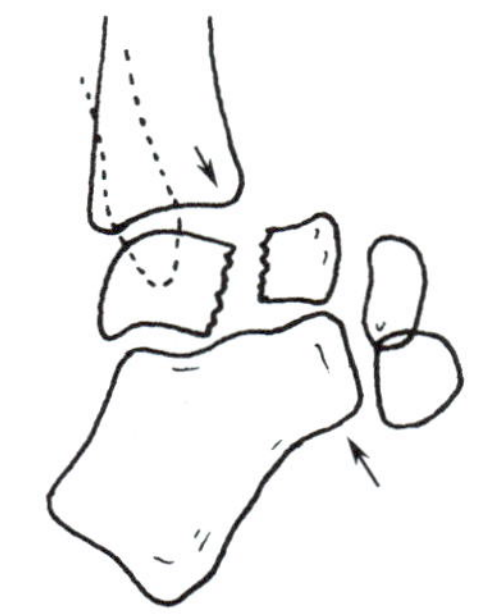
(1) 距骨颈骨折中度移位，伴距骨下关节脱位

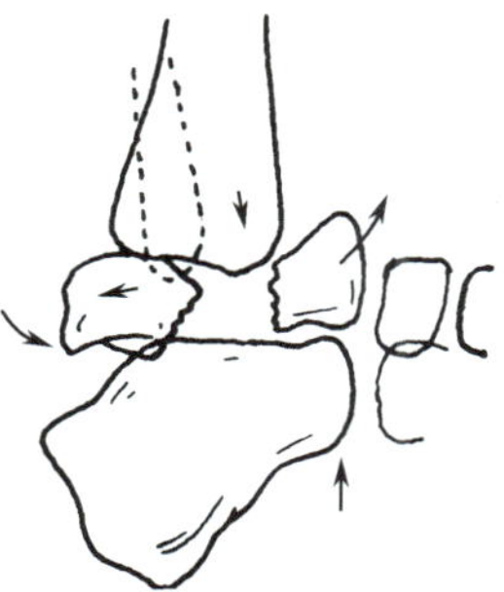
(2) 距骨颈骨折严重移位，伴距骨下关节脱位和距骨体向后变位

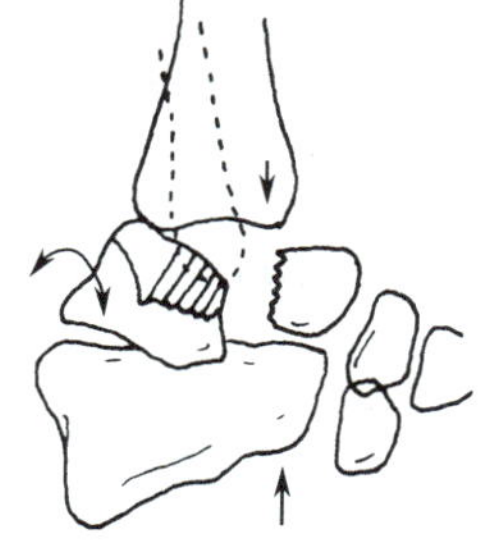
(3) 距骨颈骨折伴距骨下关节脱位，距骨体后移且旋转移位

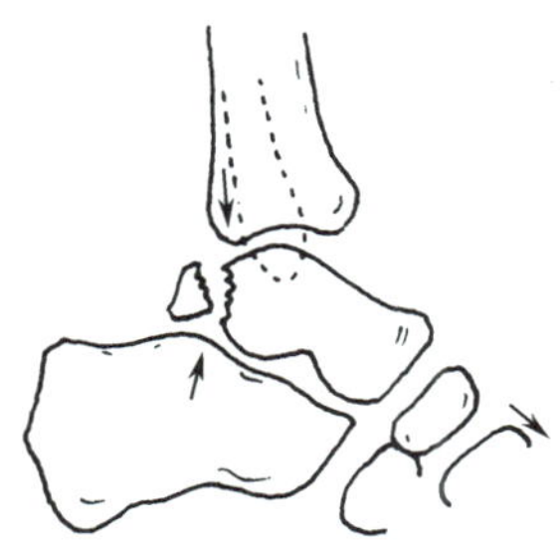
(4) 距骨后突骨折

图 4-50　距骨骨折及移位

可扪及突出的骨块，严重时局部皮肤被骨块撑紧，全足呈向前移位；距骨后突骨折后，踝后跟腱两侧微肿、压痛，踝跖屈时疼痛加剧；距骨颈骨折后，踝部肿胀明显，踝前部因距骨头侧骨折块前移、推挤而突出，可扪及突出的骨折块，踝关节伸屈活动受限。

**4. 影像学检查**　拍踝关节与跗骨正、侧位 X 线片。阅片应仔细观察骨折面方向及骨块分离情况，判断骨折类型及移位方向。阅 X 线片诊断距骨骨折时，若侧位片见距骨后突部有一三角形小骨块，应注意判断是距骨后突骨折还是距骨后三角副骨。三角副骨两侧对称，与距骨体联系紧密，骨边缘较光滑。此时应拍健侧片对比。必要时 CT 可协助诊断。

根据外伤史、临床表现、专科检查及影像学检查可明确诊断。

【辨证治疗】

距骨骨折的治疗关键在于复位骨折，将关节面良好对位，防范创伤性关节炎及距骨缺血性坏死等并发症的发生，以恢复关节功能。治疗予手法复位、夹板或石膏固定，辅以功能锻炼及药物辨证治疗。距骨骨折治疗期间须定期结合 X 线检查，观察距骨缺血坏死情况，如固定期间 X 线片示距骨有密度增高而未塌陷变形，应延长固定时间，并禁止患肢在新骨爬行替代完成前负重；若距骨已塌陷，予关节融合治疗。单纯距骨颈、体骨折，应注意有无半脱位并及时整复，避免日后功能障碍。

### （一）整复方法

无移位骨折不需复位；有移位骨折可予手法整复，在局部麻醉或硬膜外麻醉下进行。

**1. 单纯距骨颈骨折**　患者仰卧，患肢屈髋、屈膝 90° 位。助手握持住患肢小腿，术者一手握住小腿下端向前拉，一手握足前部，将足轻度外翻，极度跖屈，向下、向后用力推压。然后，将握小腿之手的拇指下移于距骨头前、上方，向后压迫距骨头，从而使距骨头、体骨折块对合，并同时矫正跟距关节脱位（图 4-51）。

**2. 距骨颈骨折合并距骨体后脱位**　患者体位如前。甲助手握持住患肢小腿，乙助手将踝关节于稍外翻位极度背伸，并向下牵引，解除距骨体与载距突的交锁，术者将双拇指置于踝后、内

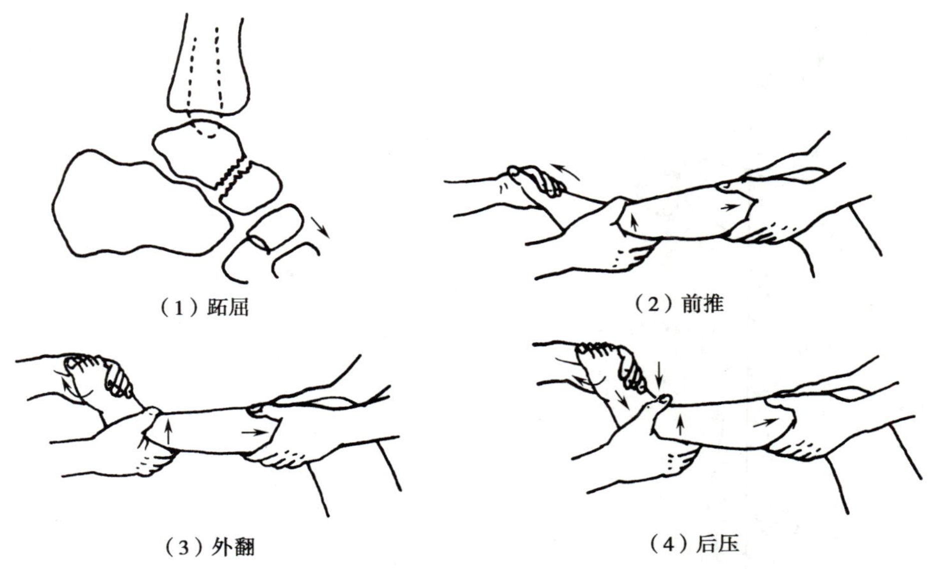


图 4-51 距骨颈骨折的复位

侧，向前、上方用力推压距骨体，使其还纳，然后继续抵住距骨体，乙助手稍跖屈踝关节，使距骨头、体两侧骨折块对位。

**3. 距骨后突骨折伴距骨前脱位** 患者体位如前。甲助手握持住患肢小腿，乙助手握足前部将踝关节内翻、跖屈，术者拇指压住距骨体外、上方，向内、后方用力推挤，使其复入踝穴。后突骨折往往也随距骨脱位的矫正而复位。

### （二）固定方法

**1. 夹板固定** 适用于无移位或经整复后的距骨颈及颈、体间骨折等。可用超踝关节夹板固定约 5～6 周，直至骨折愈合。

**2. 石膏固定** 适用于距骨各类骨折整复后或手术后。如距骨颈及颈、体间骨折，用石膏托或 U 形石膏固定踝关节于跖屈稍外翻位 8 周；距骨后突骨折伴距骨前脱位者，同法固定踝关节于功能位 4～6 周；骨折行切开复位内固定或关节融合术者，应用石膏靴固定踝关节于功能位 3 个月。

### （三）功能锻炼

骨折复位固定后，即可逐渐行足趾及膝关节的伸屈锻炼。解除固定后，行踝关节伸屈及内、外翻锻炼，逐渐开始扶双拐不负重步行锻炼。关节融合术后，扶拐锻炼时间要延长。距骨骨折在骨折完全愈合后才可负重行走。

### （四）药物治疗

按骨折三期辨证用药。早期活血化瘀、消肿止痛治疗；距骨骨折愈合慢、易坏死，中、后期应加强益气补血、强壮筋骨之品的应用，促进骨痂生长；去除外固定后，可用海桐皮汤等熏洗患部以通利关节。

### （五）其他疗法

采用手术治疗。

**1. 骨片切除术** 适用于单纯距骨后突骨折，手法复位失败者。治疗时将骨片切除。

**2. 内固定植骨术** 适用于新鲜距骨颈骨折并距骨体后脱位及距骨体骨折严重移位，手法复位失败者。行切开复位后，予螺丝钉内固定加松质骨植骨治疗。

**3. 关节融合术** 适用于陈旧性距骨颈骨折脱位、骨折后距骨缺血性坏死及发生严重创伤性关节炎者。做胫距、跟距关节等的融合。

# 第十三节　跟 骨 骨 折

跟骨为跗骨中最大者，是一块长而带弓形的骨体，后部较宽而前部窄小，其内侧有一骨突，名载距突，支撑距骨颈，有跟舟韧带附着，此韧带很坚固，足以支持距骨头，负担体重。跟骨上有关节面，前关节面位于跟骨前端，与骰骨相关节，构成足纵弓外侧部分；上关节面位于跟骨上方，与距骨底面形成跟距关节，此关节活动时足有内收、内翻、外展或外翻动作。跟骨后侧的跟骨结节为跟腱附着处，跟骨结节和后关节突的连线与前、后关节突之间的连线相交成角，为结节关节角，正常约为 35°～40°。跟骨为承重骨，是足底三点承重面（由跟骨后端、第 1 跖骨头和第 5 跖骨头组成）之一，与距骨组成足纵弓后臂，承载约 60% 的重量。跟骨的形态和位置在足弓的形成和负重中具有重要地位（图 4-52）。

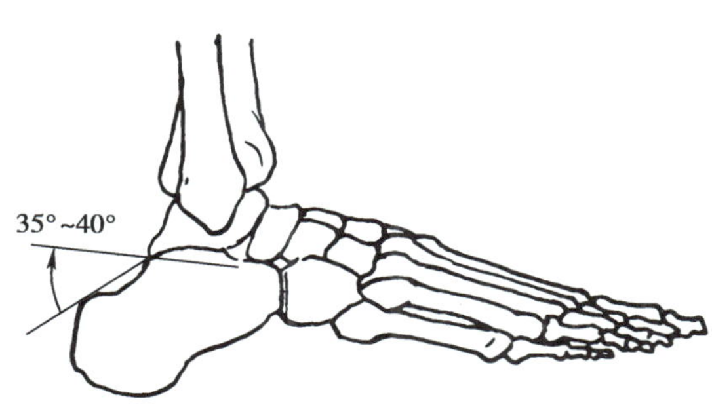

图 4-52　跟骨结节关节角

**知识链接**

**跟骨的功能**

*跟骨的功能主要包括：负重功能和距下关节运动。*

*跟骨骨折是最常见的跗骨骨折，约占全身骨折的 1%～2%，致残率较高，并发症较多。成年人多见，较少发生于儿童。*

**【病因病机】**

跟骨骨折多由传达暴力所致。多见于坠跌时，足跟着地，暴力冲击从距骨传导至跟骨，使跟骨被压缩或劈开。骨折后足纵弓常有塌陷，跟骨结节关节角减小，甚或变为负角，骨折线可波及跟骨上的关节面，成为关节内骨折，从而影响关节功能。

根据骨折线的特点，跟骨骨折可分为不波及跟距关节面的骨折和波及跟距关节面的骨折两类。

### （一）不波及跟距关节面的骨折

**1. 跟骨结节纵形骨折**　因坠跌时跟骨处于外翻位，跟骨结节底部触地而致。跟骨结节发生纵形劈裂。跟骨结节骨骺未闭合者，则发生骨骺分离。

**2. 跟骨结节横形骨折**　暴力作用下跟腱猛烈牵拉，将跟骨结节骨块撕脱，骨折块因跟腱的牵拉而向后张口，形如鸟嘴，故又名鸟嘴骨折。若撕脱骨折块小，对跟腱功能影响较少，骨折块大并向上倾斜移位时，可严重影响跟腱功能。

**3. 载距突骨折**　足在内翻位时，暴力传导，使得距骨内侧下方冲击载距突，导致跟骨载距突骨折，一般多无移位。较少见。

**4. 跟骨前端骨折**　骨折由暴力作用、足前部强力扭转而产生，骨折线可波及跟骰关节面。极少见。

**5. 接近跟距关节面的骨折**　多为暴力作用导致跟骨体发生骨折。从正面看，骨折线由内、后斜向前、外方，但不通过距骨下关节外侧关节面，侧面则见跟骨结节同跟骨后半部向上、向后移位。可有跟骨体增宽及跟骨结节关节角减小。较常见。

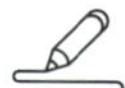

### （二）波及跟距关节面的骨折

**1. 跟骨外侧跟距关节面塌陷骨折**　本骨折与接近跟距关节面骨折的病因病理相似，但是骨折线通过跟距关节面的外侧，因冲击暴力强大，骨折后，跟距关节面粉碎，严重塌陷，跟骨体增宽，跟骨结节上移。较常见。

**2. 跟骨全部跟距关节面塌陷骨折**　骨折由强大的冲击暴力所致。挤压下，跟骨体完全粉碎、塌陷并增宽，跟距关节面中心下塌，跟骨结节发生上移，底部外翻，可有跟骨前端骨折并波及跟骰关节。最常见（图4-53）。

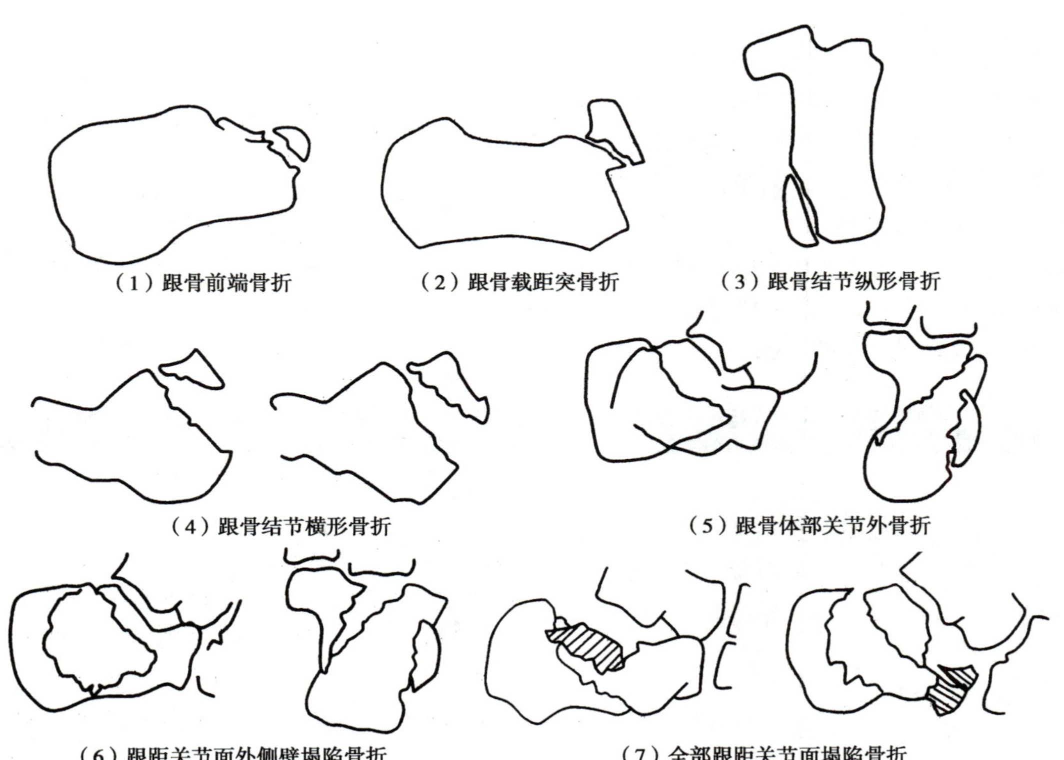

（1）跟骨前端骨折　（2）跟骨载距突骨折　（3）跟骨结节纵形骨折

（4）跟骨结节横形骨折　（5）跟骨体部关节外骨折

（6）跟距关节面外侧壁塌陷骨折　（7）全部跟距关节面塌陷骨折

图4-53　跟骨骨折类型

**知识拓展**

**Sanders分型方法**

Sanders报道了一种基于冠状位和轴向CT的分型方法：Ⅰ型为所有未移位的骨折，无论骨折线的多少，均无需手术治疗；Ⅱ型为后关节面被分为两个部分的骨折，根据原发骨折线的位置可分为ⅡA、ⅡB和ⅡC三型；Ⅲ型为中心的压缩骨块将关节内骨折分为三部分，包括ⅢA、ⅢB和ⅢC三型；Ⅳ型为严重粉碎性骨折，通常不止四个骨块。目前认为Sanders的分型方法对跟骨骨折治疗的选择及预后的判断有比较高的临床价值。

**知识链接**

**跟骨骨折诊断注意事项**

患者有足跟着地的外伤史，并有足跟疼痛时，即应怀疑有跟骨骨折的可能。

【诊断】

**1. 外伤史** 有坠跌等明显的外伤史。

**2. 临床表现** 伤后足跟部剧痛，明显肿胀，患足站立、行走功能障碍。

**3. 专科检查** 检查见足跟处瘀斑，局部压痛、冲击痛，足跟部横径增宽，外翻畸形，严重者足底变平，足部变长。

坠跌时暴力沿脊柱传递，还可引起脊柱压缩性骨折、颅底骨折及颅脑损伤等，诊断跟骨骨折时应常规诊查脊柱、颅脑情况，以防漏诊。反之，对高处坠跌受伤患者，颅脑或脊柱损伤时，临床也应常规诊查跟骨情况。

**4. 影像学检查** 常规拍跟骨正、侧位 X 线片，明确骨折类型、移位方向和程度，显示跟距关节和载距突的情况。必要时拍跟骨轴位 X 线片，在轴位片上，跟骨内缘连线与外缘连线相交成角，即跟骨轴位角，正常约为 17°，骨折时，跟骨增宽，此角增大（图 4-54）。

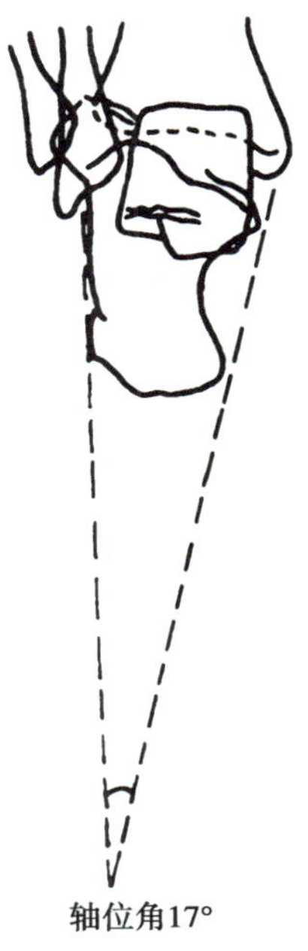

图 4-54 跟骨轴位角

根据受伤史、临床表现、专科检查及影像学检查可作出诊断。

【辨证治疗】

跟骨骨折总的治疗原则为恢复跟骨结节关节角，矫正跟骨体增宽，尽量恢复跟距关节面平整。跟骨骨折，跟距关节破坏者，必须早期适当处理，尽量避免创伤性关节炎的形成；跟骨粉碎性骨折后，跟骨负重区不平，负重时可引起疼痛，应尽可能行非手术方法治疗。波及跟距关节面的骨折可发生创伤性关节炎等并发症，预后欠佳。

### （一）整复方法

无移位跟骨骨折不需整复；有移位跟骨骨折，可在局部麻醉或硬膜外麻醉下予手法复位。为避免因局部肿胀严重而致复位困难，手法整复最好在伤后 24 小时内进行，且越早越好。

**1. 不波及跟距关节面的骨折的整复**

（1）跟骨结节纵形骨折或跟骨结节骨骺分离、骨折块明显上移的整复方法：患者仰卧。局部麻醉下，常规无菌操作，用细钢针穿过跟骨结节中部上好牵引弓；患肢屈髋、屈膝 90°，甲助手握持小腿，乙助手握足前部，置足于跖屈位，术者拉牵引弓先向后牵引，将骨折面的交锁松解，然后向下牵拉直至骨折复位。

（2）跟骨结节横形骨折，骨折块大而向上倾斜移位的整复方法：患者仰卧、微屈膝位。术者一手持患足并向跖侧牵、压，将跟骨向上送，另一手拇、示指放于跟骨结节上而掌根托于足跟后，用力将结节向下挤压而复位；或置患者于俯卧位，助手维持足跖屈，术者用双拇指于跟腱两侧用力向下推挤跟骨结节骨折块，使之复位。

（3）载距突骨折有移位的整复方法：置患者于仰卧位，术者用拇指从跟骨内侧将载距突推回原位。

（4）接近跟距关节面的骨折，跟骨体增宽，跟骨结节上移，结节关节角变小的整复方法：患者仰卧，屈髋、屈膝 90° 位。两助手分别握持住患肢小腿和足前部，使足极度跖屈，术者两手手指交叉，置足跟于掌中夹握住，用力向下牵拉，纠正结节关节角的减小，同时将跟骨体左右摇晃，松解交锁，再以两掌根用力扣挤跟骨内、外两侧，促使跟骨体宽度恢复正常（图 4-55）。

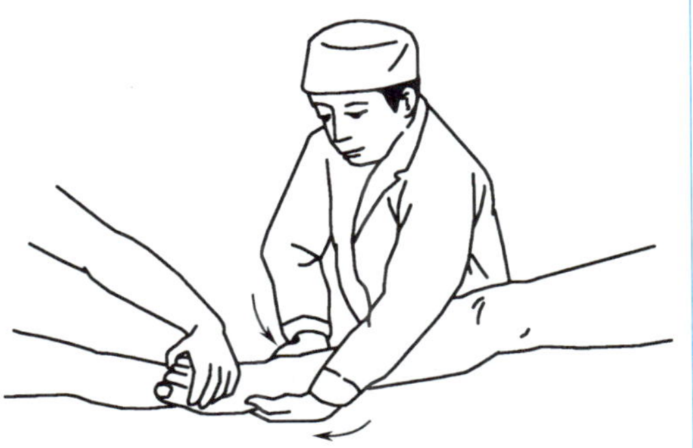
图 4-55 跟骨骨折的整复

**2. 波及跟距关节面的骨折的整复** 跟骨骨折波及跟距关节面，且关节面塌陷，结节关节角变小，跟骨体粉碎移位较多，其整复方法一般与接近跟距关节面的骨折的整复方法相同。操作应

平稳、细致。

另外，对结节关节角减小严重、移位明显的跟骨骨折，若手法复位困难，可加用细钢针穿在跟骨结节后上方，行跟骨骨牵引恢复结节关节角，并用跟骨夹来矫正跟骨体增宽（图 4-56）。

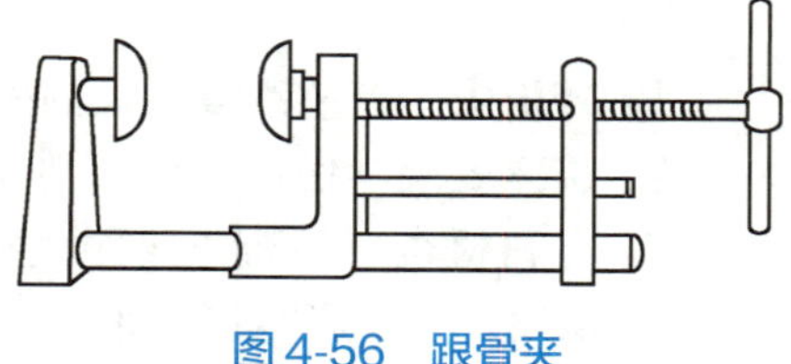

图 4-56 跟骨夹

（二）固定方法

**1. 夹板固定** 适用于跟骨结节横形骨折、接近跟距关节面的骨折及波及跟距关节面而未用钢针固定的骨折。在双踝下方跟骨两侧处各放一马蹄垫，两侧用小腿超踝关节夹板，踝关节前、后各用一弧形夹板，后侧板下端抵于跟骨结节上缘，固定患足于跖屈位。一般固定 6～8 周。

**2. 石膏固定** 石膏托固定，适用于无移位骨折、载距突骨折、跟骨前端骨折。置患足于中立位固定 4～6 周。石膏靴固定，适用于跟骨结节横形骨折、接近或波及跟距关节面的骨折用钢针固定者。先用长腿石膏靴固定患肢于膝功能位、足跖屈位，4 周后，去除钢针，换短腿石膏靴再固定 4 周。

**3. 跟骨固定鞋固定** 适用于有移位的跟骨骨折，跟骨体增宽、结节关节角改变者。跟骨固定鞋由鞋体、螺旋夹和弹簧踏板组成（图 4-57）。复位后穿好鞋，拧紧螺旋夹在跟骨两侧加压固定，抬高患肢休息，一天后即利用弹簧踏板活动锻炼，约 10 周后去除固定。

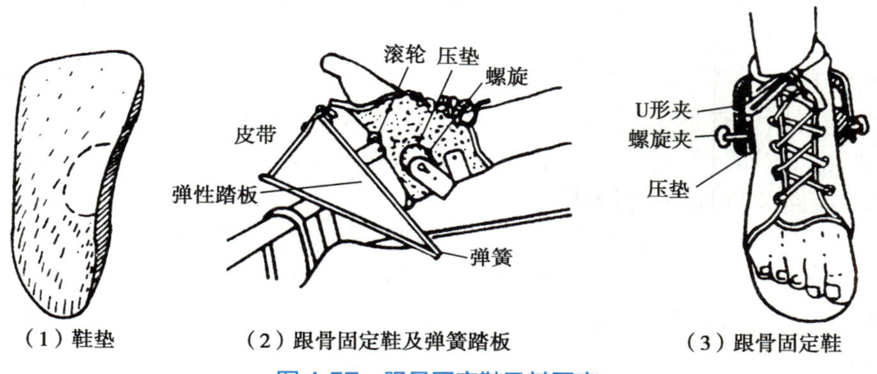


（1）鞋垫　（2）跟骨固定鞋及弹簧踏板　（3）跟骨固定鞋

图 4-57 跟骨固定鞋及其固定

（三）功能锻炼

复位后即根据固定情况做足趾及膝关节伸屈活动。一般骨折固定 2～3 周后，可扶双拐下地不负重行走，利用夹板固定期间的足部活动，通过关节的自身模造作用而恢复部分关节功能；去除固定后，逐渐行足的负重练习并加大踝关节伸屈锻炼。整复前有结节关节角改变的跟骨骨折行功能锻炼，在解除外固定后的早期，踝关节不应过量背伸活动，后期功能锻炼应以患部无锐痛为原则；跟骨骨折后，负重锻炼不宜过早。

（四）药物治疗

按骨折三期辨证用药。骨折早期局部肿痛严重，予活血祛瘀、消肿止痛治疗，如桃红四物汤加延胡索、三七、牛膝、木瓜、木通等；中期肿痛减轻，应接骨续筋，可予新伤续断汤等内服；后期宜强壮筋骨，予补肾壮筋汤等加减，去除外固定后，可用骨科外洗一方等熏洗患部。

（五）其他疗法

采用手术治疗。

1. 跟骨前端骨折、载距突骨折，骨折不愈合且症状明显者可行骨片切除术。

2. 跟骨外侧跟距关节面塌陷骨折，关节面塌陷严重者，需手术撬起关节面，以髂骨填充塌陷。

3. 跟骨结节横形骨折，骨折块较大且移位明显者，可早期切开复位，予钢丝或螺丝钉内固定。

4. 跟骨结节纵形骨折，骨折移位较大者，可手术复位后行克氏针固定。

5. 跟骨陈旧性骨折或保守治疗不满意：若后遗跟距关节创伤性关节炎，症状严重者，可做跟距关节或三关节融合术；若后遗跟骨底宽，骨突明显且症状明显者，行骨突修整术；若后遗平足畸形，跟骨结节上移，小腿三头肌松弛者，可考虑做跟骨楔形截骨术；若后遗神经、肌腱粘连，疼痛严重者，可行神经、肌腱松解术。

## 第十四节　足舟骨骨折

足舟骨位于足内侧中部，为足弓的组成部分，其前方接三块楔骨，并与之相关节，后面接距骨头，构成距舟关节，外侧有时与骰骨构成舟骰关节。足舟骨内侧有一向下的隆起，称为舟骨粗隆，为胫后肌止点之一。

足舟骨骨折为跗骨骨折之一，较少见。

【病因病机】

足舟骨骨折可因直接暴力、肌肉牵拉暴力或间接暴力所致。根据骨折受力性质不同，分为三类：

**1. 足舟骨结节骨折**　青年人好发。因足受外翻、扭转等暴力作用，胫后肌骤然强力收缩，足舟骨结节部被撕脱而骨折。一般骨折移位不大，骨折面参差不齐。

**2. 足舟骨背侧缘骨折**　足跖屈位时，重物砸压可致足舟骨背侧缘产生裂隙骨折；或扭转暴力作用，足猛烈跖屈，距舟关节囊紧张，牵拉致足舟骨近端背侧小片骨质撕脱而骨折。

**3. 足舟骨横断骨折**　因暴力作用，足强力背伸，楔骨和距骨头挤压足舟骨，足舟骨于水平位横断为跖侧、背侧两块。一般跖侧骨折块稍小而背侧骨折块较大，并且两骨折块有时发生一起向内移位，成为距舟楔关节脱位的一部分。因血液供应破坏，移位的背侧骨折块可发生缺血性坏死。若骨折时跖侧骨折块很小，常可自行吸收而产生外伤性扁平足（图 4-58）。

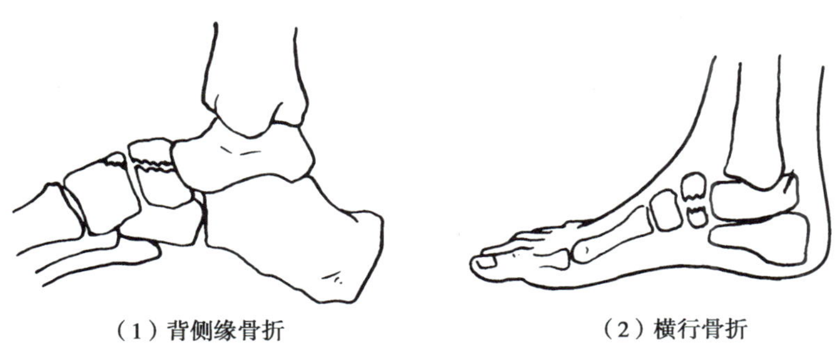

（1）背侧缘骨折　　（2）横行骨折

图 4-58　足舟骨骨折类型

【诊断】

**1. 外伤史**　有足踝扭转等明显外伤史。

**2. 临床表现**　伤后患部剧痛，肿胀，患足不敢触地。

**3. 专科检查**　检查见足部皮肤青紫、瘀斑，局部压痛明显，纵向扣挤第一、二、三楔骨，足舟骨部疼痛加剧，骨折局部隆起畸形，或可扪及骨擦音，足的活动功能障碍。

**4. 影像学检查**　拍舟骨正、侧位 X 线片可明确骨折类型、移位方向和程度。阅片应注意足舟骨结节部骨折与副舟骨相鉴别，副舟骨骨面较光滑、整齐，且为双侧性，可加拍对侧 X 线片比较。

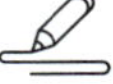

根据受伤史、临床表现、专科检查及影像学检查可作出诊断。

【辨证治疗】

足舟骨骨折，骨折类型不同，处理方法有别。无移位骨折，仅做固定；有移位骨折，应予复位固定。多予手法整复夹板或石膏固定，加以药物辨证治疗及功能锻炼等，必要时考虑手术治疗。

### （一）整复方法

**1. 足舟骨结节骨折** 骨折一般不需整复；移位较大时，患者仰卧位，助手维持患足于跖屈、内收、内翻位，术者用双拇指推挤骨折片使其复位。

**2. 足舟骨背侧缘骨折** 患者仰卧，屈髋、屈膝 90°，予局部麻醉。甲助手握持住患肢小腿上段，乙助手两手分别握住足背及足跟，做跖屈位牵引，同时，术者用拇指向下推挤移位的骨折片，使之复原，然后在维持按压下，乙助手将足回复到功能位即可。

**3. 足舟骨横断骨折** 体位、麻醉如前。甲、乙助手如前握持患肢，行患足跖屈、外翻位拔伸牵引，加大距骨与楔骨之间的距离，术者用拇指向下、向外推挤移位的骨折片，当局部平整，和健侧相似时为已复位（图 4-59）。

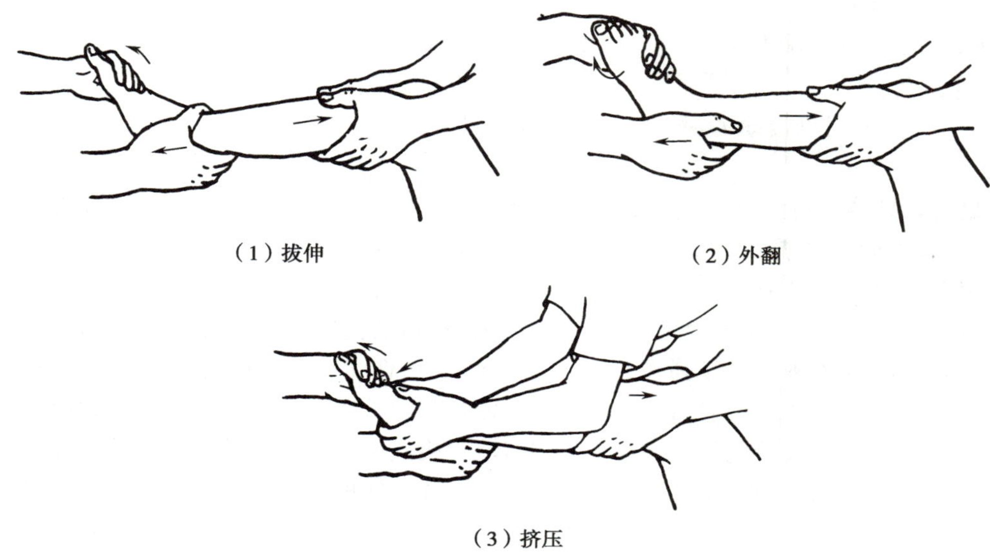

（1）拔伸　（2）外翻　（3）挤压

图 4-59　足舟骨骨折的整复

### （二）固定方法

**1. 夹板固定** 足舟骨骨折一般均可采用足背宽扇形夹板及足底托板固定。足背扇形夹板长度由踝至跖趾关节上方，宽度达足两跖侧缘，可选用硬纸板或杉树皮等制作，足底托板与足大小一致（图 4-60）。

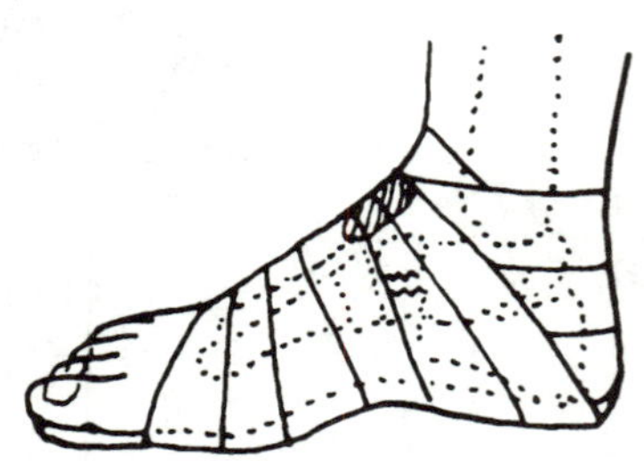

图 4-60　足舟骨骨折夹板固定

固定时，在原骨折移位处放一平垫，用手维持骨折块位置，然后加背侧夹板及足底夹板，一起用绷带固定牢固。足舟骨结节骨折，加用铁丝托，固定患足于内收、内翻、跖屈位约 6 周；足舟骨背侧缘骨折，固定患足于中立位约 4 周；足舟骨横断骨折，加用铁丝托，先置患足于跖屈、外翻位固定 3 周，然后改置患足于中立位固定约 3 周。

**2. 石膏固定** 足舟骨的撕脱骨折，一般用小腿石膏托固定 3～4 周即可；无移位的舟骨横断骨折等，可用小腿石膏托固定 6～8 周。另外，足舟骨骨折各种手术后也需用石膏外固定。

### （三）功能锻炼

固定期间，患足禁止下地，未被固定的关节自主锻炼；解除外固定后，循序渐进地进行功能

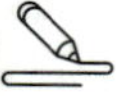

锻炼，先扶拐下地不负重行走，骨折临床愈合后尚需在保护下负重1个月，以维持正常的足弓，再逐渐进行负重行走锻炼。

### （四）药物治疗

按骨折三期辨证内服用药。骨折早期局部瘀滞、肿胀较甚，治当行气化瘀、消肿止痛，可予活血祛瘀方加减；中期应续筋接骨，可内服壮筋续骨丹或接骨丹等；后期宜强壮筋骨，可继服壮筋续骨丹或服用健步虎潜丸等。后期可用药物外治，如以海桐皮汤等熏洗患部通利关节。

### （五）其他疗法

**1. 克氏针内固定术**　适用于足舟骨背侧缘骨折或水平横断骨折，骨折块较大，移位严重，外固定困难者。在手法复位后经皮穿克氏针固定或切开复位后行克氏针内固定，术后石膏靴外固定6～8周。

**2. 关节融合术**　适用于足舟骨体骨折后缺血性坏死症状明显者，或足舟骨骨折关节面损伤严重者。手术予舟楔关节或连同距舟关节一起融合，同时加松质骨植骨。术后石膏固定3个月。

## 第十五节　跖 骨 骨 折

跖骨骨折又称为脚掌骨骨折。跖骨相当于手的掌骨，共五块，第一至第五跖骨由内向外排列，是足弓的重要组成部分。每块跖骨可分为头、体、底三部，第一至第三跖骨底与楔骨相关节，第四、五跖骨底与骰骨相关节。第一跖骨最粗、最短、最坚强，负重最大，与第二跖骨底无关节及韧带连接，活动性大，较少骨折。第二至第五跖骨底之间则有关节及韧带连接，较为固定。第五跖骨底形成粗隆，向外下方突出，为足外侧骨性标志，有腓骨短肌腱附着。

**知识拓展**

**跖骨骨折治疗注意事项**

跖骨排列形成足纵弓前部和横弓，而第一和第五跖骨头部为足内、外侧纵弓前方的支重点，故治疗跖骨骨折时应注意保证复位良好，恢复其正常解剖关系，避免影响以后的负重和行走功能。

跖骨骨折约占全身骨折的4.15%，为足部最常见的骨折，成人多见。

**【病因病机】**

跖骨骨折多因直接暴力如打击、重物砸压等所致，骨折多发生在第二至第四跖骨体部，常几根跖骨同时发生，多为开放性骨折，骨折呈横形、短斜形或粉碎性，可向跖侧成角，且远折端易向跖侧移位。

少数跖骨骨折由肌肉牵拉暴力如足猛烈扭转等导致，此时，第五跖骨粗隆因腓骨短肌的强力收缩而发生撕脱骨折，一般骨折后移位较少或无移位。

另外，跖骨还可发生疲劳骨折：因长途、长时间奔走等活动，肌肉过度疲劳，足弓下陷，使得暴力反复作用于跖骨，骨内应力积累，骨小梁不断断裂，并超过骨的修复作用，跖骨逐渐损伤，最后，不能承受所加负荷而逐渐发生骨折，好发于第二、三跖骨颈及第五跖骨近端，多无移位，但一般愈合较缓慢。

跖骨骨折按骨折部位可分为跖骨颈骨折、跖骨体骨折和跖骨基底部骨折；按骨折线可分为横形骨折、斜形骨折及粉碎性骨折（图4-61）。

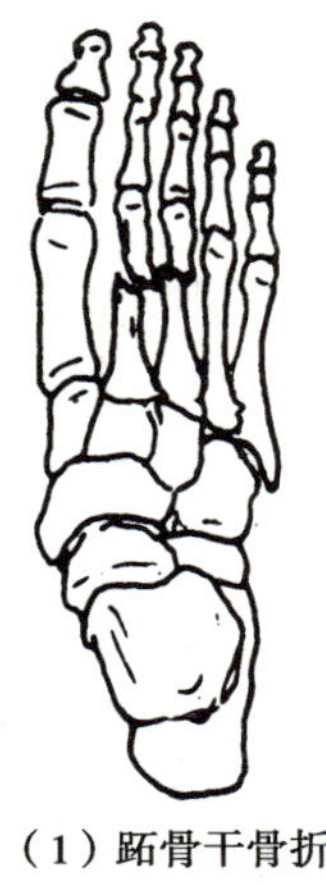
（1）跖骨干骨折

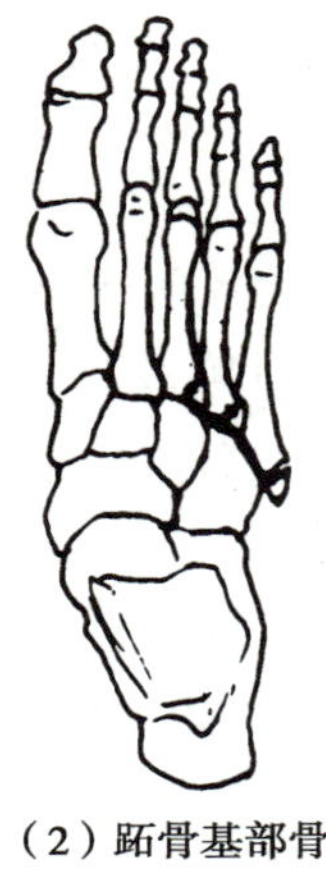
（2）跖骨基部骨折

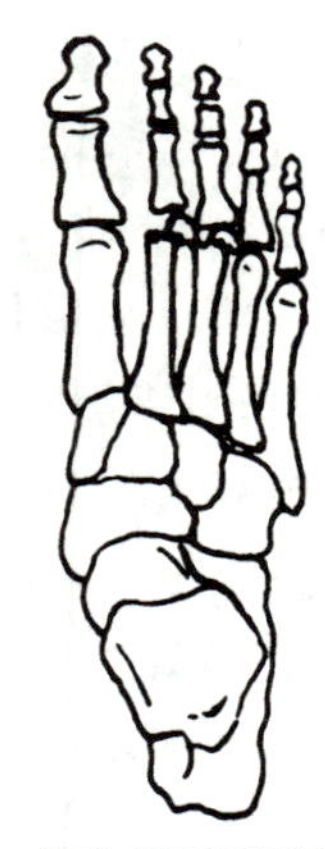
（3）跖骨颈骨折

图 4-61　跖骨骨折类型

【诊断】

**1. 外伤史**　有明显的打击、砸压或扭转等外伤史。疲劳骨折，则多有连续或长途步行等慢性外伤史。

**2. 临床表现**　伤后足背疼痛、肿胀，站立及行走功能障碍。疲劳骨折，发病最初感前足痛，休息后减轻，行走运动后加重。

**3. 专科检查**　足背、足底部皮肤瘀斑，局部压痛、纵向叩击痛，或可扪及骨擦音及异常活动，有时可见足畸形。疲劳骨折，足背局部压痛，无骨擦音及异常活动。2～3 周后可在局部皮下扪及骨性隆起。

**4. 影像学检查**　拍跖骨正、斜位 X 线片可明确骨折类型及移位情况。疲劳骨折，早期 X 线片多无明显异常发现，常在 2～3 周后才见跖骨颈处出现球形骨痂，而骨折线模糊。在儿童，骨折应与正常骨骺线鉴别。

根据外伤史、临床表现、专科检查及影像学检查可明确诊断。

【辨证治疗】

跖骨骨折治疗目的在于恢复其横弓及纵弓的关系，促进足的行走、负重功能恢复。故治疗跖骨骨折时应注意保证复位良好，恢复其正常解剖关系，避免影响以后的负重和行走功能。临床治疗常予手法复位，以夹板、石膏等外固定，并用药物祛瘀、接骨，促进骨折修复。疲劳骨折愈合缓慢，临床固定时间一般比外伤骨折要长。

### （一）整复方法

有移位的骨折可采用手法复位。

患者仰卧，屈髋、屈膝 90° 位，予局部麻醉。助手双手握住患肢小腿下段，术者立于足端，将一手拇指放于足心，余四指置于足背，另一手拇、示指捏住骨折之跖骨所对应的足趾，将足趾牵向足背侧，使与跖骨纵轴成约 25° 角，行拔伸牵引；纠正重叠移位后，将足趾跖屈，使之与跖骨纵轴成约 15° 角维持牵引，同时放在足心的拇指由跖侧向背侧推挤远折端使之对位。若残留侧方移位，在保持牵引下，再用拇、示指从足背侧和跖侧的骨间隙对向夹挤分骨，矫正骨位（图 4-62）。

### （二）固定方法

**1. 夹板或石膏托固定**　适用于第 1 跖骨基底部骨折、疲劳骨折及无移位的跖骨体骨折。可予硬纸壳、跖骨夹板或石膏托固定 4～6 周，至骨折临床愈合。

**2. 木板鞋固定**　适用于有移位或多发性跖骨骨折。先包扎内衬绷带 3～4 层，然后在足背顺跖骨间隙放置分骨垫，用胶布固定，再放置扇面薄板垫，包扎绷带 4～5 层，穿上木板鞋固定。一般固定 6～8 周，直至骨折愈合（图 4-63）。

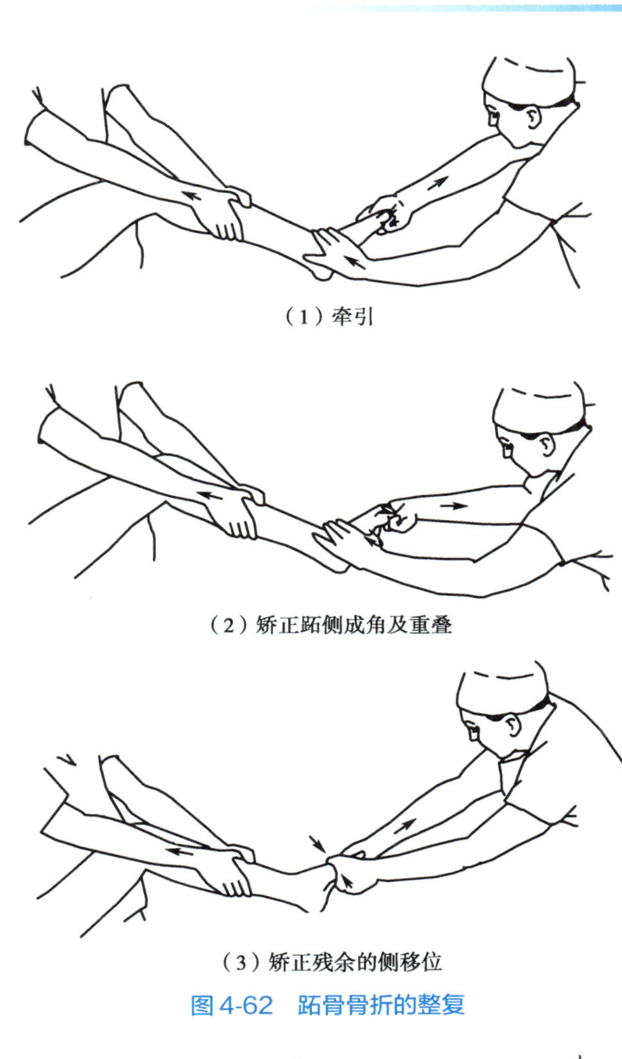

(1)牵引

(2)矫正跖侧成角及重叠

(3)矫正残余的侧移位

图 4-62 跖骨骨折的整复

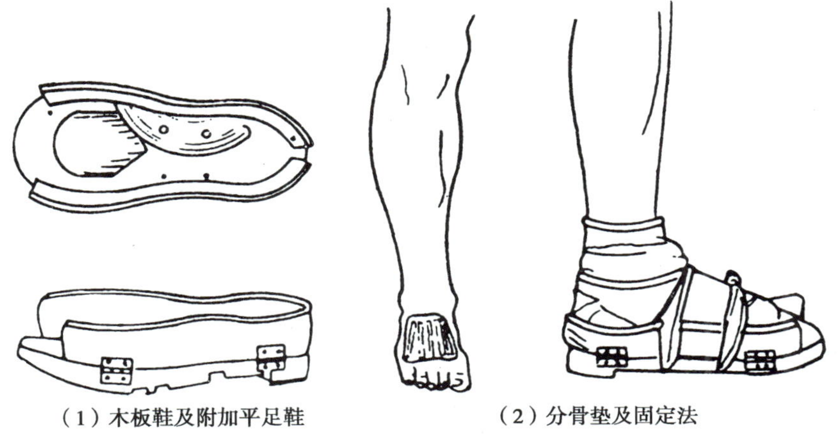

(1)木板鞋及附加平足鞋　　(2)分骨垫及固定法

图 4-63 木板鞋固定

### (三)功能锻炼

骨折固定后,即可行足趾、踝部伸屈活动锻炼。两周后可扶双拐不负重行走锻炼。4～8 周时,固定解除后,可逐渐练习下地负重行走,并可做足滚圆棒活动,以模造关节面及足弓,促进足的功能恢复。而骨折后过早负重是愈合较慢的常见原因,应注意避免。

### (四)药物治疗

药物治疗按骨折三期辨证用药。外伤骨折,早期局部气滞血瘀,予行气、活血、祛瘀、止痛治

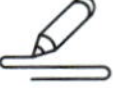

疗并佐以渗湿之品，如桃红四物汤加延胡索、牛膝、茯苓、木瓜等；中期肿痛减轻，应祛瘀接骨，可予接骨丹或新伤续断汤等内服；后期则强筋壮骨治疗，如健步虎潜丸等，并可用海桐皮汤等熏洗患部。疲劳骨折则应在三期用药原则下突出补肝肾、强筋骨治疗。

### （五）其他疗法

对于跖骨开放性骨折、手法整复失败或陈旧性的跖骨骨折，可采用手术切开复位钢针固定或者微型钢板固定治疗。

## 第十六节　趾骨骨折

趾骨骨折又叫脚趾骨骨折。

第一趾为两节趾骨，其余四趾均为三节趾骨，每节趾骨可分为头、体、底三部。中节及远节趾骨呈结节状。趾骨骨折的发病率居足部骨折的第二位，多见于成人。

**【病因病机】**

趾骨骨折多因直接暴力如奔走踢撞、重物砸压所致。砸压多为粉碎或纵裂骨折，踢撞多为横形或斜形骨折。常合并趾甲及皮肤损伤。

**【诊断】**

**1. 外伤史**　有明显脚趾踢撞、重物砸压等外伤史。

**2. 临床表现**　伤后患趾剧痛、肿胀，活动受限。

**3. 专科检查**　检查可见皮肤、趾甲损伤，局部瘀斑或出血，压痛、纵向冲击痛，可扪及骨擦音和异常活动，有时可见畸形。

**4. 影像学检查**　拍趾骨正、斜位X片可明确骨折类型及移位情况。

根据外伤史、临床表现、专科检查及影像学检查可作出诊断。

**【辨证治疗】**

趾骨骨折的处理较简单，无移位骨折直接固定，有移位骨折先予复位，再予固定处理，佐以中药辨证施治。若为开放性趾骨骨折，伤口较大者，一般给予清创缝合处理，必要时拔除趾甲，预防感染，伤口较小者则仅需清洁包扎即可。

### （一）整复方法

患者仰卧，予局部麻醉。术者双手拇指、示指分别捏住两断端拔伸牵引，若骨折端重叠或嵌插，也可采用纱布条绑系趾端牵引，然后术者稍屈曲患趾，骨折即可复位；有侧方移位者，术者一手拇、示指捏住远折端牵引，另一手拇、示指于患部两侧捏挤，纠正侧向移位（图4-64）。

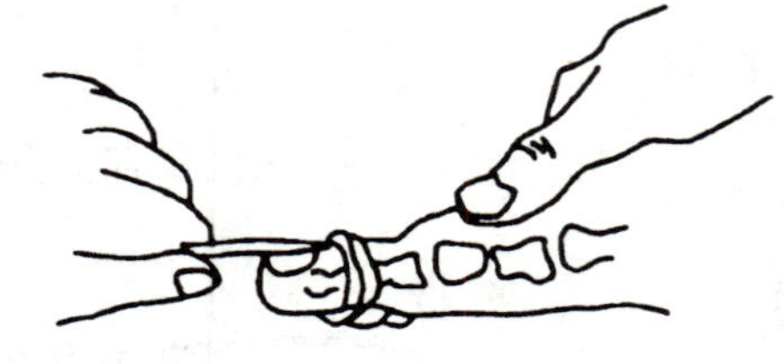

图4-64　趾骨骨折的整复

### （二）固定方法

复位后，可采用邻趾固定法固定，即在患趾与邻趾之间垫几层纱布，然后用宽约2cm的胶布条将患趾固定于邻趾上，此法最为常用。也可用两块夹板分别置于患趾的背侧和跖侧固定。若固定后不稳定，可加用趾骨及皮肤牵引。骨折固定时间一般约3周。

### （三）功能锻炼

固定后即可行足趾伸屈锻炼，解除固定后可下地行走。

### （四）药物治疗

一般按骨折三期辨证用药，可参照跖骨骨折用药。

### （五）其他疗法

甲下瘀血严重，可在无菌操作原则下进行放血或拔甲。

不稳定或难以固定的趾骨骨折可行经皮穿针克氏针内固定术或切开复位螺钉内固定术等。末节趾骨开放性骨折，骨折块较小者，可手术切除游离骨折块。

（徐宏举）

## 复习思考题

1. 股骨颈骨折为什么容易发生股骨头缺血性坏死？
2. 股骨颈骨折的治疗方法有哪些？
3. 如何鉴别股骨颈骨折和股骨转子间骨折？
4. 简述不同部位股骨干骨折的移位特点。
5. 髌骨骨折的诊断要点及治疗方法有哪些？
6. 简述胫骨平台骨折的诊断要点及治疗方法。
7. 胫腓骨干骨折的诊断要点及常见并发症有哪些？
8. 简述踝部骨折的病因病机及临床分型？
9. 简述跟骨骨折的诊断要点及治疗方法。

扫一扫，测一测

PPT课件

# 第五章　躯 干 骨 折

知识导览

**学习目标**

1. 掌握肋骨骨折、胸腰椎体骨折、骨盆骨折的病因病机、临床诊断、辨证治疗。
2. 熟悉胸骨骨折、颈椎骨折与脱位、胸腰椎骨折与脱位、脊椎附件骨折的病因病机和临床诊断。
3. 了解气胸、血胸的急救处理措施。

躯干骨是由脊柱、肋骨、胸骨和骨盆四部分组成，为躯干部的支架，连接头颅和四肢，具有承重和保护内脏的作用。直接暴力、间接暴力和肌肉牵拉暴力均可导致骨折，病理性骨折在脊椎骨折中也比较常见。造成躯干骨折的暴力一般都比较大，而且骨折时往往合并其他组织或内脏损伤，如脊椎骨折多合并脊髓、椎间盘或神经根及肾损伤，肋骨骨折多合并气血胸或肝脾损伤，骨盆骨折可发生大血管及尿道、直肠损伤等。躯干骨折以合并症多见，临床表现复杂，容易漏诊。伤后并发症及感染发生率高。伤势严重，休克发病率高，生理紊乱严重，病情变化快，死亡率高。因此，躯干骨折是一种对全身状况影响较大，甚至危及生命的损伤。

临床诊疗时，需明确外伤史，除 X 线检查外，CT、MRI 可明确诊断。注意早期并发症的诊断、治疗。躯干骨折大多采用手法整复，脊柱骨折必要时可手术治疗。

躯干骨折包括胸骨骨折、肋骨骨折、脊柱骨折、骨盆骨折等。其发病率约占全身骨折的 4.8%～6.6%，若在战时、地震或其他灾难事故中，则可达 10.2%～14.8%。

## 第一节　胸 骨 骨 折

胸骨古代又称“髑肝骨”“膺骨”“龟子骨”。居于胸前中央皮下，在体表可以清楚摸及，是一块扁平的松质骨，上端较厚，向下逐渐变薄。其由胸骨柄、胸骨体（岐骨）及剑突（蔽心骨、鸠尾骨）三部分组成，相互间形成胸柄关节及胸剑关节。胸骨柄与胸骨体相交接处肌质薄弱，是骨折多发部位。胸骨与 12 个胸椎、椎间盘及 12 对肋骨构成骨性胸廓，有保护胸腔脏器的作用。严重移位的骨折，往往压迫或刺伤胸内的重要器官，这比骨折本身更严重。

胸骨骨折是较少见的胸部损伤，约占全身骨折的 0.05%。成年人和年龄较大的儿童多发。

**【病因病机】**

直接暴力和间接暴力都可能造成胸骨骨折，但多为直接暴力撞击或挤压造成，如车祸、拳击、房屋倒塌、塌方、胸外心脏按压等；间接暴力多为从高处坠下，脊柱过度前屈或后伸，胸骨受到强大的牵拉与挤压力而造成骨折。

胸骨骨折多发生在胸骨体部，或者胸骨体和胸骨柄的交界处，有时亦可造成体柄分离。以横断骨折为多见，斜形骨折则较少见，偶尔也有纵形骨折。因胸骨后面的骨膜有胸内韧带的附着而加强，其不易发生断裂，因此骨折后发生移位的少见，但如果外力较大，或者因为肋间肌的强烈收缩亦可发生移位，多为骨折远段重叠于骨折近段的前面。胸骨骨折可合并肋骨骨折及胸部血管等组织器官损伤，引起气胸、血胸、肺不张等。直接撞击引起胸骨骨折者半数以上伴有纵隔内血肿，甚或引起急性心脏压塞、心包裂伤、胸主动脉破裂等损伤。

【诊断】

**1. 外伤史** 有明显的胸部外伤史。

**2. 临床表现** 胸骨处剧烈疼痛、肿胀，深呼吸、咳嗽和抬头时疼痛加强，站立时不能挺胸，头、颈、肩多倾向前。

**3. 专科检查** 骨折处有明显压痛，有重叠移位者可见高突畸形，并可触到骨折处裂隙或骨折块随呼吸而移动，严重者可并发多肋骨骨折。如出现胸腔脏器受压或损伤，则患者可出现呼吸急促，皮下气肿等。若乳房内动脉被撕破，可并发血胸，出现血胸的症状；若压迫严重，则会出现创伤性窒息综合征。

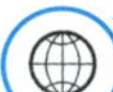

知识链接

**古代医书记载的胸骨骨折预后**

《医宗金鉴·正骨心法要旨》指出："轻者只在于膈上，重者必入心脏，致神昏目闭，不省人事，牙关紧闭，痰喘鼻煽，久而不醒，醒而神昏，此血瘀而坚凝不行者也，难于回生。"

**4. 影像学检查** 胸部的正侧位或斜位 X 线片，可明确诊断，并可了解骨折的部位和移位方向，以及并发症的发生情况。

【辨证治疗】

应根据骨折的不同情况进行辨证治疗。骨折无移位者，不需要整复，仅外敷祛瘀消肿药物，使患者仰卧在木板床上，在背后垫一薄枕即可。骨折有移位者，则应整复治疗，以尽快解除骨折对胸腔内脏器的压迫。

### （一）手法复位

**1. 仰卧复位法** 患者仰卧，最好是木板床，双手向上举过头，以使两肩向后伸，背部肩胛间垫一薄枕，使胸部尽量向前凸。嘱患者屏住呼吸，术者用手按压向前移位的骨折端，使其复位。按压时，不可用力过猛，以防止加重胸腔脏器的损伤（图 5-1）。

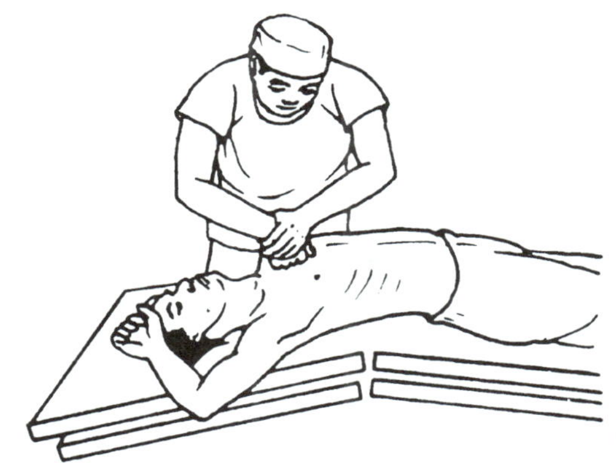

图 5-1 胸骨骨折复位法

**2. 坐位复位法** 患者倒骑于椅子上，上臂略外展，术者立其身后，一足踏于椅上，以其膝部顶住患者的后背，双手自患者腋下向前勾住其两肩，助手于患者前方用两拇指抵住向前移位的下段骨折端。嘱患者屏息，术者将患者两肩用力向上、向后扳拉，同时，膝部用力向前顶，以充分拉开重叠的骨折端。随后，助手用两拇指向后、向下按压骨折远端，即可复位。

手法复位时间越早越好，复位时可在局部麻醉下进行。

### （二）固定方法

复位后，患者应仰卧于木板床上，背部加一棉垫，保持挺胸姿势，在骨折处压一小沙袋，并用宽胶布将其固定于胸壁。固定 2～3 周后，骨折处可外贴伸筋膏，改用毡垫加压，并用胶布进行交叉固定，于肩部做"8"字绷带，以保持双肩的尽量后伸。于 6 周后可解除固定。无移位骨折者卧床休息 1 周，也可用上述方法加以固定，但胸前的小沙袋可以去掉。

### （三）功能锻炼

在早期卧床时，可进行四肢各关节的活动，但两肩关节应尽量不做向前活动的动作，以免骨折重新发生移位。可逐渐进行深呼吸运动的锻炼。3 周后可在继续固定下起床活动。

### （四）药物治疗

**1. 内服药** 早期应以活血祛瘀、宣肺止咳、消肿止痛为主，内服方药可选复元活血汤、和营止血汤，加北杏仁、枇杷叶、花粉等；中期宜和营生新、续筋接骨，可内服接骨丹；后期则以补肝肾、养气血为主，可内服续骨活血汤、八珍汤。

**2. 外用药** 早期宜用祛瘀消肿膏、消肿止痛膏；中期可贴接骨膏；后期可选狗皮膏。

### （五）其他疗法

若胸骨体、柄发生分离，而手法复位不成功者；或胸骨出现严重下陷，压迫胸腔脏器，估计手法复位难以整复者，可在局部麻醉下，以骨折端为中心作一纵行切口，将骨折复位，并用钢丝固定。

## 第二节 肋骨骨折

肋骨古称“胸肋”“胁肋”，其中最下两肋又称“凫骨”。

肋骨共 12 对，24 根，左右对称排列，为细长弓形，前后分别与胸骨和胸椎相连形成胸廓（图 5-2），起支持和保护胸腔和部分腹腔内脏的重要作用。上 7 对肋骨借软骨直接附着于胸骨，称真肋。第 8～10 肋骨依次附着于上位肋软骨，形成肋弓，并借第 7 肋软骨间接附着于胸骨上，此下 5 对肋骨称为假肋。第 11、12 对肋骨前缘游离于腹壁肌肉层中，称为浮肋。肋骨体大部分呈扁平状，是由两层薄弱的坚质骨包裹一层松质骨组成，故肋骨较为脆弱。

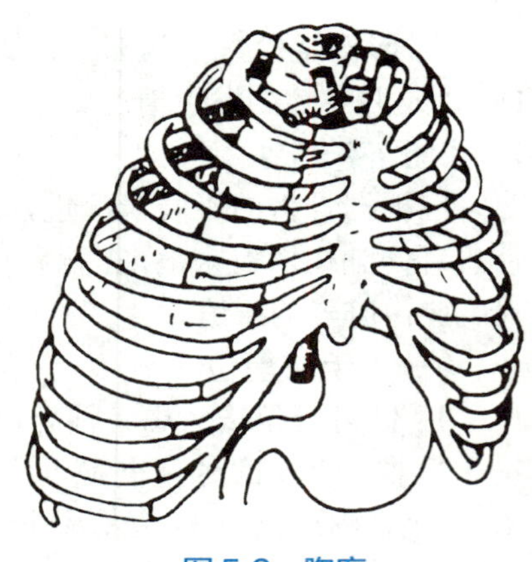

图 5-2 胸廓

肋骨前端连软骨，后端有关节，肋骨本身富有弹性，且有缓冲外力的作用。第 1～3 对肋骨较短小，又被肩胛骨、锁骨保护，一般不易遭破坏。浮肋的弹性更大，也不易发生骨折。骨折多发生于较长的第 4～9 肋的前外侧部位。

肋骨骨折是临床较常见的骨折之一，其发病率约占全身骨折的 1.4%，多发于成人和老年人，青少年、儿童则少见。

**【病因病机】**

**1. 直接暴力** 外力直接作用于肋骨某处，如拳击、碰撞等，该处肋骨被迫内陷而致断裂，骨折面常为横断或粉碎性，骨折片向内塌陷，此类骨折容易伤及胸膜和肺脏，进而造成气胸、血胸的机会也较多。

**2. 间接暴力** 外力自胸廓前后方向内挤压传递，如塌方、车轮碾轧、重物前后夹挤等，胸廓受到前后方暴力的对挤，肋骨被迫向外弯曲凸出而发生骨折，骨折多发生在腋中线处。亦有前胸遭暴力打击，而传至后肋发生骨折，或后胸遭受打击而传至前肋骨折。骨折面多为斜形，断端向外突出，故刺破胸膜的机会较少，而易刺伤胸壁软组织，产生胸壁血肿；偶尔会刺破皮肤，造成开放性骨折（图 5-3）。但第 2～7 肋骨后侧骨折的断端则往往会向内移位，而刺破胸膜甚或肺脏，也可造成气胸、血胸。

**3. 混合暴力** 即强大的直接暴力和间接暴力合并作用而致，多造成一肋多处骨折。直接暴力使局部骨折，而其残余力量则成为传递暴力，造成该肋另一处骨折，甚至多根多处骨折。此骨

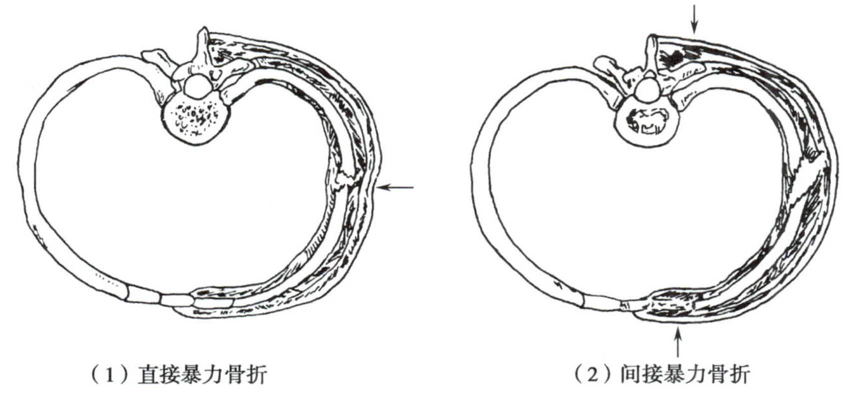
（1）直接暴力骨折　（2）间接暴力骨折

图 5-3　肋骨骨折

折合并肺挫伤等内脏损伤的机会较多。

**4. 肌肉牵拉暴力**　多因肋间肌急骤强力收缩，造成其下方肋骨骨折或疲劳性骨折。临床可见于老年人严重咳嗽、打喷嚏和产妇等。第一肋骨亦可因斜角肌不平衡的收缩作用而发生骨折，多见于长期患病而脱钙的患者及原发性肿瘤或转移瘤等，因此也可视为病理性骨折。

因肋骨与肋骨之间均有交叉的肋间肌，即肋间内肌和肋间外肌固定，连成一体。故肋骨骨折一般较少发生移位。

肋骨骨折多为闭合性骨折，可见于一根或数根。一肋一处骨折者，称为单骨折，临床多见；一肋两处骨折者，称为双处骨折，临床少见。多肋双处骨折或多肋多处骨折者临床虽然少见，但骨折后可造成肋骨断段游离，使该处胸廓失去周围组织的支持，形成浮动胸壁，出现反常呼吸运动，即吸气时因胸腔内负压增加而活动胸壁向内凹陷；呼气时因胸腔内负压减低而向外凸出，这样阻碍了肺的通气功能，严重影响呼吸和循环功能。

若骨折的断端刺破胸膜，空气由外界进入胸膜腔内，或通过肺的破损处进入胸腔，可并发气胸。流入胸腔的空气压迫患侧肺而收缩，影响其正常呼吸功能和血液循环（图 5-4）。如果胸膜的穿破口已闭合，不再有空气进入胸膜腔，称为闭合性气胸；如果胸膜的穿破口未闭合，空气仍自由进出，称为开放性气胸（图 5-5）；如果胸膜的穿破口形成阀门，吸气时空气进入胸膜腔，呼气时空气却不能被排出，使得胸腔内的压力不断增加，对患侧肺的压迫和对纵隔的推移也愈来愈大，称为张力性气胸（图 5-6）。严重者可很快因窒息、休克而死亡。

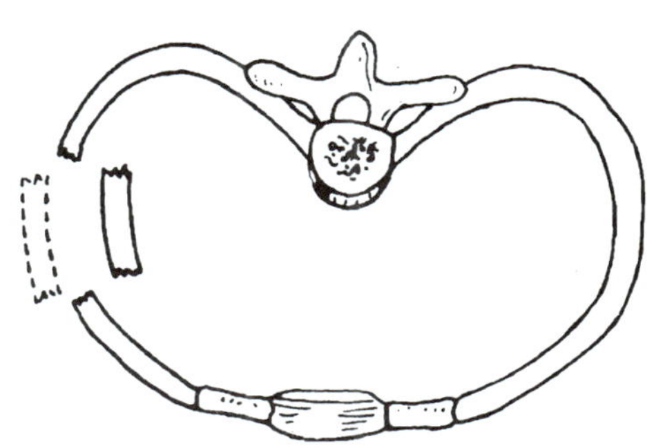
图 5-4　肋骨多段骨折形成浮动胸壁

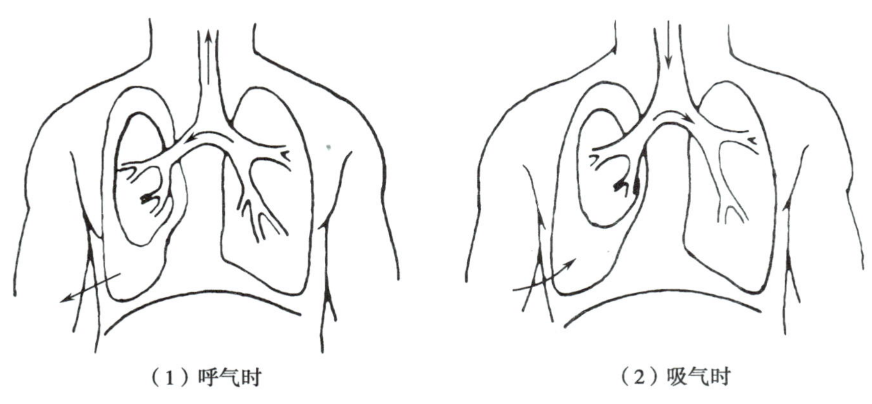
（1）呼气时　（2）吸气时

图 5-5　开放性气胸的病理变化

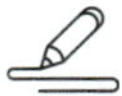

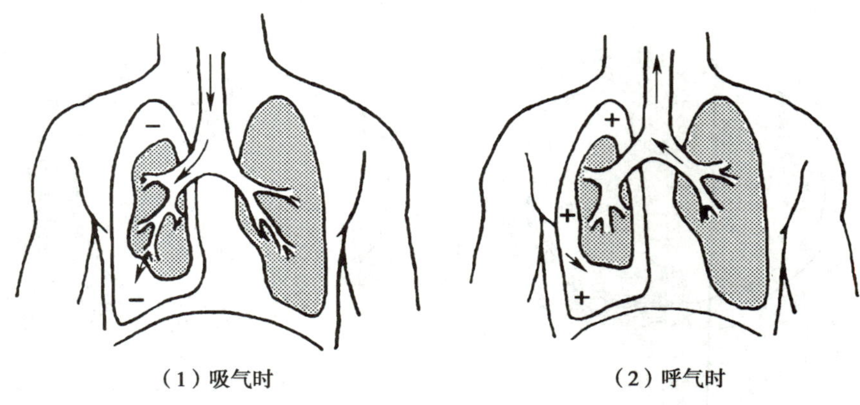


图 5-6 张力性气胸的病理变化

如果骨折断端刺破胸壁的血管或肺的血管，血液流入胸膜腔内，则造成血胸。血量多者会影响呼吸，必须及时进行处理。如血液残留未尽，日久则会导致胸腔粘连或纤维组织填塞等。

【诊断】

**1. 外伤史** 患者胸部有明显的外伤史。

**2. 临床表现** 伤后局部肿胀、疼痛，皮下可有血肿或瘀斑。咳嗽、打喷嚏、深呼吸或躯干转动时疼痛加重。患者常以手捂住骨折处，且多能指出骨折部位，自己偶尔可听到骨擦音。

**3. 专科检查** 骨折处有压痛，或有畸形。移位重者，医者两手分别置于胸骨和胸椎，前后或左右挤压胸廓，均可引起骨折处疼痛加剧，即胸廓挤压征阳性，其是诊断肋骨骨折的主要体征之一（图 5-7）。

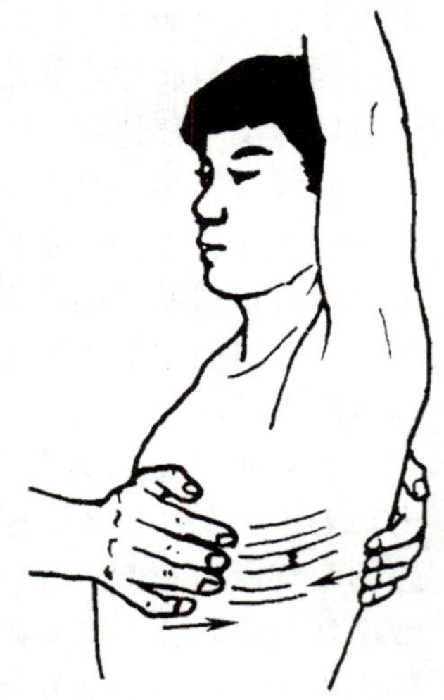

图 5-7 胸廓挤压试验

**4. 合并损伤**

1）多肋双处骨折时，伤部胸廓失去骨性支持而凹陷，且见反常呼吸，出现呼吸困难、发绀，甚至休克等严重症状。

2）如果并发闭合性气胸，可有胸闷、气促等症状，伤侧呼吸运动减弱，胸部叩诊呈鼓音，呼吸音及语颤减低或消失。

3）若为开放性气胸，可见呼吸困难、发绀，血压下降，脉细数，伤侧呼吸音低微甚或消失，同时也可听到空气经胸壁伤口进出的声音，胸部叩诊呈鼓音。

4）若合并张力性气胸，可出现严重的呼吸困难、发绀和休克。有时气体从胸膜腔挤入纵隔和皮下组织，则在头、颈、胸、上肢部位触到皮下气肿，气管偏向健侧。当胸腔穿刺，抽出部分气体后，压力可暂时减低，不久又会增高，症状反复且加重。

5）并发血胸时，少量积血（<300ml），多无自觉症状；但大量积血（>2 000ml）时，可出现面色苍白、气促、发绀，脉细数。并可见肋间饱满，胸部叩诊呈浊音，呼吸音及语颤减弱，行胸腔穿刺可明确诊断。血胸形成以后，出血停止者，称非进行性血胸。若出血不止，症状会逐渐加重，称为进行性血胸（图 5-8）。

6）下胸部肋骨骨折可能合并腹内脏器损伤，特别是肝、脾和肾破裂，还可合并脊柱和骨盆骨折。当第 7 肋以下的肋骨骨折时，由于骨折处肋间神经受刺激，产生传导性腹痛，应注意与腹腔脏器损伤所引起的腹痛相鉴别。

**5. 影像学检查** X 线检查非常重要，凡是有胸部外伤史的患者，若疑有骨折，必须摄胸部正、侧位 X 线片，以明确骨折的部位、根数及移位情况。更重要的是，需检查气胸、血胸等的发生情况及其程度如何。必要时可进行超声检查，以明确胸膜腔有无积血及判断血量。

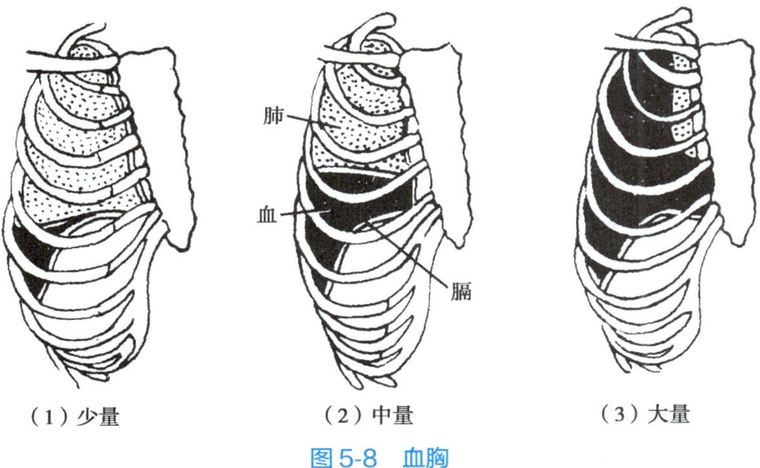

图 5-8　血胸

**【辨证治疗】**

单纯单一肋骨骨折，因有肋间内外肌固定和其余肋骨的支持，多无明显移位，并且较稳定，一般不需要整复。肋骨畸形愈合，不会妨碍呼吸运动。无并发症的肋骨骨折，应以整复固定为主，辨证用药配合功能锻炼。

### （一）整复手法

骨折有移位者，尽量争取复位。

**1. 气鼓整复法**　患者取仰卧位，一助手双手平按于患者上腹部，让患者用力吸气，至最大限度时再用力咳嗽，此时助手用力按压上腹部，术者用拇指下压突起之肋骨断端，即可复位（图 5-9）。若为凹陷性骨折，在咳嗽的同时，术者双手对挤患部的两侧，借气力使下陷者复起。

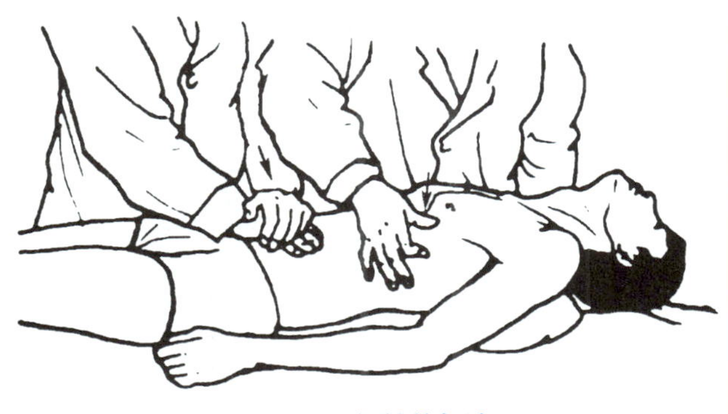
图 5-9　气鼓整复法

**2. 坐位整复法**　患者正坐，挺胸，双手叉腰。术者两手分别捏住骨折的近端、远端，用提按手法，将骨折复位。

### （二）固定方法

**1. 宽绷带固定法**　适用于对胶布过敏者。骨折复位后，在患者两肩上各放纱布绷带一条，两端垂于胸廓前后，嘱患者深呼吸，然后在骨折处覆硬纸壳，内衬棉垫，外用宽绷带或多头带环胸包扎固定。再将肩部两绷带的四个头反折向上，左右前后交叉打结，以防前固定带脱落。敷药者应 3～5 天换药一次，后期贴伸筋膏，再继续固定 3～4 周。

**2. 胶布固定法**　适用于第 5～9 肋骨骨折。每条胶布宽约 7cm，比患者胸廓半周长 10cm。患者正坐，两臂外展或者上举，在呼气末即胸围最小时屏气，先在后侧超过中线 5cm 处贴紧胶布，由后绕向前，在前正中线 5cm 处贴紧。第一条贴在骨折部下 2 肋处，然后以叠瓦状（后一条盖住前一条的 1/2～2/3）向上贴，依次增加 4～5 条，以跨越骨折部上、下各两肋骨为宜（图 5-10）。此法多妨碍呼吸，不利于咳嗽排痰，多根双处肋骨骨折、老年、肥胖者不宜采用。

**3. 肋骨牵引固定法**　多肋双处骨折，必须迅速固定胸廓，以减少反常呼吸引起的生理障碍。范围较小者，可用厚敷料垫于伤处，用胶布加压包扎固定；范围大者，必要时可行肋骨牵引。方法是：伤处常规消毒，行局部麻醉，在骨折中部做一小切口，进行骨膜剥离，在骨折段穿过一根不锈钢丝，并同牵引装置相连接。如为多根肋骨骨折，则需一一进行牵引，牵引质量为 0.5～1kg。牵引时间一般为 1～2 周。亦可用巾钳进行牵引，在浮动胸壁中央，选择 1～2 根下陷严重的肋骨，在局部麻醉下用巾钳夹住下陷之肋骨，通过滑动牵引来消除胸壁浮动（图 5-11）。

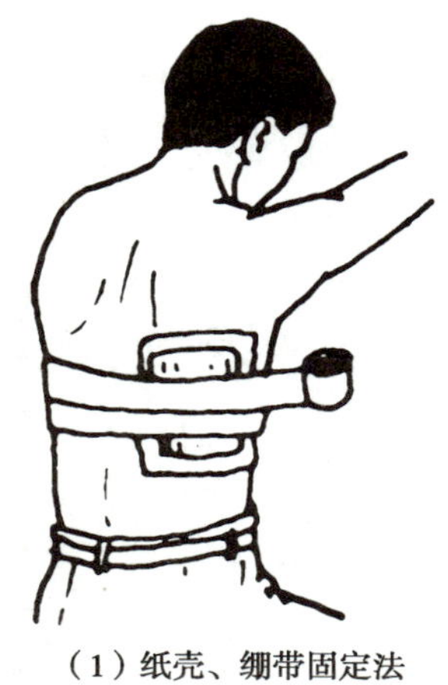

（1）纸壳、绷带固定法

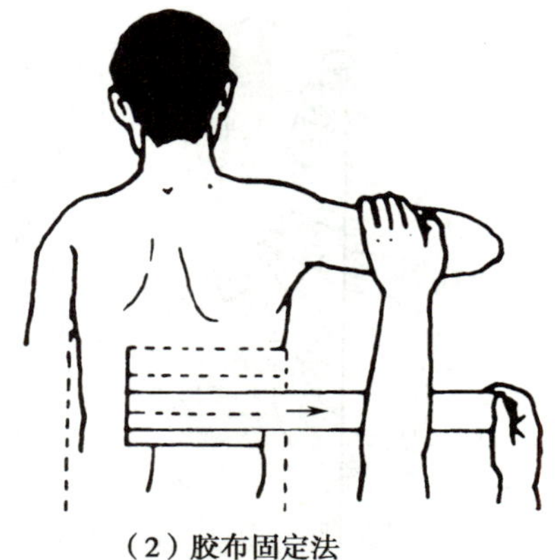

（2）胶布固定法

图 5-10 肋骨骨折固定法

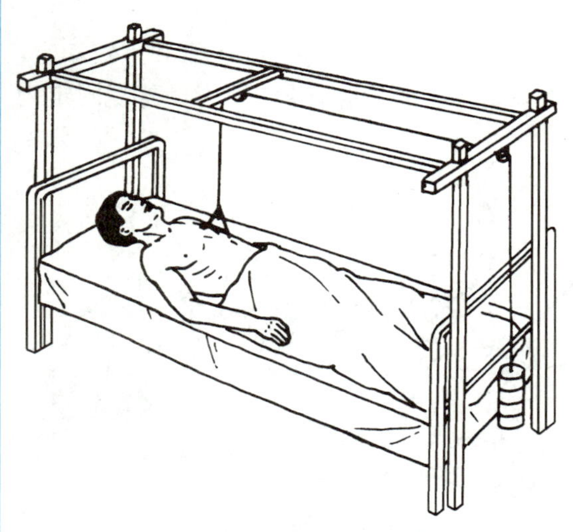

图 5-11 肋骨牵引术

### （三）功能锻炼

早期整复固定后，轻者一般均应下地活动，重症需卧床者，应抬高床头取半卧位，并注意锻炼腹式呼吸运动。有痰的患者，护理人员需双手扶住伤处，以固定胸壁，鼓励患者咳嗽吐痰，待症状减轻后即可下地活动。

### （四）药物治疗

初期局部肿胀不甚者，外贴伸筋膏；肿甚者，外敷祛瘀消肿膏，宜活血祛瘀、理气止痛，服用复元活血汤。肺气伤者，宜理气止痛，服用理气止痛汤；气逆喘咳者，可加瓜蒌皮、杏仁、枳壳等；伤血者，宜活血祛瘀，佐以理气止痛，服用和营止痛汤；疼痛明显者加云南白药或三七；咯血者加仙鹤草、血余炭、藕节等；气血两伤者，治宜活血祛瘀、理气止痛并重，内服顺气活血汤加减。中期宜接骨续筋为主，可服接骨紫金丹或接骨丹。后期若胸胁隐隐作痛，筋络不舒者，可服用三棱和伤汤或伸筋片。气血两虚者，可选用八珍汤。外贴镇江膏或狗皮膏。

### （五）合并症的处理

**1. 气胸**

（1）闭合性气胸而胸腔积气较少者，对肺功能影响不大，积气往往能自行吸收，不需特殊处理。若积气较多时，有胸闷、气急、呼吸困难等表现，可在第二肋间隙锁骨中线处行胸腔穿刺，抽出积气。

（2）开放性气胸应尽快处理，变为闭合性气胸。急救时，可用消毒过的纱布或凡士林油纱布填塞伤口包扎，阻止胸腔与外界空气相通，待病情好转后，再行清创术。如合并内脏损伤者，应先处理脏器损伤。污染严重者，宜行胸壁引流，并积极控制感染。张力性气胸，需紧急在前胸第二肋间隙插入一针头排气，暂时降低胸腔内压力，以后插入胸腔引流管进行水封瓶引流（图 5-12）。

**2. 血胸** 非进行性血胸如积血量大，可在伤后 12～14 小时，在腋后线第 6～7 肋间隙进行胸腔穿刺，抽出胸腔积血。如积血多者，可分次抽出，每次抽吸后注入抗生素，以预防感染。进行性血胸，在积极抢救休克后，行开胸探查术，术后插入引流管，用水封瓶引流。卧床治疗期间

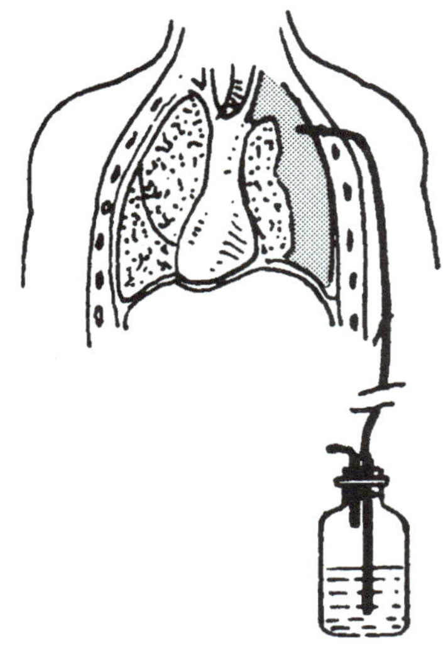
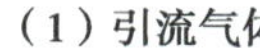

（1）引流气体

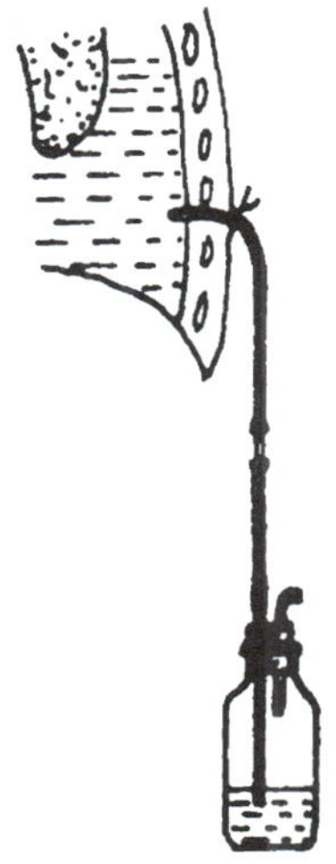

（2）引流液体

图 5-12 水封瓶闭式引流

应抬高床头，注意腹式呼吸，并鼓励患者咳嗽、吐痰，防止坠积性肺炎的发生。

### （六）其他疗法

新鲜开放性肋骨骨折，在开胸处理内脏之后，可用钢丝把肋骨固定在一起。横断骨折，采用钢丝穿孔固定法。斜形骨折可用钢丝捆缚法，在捆缚处做一小骨槽，以防钢丝滑脱。如系严重的多根多处肋骨骨折或两侧肋骨骨折，胸壁塌陷，患者无法进行呼吸时，可采用“内固定术”，进行气管切开，插入带有气囊的气管导管，连接正压麻醉机，进行人工呼吸，用正压空气（或氧）通过气管，使肺脏膨胀，胸壁膨起，通过胸内压力把下陷的肋骨“固定”在吸气的位置。“内固定术”要进行 3～5 天，直至患者能自主呼吸为止。

**病案分析**

孙某，男，47 岁。因“胸部右侧挫伤疼痛，伴呼吸困难 2 小时”于 2008 年 6 月 10 日入院。患者自述于上午 9 时骑摩托车时不慎摔倒，挫伤胸壁右侧，伤后即感右胸部后侧疼痛难忍，伴呼吸困难，送我院就诊。检查：右侧胸壁后侧软组织肿胀，压痛明显，骨擦音（+），胸壁挤压试验右侧（+），听诊右侧呼吸音减弱，右肺下部叩诊浊音。

**请分析：**

该患者的疾病诊断是什么？

请制订相应的治疗措施。

如何对患者进行康复指导？

## 第三节 脊柱骨折

脊椎在全身的骨架结构中占有重要地位。脊柱骨折约占全身骨折的 5%～6%，脊柱直接或间接地与四肢及头颅相连，人体任何部位的负重及受冲击时的动力均可传达到脊柱。脊柱也是许多主要内脏的附着点和保护器，由椎孔构成的椎管包围整个脊髓和马尾神经及被膜。因此，脊柱损伤可严重影响到内脏的解剖结构和生理功能，并可造成脊髓损伤，轻者尚可恢复，重者可致终身残疾或死亡。

人体在直立时脊柱有四个生理弯曲，即颈曲（前凸）、胸曲（后凸）、腰曲（前凸）、骶曲（后凸）。脊柱借椎间盘和自身的生理弧度，以缓冲外力的冲击和震荡（图 5-13）。

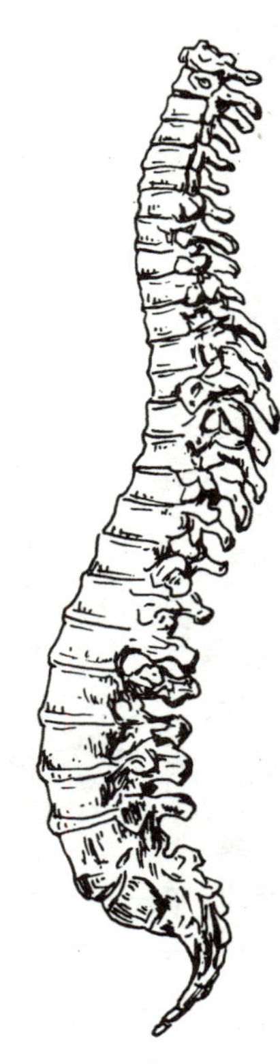

图 5-13 脊柱的生理弯曲

除第 1、2 颈椎外，椎骨的结构大体相似，都具有一个短圆柱状的椎体，椎体后侧左右各有一椎弓根，椎弓根各连有一横突，每个横突上下分别有一个上关节突和下关节突，向后各连有一椎弓板，两块椎板连于棘突的根部，向后与棘突相连。椎体后缘、椎弓根、椎弓板三者共同围成椎孔。各椎孔上下相连形成椎管，其内容纳脊髓、马尾神经及被膜。椎弓根上下各有一切迹，分别与相邻椎骨的上、下切迹构成椎间孔，各神经根即由此穿出。脊椎发生骨折与脱位时，脊髓及神经根很容易被损伤（图 5-14）。

相邻椎体的关节突组成关节突关节。从第 2 颈椎到第 1 骶椎，每两个椎体间左右均有一个关节突关节。关节突关节周围有坚强的关节囊，此关节属微动关节。第 2～7 颈椎关节突关节面近乎呈水平位，关节囊较宽大，以致其可屈伸、旋转且较灵活，但也容易发生脱位。胸椎关节突关节面大多近乎呈额状位，即一前一后的排列，故而不易发生脱位，只适合屈伸及侧屈，但胸椎借肋骨与胸骨连结，进而增加稳定性，因此胸椎的活动受限。第 11、12 胸椎及腰椎关节突关节面呈半额状、半矢状位，且其横切面近乎呈弧形，因而屈伸、侧屈及旋转活动均较灵活。也因此胸、腰椎关节突关节较易发生骨折，很少单纯发生脱位；一旦脱位，也常合并不同程度的骨折。各关节突关节面甚为光滑，如有损伤破坏，可导致创伤性关节炎，出现慢性胸腰背痛（图 5-15）。

各椎骨间有韧带相连结。脊柱的稳定，除借椎间盘和关节突关节外，更重要的是依赖周围的韧带。如坚强的前、后纵韧带，将脊柱牢固地连为一体，其可负担 140～180kg 的拉伸力。还有上下椎板间的黄韧带、横突间韧带、棘间韧带和棘上韧带等，以维持脊柱本身的稳定和平衡（图 5-16）。脊柱还赖于周围的肌肉做出各种灵活动作，肌肉运动一旦失调，即可导致脊柱损伤。脊柱周围韧带和肌肉的作用是相辅相成、缺一不可的。因此在脊柱损伤时，应

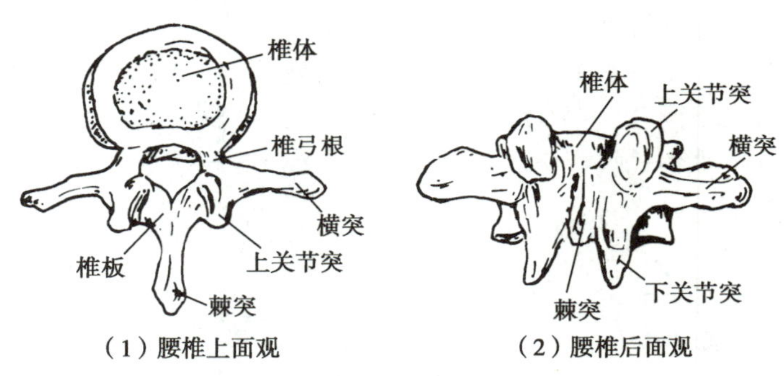


图 5-14 腰椎外形

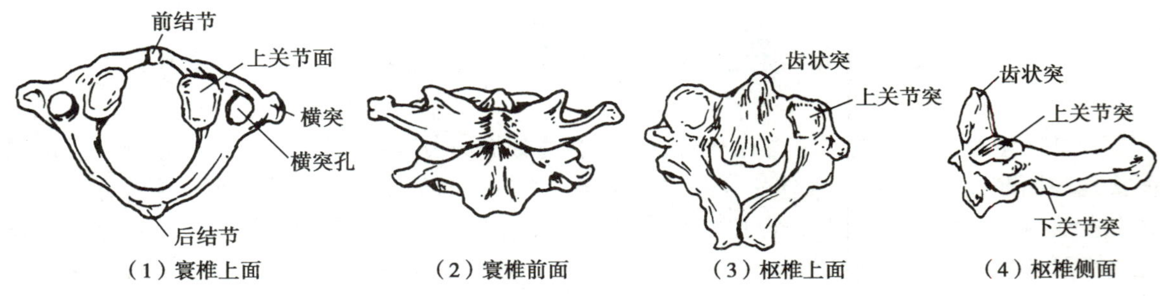


图 5-15 寰椎和枢椎

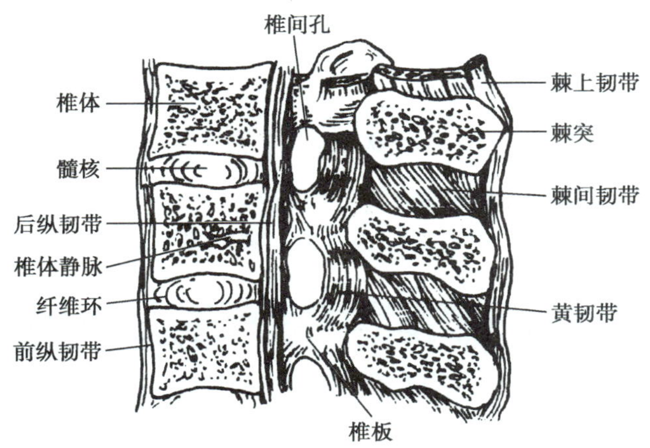

图 5-16 脊柱的韧带

考虑两者的关系。

自脊髓共发出 31 对脊神经，其中颈神经有 8 对，胸神经有 12 对，腰神经有 5 对，骶神经有 5 对，尾神经有 1 对。在人体生长发育过程中，脊柱的生长速度超过了脊髓的生长速度。因此，成年人脊髓末端仅达到第 1 腰椎的下缘，第 2 腰椎水平以下为马尾神经，故脊髓的节段与椎体的节段不相符合。在第 1 腰椎体以下一般无脊髓存在，只有马尾神经（图 5-17）。整个脊髓有两个生理膨大部分，一个在第 3～7 颈椎的椎体之间，即颈膨大，上肢的运动和感觉中枢集中于此；另一个在胸 10 至腰 1 椎体之间，即腰膨大，下肢运动和感觉中枢以及膀胱自主排尿中枢集中于此。因此，脊髓膨大部或膨大部以上发生脊椎骨折、脱位，若合并脊髓损伤，常引起损伤部位以下瘫痪，即截瘫。

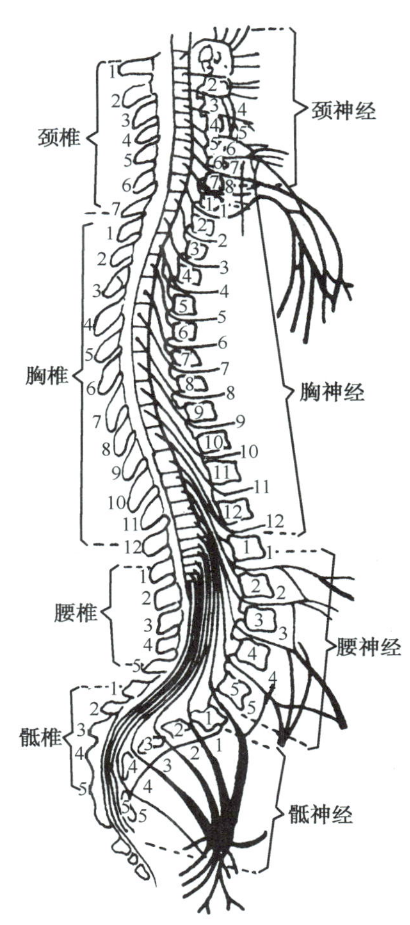

图 5-17 脊髓与脊柱的关系

脊髓是否损伤，与脊椎骨折、脱位损伤程度密切相关。不伴有脊髓损伤的骨折与脱位，相对来说损伤程度较轻，称单纯骨折脱位；伴有脊髓损伤者，程度较重，称复杂骨折脱位，此种情况下，如有器质性改变，能完全恢复正常者较少。

临床上，根据脊柱骨折后损伤轻重，将其分为稳定脊柱骨折与不稳定脊柱骨折两类。凡单纯椎体压缩骨折（即压缩不超过 1/2，不合并附件骨折或韧带断裂，或单纯附件、横突、棘突或椎板骨折），称稳定性骨折。凡椎体压缩超过 1/2 的粉碎性骨折，伴有脱位、关节跳跃征，第 4～5 椎弓根骨折（特别是两侧椎弓根骨折易造成损伤性脊柱滑脱），附件骨折伴有韧带断裂者属不稳定骨折。一般来说，稳定性脊柱骨折预后较好，不稳定脊柱骨折预后较差。

## 一、颈椎骨折与脱位

颈椎骨古称“玉柱骨”，共由 7 节椎骨构成，其中第 1、2 颈椎的形态与其他各椎体形态有较大区别。第 1 颈椎又称寰椎，呈不规则环状，是由一对侧块、一对横突和前后弓组成的，无椎体、关节突及棘突。上与枕骨相连，下与第 2 颈椎构成关节。寰椎前后部较细小，尤其与侧块相连处较

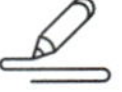

为脆弱。第 2 颈椎又称枢椎，椎体较小而棘突粗大，椎体上方有一柱状突起，称“齿突”，其向寰椎的环内前部突起，与寰椎形成寰枢关节。正常人寰枢关节间隙的宽度应小于 2.5mm，儿童约为 2～3mm。成人颈部做屈伸活动时，此间隙应保持不变，儿童变动不大于 1mm。齿状突靠寰椎横韧带稳定，防止其向后移而压迫脊髓。其余颈椎与大多数椎骨形态相似。颈椎关节的活动较为复杂，包括冠状轴、矢状轴及纵轴的屈伸、侧屈和旋转等。

由于颈椎的解剖特点，损伤后的并发症往往比一般的骨折或脱位要严重得多。

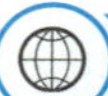

知识链接

**古代医书记载的颈椎解剖**

《医宗金鉴·正骨心法要旨》记载：“旋台骨，又名玉柱骨，即头后颈骨三节也，一名天柱骨。”

颈椎骨折与脱位，大多属于非稳定性骨折，是脊柱损伤中后果较为严重的一种，常合并有脊髓损伤而引起四肢瘫痪，甚至危及生命，应积极救治。

本病患者大多见于青壮年，约 40% 是由于从高处跌下所致，而在体育运动员和各种技术表演者中的发病率极高，占 30%～68%。

**【病因病机】**

常见的引起颈椎骨折脱位的暴力有 5 种，即屈曲暴力、后伸暴力、旋转暴力、纵向压缩暴力和直接暴力。因寰、枢椎的结构不同，故单独讲述。

### （一）寰枢椎骨折脱位

临床上骨折较少见，而脱位较常见，且多并见较为严重的脊髓压迫症状。常见有以下几种损伤（图 5-19）。

**1. 单纯寰椎骨折** 患者头部在中立位，头顶受到垂直外力作用。如自高处落下时头顶冲击地面，或者重物自高处下落打击头顶，外力通过枕骨直接作用于寰椎的两侧块上，而使其脆弱部发生骨折，骨折块为左右两块或多块。一般不伤及脊髓，因此不会出现神经症状（图 5-18）。

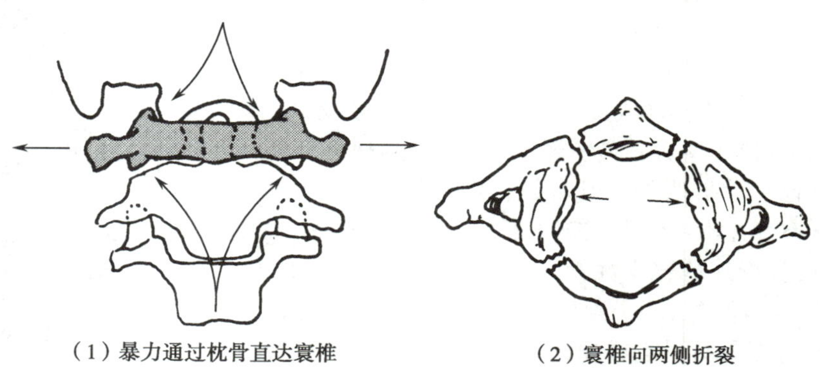

（1）暴力通过枕骨直达寰椎　（2）寰椎向两侧折裂

图 5-18　寰椎骨折

**2. 齿状突骨折合并寰椎脱位** 患者头顶或枕部遭受暴力冲击，导致颈部急骤过度屈曲，造成枢椎齿状突基底部骨折，寰椎向前移位，压迫或牵拉脊髓。而移位的齿状突亦可压迫脊髓。枢椎向后脱位少见，但一旦发生则较危险。

**3. 单纯横韧带断裂** 若在外力作用下寰椎横韧带断裂，导致寰椎后弓向前移位和齿状突向后移位，脊髓遭到更为严重的压迫，甚至断裂，则患者出现全身性瘫痪或死亡。此损伤导致出现寰椎向后脱位者少见。

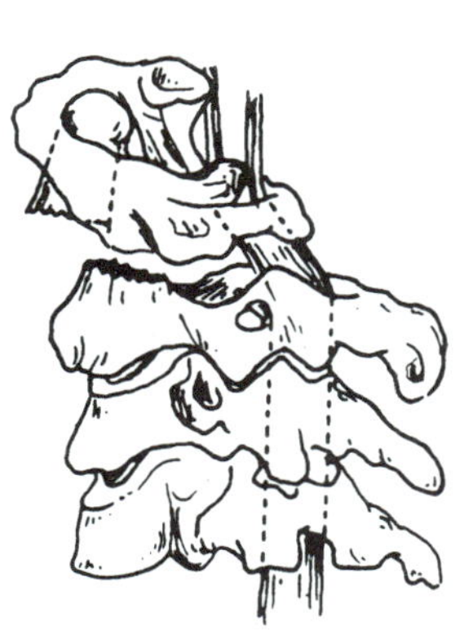
（1）齿状突基底部骨折，连同寰椎向前移位

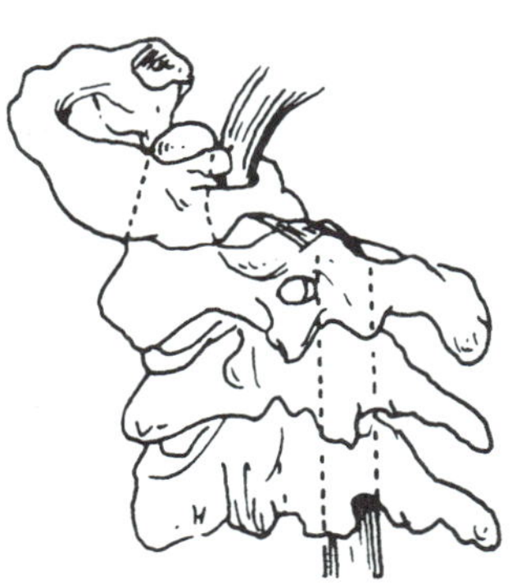
（2）寰椎横韧带断裂，寰椎向前移位

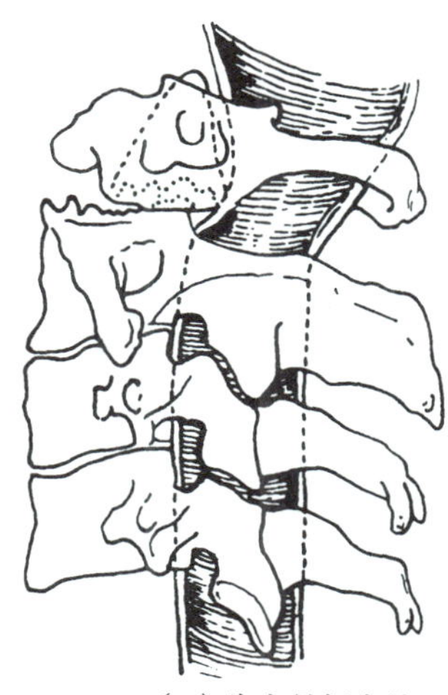
（3）齿突骨折合并寰椎向后脱位

图 5-19　寰枢椎骨折脱位的类型

### （二）第 3～7 颈椎骨折脱位

第 3～7 颈椎骨折脱位，多因低头工作，由从高处坠落之物体砸于头的枕后部，或进行体操运动、杂技表演等时从高处落下，颈部屈曲触地；或乘坐汽车紧急刹车时或快速起动时，颈部的"挥鞭"样损伤；亦可因由前向后的暴力造成伸直型损伤。一般可分为三种类型。

**1. 颈椎单纯性骨折**　此骨折较少见，下部颈椎多发。患者头顶受到垂直冲击力作用，椎体被压扁成楔形，或有骨块分离，多无脱位。若损伤的颈椎后部结构保持完整，则不易出现脊髓压迫症状。也有因背部肌肉强烈收缩或直接暴力冲击，导致颈 7 胸 1 棘突骨折的。

**2. 颈椎单纯脱位**　颈椎的关节突关节短小，关节面排列近乎水平位。当外来的暴力使颈部极度屈曲时，由于重心位置的变化，必然使上位颈椎的下关节突掀起；加上暴力的分力作用，使后关节囊及棘间韧带撕裂，从而导致脱位。根据脱位程度和外力性质，可分为全脱位、半脱位、旋转性单侧脱位。

（1）全脱位：颈椎受外力作用产生损伤后，若颈部肌肉不足以维持其稳定性，上一椎体整个前移，称为全脱位。以颈椎 4～7 之间较多发生。也有部分患者可伴下一椎体的轻度压缩性骨折或前缘的小片骨折。多伴有不同程度的脊髓损伤。颈椎侧位 X 线片显示，上一椎体的下关节突移位于下一椎体的上关节突之前，出现关节突交锁，此称"关节突跳跃征"（图 5-20）。

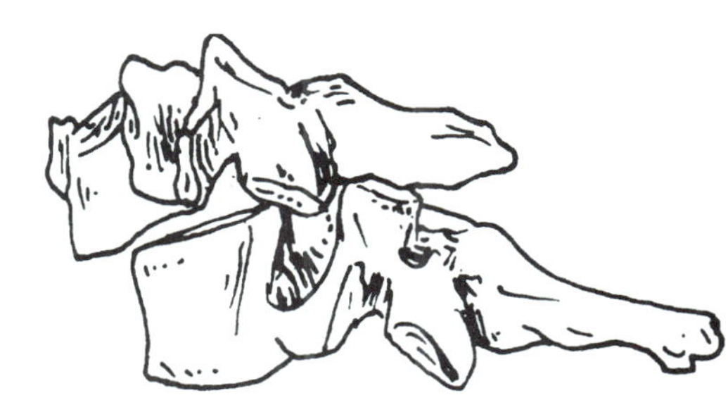
图 5-20　关节突跳跃征

（2）半脱位：当外来暴力较小，后关节面还有一部分接触时，称为半脱位。多发生于第 4、5 颈椎或第 5、6 颈椎之间。很少有神经损伤症状，有也较轻。在外力的作用下，上位椎体下关节突向前轻度移位，关节突关节面的排列失去正常的平行关系（图 5-21）。由于该部颈椎活动度较大，外力停止后，当颈部屈曲时，颈后肌、黄韧带等的回弹作用常可使半脱位自行复位。拍摄颈椎侧位 X 线片时，较难发现有脱位，故易误诊或漏诊。

（3）旋转性单侧脱位：多为间接暴力引起，此类损伤较少见（图 5-22）。当侧屈暴力和旋转暴力同时作用于颈椎时，颈椎一侧的关节突可发生脱位，对侧可不累及。

另外，根据椎体脱位的方向，可分为屈曲型和伸直型两类。上位椎体脱向下位椎体的前方，属于屈曲型，较多见。上位椎体脱向下位椎体的后方，属于伸直型。

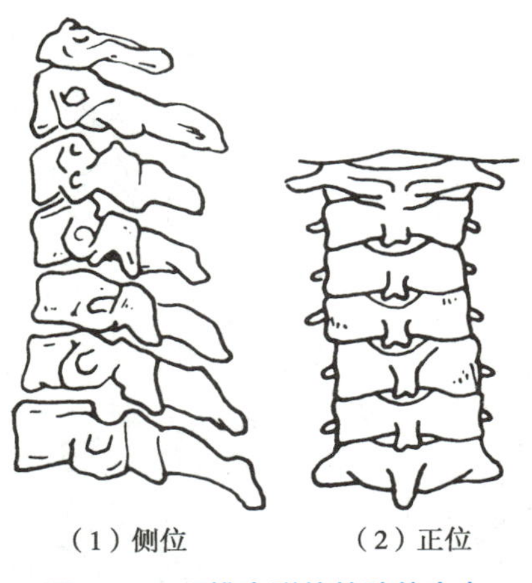

图 5-21 颈椎半脱位的移位方向

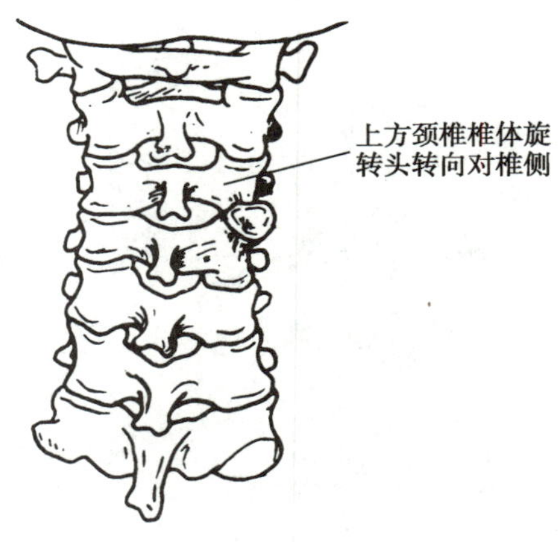

图 5-22 颈椎旋转性单侧脱位

知识链接

**挥鞭伤**

挥鞭伤是急性颈椎损伤的常见病之一，最常见的病因是车祸追尾使被撞车辆向前移，这样座位带动躯干也向前移，由于头颈相对自由，惯性作用造成头部落后，头颈发生水平位移，导致挥鞭伤的发生。

**3. 颈椎骨折脱位** 这种骨折脱位，多为较严重的暴力所致。因暴力的大小和方向不同，所造成的损伤类型与程度也不同。但大多合并脊髓和神经损伤。

（1）屈曲型损伤：临床较多见。多发生于第 5～7 颈椎之间，受损的椎体可为 1～2 个，甚至 3 个椎体同时发生。颈部在外来暴力的作用下过度屈曲，如低头工作时，重物从高处落下砸于头后部；或人自高处坠落时，以头后部着地；或物体由后向前砸于枕部或颈部。即可造成椎体压缩性骨折。此时，椎体的前部被压成楔形，而后部的结构大多保持完整，或出现粉碎性骨折。若椎间盘组织同时被向后挤出，可压迫脊髓而出现神经症状。当暴力过大，使颈椎高度屈曲时，可并发上下椎体前移及两侧关节突脱位，即上一椎体的下关节突位于下一椎体的上关节突之前；同时还可发生黄韧带、棘间韧带及棘上韧带断裂。这种损伤多伴有严重的脊髓和神经根损伤（图 5-23）。

（1）低头时重物落于头部
（2）高处跌下时头颈屈曲着地
图 5-23 屈曲性颈椎损伤的受伤姿势

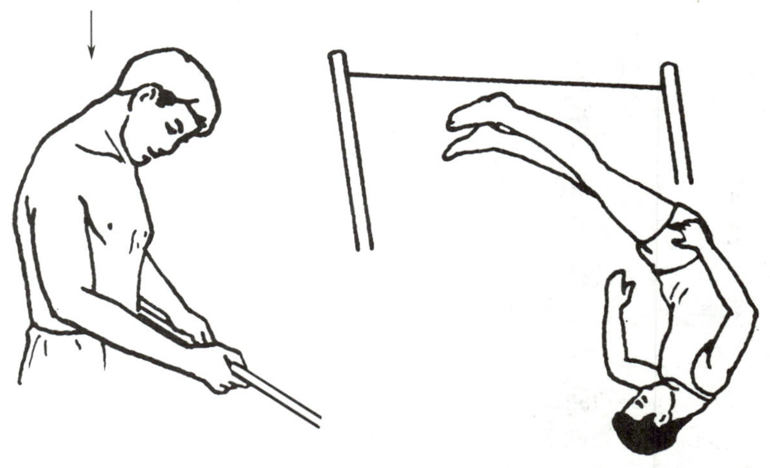

(2) 侧屈型损伤：当头的侧方遭受较强外力作用时，颈部过度侧屈，使颈椎椎体的一侧受压变扁。当暴力过大时，可合并横突骨折或横突间韧带断裂，严重时可合并脊髓或臂丛神经损伤。

(3) 伸直型损伤：此损伤多因头前部受暴力作用，颈部极度过伸引起。如摔倒时头面部先着地，紧急刹车时致颈部惯性屈曲后反弹，跳水运动员颈部过伸位撞击池底，或体操运动员、杂技演员动作失误致面部触地等。此时，椎体后缘受压而变扁，常可合并椎板及关节突骨折，或椎体前下缘撕脱骨折。当暴力足够大时，则出现椎体分离，合并椎间盘破裂及前纵韧带断裂，此时脊柱的稳定性遭到严重破坏。伸直型损伤易造成脊髓损伤。由于软组织的弹性，移位可自行复位，但脊髓已遭到严重的挤压。中老年人多易发此病，尤其伴有颈椎病变者易发生。

(4) 纵向挤压损伤：此为较严重的损伤。头中立位，暴力垂直作用于头顶，整个椎体被纵向挤压而变扁变宽，甚至把髓核挤进椎体内，或向椎管内脱出，出现椎间盘压迫症状。若暴力过大，可造成椎体前后径缩小而压迫脊髓；骨折块可向左右移位，造成椎间孔缩小，产生神经根受压症状。

后两种损伤所引起的颈椎骨折脱位少见。

【诊断】

## (一) 外伤史

患者均有明显的颈部或头部外伤史。

## (二) 临床表现

均有颈部疼痛，肿胀常不明显，压痛明显。颈部活动障碍，头颈部可出现偏歪畸形。此外，各种骨折脱位，还有其各自不同的症状。

**1. 寰枢椎骨折脱位**

(1) 单纯寰椎骨折：头的旋转和屈曲活动障碍，患者转动身体时，必须双手托住下颏及头部，保持头与躯干一致，以免加重疼痛。若为寰椎侧块骨折，可出现剧烈头痛，颈上部压痛。伤及第2颈神经时，枕部可有放射性疼痛。多无脊髓损伤症状，如果脊髓受累，则有不同程度的运动和感觉丧失。

若合并出现寰椎前脱位，则颈部的各方向活动受限，颈后寰、枢椎部位压痛明显。头前倾，张口困难。因鼻咽部受压，说话有鼻音。张口检查时，可见到或摸到寰椎前结节。若一侧脱位，头多转向健侧，而向患侧倾斜。寰椎前脱位，脊髓容易受齿状突的压迫，出现不同程度的截瘫。

(2) 枢椎齿状突骨折合并寰椎前脱位：单纯无移位齿状突骨折，症状多不明显，易被误诊。患者多用双手托住头部使其不能转动，以免加重疼痛。有移位者，颈部呈倾斜、扭转位，及向枕部的放射疼痛。

枢椎齿状突骨折移位合并寰椎前脱位者，多并发不同程度脊髓损伤。早期四肢软弱无力或运动功能障碍，有时会出现暂时性瘫痪或痛觉降低，有的可表现为上肢麻木或疼痛，或枕部疼痛，亦有的出现吞咽困难或味觉不灵。

(3) 寰椎横韧带断裂：头颈部症状与上同，因出现寰椎与齿状突分离，故其脊髓损伤症状比较明显，可出现全身性瘫痪或死亡。

**2. 第3～7颈椎骨折脱位**

(1) 单纯颈椎压缩骨折及颈椎棘突骨折：仅有局部疼痛、压痛，神经症状多不明显。

(2) 颈椎脱位

1) 半脱位：症状较轻微，伤后颈部疼痛，颈部旋转活动不便，活动时疼痛加剧。局部有不同程度的压痛。颈部肌肉有轻度痉挛，头略倾向前。如为一侧半脱位，则下颌歪向健侧，头旋转向健侧，伤椎棘突偏向伤侧并凹陷。若神经根受压，则出现神经损伤症状，如第3、4颈神经损伤，可有颈部肌肉痉挛、一侧或两侧颈三角处疼痛。若第6颈神经损伤，前臂及手的桡侧可有疼痛麻木或针刺样感。若第7颈神经损伤，则疼痛沿手的桡侧向示指放射，有时也可沿中指放射。

2）全脱位：症状较重，与寰椎脱位相似，头向前倾。脊髓受压时，出现不同程度的高位截瘫症状。

（3）颈椎骨折脱位

1）屈曲性损伤：局部肿胀、疼痛，压痛明显，受伤椎体棘突凸出，头呈前屈位而不能伸，患者常用两手托腮以防止因活动引起的颈部肌肉痉挛、疼痛。

2）侧屈性损伤：局部肿胀、疼痛，颈部活动受限，头颈向伤侧倾斜。

3）伸直型损伤：头向后仰，颈椎前凸加大。

4）纵向挤压骨折：头颈多处于中立位，活动受限。可合并脊髓和神经根损伤症状。轻者出现神经根刺激症状，重者出现不完全截瘫甚至完全截瘫，但一般上肢较下肢明显。

### （三）影像学检查

凡是有颈部损伤病史的患者，均应拍颈部正、侧位照片进行检查，必要时加拍斜位片、CT、MRI 等以明确诊断，了解脊髓神经受压情况。

**1. 寰枢椎骨折脱位** 寰枢椎骨折与脱位的患者，应摄张口正、侧位 X 线片。

（1）单纯性寰椎骨折：X 线片显示寰椎出现骨折。

（2）寰椎骨折脱位：X 线侧位照片显示除骨折外，还见寰齿关节间隙增宽。若宽度达到 3～5mm，则除寰椎韧带外，还有翼状韧带及其他韧带断裂。如 X 线张口正位照片显示寰枢椎关节间隙（又称“八字胡”）不对称，或间隙大于 2mm（正常人显示应小于 2mm），则表示寰枢关节有脱位。若张口位 X 线片显示疑有寰椎前脱位，而侧位照片又不明显时，可谨慎拍摄颈椎微屈位 X 线侧位照片以确定之。寰椎两侧脱位时，颈椎侧位片较易识别，寰枢关节之前的距离大为增加，寰椎倾向前下方。如一侧脱位时，在正位照片显示两侧寰枢关节位置不对称，其间隙亦不对称，寰椎下关节面与枢椎上关节面不平行。

**2. 第 3～7 颈椎骨折脱位**

（1）颈椎骨折：X 线片显示，椎体被压成楔状，可有骨块分离。棘突受损者，其 X 线片显示棘突有骨折线或骨块分离。

（2）颈椎半脱位：颈椎侧位 X 线片显示，上位椎体的下关节突移至下位椎体的上关节突尖部，颈椎正常的生理前曲消失。

（3）颈椎全脱位：颈椎正位 X 线片显示，受累椎骨的棘突及椎板间的间隙加大；侧位 X 线片显示，上位椎体前移，其下关节突位于下位椎体的上关节突之前，使两棘突间的距离加宽。

（4）颈椎骨折脱位：必要时可加拍斜位 X 线片，以明确诊断及分清骨折部位、移位方向，并可了解是否合并神经根及脊髓损伤。要详细分析受累椎体后缘、椎板前缘与脊髓之间的关系，及椎弓根、关节突与椎间孔的关系。伸直型损伤颈椎移位可自行复位，可能在 X 线片上显示不出来，应加以注意。

## 【辨证治疗】

颈椎骨折脱位属于严重损伤，必须认真检查，全面了解病情，明确诊断，稳妥处理。治疗的原则：首先需确认脊髓是否损伤，防止在搬运或治疗中造成截瘫，或使已有的瘫痪症状加重；处理神经损伤的同时，也须将脱位整复，解除任何压迫，并牢固地固定骨折。同时要配合药物治疗，根据损伤三期辨证用药、结合有效固定、适当功能锻炼，以利于骨折脱位早期修复。

### （一）复位手法

整复方法有手法复位、牵引复位、自身功能复位和手术复位。单纯寰椎前脱位、齿状突骨折合并寰椎前脱位及第 3～7 颈椎半脱位，可试行手法复位；严重的寰椎前脱位、齿状突骨折合并寰椎前脱位及第 3～7 颈椎全脱位及骨折合并脱位，应用牵引复位，以防加重损伤及造成不必要的损伤。

**1. 手法复位**

（1）寰椎前脱位及枢椎齿状突骨折合并寰椎前脱位：患者取俯卧位，头伸出床头，助手用两手扳住患者双肩加以固定，术者一手托枕部，另一手托下颏部，两手扣紧缓慢进行牵引，同时调整力线，并逐步使患者头后伸，使骨折脱位复位（图5-24）。复位成功后，将患者调整至仰卧位，颈后垫合适的软枕，以保持颈部呈后伸位。

（2）第3～7颈椎半脱位：不需特殊麻醉，可适当肌内注射哌替啶加以止痛。患者取俯卧位，肩与床头平齐，如果伤重翻身不便可取仰卧位。一助手扳住患者两肩向下肢方向牵引，另一助手两手分别扣住枕部与下颏部，两者缓缓用力拔伸牵引，持续1～2分钟，以使颈部的肌肉放松。术者立于一侧，如为双侧半脱位，术者用拇指按于伤椎的下一棘突上，令近头方助手在牵引的基础上将头颈后伸，术者两拇指同时用力下压棘突，即可复位（图5-25）。复位成功后，患者症状立即减轻或消失，棘突复平，畸形消失。如为一侧半脱位，牵引同上，术者用一手拇指向健侧推按伤椎偏歪之棘突，同时，近头方助手将患者头颈略背伸并向伤侧旋转，即可复位。复位成功后可用枕颌带牵引，牵引质量为2.5～3kg，颈后垫软枕，以保持颈椎生理弯曲，2～3周后可去除牵引。

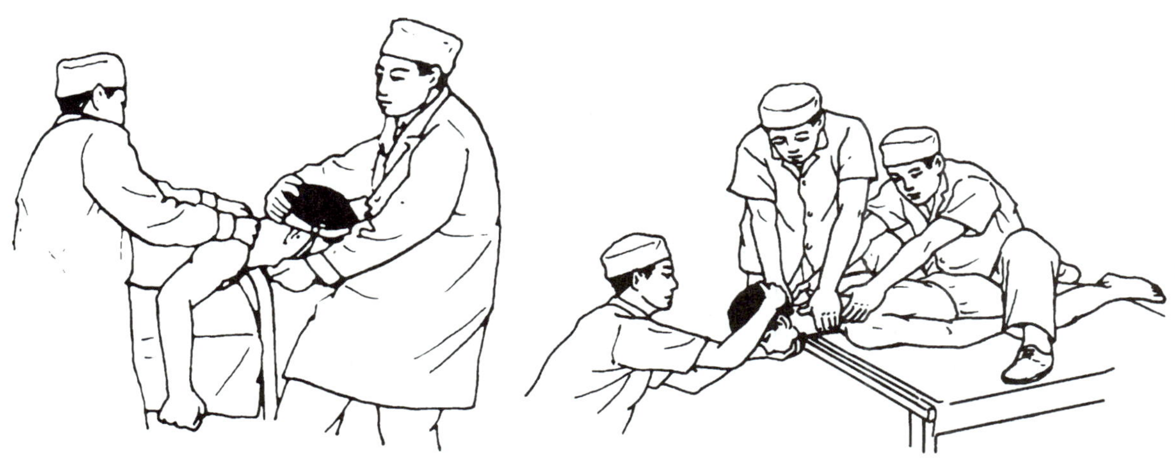

图5-24 寰枢椎骨折脱位复位法

图5-25 颈椎关节半脱位复位法

（3）颈椎骨折合并脱位：无合并脊髓损伤者，可行手法复位。屈曲型骨折，可用颈部过伸复位法，其复位机制和手法与寰枢椎骨折脱位相似。侧屈型骨折也可用手法矫正侧屈畸形。伸直型骨折，整复手法与屈曲型骨折相反，是在牵引过程中逐步使颈部屈曲（图5-26）。

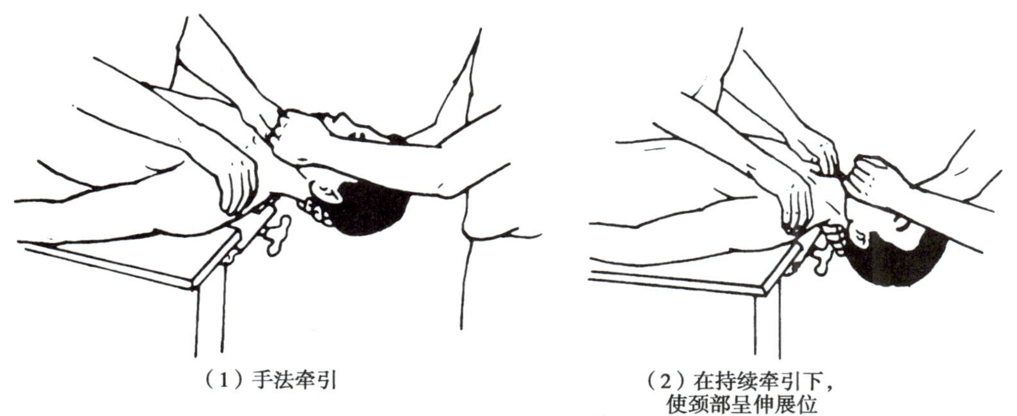

（1）手法牵引

（2）在持续牵引下，使颈部呈伸展位

图5-26 颈椎压缩性骨折复位法

**2. 牵引复位** 适用于大部分颈椎损伤，尤其是怀疑有脊髓或神经根损伤者，或者估计手法复位后不能维持颈椎的稳定状态者，均可采用牵引复位。在牵引状态下，可获得部分或完全复位而解除症状；且可以避免在手法复位过程中加重脊髓或神经根的损伤。此方法较为安全，引起的

并发症少，也便于护理。根据病情可选用颌枕带或颅骨牵引。屈曲型骨折，在伸直位牵引；伸直型骨折，可先于中立位牵引，再逐渐改为稍屈曲位牵引；纵向挤压伤造成颈椎裂开时，其前后纵韧带多未损伤，在较大重量的牵引下可使韧带拉紧，骨折即随之复位，宜采用中立位牵引。

（1）枕颌带牵引：适用于无移位的齿状突骨折，第 3～7 颈椎半脱位或全脱位但不伴有脊髓损伤，颈椎骨折脱位严重而脊髓及神经根损伤不严重的患者，因其所需牵引时间短、牵引力较小，仅需稍加固定即可。此带用两个布带按适当角度缝制而成，一带托住下颌，另一带托住枕部，利用两带的合力作用进行牵引。质量一般不超过 4kg，否则会影响张口。牵引期间若下颌牵引带滑脱至颈部，压迫颈部血管及气管，可引起脑缺血或窒息。颈部要保持过伸位。牵引时间为 3～4 周。去掉牵引后用颈托或石膏领固定。

（2）颅骨牵引法：适用于有明显压缩骨折、脱位或合并关节突交锁，以及骨折脱位和脊髓损伤严重不能用手法复位，需要在短时间内大重量快速牵引复位者。牵引时，应适当抬高床头对抗牵引，并根据复位情况及时调整牵引方向及重量。牵引重量应根据患者颈部肌肉的发达情况、关节交锁的程度及部位而定。一般第 1 颈椎牵引质量为 4kg，每向下一椎体可加 1kg，颈部肌肉发达者，最高可达 15kg，复位后维持质量为 4kg。在刚开始牵引时，颈椎保持在中立位或轻度屈曲（15°～20°）为宜，严防过伸位。否则不但不能达到复位目的，反而会加重脊髓损伤的危险。牵引后，每隔 1 小时在床边拍摄颈椎侧位 X 线片一次，待嵌顿的关节突被拉开后，可在肩下垫一软枕，使颈部逐渐伸直。无骨折和脊髓损伤者，可在 3～4 周后再解除牵引。如有骨折应延长牵引时间（图 5-27）。

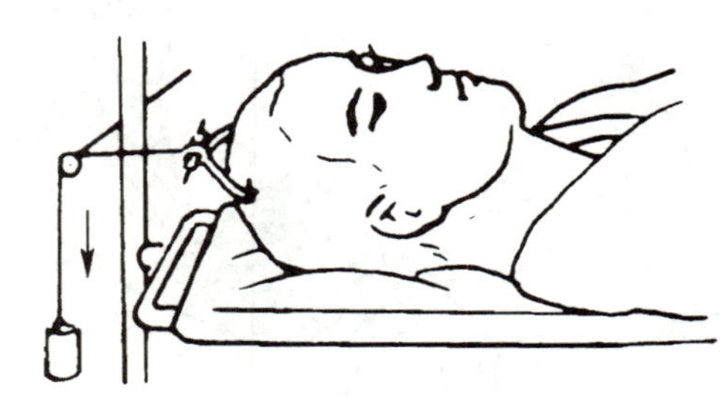

图 5-27　颅骨牵引法

### （二）固定方法

无合并神经损伤的颈椎骨折，复位后可用颈托或石膏领加以固定；如果合并脊髓和神经根损伤，复位后可继续用牵引维持固定。

**1. 枕头固定法**　适用于病情较轻，骨折无移位且较稳定，以及无神经压迫症状者。患者仅需卧床休息即可，于颈后放置特制的高约 12cm、宽约 8cm、长约 20cm 的枕头，使颈部保持在过伸位（图 5-28）。2～3 周后可改用颈托固定。

**2. 米袋或沙袋固定法**　适用于病情较轻，骨折或脱位经复位后相对较稳定者。患者卧床休息，头部两侧各放置一沙袋或者米袋，控制头部旋转即可。

**3. 金属支架固定法**　颈椎骨折脱位整复后，在牵引下卧床 3～4 周，待软组织损伤已愈合，骨折相对稳定，可改用金属支架固定。此固定器主要起支持颈部并使其“拉长”的作用（图 5-29）。

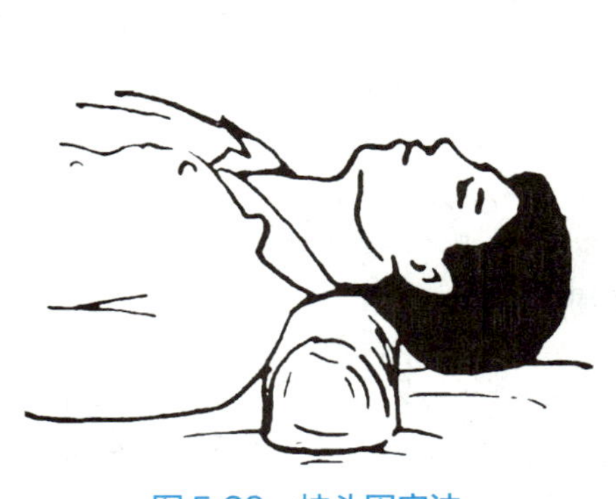

图 5-28　枕头固定法

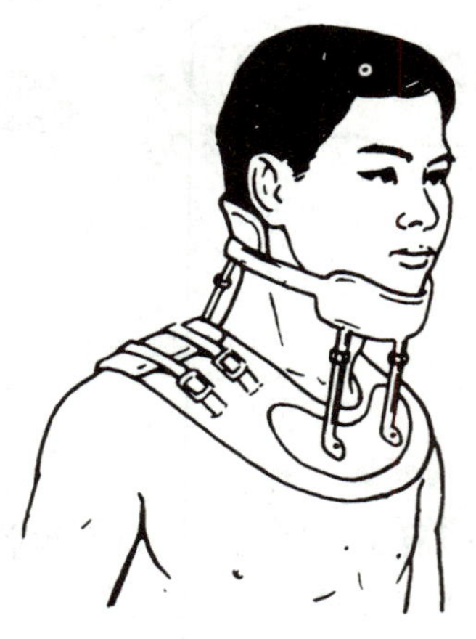

图 5-29　金属支架固定器

**4. 石膏领固定** 适用于颈椎骨折、骨折合并脱位经手法或牵引复位后，尤其是复位后仍不稳定者，如枢椎齿状突骨折合并寰枢脱位。复位后或在牵引3～4周后改为石膏领固定，直到骨折愈合（图5-30）。

固定方法，应根据实际情况选择。固定时间，应至骨折愈合或脱位后韧带修补生长能防止再移位时。

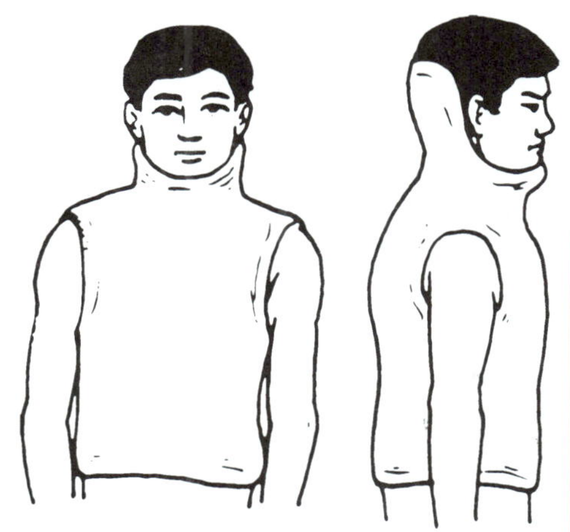

图5-30 石膏领固定

### （三）功能锻炼

在牵引和固定期间，应加强四肢肌肉、关节的锻炼。解除牵引及固定后，逐步进行颈部的屈伸、侧屈及旋转活动。但早期应避免做与暴力方向相同的动作，以防骨折愈合未坚而发生再骨折。

### （四）药物治疗

早期因局部肿胀、疼痛，身热，纳呆，腹胀，故宜活血化瘀，消肿止痛，行气导滞，可内服复元活血汤或大成汤、七厘散等。中期肿痛消减，全身症状好转，则应以接骨续筋为主，可内服接骨丹或补筋丸，外贴伸筋膏。后期骨折愈合，但颈部筋肉强硬，筋络不舒并仍有疼痛者，宜舒筋活血、通利关节，可内服舒筋活血汤、舒筋汤，外贴狗皮膏等。

### （五）其他疗法

成年人发生齿状突骨折且严重移位，合并寰椎脱位者，经保守治疗3个月以上，骨折仍不愈合或出现再移位，应行枕骨颈椎固定融合术；若有神经压迫症状，则应同时先进行减压再行融合术。第3～7颈椎骨折牵引或手法不能复位或陈旧性脱位不能复位者，可先将下位椎骨体的上关节突部分切除，再行复位；若骨折块突入脊髓腔，应清除骨碎片，做颈椎板减压内固定融合术。

## 二、胸腰椎体骨折

胸椎椎体呈圆柱形，其左右径与前后径大致相等，体积自上而下逐渐加大。胸椎棘突斜向后下方，自上而下呈叠瓦状排列。胸椎上、下关节突近似额状位，故胸椎不易发生脱位。胸椎借肋骨与胸骨相连，活动受限，也增加了胸椎的稳定性。椎管胸椎段最窄，故骨折脱位容易造成截瘫；腰椎椎体最为粗大，横径大于前后径。腰椎棘突近似水平方向，呈长方形，后缘较厚。从胸11、12到腰椎上、下关节突为半额状、半矢状位，故很少单纯发生脱位。腰椎活动性较大，可做前屈、后伸、侧弯及环转运动。与所有脊椎一样，胸腰椎间借椎间盘和韧带相连。

根据患者受伤时体位不同，胸腰椎骨折可分为屈曲型和伸直型两种，前者多见。根据患者年龄及所受暴力的轻重、方向等不同，屈曲型骨折又可分为单纯压缩性骨折、粉碎性骨折、老年人椎体压缩骨折等。

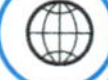

**知识链接**

**脊柱三柱理论**

前柱：前纵韧带，椎体前2/3和椎间盘及纤维环的前1/2。

中柱：椎体后1/3及椎间盘、纤维环的后1/2，后纵韧带及椎管。

后柱：椎板，黄韧带，棘上韧带和棘间韧带、棘突等脊柱附件。

胸腰椎骨折是临床较为常见的骨折之一，约占全身骨折的4.8%～6.6%，多好发于胸12～腰1。

【病因病机】

**1. 单纯椎体压缩性骨折** 青壮年多发。多由间接暴力所致，如患者自高处坠落，臀部或双足先着地，或弯腰时，重物从高处落下砸于患者的肩、背部位，使脊柱过度前屈，传递暴力损伤胸腰段，此时由于整个脊柱向前弯曲，相邻椎体存在向前成角的夹挤力，迫使受累椎体的前部压扁而成楔形，产生压缩性骨折（图 5-31）。若患者站立时，重物突然落于头顶，或垂直落在肩部，向下传递的垂直压力也可造成胸腰椎压缩性骨折。此种骨折多无韧带损伤，比较稳定。

**2. 椎体粉碎性骨折** 多因纵向暴力过大，使椎体终板破裂，椎间盘挤入椎体内，从而引起椎体粉碎性骨折。受伤的椎体可为一个或多个。椎体粉碎性骨折多发生在胸腰段脊椎。轻者椎体除有楔形改变外，在前上缘可有一大块骨折块游离。严重者椎体则碎裂为很多小块。如果粉碎不严重，椎体后部尚完整，棘上及棘间韧带没有断裂，骨折也较稳定（图 5-32）。

**3. 老人椎体压缩骨折** 多由于内分泌功能减退而致骨质疏松，尤其是妇女停经后，骨质疏松明显，这种椎体承受力差，轻微外力挤压时，如蹲下提重物、滑倒或乘车颠簸，即可造成压缩性骨折，受伤椎体多呈现鱼椎骨样的双凹状变形（图 5-33）。

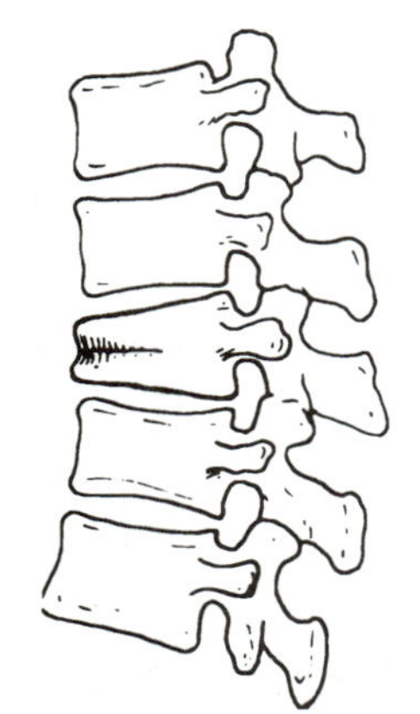

图 5-31 椎体压缩性骨折

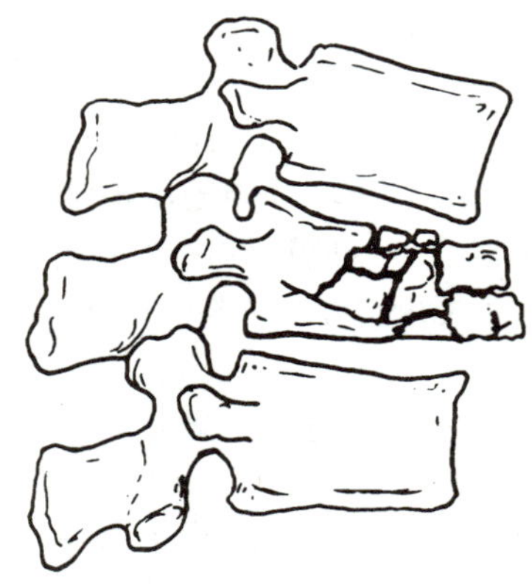

图 5-32 椎体粉碎性骨折

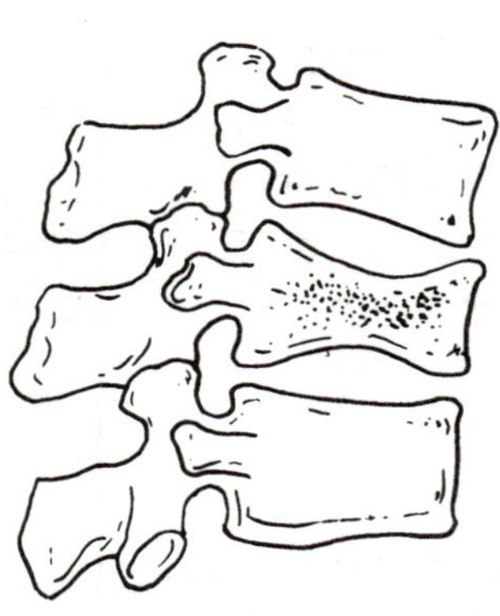

图 5-33 椎体双凹骨折

**4. 屈曲牵张性骨折（Chance 骨折）** 多见于高速公路上遇急刹车时，由于乘客使用安全带，使身体上部屈曲并受向前的剪力后导致骨折。

【诊断】

### （一）外伤史

除老人椎体压缩骨折以外，一般均有明显的外伤史。

### （二）临床表现

胸腰局部有自发性疼痛，肿胀明显，且可有皮下瘀斑。有时可出现纳呆、胸闷、腹胀腹痛、恶心呕吐、二便不通、心烦失眠、全身不适等腑实证或蓄血证。

### （三）专科检查

患者不能坐起或行走，较轻者可双手扶腰部挺直行走。椎旁肌肉痉挛。按压或叩击伤椎的棘突时，疼痛加重；棘突间距离增宽，棘突可有后凸畸形。腰椎因存在生理前凸，则轻微的后凸不易觉察。如果椎体出现侧方压缩，脊柱可有轻度的侧弯畸形。

### （四）影像学检查

X 线片检查对诊断非常重要，且对骨折分型及指导治疗有重要意义。应拍摄受伤胸腰椎正、侧位 X 线片，必要时加照斜位片或做断层摄影。CT 及 MRI 对确诊骨折、了解脊髓神经损伤有重要意义。多发损伤者，应集中一次 X 线片检查，防止搬运患者而加重损伤。屈曲型骨折，椎体前部出现压缩，常累及多个椎体，棘突多不分离，椎板完整。屈曲旋转暴力损伤时，椎体的前部和侧方均有压缩骨折，严重者有棘上韧带断裂，也可合并棘突、关节突骨折。纵向挤压造成的骨折，则椎体变短，向四周膨大，也可发生粉碎性骨折。老人椎体压缩骨折，椎体出现鱼椎骨样的双凹状改变。

### （五）鉴别诊断

**1. 与青年性椎体骨骺炎相鉴别** 该病是因椎体骨骺发育过程中出现生理紊乱所致，没有外伤史，多发于第 7～11 胸椎之间。X 线片显示椎体相对面的形态不规则，髓核变性，椎间面凹陷，在邻近骨上有保护性骨沉积和椎间隙变窄，多见多个椎体发生楔形改变（图 5-34）。

**2. 与椎体代偿性变形相鉴别** 经常负重劳动的搬运工人，下部胸椎和上部腰椎常有轻度的楔形改变。这是因经常负重，椎体代偿性变形导致。临床应仔细检查，不可误诊为椎体压缩骨折（图 5-35）。

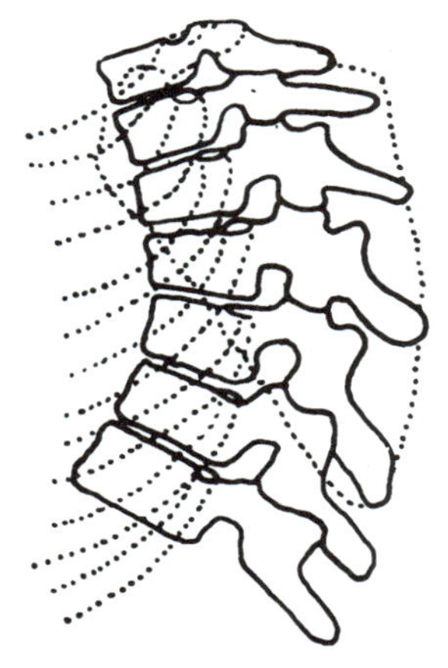

图 5-34 青年性椎体骨骺炎

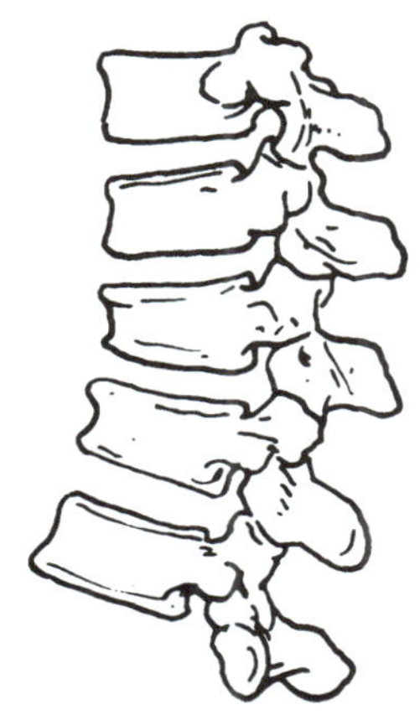

图 5-35 搬运工人胸腰椎体轻度楔状变形

**【辨证治疗】**

胸腰椎压缩骨折多较稳定，轻微的骨折多不用复位，尤其是老年体弱、骨质疏松患者，一般不主张手法复位，卧床休息 3 个月左右或进行适当的练功活动即可。若椎骨压缩超过 1/2，脊柱后突严重，有不稳定趋向；或年轻患者，对脊柱功能要求高，恢复后要从事体力劳动，应及时复位，采取良好的固定和积极的功能锻炼。

**知识链接**

**脊柱的稳定性**

当脊柱受到屈曲压缩外力时，前柱承受压力，中后柱承受分压力，前柱压缩超过 1/2 时，中柱受损，后柱分离，椎体不稳。牵张伸展外力时，后柱承受压力，出现椎板及棘突骨折，而椎体前部间隙增宽，则表示有前纵韧带损伤，椎体不稳。爆裂骨折多为垂直外力，如骨折累及两柱以上，则多为不稳定。骨折脱位多为三柱同时受损，属不稳定损伤。

### （一）手法复位

目前整复方法较多，但其主要的原理是一致的，即使已压缩成角的椎体与皱折的前纵韧带重新过伸及张开，以便复位（图 5-36）。复位过程中，为了减少痛苦和松弛痉挛的肌肉，可以适当给予止痛药。

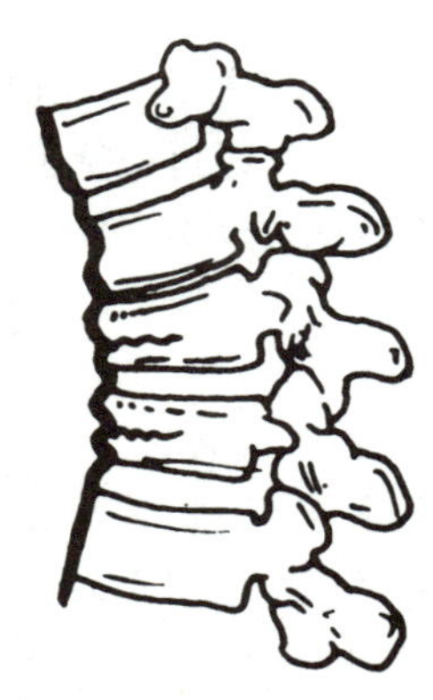
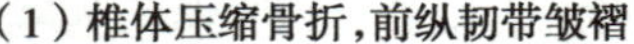

(1）椎体压缩骨折，前纵韧带皱褶

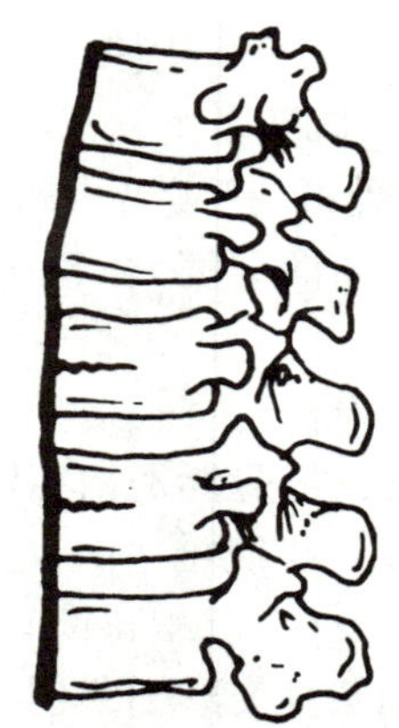

(2）椎体复位后，前纵韧带恢复正常

图 5-36 胸腰椎压缩性骨折复位前后前纵韧带的情况

常用的整复方法有以下几种：

**1. 牵引过伸按压法** 患者俯卧于硬板床上，双手抓住床头。助手立于患者头侧，两手把持住腋窝处，另一助手立于足侧，双手握住双踝，两助手同时用力，逐渐进行牵引。牵引到一定程度后，下位助手在持续牵引的基础上，逐渐将两腿提起，悬离床面，使脊柱得到充分牵引和后伸，以使肌肉松弛、椎间隙及前纵韧带被拉开。此时，术者双手重叠，在骨折后突部位，用力下压，借前纵韧带的伸张力，将压缩的椎体拉开，同时后突畸形也得以复平（图 5-37）。

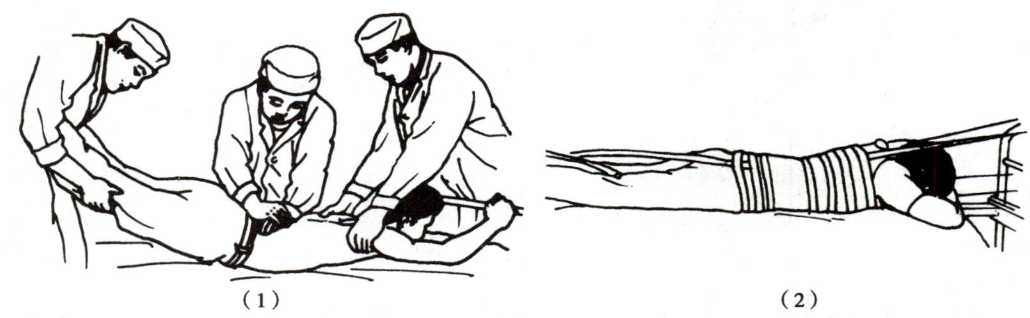

(1) (2)

图 5-37 胸腰椎压缩骨折复位法

**2. 两桌复位法** 用高低不等的两张桌子，高低相差 25～30cm，并排靠在一起，患者俯卧于两桌上，头部朝高桌，然后将两桌向头足两端徐徐移至上臂中段近颏下处及大腿中段处。两助手分别扶患者双肩及双下肢，以防止其坠落。此时，借助患者体重，使胸腰部悬空。术者也可用手掌托住患者的腹部，慢慢下沉，以减轻疼痛，达到脊柱过伸的目的（图 5-38）。2～5 分钟后，脊柱的胸腰部明显过伸，前纵韧带被拉紧，使压缩之椎体得以复位。随即上一石膏背心或金属胸腰过伸支架加以固定（图 5-39）。石膏背心上至胸骨上缘，下至耻骨联合。在骨突处放一衬垫以防压伤，并注意胸骨部、耻骨部、下腰部的固定和塑形。

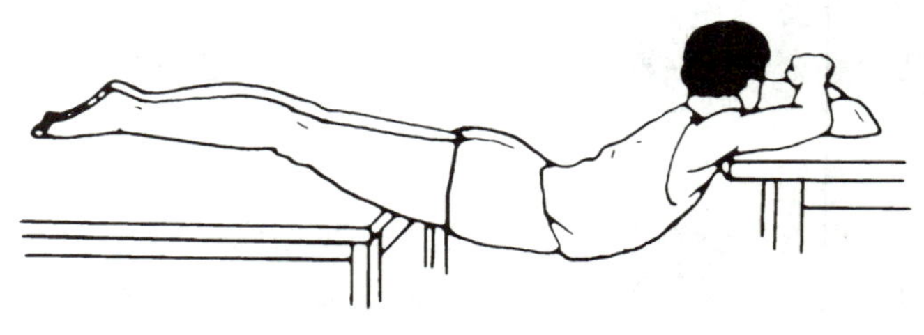

图 5-38 两桌复位法

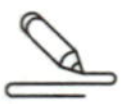

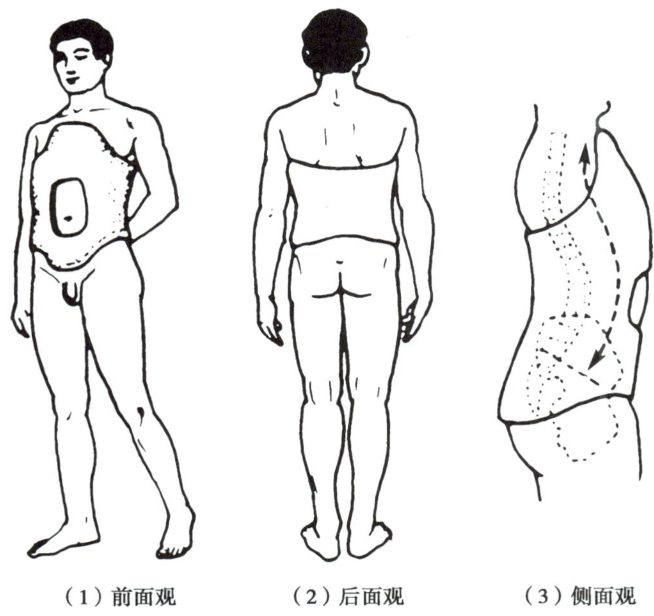


图 5-39 胸腰椎骨折复位后石膏背心固定

**3. 两踝悬吊复位法** 患者俯卧，将两踝悬空吊起（图 5-40），徐徐上升，使胸腰段脊柱过伸，其原理与二桌复位法相同。复位后用支架固定脊柱于过伸位。

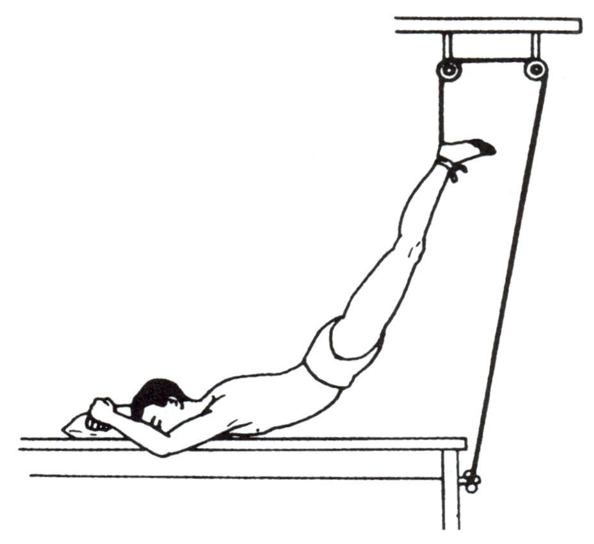

图 5-40 两踝悬吊复位法

### 知识链接

**古代医书记载的悬吊复位法**

《世医得效方》记载："凡挫脊骨，不可用手整顿，须用软绳从脚吊起，坠下身直，其骨使自归窠，未直，则未归窠，须要坠下，待骨直归窠。"

**4. 肾托法** 患者仰卧于手术台上，胸腰段置于肾托上，逐渐摇起肾托，将患者的胸腰段挺起而呈拱桥形，使脊柱后伸（图 5-41）。复位后，应在腰部置软枕，仰卧位休息。

**5. 自身复位功能疗法** 本法既简便又安全，效果好，患者恢复较快，且合并症少，还能发挥

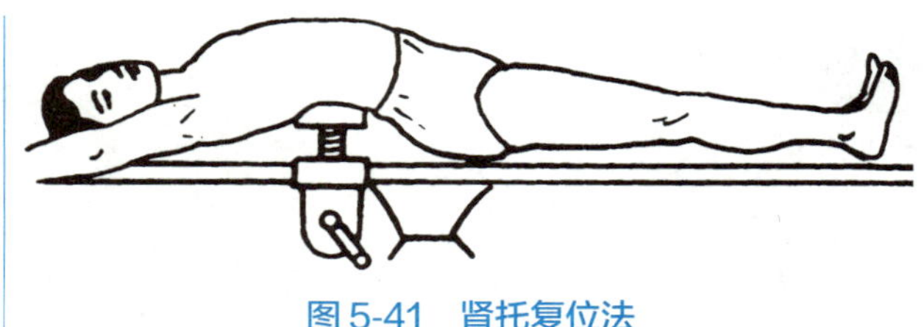

图 5-41 肾托复位法

患者在复位和治疗中的主动作用。其以背伸肌为动力，增加前纵韧带及椎间盘前部纤维环的张力，使压缩的椎体逐渐张开。骨折畸形也会逐渐得以矫正。背伸肌力的加强，可形成一个有力的肌肉夹板，其对脊柱的稳定起重要作用。此种方法可以免除由于长期石膏固定造成的痛苦，并可避免骨质疏松。坚持背伸肌的锻炼，骨折后遗症也明显减少，同时也可改善全身血液循环。早期可消除全身症状，增加食欲，增强体力，有助于患者康复。具体的方法如下。

患者仰卧于硬板床上，在骨折处垫一软枕，可先服中药或止痛剂，待疼痛缓解后即可进行腰背部肌肉锻炼。

（1）仰卧位锻炼法

五点支撑法：患者以头部、双肘及双足为支重点，使背、腰、臀及下肢呈弓形撑起。一般伤后1周内要达到此种练功要求。

三点支撑法：患者用头顶及双足支重，全身向后呈弓形撑起，腰背部尽力后伸。一般伤后2～3周达到此种要求。

四点支撑法：患者用双手及双足支重，全身后伸腾空呈拱桥式（图 5-42）。此法难度较大，对于青壮年患者经过努力后，在伤后5～6周可达到此练功要求。

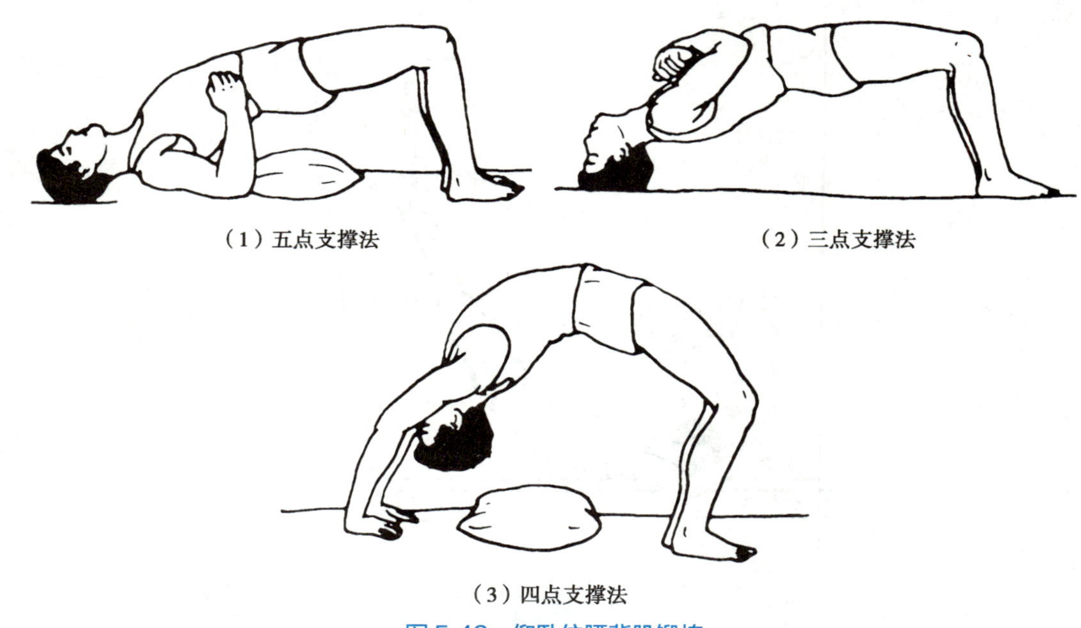

（1）五点支撑法　（2）三点支撑法　（3）四点支撑法

图 5-42 仰卧位腰背肌锻炼

（2）俯卧位锻炼法

第一步：患者俯卧位，双上肢置于体侧，抬头挺胸，两臂后伸，以使头、胸及两上肢离开床面。

第二步：双膝关节伸直的同时，下肢后伸，并尽量向上翘起，两下肢也可先交替后伸翘起，再一同后伸。

第三步：头、颈、胸及两下肢同时抬高，两臂后伸，仅以腹部着床，整个身体向背后呈弓形（图 5-43）。

功能锻炼是复位的重要部分，必须坚持早期进行练功，循序渐进，持之以恒，只要全身的情况允许，一般在伤后1～2天，即要指导患者进行练功，并向其讲明练功的要领及必要性。一般经过2周以后，骨折可大部分复位，4周后则基本恢复，8～12周后骨折愈合。此法对合并有附件骨折或不完全脱位的不稳定性骨折亦能达到复位目的，效果较好。通过功能锻炼椎体压缩1/3或不到1/2者，可基本恢复到正常高度，后期脊柱功能的恢复也较满意。

### （二）固定方法

轻度胸腰椎压缩骨折，一般不需特别固定，患者仰卧于硬板床上，在骨折处垫一薄枕即可。较严重的骨折，复位后，脊柱在过伸位固定，常用的有石膏背心、胸腰过伸支架或腰背“工”形板（图5-44）。

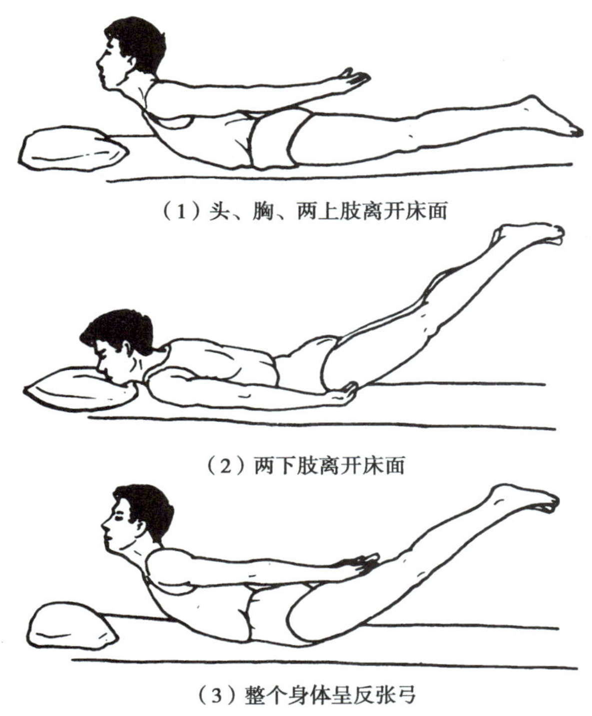

（1）头、胸、两上肢离开床面

（2）两下肢离开床面

（3）整个身体呈反张弓

图5-43 俯卧位腰背肌锻炼

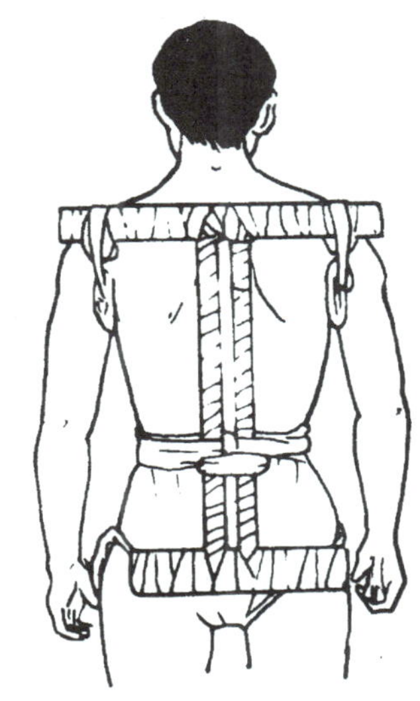

图5-44 腰背“工”形板佩戴法

### （三）功能锻炼

骨折在整复固定以后，鼓励患者早期进行四肢及腰肌锻炼，这是治疗的关键。石膏及支架固定者，早期可进行脊柱背伸和伸髋活动（图5-45）。严重的患者也不可绝对卧床。病情稳定后，即可开始练功活动，轻者8～12周可下地活动，应避免弯腰动作，12周后可进行脊柱的全面锻炼，半年后可进行弯腰负重活动。

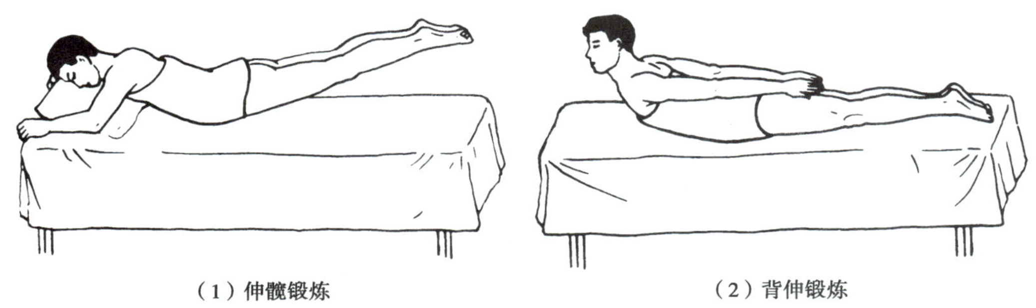

（1）伸髋锻炼

（2）背伸锻炼

图5-45 石膏背心固定中的锻炼

### （四）药物治疗

早期：主要在于调理内伤，如肠胃气滞，腹胀，嗳气，呕吐者，证属气滞血瘀，治宜行气活血

导滞，可内服顺气活血汤加减或复元活血汤。若有气化失调，治宜活血祛瘀、行气利水，用膈下逐瘀汤合五苓散。若局部持续疼痛，腹满胀痛，大便秘结，舌苔黄、厚腻，脉弦有力，证属血瘀气滞、腑气不通，治宜攻下逐瘀，方用桃核承气汤或大成汤。若大便干结难下，可润肠通便，用芒硝9g、蜂蜜30g冲服，或用番泻叶10g当茶饮。

中期：全身症状消除，肠胃功能恢复，肿痛虽消而未尽，治宜活血和营、续筋接骨，内服复元通气散加当归或接骨丹。

后期：腰背局部板硬疼痛，筋脉不舒。治宜舒筋活络，内服伸筋片。证属肝肾亏损、气血不足者，应补肝肾、养气血，可服补肾活血汤、十全大补汤。外贴伸筋膏等。

### （五）其他疗法

对不稳定性骨折，可行切开或微创内固定术。

#### 病案分析

赵某，男，30岁，工人。患者因正弯腰工作时背部被掉落的物体砸伤，遂到医院就诊。患者自述背部疼痛，余无不适，查背部皮肤完整无损。经背部X线检查无骨折，即诊断“背部筋伤”，并内外用药。患者回家休息，渐感腰部疼痛，第二天疼痛加重，腰部不能伸直和转侧，再到医院就诊，经腰部X线检查发现，腰3椎体楔形骨折，压缩约1/3，故确诊为“胸腰椎体骨折”。

请分析误诊原因。

## 三、胸腰椎骨折与脱位

胸腰椎结构大致相同，只是关节突的关节面方向有所差异，胸椎上关节突关节面主要向后略向上，下关节突关节面主要向前略向下，所以胸椎关节突关节面与水平面几乎垂直，不易发生脱位。腰椎上关节突关节面主要向中线略向后，下关节突关节面主要向外略向前，腰椎关节突关节面和颈胸椎关节突关节面完全不同，关节突的排列不是一前一后，而是一内一外，即一左一右，上关节突在外，下关节突在内。因此，腰椎关节突不易发生单纯脱位和交锁，脱位时往往合并一侧关节突骨折。从结构特点来看，第1～10胸椎两侧有肋骨支撑，活动度较小，受伤机会也较少。胸11～腰5因活动范围大，负重量大，故易受伤。胸腰段脊椎结构有三个特点：一是上有较固定的胸椎，胸腰段成为活动的腰椎与固定的胸椎之间的转接点，是躯干应力易集中的位置；二是胸椎生理后突，腰椎生理前突，胸腰段为两曲度的衔接点，肩背负重应力易集中于此；三是关节突关节面的朝向在胸腰段移行（由冠状面转变为矢状面），易遭受旋转外力的破坏。胸腰段脊柱结构的三个特点是该部位脊柱损伤发病率高的内在因素，其发病部位常见于胸11～腰2脊椎。

胸腰椎骨折与脱位包括：椎体压缩在1/2以上，椎体粉碎性骨折；伴有棘上韧带及棘间韧带断裂，关节突骨折脱位；关节突跳跃征；第4～5腰椎椎弓根骨折（特别是两侧椎弓根骨折容易造成损伤性脊柱滑脱）。此类骨折属不稳定性骨折，是因为维持脊柱稳定结构的因素遭到了严重破坏，如前、后纵韧带，椎间盘环状韧带，椎板间的黄韧带及小关节囊韧带，棘间和棘上韧带等遭到不同程度的损伤，如其中三个以上的稳定因素被破坏时，骨折则易发生移位，同时易压迫脊髓和马尾神经。此类骨折损伤的程度严重，不仅治疗困难，而且易留有神经损伤症状或慢性腰痛的后遗症。

脊柱骨折中，屈曲性骨折约占95%；发生于胸11～腰2的约占90%，发生于第4～5腰椎的约占3%，发生于尾骶椎的约占7%；稳定性骨折约占70%，非稳定性骨折并发轻重程度不同的脊髓损伤者约占30%。

【病因病机】

胸腰椎骨折与脱位，大都是因脊柱过度屈曲或伸展性暴力引起，发病机制与胸腰椎骨折相同，但暴力较大。根据力学原理，外来的暴力作用于脊柱，可分为两个分力：一个分力自上而下或由下而上，称垂直分力，其作用能使脊柱屈曲，对脊柱有挤压作用，所以又称挤压分力；另一个分力是由前向后或由后向前，称水平分力，它的作用能使脊柱前后脱位，故又称脱位分力（图 5-46）。当暴力与脊柱所构成的角度越小，则挤压分力（垂直分力）就越大，越容易引起椎体的压缩骨折；反之，外力与脊柱所形成的角度越大，则脱位分力（水平分力）越大，容易使骨折脱位。椎体骨折比较严重，椎体多被压缩在 1/2 以上或呈粉碎性骨折。若椎体压缩较多，则上一椎体向前下方倾斜，由于外力作用，其后方的关节突必突向后上方，关节囊及韧带会被撕裂，严重的易发生关节突关节脱位。如脱位分力较大，除椎体可有压缩骨折外，当同时伴有关节突或椎弓骨折时会有明显的椎体脱位。因腰椎关节突较长，且系左右排列，故一般不易脱位，而多有骨折，同时并发韧带损伤（图 5-47）。具体可分为以下几型：

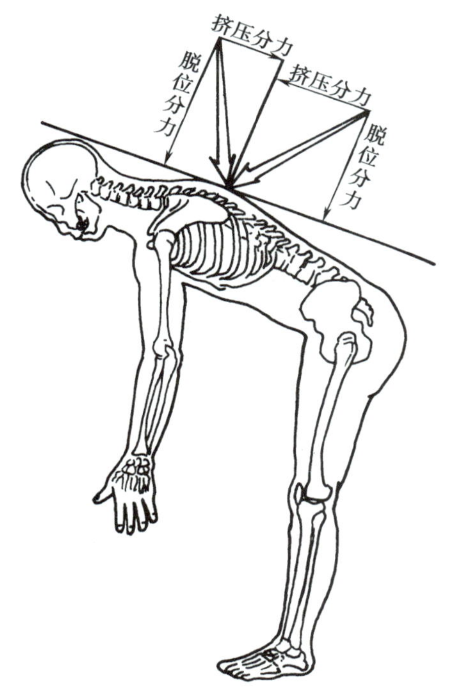


图 5-46　脊柱受力分布

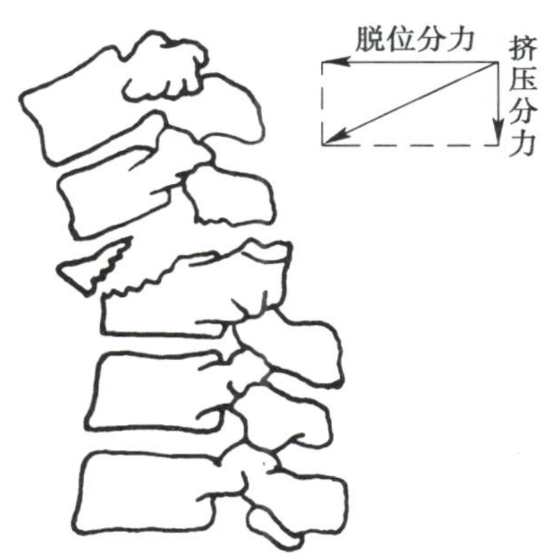


图 5-47　脊椎骨折与脱位
（椎体与下关节突骨折）

**1. 屈曲旋转型**　胸腰椎骨折与脱位是由屈曲合并旋转外力所造成，屈曲应力使椎体楔形变，旋转应力伤及椎弓和韧带，使应力的椎体向侧方和前方脱位。脊椎前后部都受破坏，骨折很不稳定，易造成脊髓或马尾神经损伤。

**2. 椎体粉碎性骨折**　多发生在胸腰段，其粉碎程度不一，轻者除有楔形改变外，前上缘有一大块骨折片游离，有时会另有小骨片突向前方。损伤严重椎体会破裂成很多小块，亦可引起椎间盘的破裂和环状韧带损伤，属不稳定骨折。

**3. 关节突跳跃征**　正常时，上一椎骨的下关节突位于下一椎骨上关节突的后方（胸椎）或内侧（腰椎），当外来暴力致脊椎高度屈曲时，会致关节囊撕裂，后纵韧带断裂，使下关节突向上移位或移位的上下两关节突尖相对，如脱位分力较大时，则使下关节突向前移位至下一椎骨上关节突的前方。同时会引起背伸肌痉挛，可使下关节突交锁在下一椎骨上关节突的前方，而见关节突跳跃征（图 5-48）。

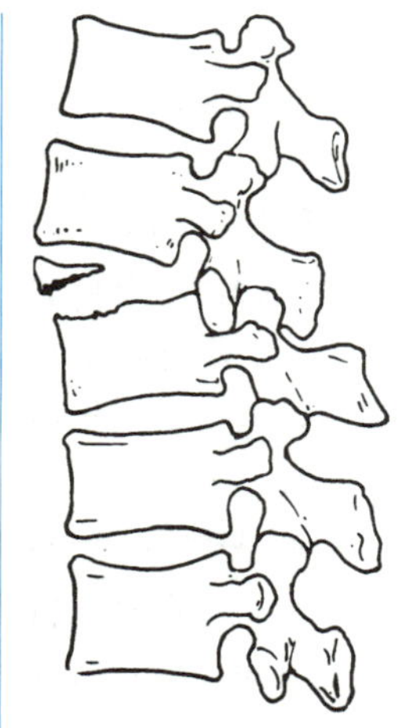
图 5-48 关节突跳跃征合并椎体前上缘骨折

**4. 胸腰椎伸展型损伤** 临床较少见，其发病是过伸暴力所致，可因间接外力，如戏剧和杂技演员特技表演，举重运动员举重时，腰部急剧过度后伸；也有因直接外力所致，如外力直接撞击胸腰段，均可引起胸腰段伸直型骨折与脱位。该型常伴有前纵韧带撕裂、椎板或关节突骨折，甚至导致椎体中部或椎间盘处横向裂开（图 5-49）。如椎板骨折时，骨块会向前挤至椎管内，出现严重的脊髓压迫症状。

【诊断】

### （一）外伤史

本病有较严重的外伤史。

### （二）临床表现

损伤部位疼痛剧烈，甚至出现休克。局部肿胀，可见瘀斑，坐起或站立时疼痛加重。伴腹胀、纳呆、恶心、呕吐、二便不通等。

### （三）专科检查

脊柱可有明显的后突畸形（腰椎因生理前凸，所以后突畸形不明显），损伤的棘突压痛，叩击痛明显。

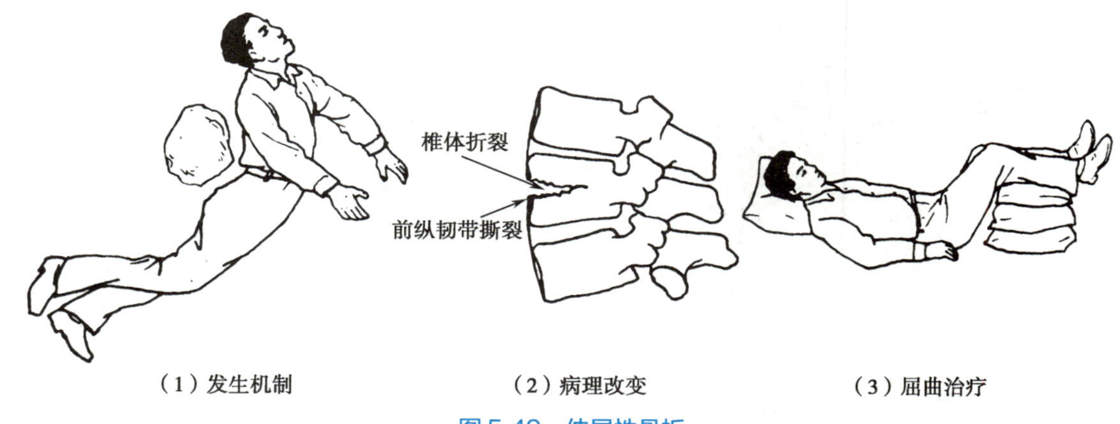

图 5-49 伸展性骨折

### （四）并发症

损伤严重者，可合并脊髓、神经损伤，会有不同程度和不同平面的神经损伤症状、体征。应检查受伤脊髓节段以下感觉、肌张力，运动、生理和病理反射，以及大小便情况来判断。

### （五）影像学检查

**1. X 线检查** 应包括胸腰椎正侧位片，可确定骨折的部位、程度，对诊断和治疗都有重要意义。

**2. CT 扫描** 能清楚地显示椎体、附件和椎管等结构的解剖关系和骨折移位情况，其优点是不受自身阴影重叠及周围组织掩盖影响，且对软组织具有很高的分辨率。

**3. MR 检查** 具有平面成像及很高的软组织分辨力，能非常明确地显示脊髓和椎旁软组织是否损伤及损伤的具体情况，是脊髓损伤最有效的影像检查手段。

胸腰椎骨折与脱位，根据外伤史、症状、体征及影像检查可作出诊断。

【辨证治疗】

要根据胸腰椎骨折与脱位的特点，注重骨折与脱位的急救，辨清不同类型，采用不同手法复位、恰当固定和辨证分期用药，以及其他疗法进行治疗，同时配合功能锻炼，以利于损伤早期修复。

### （一）胸腰椎骨折与脱位的急救

胸腰椎骨折与脱位的现场急救十分重要，处理不当会造成严重后果，对于任何可疑胸腰椎骨折，不得随意搬动，在现场应简单地检查及处理，有休克的应及时处理，如给予止痛剂和输液等。若胸腰椎棘突有明显压痛和畸形，应按骨折脱位进行搬运，合并脊髓损伤者更应慎重。对有颅脑、胸腹脏器及四肢合并损伤时，均应适当处理后搬运。搬运时避免屈曲、扭转，应使脊柱保持伸直位置。

搬运的工具，用硬担架或木板，不应用软担架或毯子。禁止一人背送或二三人抬送，以免加重损伤（图 5-50）。搬运时使伤者双下肢理直靠拢，两上肢贴于体侧，担架或木板、门板靠近患者一侧，由三人平移至担架上。或用滚动法，即一人扶肩腰部，一人扶臀及下肢部，两人同时用力将患者滚到担架上，取仰卧位腰下垫一软枕（图 5-51），保持脊柱呈过伸位（屈曲型）。若在没条件的情况下，使用软担架时，应使伤员俯卧位，头转向一侧，以便在离地运送时，使伤员保持脊柱的过伸位（图 5-52）。总之，屈曲型脊柱骨折与脱位者，切忌屈曲体位搬运；伸展型者，应在轻度屈曲位搬运。若伤员对损伤姿势记不清的，宜用木板或硬担架，取仰卧位，使脊柱保持中立位为妥。昏迷患者应平位搬运。

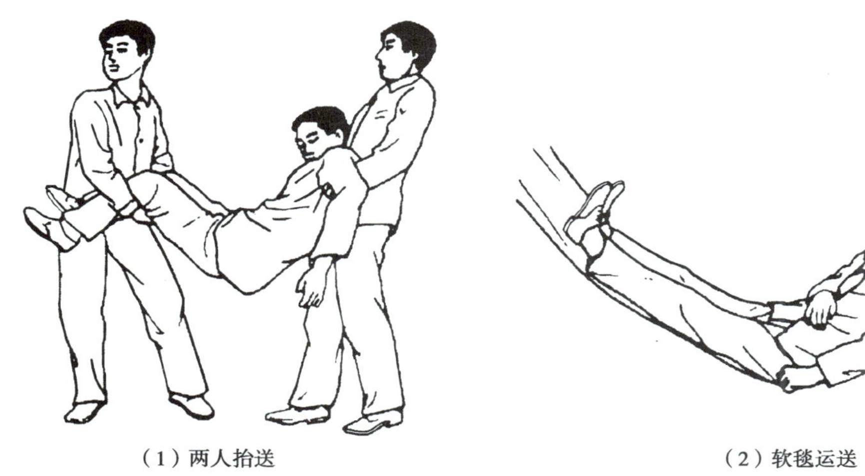

（1）两人抬送　　（2）软毯运送

图 5-50　不正确搬运

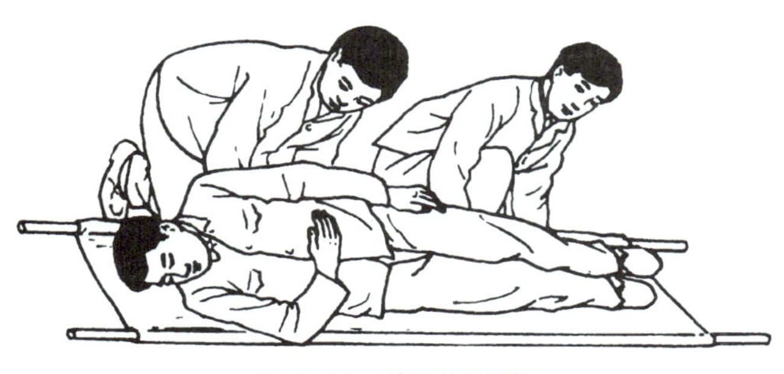

图 5-51　滚动搬运法

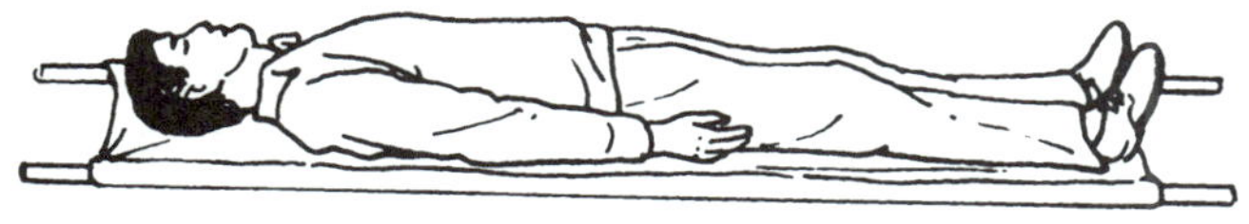

（1）仰卧位

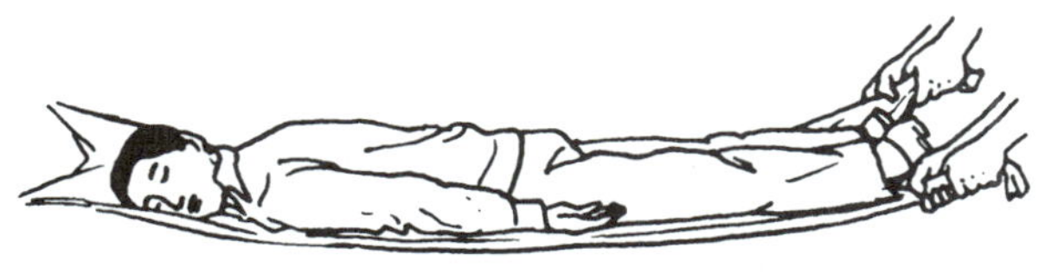

（2）俯卧位

图 5-52　正确搬运法

### （二）整复方法

根据胸腰椎骨折与脱位的不同类型和损伤程度，选用适当的复位方法。总的原则是逆损伤的病因病理并充分利用脊柱稳定结构进行复位。屈曲型损伤应伸展复位，伸展型损伤应屈曲位复位。复位时要注意牵引力的作用方向和大小，防止骨折脱位加重或损伤脊髓。胸腰椎损伤，选用的复位方法有手法复位、牵引复位、自身复位功能疗法。

**1. 手法复位** 对胸腰椎骨折与脱位不合并脊髓神经损伤者，可采用手法复位，而对脊髓或马尾神经受压者应慎用，若脊髓完全断裂者禁用，其方法与单纯胸腰椎压缩骨折相同。只是在整复时，应先在水平位大力牵引，并将脊椎后突畸形按压平正，按压时切忌使用暴力，然后使脊柱过伸。复位后腰部骨折处垫一软枕，以保持骨折稳定，避免伤及脊髓神经。翻身时应特别注意防止脊柱扭曲。

**2. 牵引复位** 一般多采用骨盆牵引，牵引质量每侧 10～15kg，将床尾垫高以反牵引，每日可进行 X 线检查，观察复位情况。如已复位则减轻重量，以维持量继续牵引 4～6 周。本法用于骨折脱位较严重，手法整复有困难者。

**3. 自身复位功能疗法** 可参考胸腰椎骨折复位中的自身复位功能疗法。

### （三）固定方法

胸腰椎骨折与脱位，不合并脊髓神经损伤或合并不完全截瘫患者，整复后卧床 5～6 周，在骨折脱位趋向稳定、软组织基本修复的条件下，可采用腰背“工”形板固定或“夹板腰围”（图 5-53）固定。逐渐离床下地活动直至骨折愈合。对于伸展型损伤者，应头下垫枕抬高，膝下用枕垫起，使髋膝关节屈曲，脊柱轻度屈曲位，以利于骨折靠拢和愈合，2～3 周急性期过后，软组织修复，用石膏背心固定躯干于中立或微屈位 2 个月。

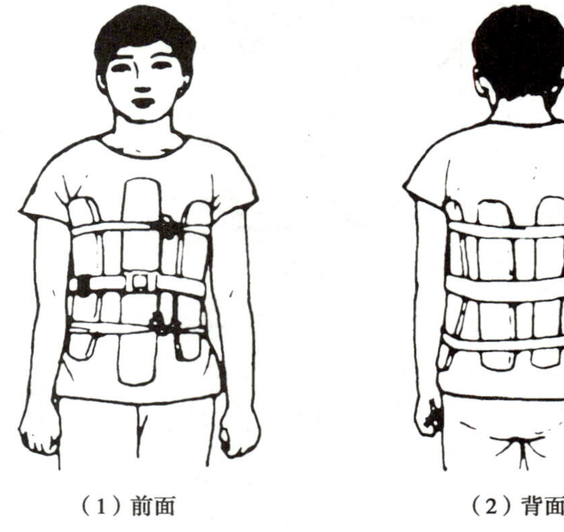


图 5-53 夹板腰围

### （四）其他疗法

相当一部分胸腰椎骨折与脱位患者脊柱结构极不稳定，一是损伤严重合并附件骨折；二是胸腰椎关节跳跃征；三是经整复失败。为使患者早期得到复位并增加脊柱稳定性，避免进行性畸形加重或脊髓进一步损伤，可采用后路椎管减压、切开复位内固定术，或脊柱融合术，或微创内固定等治疗。

### （五）药物治疗

胸腰椎骨折与脱位，一般按照损伤早、中、后期三期辨证用药治疗。

**1. 早期** 局部肿胀、疼痛剧烈，胃纳不佳，大便秘结，舌苔白薄，脉弦紧，证属血瘀气滞。治宜活血行气，消肿止痛。内服复元活血汤加减、腰伤一方、膈下逐瘀汤等。外用祛瘀消肿膏、消瘀膏等外敷。若腹部胀满疼痛，大便秘结，舌苔黄燥，脉弦有力，证属血瘀气滞，腑气不通。治宜攻下逐瘀、通腑泄热，方用桃仁承气汤或大成汤加减。

**2. 中期** 肿痛虽消而未尽，仍活动受限，舌暗红、苔白薄，脉缓，证属筋骨未复，瘀血未尽，治宜舒筋接骨，活血和营。方用接骨紫金丹、接骨丹或腰伤二方等内服。外用接骨膏外敷。

**3. 后期** 腰膝酸软，四肢无力，活动后局部隐痛，或活动受限，舌淡苔薄，脉沉细无力，证属肝肾不足，气血虚弱。治宜补肝肾，益气血。方用六味地黄丸、八珍汤、壮腰健肾汤等方加减内服。外用镇江膏、狗皮膏等外敷。

知识链接

**经皮椎体成形术**

经皮椎体成形术（PVP）是指经皮通过椎弓根或椎弓根外向椎体内注入骨水泥，以达到增加椎体强度和稳定性，防止塌陷，缓解疼痛，甚至部分恢复椎体高度为目的的微创脊椎外科技术。主要用于骨质疏松性椎体压缩骨折的治疗。

**（六）功能锻炼**

应遵循早期开始，中后期循序渐进，根据功能需要，力量与耐力并重的原则进行。

**1. 早期开始** 复位后在床上主动做四肢关节活动，进行肢体、肌肉关节功能锻炼，一般 1～2 周。

**2. 循序渐进** 应在主动活动基础上逐渐进行被动活动，2 周后，从易到难循序渐进地进行腰背部肌肉锻炼。8～12 周后，在夹板或支架保护下锻炼背伸活动（屈曲型骨折）。

**3. 根据功能需要锻炼** 要有针对性、有计划、有目标地进行锻炼。屈曲型骨折，伤后 4 个月内应避免弯腰活动；伸直型骨折应避免伸腰活动。

**4. 力量与耐力并重** 当锻炼到具有一定肌力时，必须具备力量的持续性，才会适应日常生活需要。

## 四、脊柱附件骨折

脊柱附件骨折是指关节突、椎弓峡部、椎弓根、椎板、横突、棘突等骨的完整性或连续性受到外力而破坏。其发病可为单发，也可是联合损伤。多伴有椎体程度不同的损伤，严重者可并发脊髓或神经根损伤。

【病因病机】

**1. 椎弓峡部、椎弓根、椎板、关节突骨折** 几种骨折虽然部位不同，但损伤的原因和机制大致相同。多由突然旋转暴力、强力的过伸或屈曲性损伤引起。如自高处仰面坠落，胸腰段恰好落在一横梁或高凸硬物上，使脊柱过伸，可造成椎板、椎弓峡部、椎弓根及关节突和棘突骨折。当脊柱受到旋转暴力损伤时，会发生一侧关节突骨折。屈曲性损伤，也会发生关节突骨折，可单侧，亦可双侧同时发生，此类骨折多合并椎体撕脱性或粉碎性骨折。以下位胸椎及腰椎为好发部位（图 5-54）。

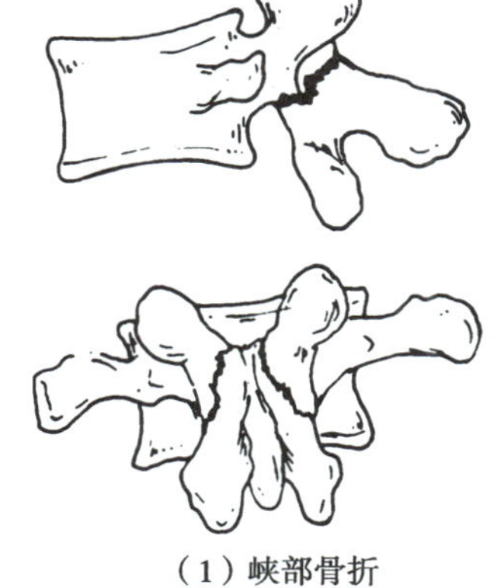

（1）峡部骨折

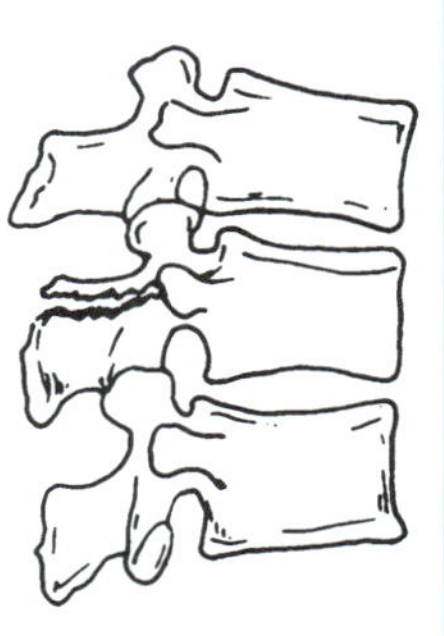

（2）椎板水平骨折

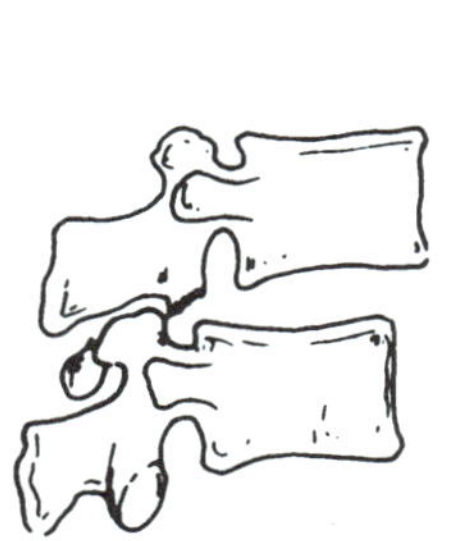

（3）下关节突骨折

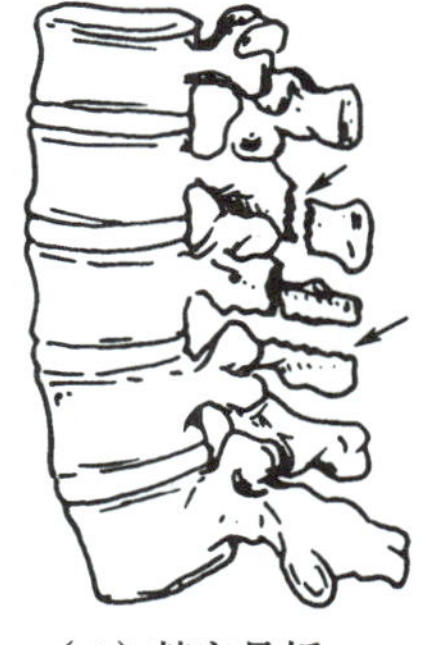

（4）棘突骨折

图 5-54 脊柱附件骨折

**2. 横突骨折** 胸椎横突短而坚，与肋骨有关节相连，不易骨折，腰椎横突较长而扁薄，易发生骨折。多由肌肉牵拉力或直接暴力引起，如滑倒时腰方肌、腰大肌的急剧收缩，引起腰椎横突撕脱骨折，其发病特点多为单侧，并伴有腰部软组织撕裂；或重物直接打击腰部导致横突骨折，可单发或多发，严重者

可伴有椎体骨折脱位（图 5-55）。

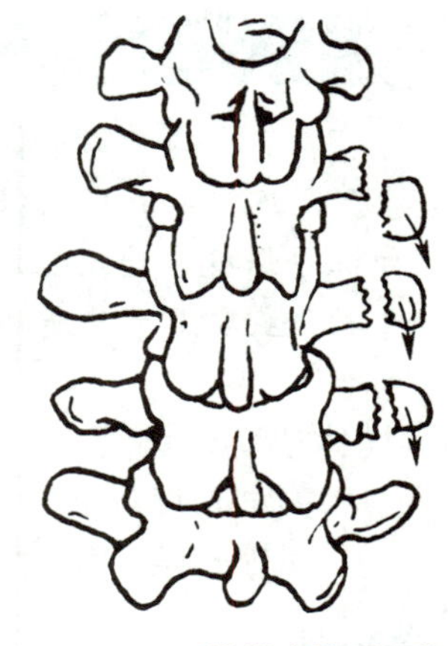
图 5-55 腰椎横突撕脱骨折

**3. 棘突骨折** 可因屈曲暴力、过伸暴力或直接暴力引起，以脊柱屈曲型为多见，由棘上韧带撕脱或肌肉不平衡地骤然收缩导致。发病部位以颈椎与上位胸椎多见，好发于第 7 颈椎和第 1 胸椎棘突。本类骨折多发于铲土工人，故俗称“铲土骨折”。是由于铲土时，将盛满泥土的铁锹猛然用力向上扔时，由于肌肉强烈收缩而发生棘突撕脱骨折。

**【诊断】**

### （一）外伤史

患者有明显外伤史。

### （二）临床表现

有局限性自发性脊柱疼痛，脊柱活动明显受限，有表浅或深在压痛。根据发病部位不同，有不同的症状和体征。

**1. 棘突骨折** 多在受伤时突然感觉肩背发生响声和疼痛（直接暴力则无），局部肿胀、隆起，棘突骨折处压痛明显，可触及骨擦音。X 线检查可见“狗身”处骨折。

**2. 横突骨折** 若一侧横突骨折则局限一侧横突压痛，两侧骨折则横突相应部位压痛，多发者压痛广泛。患者在卧床翻身时，可在疼痛处有骨擦音，走路时要以手托扶受伤部位，不能主动抬起下肢，上楼梯时（腰方肌、腰大肌收缩）可引起剧痛。若横突骨折严重者，肌肉、筋膜广泛撕裂出血，亦可形成腹后壁血肿。若刺激腹膜及交感神经时，可引起神经性肠麻痹、腹胀、疼痛、肠鸣音消失等。有的会引起泌尿系统症状。当腹膜后血肿向腹膜前间隙扩散时，腹腔穿刺可能抽出小量积血，要注意与腹腔脏器损伤鉴别。X 线检查，斜位片可见“狗头”处骨折。

**3. 关节突骨折** 发病部位以第 4～5 腰椎最多，腰 2、腰 3 也常有发生，骨折后，患者往往感到腰部发生响声及尖锐性疼痛。局部肌肉痉挛，活动受限，尤其旋转活动严重受限。X 线检查斜位片上“狗耳”断裂，即是关节突骨折。诊断不明者可做 CT 扫描检查。

**4. 椎弓峡部骨折** 峡部是指椎弓上、下关节突之间的部分，局部受展力较大，腰椎尤其如此，易发生骨折。脊柱猛力屈曲旋转或急骤过伸，可致单侧或双侧峡部骨折。双侧骨折时，则影响脊柱的稳定性。由于负重的椎体间产生剪式伤力，可引起椎体逐渐向前滑移，又称脊柱滑脱症，需与先天性椎弓根未闭合所引起的脊柱滑脱相鉴别。先天性椎弓根未闭合所致者，无明显外伤史，患者多有慢性腰痛史。X 线检查，表现为“狗颈”部断裂。

**5. 椎板骨折** 指棘突两旁至关节突之间，椎弓的后板部分，椎板之间有黄韧带相连。直接暴力作用于棘突和椎板上可造成粉碎性、塌陷性骨折；间接暴力多由脊柱强力过伸而致椎板横断骨折；当同时伴旋转暴力时，会造成纵形或斜形骨折。必要时行 CT 扫描检查，可清晰显示骨折线。

**6. 椎弓根骨折** 单纯椎弓根骨折少见。除火器直接损伤外，多见于屈曲分离牵拉、过伸及旋转暴力，故常并发脊柱骨折脱位，最常见的是横形骨折。在人体急速屈曲时，上身的前倾惯力与下身的坠力形成一种分离牵拉暴力，使棘突和整个椎弓包括椎板横行劈裂，椎弓根亦发生横断骨折。

### （三）影像学检查

摄脊椎左右斜位片，脊柱附件阴影外形似狗的外形。如以腰椎为例，上关节突为“狗耳”，横突为“狗头”，椎弓根下部为“狗颈”，椎板与棘突为“狗身”，两下关节突为“狗的前后腿”。如“狗颈”部见异常裂隙阴影，则可诊断为椎弓根峡部骨折（图 5-56）。如在 X 线片上见到“狗”的其他部位出现裂隙，则提示腰椎附件相应部位骨折。CT 可以发现 X 线平片上表现不确定的骨折。

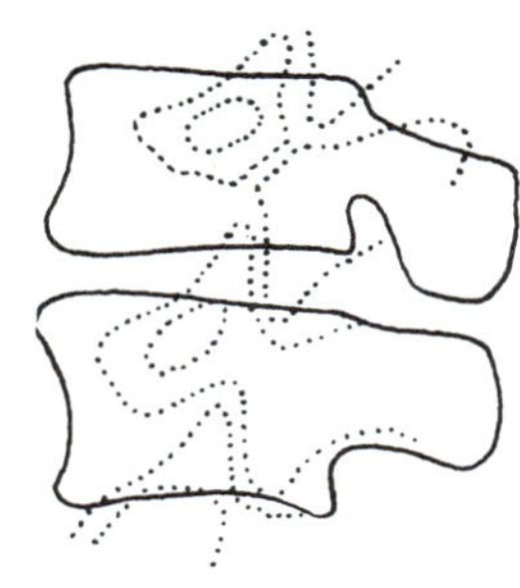

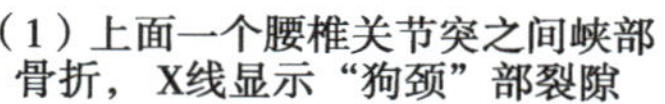
（1）上面一个腰椎关节突之间峡部骨折，X线显示“狗颈”部裂隙

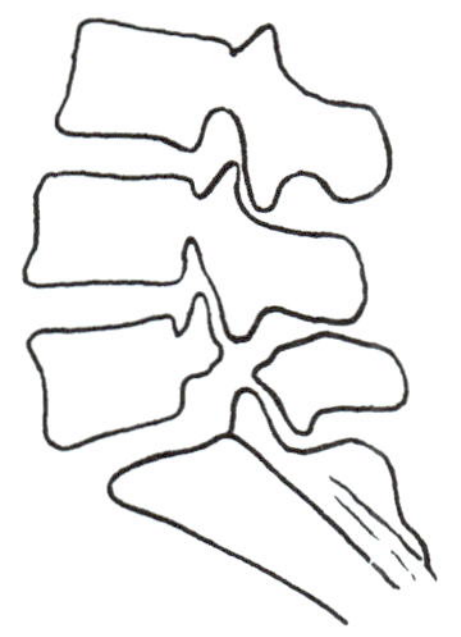
（2）第5腰椎双侧关节突骨折，椎体向前滑移

图 5-56 椎弓根峡部骨折

【辨证治疗】

应辨清脊柱附件不同部位的骨折，采用不同的治疗方法和固定，进行辨证用药、功能锻炼等治疗。

### （一）复位手法或对症治疗

脊椎附件骨折一般均较稳定，如不伴脊髓或神经损伤者，均可采用非手术疗法治疗。根据发病情况，采用手法复位或对症治疗。

**1. 棘突骨折** 单纯棘突骨折，一般无需特殊治疗，血肿明显者，可抽净瘀血后加压包扎，休息 3～4 周。陈旧性骨折不愈合，无症状者可不处理，有局部疼痛、骨块分离或形成滑囊炎者应切除滑囊及骨块。

**2. 横突骨折** 单纯横突骨折一般不需特殊处理，卧床休息 3～4 周，即可痊愈，即使分离较大呈纤维愈合也不影响腰部功能。

**3. 关节突骨折** 关节突骨折因局部剪力大，不易愈合，治疗不当可引起慢性腰痛，甚至椎体滑脱，压迫马尾神经。治疗期间，除一般治疗卧床 4～5 周，长期佩带腰围，对症治疗外，青壮年患者可早期考虑植骨融合术。

**4. 椎弓峡部骨折** 若单纯峡部骨折，椎体无移位，早期可卧床休息 4～5 周，腰围固定，部分病例可以愈合。不愈合的，亦有部分患者，能胜任一般日常工作。若骨折后期不愈合，引起慢性腰痛，影响日常工作，可考虑做脊柱融合术。目前亦有主张一经诊断，即早期做脊柱融合术，以避免脊柱滑脱出现。

**5. 椎板骨折** 无神经症状的椎板骨折，可卧床休息 4～5 周，若骨折碎片突入椎管可手术摘除，以解除神经压迫。

**6. 椎弓根骨折** 处理可参照该类骨折做一般处理。

### （二）固定方法

稳定的脊柱附件骨折，不需特殊固定，伤后卧硬木板床休息 3～4 周即可。椎弓根峡部骨折，椎板及关节突骨折，卧床 4～5 周后，可在腰围或金属支架保护下，逐渐下床活动。

### （三）药物治疗

脊柱附件骨折按损伤三期用药治疗。早期局部肿痛，活动受限，伴腹胀、便秘者，治宜活血化瘀、消肿止痛、行气导滞，方用复元活血汤加减或大成汤内服；中期肿痛已消，治以接骨舒筋为主，内服接骨丹、腰伤二号方等；后期骨折基本愈合，关节稳定，腰酸乏力，属肝肾不足，气血虚弱，治当补肝肾、益气血，可用六味地黄汤、八珍汤、壮腰健肾汤。外治，早期外敷祛瘀消肿膏或双柏散；中期外敷接骨膏；后期贴镇江膏、狗皮膏。

### （四）功能锻炼

早期除限制脊柱活动外，应加强四肢锻炼。3～4 周后骨折已有纤维愈合，逐渐开始腰背肌

的锻炼。对于严重骨折，如多发性横突骨折、双侧椎弓根峡部和关节突骨折，应在腰围和腰背支架保护下逐渐做腰背肌锻炼，以防止组织粘连。

## 第四节 骨盆骨折

骨盆骨折多由强大的暴力作用而成，因骨盆内有膀胱、直肠、输尿管等脏器和众多血管、神经，故一旦损伤，除可导致其功能的严重障碍外，常损伤盆腔内的脏器和血管、神经，产生严重后果，甚至危及生命。

骨盆系一完整的闭合骨环，由两侧髋骨（髂骨、耻骨和坐骨）及骶尾骨接连而成，在前正中线两侧耻骨借纤维软骨构成耻骨联合，在后面借助骶骨关节面与左右两侧髂骨关节面形成骶髂关节。骨盆上连脊柱，支持上身的体重，同时又是连接躯干与下肢的桥梁。躯干的重力通过骨盆传达到下肢，下肢的运动必须通过骨盆才能传达到躯干（图5-57）。

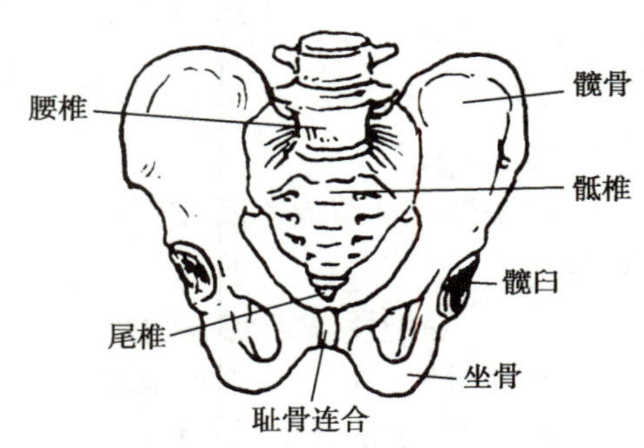

图5-57 骨盆的结构

骨盆环有两个承重主弓。直立位时，重力线经骶髂关节至两侧髋关节，为骶股弓；坐位时，重力线经骶髂关节至两侧坐骨结节，为骶坐弓。另外，有两个联结副弓起增强主弓的作用。一个经耻骨体及耻骨水平支的副弓连接骶股弓两端，另一个副弓经耻骨及坐骨连接骶坐弓。骨盆遭到暴力时，副弓往往首先折断，耻骨支、耻骨联合及靠近骶髂关节部位的髂骨最易骨折。主弓折断时，副弓大多同时骨折。

骨盆外围是上身与下肢诸多肌群的起止处。其外后方有臀部肌肉（臀大肌、臀中肌、臀小肌）附着，坐骨结节处有股二头肌、半腱肌、半膜肌附着；缝匠肌起于髂前上棘，股直肌抵止于髂前下棘；在耻骨支、坐骨支及坐骨结节处有内收肌群附着；骨盆上方，在前侧有腹直肌、腹内斜肌、腹横肌分别止于耻骨联合及耻骨结节和髂嵴上；在后侧有腰方肌抵止在髂嵴。这些肌肉的急骤收缩可引起附着点的撕脱骨折，同时也是骨盆骨折发生移位的因素之一。

骨盆对盆腔内的脏器和组织（膀胱、直肠、输尿管、性器官、血管和神经）有保护作用，骨盆骨折后不仅影响其负重功能，而且常可伤及盆腔内的脏器或血管神经，尤其大量出血会造成休克，脏器破裂可造成腹膜炎，危及生命。

**【病因病机】**

骨盆骨折多由强大的直接暴力所致，如车轮碾轧、机械挤压、房屋倒塌、矿井塌方、碰撞等外伤所造成。如骨盆侧面受挤压时，可造成耻骨单侧上下支骨折、耻骨联合分离、骶髂关节分离、骶骨纵形骨折、髂骨翼骨折。如暴力来自前、后方，可造成耻骨上、下支双侧骨折，耻骨联合分离，并发骶髂关节脱位、骶骨骨折和髂骨骨折等，且易引起膀胱和尿道损伤。如骨盆超过两处骨折，且骨盆环断裂，则骨折块会有上下较大的移位，引起盆腔内大出血。骶骨和尾骨受到直接暴力打击或撞击，可致骶骨横断骨折、尾骨骨折或脱位。

间接暴力所致者，如急剧的跑跳，肌肉强力收缩，则可引起肌肉附着点撕脱性骨折，常发生在髂前上棘和坐骨结节处。

骨盆骨折根据是否波及骨盆环及骨盆环破坏程度，分为以下三大类。

**1. 骨盆边缘骨折** 如髂前上棘骨折、髂前下棘骨折、坐骨结节骨折以及尾骨骨折（图5-58）。由于这类骨折发生在骨盆的边缘部位，不影响骨盆的完整性，所以病情较轻。

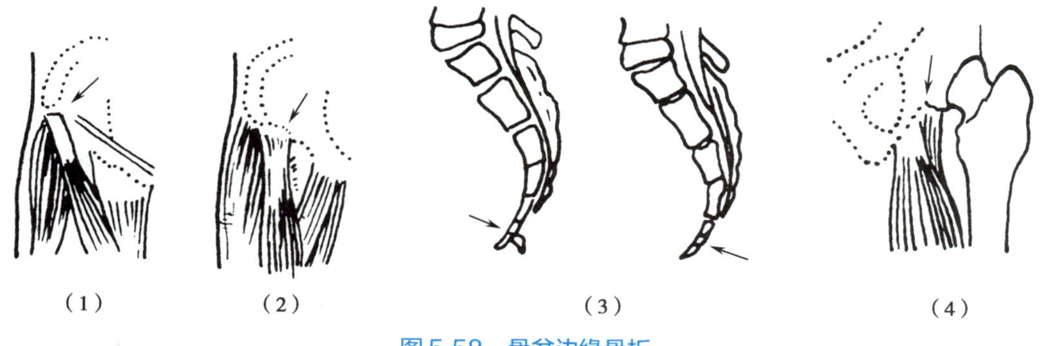


图 5-58　骨盆边缘骨折

**2. 骨盆环单弓断裂无移位骨折**　如一侧耻骨上支（或下支）或坐骨上支（或下支）单独骨折、髂骨翼骨折、骶骨骨折等。这类骨折只在一处破坏了骨盆环的连续与完整，但骨盆未完全失去连接，不致导致骨盆环变形，骨盆环基本保持完整。骨折仅表现为裂纹骨折或有轻度移位，但较稳定，骨折愈后多良好（图 5-59）。

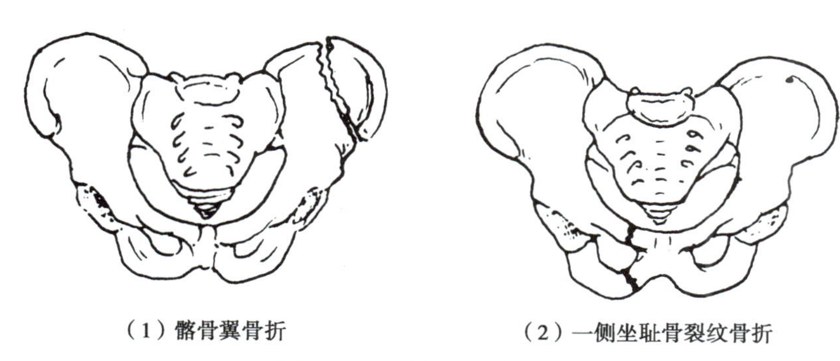


图 5-59　骨盆环无移位骨折

**3. 骨盆环双弓断裂移位骨折**　根据暴力作用方向可分为：①前后挤压暴力型，造成骨盆环旋转不稳定，多并发盆腔内脏器损伤。②侧向挤压暴力型，造成骨盆环旋转不稳定。③垂直暴力型，造成垂直不稳定。具体损伤类型：如一侧耻骨上下支或坐骨上下支骨折伴耻骨联合分离；双侧耻骨上下支或坐骨上下支骨折；髂骨骨折伴耻骨联合分离；耻骨或坐骨上下支骨折伴骶髂关节错位；耻骨联合分离并骶髂关节错位及骨盆多处骨折（图 5-60）。这类骨折的共同特点是折断的骨块为骨盆环的一段，处于游离状态，由于引起骨折的暴力强大，折块移位较大且不稳定，骨盆环的完整性遭到破坏，骨盆变形，甚至伤及盆腔内脏器或血管、神经，产生严重后果。

**【诊断】**

**1. 外伤史**　骨盆骨折均有明显的外伤史，如交通事故、高处坠落、重物撞压等。

**2. 临床表现**　伤后局部疼痛、肿胀、瘀斑。除边缘骨折外，其他较重的骨折，均有严重的功能障碍，患者不能翻身、坐起和站立，下肢活动困难。

**3. 专科检查**　按顺序仔细触按髂嵴、髂前上棘、髂前下棘、耻骨联合、耻骨支、坐骨支、坐骨结节、骶尾部、骶髂关节，寻找确切的压痛点，骨折及错位部压痛敏锐。髂前上、下棘及坐骨结节骨折，常可触到骨擦音及活动的骨块。骨盆环移位骨折可触及骨折线及凹凸不平的骨折端。耻骨联合分离，其间隙增宽并有压痛。尾骨骨折局部多有畸形和纵向挤压痛。骨盆分离和挤压试验阳性。直腿抬高试验：下肢不能平抬，局部疼痛，常提示有骨盆两处断裂或关节错位；若仅局部疼痛而下肢尚能抬起，则说明骨盆环尚完整，或仅有一处裂纹骨折，而未影响骨盆的稳定性。交叉量诊：即肩峰至对侧髂前上棘之两侧对比，变短一侧可以是骶髂关节错位或耻骨联合分离，或骨折向上移位；患侧变长，说明髂前上棘骨折而向下移位。

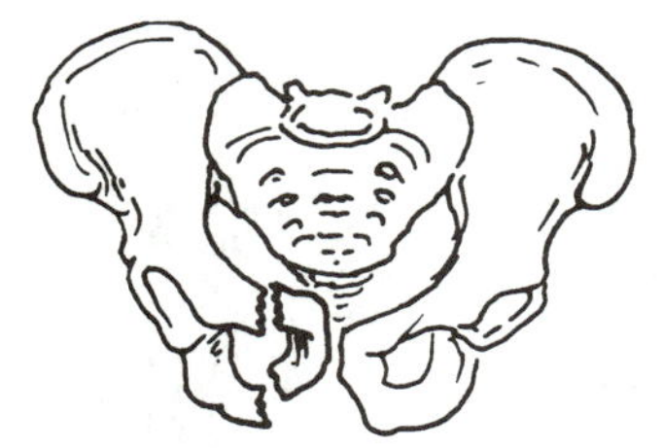

（1）一侧耻骨与坐骨支骨折伴耻骨联合分离

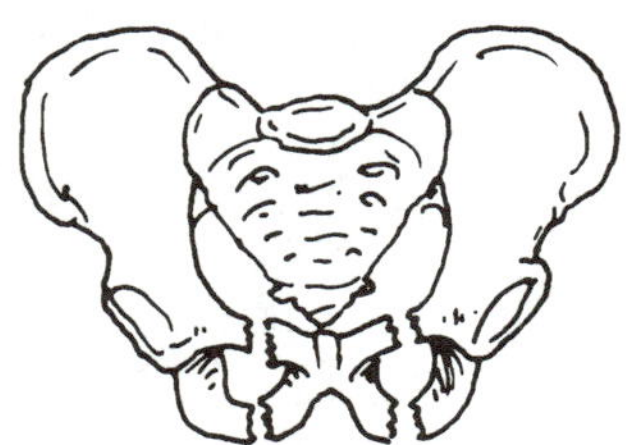

（2）双侧耻骨与坐骨支骨折

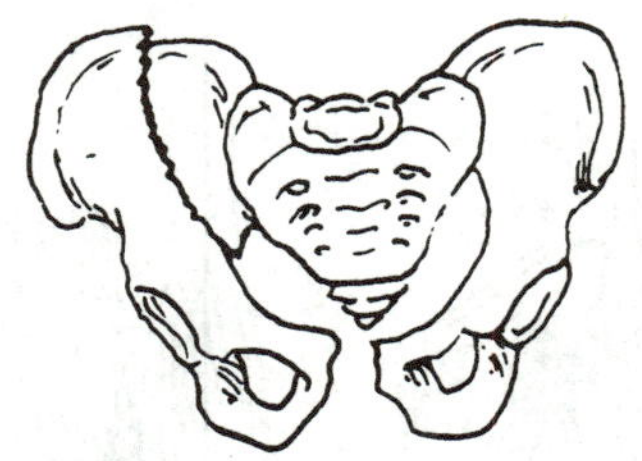

（3）髂骨骨折伴耻骨联合分离

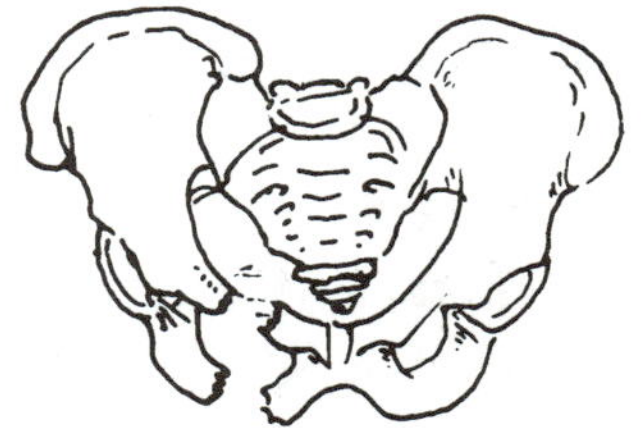

（4）耻骨坐骨支骨折伴骶髂关节脱位

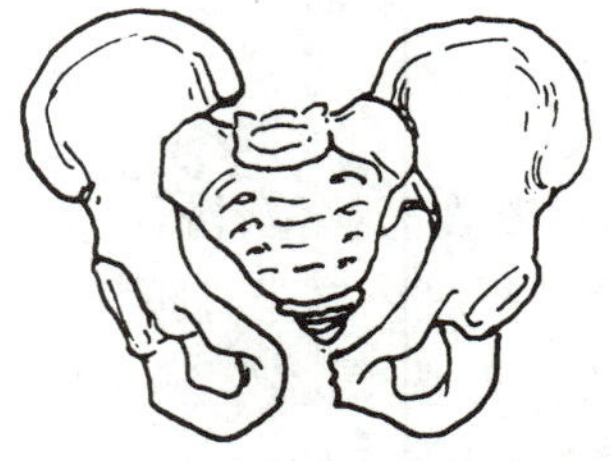

（5）耻骨联合分离合并骶髂关节脱位

图 5-60 有移位骨盆骨折类型

**4. 影像学检查** 需拍全骨盆正侧位片、闭孔位、髂骨位片，可显示骨折部位、类型、移位情况。尾骨骨折应加拍侧位片。必要时需行 CT 及三维重建，了解骨折及移位情况。

并发症：有移位的复杂骨折，由于精神恐惧、剧烈的疼痛和大量出血，常发生晕厥和虚脱，早期可能出现休克。骨折伴血管损伤而造成大量出血是休克的主要原因。此外，尿液外渗、肠内容物外溢是加重休克的重要因素。在诊断时应测量血压的变化，查血红蛋白以观察失血情况，检查肢体远端动脉搏动情况，以了解休克情况。检查会阴部有无血肿、瘀斑，尿道外口有无渗血，小腹部有无压痛或反跳痛，腹肌是否紧张，有无移动性浊音，肛门是否带血，询问伤后二便情况，以了解盆腔脏器是否破裂。检查下肢运动、感觉、反射，确定是否合并神经损伤。

【辨证治疗】

骨盆骨折由于伤力强大，常伴有盆腔内脏器、血管、神经损伤，可以引起严重的并发症，死亡率较高，故应进行详细的检查和严密观察，发现情况，及时处理。治疗时，应把抢救创伤性出血性休克放在首位。对失血过多造成休克者，应迅速补充血容量，若估计出血量已接近或超过总量的 1/2，在积极的抗休克治疗下，未能纠正休克，甚或进行性加重者，可行手术探查，及时结扎髂内动、静脉。若合并盆腔内脏损伤者，应立即手术。

对骨盆环结构基本保持完整的盆弓无断裂或单弓断裂无明显移位的骨折，一般不必整复，卧床休息即可。有移位的骨盆骨折，尤其是骨盆环双弓断裂者，若病情许可，应手法复位，并用多头带包扎或骨盆兜悬吊固定。骨盆折端向上移位者，应采用骨牵引逐渐复位。对于不稳定的骨盆环骨折，经手法治疗及牵引复位失败者，陈旧性骨折畸形愈合者，合并血管、神经、膀胱、尿道等脏器损伤者，宜行手术治疗。

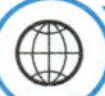

知识链接

**骨盆骨折**

1. 骨盆骨折而有正常排尿和正常尿液 这可认为泌尿道无损害，无需进一步观察。

2. 骨盆骨折有正常排尿但有血尿 在严密消毒下用小的导尿管轻柔插管。记录剩余尿量和导尿是否有困难。

3. 骨盆骨折而不能排尿 必须进行导尿。用小的导尿管用最轻的手法进行导尿。若不能插入膀胱，可能有尿道破裂。可用尿道造影来证实。

## （一）手法复位

**1. 骨盆边缘骨折** 髂前上、下棘骨折有移位者，患者仰卧，使髋膝关节呈半屈曲位，术者以捏挤按压手法将骨折块推回原位。坐骨结节骨折，患者侧卧位，髋伸直、膝屈曲，术者以两手拇指按压迫使骨折块复位。尾骨骨折脱位，患者侧卧，屈髋屈膝，术者以戴手套的示指伸入肛门内，扣住向前移位的尾骨下端，同时拇指按压骶骨下端，两指同时用力提按，将骨折远端向后推即可复位。

**2. 骨盆环单弓断裂无移位骨折** 骨盆环虽有骨折但无移位，如髂骨翼骨折，骶骨裂纹骨折，一侧耻骨上、下支骨折，或坐骨上、下支单独骨折，由于骨盆环保持完整而稳定，一般无需整复。

**3. 骨盆环双弓断裂移位骨折** 根据逆损伤机制复位法：前后挤压暴力所致骨折，宜用骨盆侧向挤压复位；侧向挤压暴力所致骨折，宜采用骨盆前后挤压复位；垂直暴力致骨折，宜采用下肢牵引复位。双侧耻骨上、下支与坐骨上、下支骨折，致骨盆环的前方中间段游离，且向上移位。患者仰卧屈髋，助手把住腋窝向上牵拉，术者双手扣住耻骨联合处向前下方扳压，使骨折端平正，再以两手对挤髂骨，使断端嵌插稳定。髂骨骨折合并耻骨联合分离，断端多连同伤侧下肢向外上方移位，并有轻度外旋。患者仰卧，上方助手把住腋窝向上牵引，下方助手握患肢踝部向下牵引，同时逐渐内旋，术者一手扳住健侧髂骨翼部，一手向前下方推按骨折块复位。

耻骨或坐骨上、下支骨折伴同侧骶髂关节错位，伤侧骨块连同下肢向上移位并外旋，因骶髂关节错位而不稳定。整复时患者仰卧，在两助手纵向牵引下，术者向下推按髂骨翼，测量两侧髂嵴最高点在同一水平时，再以对挤手法挤压两髋，使断端互相嵌插。

## （二）固定方法

髂前上下棘骨折，复位后采取屈髋屈膝位休息，伤处垫平垫，用多头带或绷带包扎固定，3～4 周去固定。骶尾部骨折，不需固定，仰卧位可用气圈保护，4～5 周即可愈合。

骨盆环单弓无移位骨折，可用多头带或绷带包扎固定，4 周解除固定。

骨盆环双弓断裂有移位骨折，必须给予有效的固定。旋转不稳定的可用骨盆兜或外固定架固定，垂直不稳定的宜用下肢骨牵引固定。对于双侧耻骨上下支和坐骨上下支、一侧耻骨上下支或坐骨上下支骨折伴耻骨联合分离者，复位后可用多头带包扎固定或用骨盆兜将骨盆兜住，吊于牵引床上（图 5-61），4～6 周即可。对于髂骨骨折合并耻骨联合分离、耻骨上下支或坐骨上下支骨折伴同侧骶髂关节错位、耻骨联合分离并一侧骶髂关节错位者，复位后多不稳定，除用多头带固定外，患肢需用皮肤牵引或骨牵引，牵引时间 6～8 周。如错位严重行骨牵引时，还可配以健侧长石膏裤对抗牵引。也可应用闭合穿针外固定，以达到整复、固定和早期活动的目的。

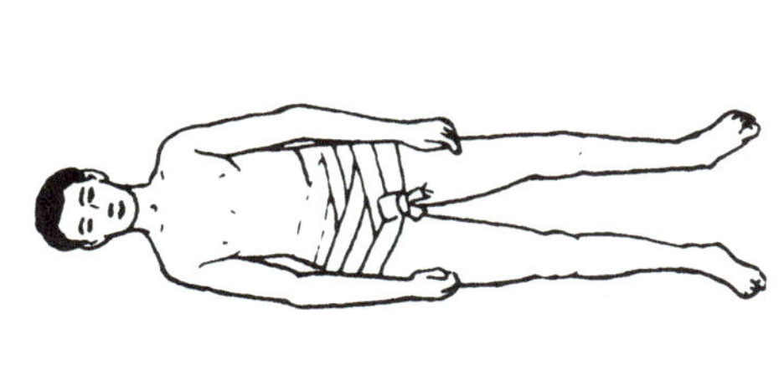

（1）骨盆多头带固定法

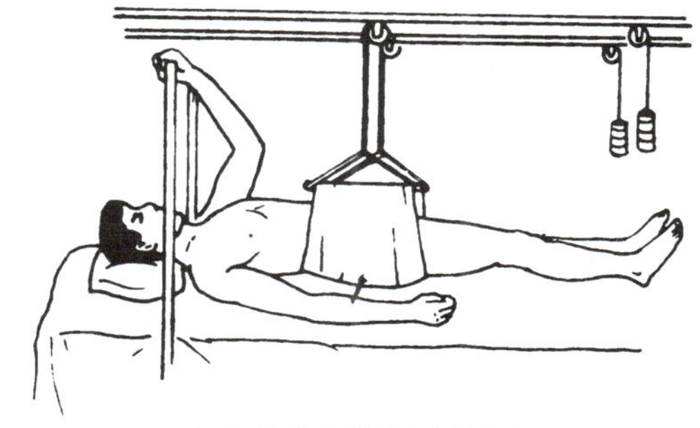

（2）骨盆兜带悬吊固定法

图 5-61 骨盆骨折固定方法

## （三）功能锻炼

未损伤骨盆后部负重弓者，伤后第 1 周练习下肢肌肉收缩及踝关节伸屈活动，伤后 2 周练习髋关节、膝关节屈伸活动，3 周后可扶拐下地行站立锻炼。骨盆后弓损伤者，牵引期间应加强下

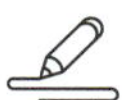

肢肌肉收缩锻炼及踝关节活动，解除固定后即可下床开始扶拐站立与行走锻炼。

### （四）药物治疗

骨折早期如因出血过多而引起休克时，可内服独参汤加附子、炮姜，同时冲服三七粉或云南白药。骨折初期局部肿胀、疼痛严重者，宜活血化瘀，消肿止痛，选用复元活血汤或活血止痛汤，外用消瘀膏。若伤后肠胃气滞，腹胀纳呆，二便不通者，治宜活血理气，通经止痛，可选大成汤或顺气活血汤。若伤后小便不利，黄赤刺痛，小腹胀满者，则当利尿通淋，清热解毒，可用导赤散合八正散加减。

骨折中期，以接骨续筋为主，内服接骨丹，外用接骨续筋膏。

骨折后期，应补肝肾、养气血、舒筋活络为主，内服可选用补肾壮筋汤、健步虎潜丸、舒筋活血汤，外用二号洗药或海桐皮汤煎水外洗。

### （五）其他疗法

移位较严重的骨盆骨折，手法复位通常难以达到满意的复位效果，大多需行切开复位内固定术。

（李明哲）

## 复习思考题

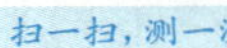


1. 导致胸骨骨折、肋骨骨折、颈椎骨折与脱位、胸腰椎体骨折、胸腰椎骨折与脱位、脊椎附件骨折和骨盆骨折的病因、病机各自有哪些？
2. 胸骨骨折、肋骨骨折、颈椎骨折与脱位、胸腰椎体骨折、胸腰椎骨折与脱位、脊椎附件骨折和骨盆骨折的临床诊断要点有哪些？各用何复位手法治疗？各用何固定方法？常用代表方药有哪些？
3. 胸腰椎骨折与脱位如何进行急救？
4. 骨盆骨折最严重的并发症是什么？如果发生，应如何救治？

# 第六章 脱位总论

## 学习目标

1. 掌握关节脱位的定义、诊断、治疗。
2. 熟悉关节脱位的病因病机、并发症、分类。
3. 了解关节稳定性的维持因素。

凡构成关节的骨端关节面脱离正常位置，导致关节功能障碍者，称为脱位。脱位的称法历代医家有不同的称谓，如脱臼、出臼、骨出、脱骱、脱髎、骨错等。脱位多发生在活动范围大和频繁的关节。在临床关节脱位中，以肩关节最为多见，其次是肘关节、髋关节及颞颌关节等。

中医学对关节脱位认识很早，并积累了丰富经验，其中治疗脱位的许多方法为世界首创，对后世医家产生了很大影响，对骨科发展作出了积极贡献。然而，由于受社会发展条件限制，中医学古籍中仅记载了“六大关节”脱位，而对一些不常见的关节脱位则很少提及。这是因为在古代没有影像学协助诊断，古人对一些复杂脱位认识比较粗糙，且往往把近关节部位的骨折误诊为“脱臼”，如桡骨下端骨折诊断为“手掌根出臼”，肘部骨折诊为“手臂出臼”，等等。19 世纪初(1815 年)，胡廷光在《伤科汇纂》中记载:“肘骨出臼”有“骨碎”和“仅出髎”两种，这是脱位诊断学上的一大进步。随着人体生理解剖学的发展，特别是现代影像学的出现，不仅完善了中医正骨诊断手段，也大大提高了脱位的诊疗水平。

## 第一节 关节稳定性的维持因素

从关节的结构来看，每个关节都包括关节面、关节囊和关节腔三种基本结构。构成关节的骨端接触面，即关节面，上面覆盖光滑的透明软骨和纤维软骨。关节囊的内层是滑膜，能分泌滑液，起润滑关节、减少关节运动时的摩擦和营养关节的作用。关节囊外层由坚韧而富有弹性的纤维层构成，既起连接作用，又可稳定骨端，有利于关节的正常运动。关节腔是关节囊内两骨端间的腔隙，运动范围大、活动较频繁的关节，其关节腔较宽，反之则较狭窄。

关节的稳定和平衡的维持除了关节囊外，主要依靠骨骼、韧带和肌肉。骨骼和韧带维持静力平衡，肌肉起动力平衡作用。当外来暴力及内因的影响超过了维持关节稳定因素的生理保护限度时，构成关节的骨端即可突破其结构的薄弱点而发生脱位。

### 一、骨骼因素

骨骼是体内坚硬的器官，主要由骨组织构成。骨骼为全身坚硬的骨架，能维持体形，支撑体重。构成关节的骨端关节面相互对合，或凹、或凸、或平，借助周围的关节囊将其包绕，使之连接。从关节的稳定性看，杵臼类关节较其他形式的关节更为稳定。如髋关节，髋臼较深，周围有关节盂缘软骨加深，可容纳大部分股骨头，所以骨性结构较为稳定。但属于球窝关节的肩关节，肱骨头大，关节面小而浅，仅为肱骨关节面的 1/3，故较前者而言，稳定性相对差一些。踝关节由内、外、后三踝构成踝穴，距骨居于其中，亦形成了较稳定的关节。骨性结构不稳定的关节可借助韧带、肌肉、关节内软骨等其他因素维持关节的稳定，如膝关节等。

### 二、韧带因素

骨与骨之间借纤维结缔组织、软骨或骨组织相连结，这些骨与骨之间的连接即是韧带。韧带不仅能连接构成关节的骨端，而且能参与维持关节在运动状态下的稳定性，使关节保持在正常的生理活动范围内。如膝、肘关节伸直时，两侧副韧带紧张，以限制非生理性活动。髋关节伸直时，髂股韧带紧张，以阻止其过伸。此外，还可通过韧带内的末梢感受器在张力下的反射作用，经神经中枢而影响肌肉，形成拮抗作用。如胫距关节在极度内翻时，由于踝关节外侧的腓距、腓跟韧带受到张力，可被动地限制其内翻，并通过反射使外翻肌群腓骨长、短肌收缩，以对抗并纠正其内翻，维持平衡。

### 三、肌肉因素

肌组织按其结构位置及功能可分为：骨骼肌、平滑肌和心肌。骨骼肌的命名是根据其起止点附着于骨骼而定名。骨骼肌的组成，主要是肌组织，其次是腱组织、结缔组织膜和血管、神经等。肌肉的作用，基本上可分两种：一是静力作用，使身体各部之间保持一定的姿势，取得相对平衡。另一种是动力作用，如伸手取物、行走等。四肢大部分肌肉的肌腹或腱性部分通过一个或两个关节，与韧带一起连接构成关节骨端。其主要作用是维持关节的动力平衡，即通过肌肉间的拮抗和协同作用来维持关节的稳定。例如，股四头肌中的股直肌、股中间肌、股外侧肌的作用方向与髌韧带不在一条直线上，髌骨有向外脱位的倾向，但因股内侧肌有向上方牵拉的作用力，可使髌骨维持在正常位置。又如肘关节的屈伸活动，是通过伸肘肌（肱三头肌）和屈肘肌（肱二头肌、肱桡肌、肱肌等）之间的拮抗而达到动力平衡。拮抗肌对主动肌的运动有缓冲作用，可保持关节在运动中的稳定性。

双关节（或多关节）连接的肌肉为了有效地运动某一关节，有时需使其中另一关节稳定在一定位置，或进行反方向运动，因此有赖于肌肉的协调作用。如屈膝时，屈髋肌（股直肌等）将髋关节稳定在屈髋位。当坐位站起时，股四头肌伸膝，腘绳肌辅助伸髋，二者相互稳定另一关节，互为协同肌。

关节稳定性的维持是骨骼、韧带、肌肉综合作用的结果。各关节的结构特点不同，故维持稳定的条件亦不同。若某一结构的稳定性不足，可通过其他结构的强化而得到补偿。如膝关节，胫骨上端关节面（胫骨平台）近似在一个水平面上，股骨内外髁关节面则向下、向后凸，单从骨性结构看，该关节极不稳定。但膝关节周围有韧带、肌肉（腱）保护，关节内还有滑液囊、关节韧带、半月板（盘）等辅助结构，故可增强关节的稳定性和活动功能。因此，只有对关节的稳定和不定因素进行综合分析，才能得出正确的结论。

## 第二节　脱位的病因病机

脱位的病因是多方面的，但不外乎内因和外因综合作用的结果。

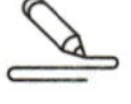

## 一、外　　因

外伤性脱位多由直接暴力或间接暴力作用所致。其中以间接暴力（传达、杠杆、扭转暴力等）所引起的关节脱位较为多见，如跌仆、挤压、扭转、冲撞、坠堕等损伤，外力达到一定程度，超过关节所承受应力，均能使构成关节的骨端脱离正常位置，引起关节脱位。如患者肩关节在外展、外旋和后伸位跌倒时，不论是手掌或肘部着地，地面的反作用力向上传导，引起肩关节前脱位。在髋关节屈曲 90° 时，如果过度的内收、内旋，股骨干遭受前方暴力作用时，则可造成后脱位。当髋关节因外力作用，强度外展，并稍外旋时，同时遭受外力由后向前则可发生前脱位。

## 二、内　　因

内因包括生理和病理因素两方面。生理因素主要与性别、年龄、体质及局部解剖结构特点等关系密切。如从外伤性脱位的临床发病看，男性多于女性，青壮年多于儿童，老年体弱多病者多于健康者，体力劳动者多于脑力劳动者，活动范围较大、活动频繁、关节盂小而浅的关节易发生脱位。病理因素有：先天性关节发育不良（生理异常）、体质虚弱、关节囊和关节周围韧带松弛易发生关节脱位，如先天性髋关节脱位；关节内病变或近关节病变可引起骨端或关节面损坏，导致病理性关节脱位，如化脓性关节炎、骨髓炎、骨关节结核等疾病的中后期并发关节脱位；某些关节脱位只是全身性疾病的局部表现，如脊髓前角灰质炎后遗症、小儿脑性瘫痪、中风引起半身不遂等，因广泛性肌肉萎缩，患肢关节周围韧带松弛，无力承受肢体下垂的重量，形成关节半脱位或全脱位。临床上以肩关节为多见。

关节脱位，不仅骨关节面的正常关系遭到破坏，而且关节囊亦有不同程度的破裂（半脱位和颞颌关节脱位例外），关节周围的韧带、肌腱、肌肉亦常有撕裂。由于暴力大，骨端移位多，常合并血管、神经损伤。受伤时，暴力强大，骨端可穿破软组织和皮肤，造成开放性脱位。脱位有时伴有骨折（如肩关节脱位合并肱骨外科颈骨折、肘关节脱位合并肱骨内上髁骨折）、关节面的挤压骨折、关节面软骨脱落等，亦属较为常见的病理性改变。关节脱位后，关节腔隙和新形成的软组织裂隙往往被损伤时的出血填充，形成局限性血肿，如不及时治疗，由于关节囊内外血肿机化，结缔组织增生，周围软组织瘢痕形成，则可导致复位困难。若勉强采取手法复位，或手法复位操作粗暴，可导致关节面损伤，使关节周围的血液循环遭到破坏，增加创伤性关节炎的发病率，甚至形成骨端缺血性坏死及骨折发生。

人体是一个有机整体，脱位不但是局部病变，还对整个机体产生广泛影响，临床上常出现不同程度的伤气、伤血、气血两伤、伤经络等病理变化。

# 第三节　脱位的分类

## 一、按脱位的病因分类

**1. 外伤性脱位**　正常关节因遭受外来暴力而引起脱位者，临床上最为常见，是本章讨论的重点。

**2. 病理性脱位**　关节结构被病变破坏而产生的脱位。某些疾病发生关节破坏，关节囊韧带松弛，关节稳定性遭到破坏，轻微外力或无明显外伤史即可发生脱位。如髋关节结核、化脓性关节炎、骨髓炎等疾病，导致关节破坏，可产生病理性半脱位或完全脱位。

**3. 先天性脱位** 因胚胎发育异常，导致先天性骨关节发育不良而发生脱位。如患儿出生时，髋关节囊松弛、伸长，甚至呈哑铃状。股骨头骨骺发育延迟等产生的先天性髋关节脱位较为常见，女性发病较多见。因股四头肌发育异常，或股内侧肌缺如，或伸膝装置外移造成的髌骨先天性脱位，以双侧脱位较为常见。又如好发于女性的先天性膝关节脱位（又名先天性膝反屈），本病少见。

**4. 习惯性脱位** 同一关节两次或两次以上反复发生脱位者，称为习惯性脱位。该类脱位大多由于首次外伤性脱位后，未得到有效治疗，尤其脱位复位后，未进行充分固定或没固定，导致关节囊和关节周围其他装置的损伤未得到修复，而使关节稳定性变得薄弱；另外，先天性骨关节发育不全，在日常工作和生活中，受轻微外力，亦可发生关节习惯性脱位。如张口大笑或打哈欠产生的颞颌关节脱位，手臂上举、穿衣而致的肩关节脱位。此类脱位手法复位较容易，但常复发。

## 二、按脱位方向分类

四肢关节脱位及颞颌关节脱位时，以关节近端为基准，以远端移位方向来分。脊柱脱位则以下段椎体为基准，根据上段椎体移位方向来确定其脱位方向。

脱位可分为前脱位、后脱位、上脱位、下脱位及中心性脱位。如肩关节脱位，以脱位后肱骨头所在的位置可分为前脱位、后脱位。髋关节脱位，按股骨头所在位置可分为前脱位、后脱位及中心性脱位。

## 三、按脱位时间分类

**1. 新鲜脱位** 指脱位发生时间在2～3周以内者。

**2. 陈旧性脱位** 指脱位发生时间超过2～3周者。

## 四、按脱位程度分类

**1. 完全脱位** 指构成关节骨端的关节面完全脱离正常位置。

**2. 不完全脱位** 又称半脱位，指构成关节骨端的关节面部分脱离正常位置。

**3. 单纯性脱位** 指无合并症的脱位。

**4. 复杂性脱位** 脱位合并骨折或血管、神经、内脏等损伤者。

## 五、按脱位是否有创口与外界相通分类

**1. 开放性脱位** 脱位后，因创伤，皮肉破裂，构成关节的骨端关节面与外界相通者。

**2. 闭合性脱位** 脱位后，构成关节的骨端关节面不与外界相通者。

除此之外，如有几种脱位同时出现的，称为多发性脱位。

# 第四节 脱位的并发症

关节脱位的并发症是因构成关节的骨端移位而引起的其他损伤。可分为早期并发症和晚期并发症两种。早期并发症是指与脱位同时发生的损伤。早期并发症若能及时发现并妥善处理，

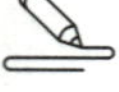

则预后多佳。若脱位当时未发现并发症的症状与体征，而在整复以后逐渐出现的其他病症，称晚期并发症。晚期并发症的疗效很难达到满意程度，故早期并发症应以早期积极治疗为主，而对晚期并发症则应以预防为主。

## 一、早期并发症

**1. 骨折** 多发生在邻近关节的骨端或关节盂的边缘。发生骨折的因素有：一是骨端的相互撞击，如髋关节后脱位并发髋臼后上缘骨折，前脱位时股骨头前下方骨折等；二是肌肉强力收缩产生的撕脱性骨折，如肩关节脱位并发肱骨大结节撕脱骨折。这两种骨折，大多骨折块不大，脱位整复后，骨折亦可随之复位。此外，由于脱位过程中，剪切暴力和机体的内应力相互作用，还可并发其他类型骨折，如肩关节脱位并发肱骨外科颈骨折和肱骨干骨折，髋关节脱位合并股骨干骨折等。这类骨折常在脱位整复后再行处理。

**2. 神经损伤** 多因暴力引起脱位的骨端压迫或牵拉神经干而引起。如肩关节脱位时所致的腋神经被肱骨头牵拉或压迫。髋关节后脱位时，坐骨神经被股骨头压迫或牵拉等。脱位并发神经干损伤者，以挫伤为多见，极少数为神经断裂。神经挫伤，一般在关节复位后，随着压迫牵拉因素的解除，多在 3 个月左右逐渐恢复，故一般不需做神经探查术。若受伤暴力大，有神经干断裂的可能，经过 1 个月左右观察，损伤神经无恢复迹象，要及早施行神经探查术。如发现神经断裂者，应及早行神经吻合术。

**3. 血管损伤** 多由脱位的骨端压迫、牵拉周围的重要血管所致。以血管挫伤为多见，牵拉暴力较大时，亦可发生血管撕裂伤，引起广泛出血。大静脉损伤时，脱位以下肢肿胀较甚。大动脉损伤，则引起患肢远端的血运障碍，动脉搏动消失，若不采取及时有效措施，患肢可发生坏死。如肩关节前脱位而致的腋动脉挫伤；肘关节后脱位引起的肱动脉受压性损伤；膝关节脱位，腘动脉遭到挤压而致的血运受阻等。这类动静脉损伤，多随着关节复位而逐渐恢复。如果经复位成功后，肢体血运仍无改善，或有大血管破裂者，应做急症处理，手术探查，手术修复，或结扎血管。老年患者，若伴有动脉硬化症，可因动脉损伤而致血栓形成，影响患肢血液循环。血管损伤，瘀血留内，根据祛瘀生新的原则，辨证内服活血化瘀中药，以改善血液循环，防止血栓形成。

**4. 感染** 关节脱位发生感染者，多因开放性脱位未及时清创，或清创不彻底而致。轻者伤口感染，重则可并发关节化脓性感染。由于开放性脱位创口往往被泥土、碎屑或粪便等污染，易发生特异性感染。如破伤风、气性坏疽等，严重者可危及生命，所以应特别注意预防。

## 二、晚期并发症

**1. 关节僵硬** 是指脱位的中后期，关节活动范围发生较严重障碍者。由于关节内、外的血肿机化后，致关节内滑膜反折等处粘连，以及关节囊及其周围的韧带、肌腱、肌肉等组织粘连或瘢痕挛缩，引起关节活动受限，关节僵硬。老年患者多见，或因长期固定，不注意伤肢功能锻炼，静脉和淋巴回流不畅，瘀血流注关节而致。

**2. 骨化性肌炎** 又称创伤性骨化，多因关节脱位并发近关节处骨折，或强手法推拿，强烈被动屈伸活动伤及关节附近的骨膜，骨膜下血肿与周围软组织血肿相沟通，随着血肿机化和钙化骨样组织形成，引起骨化性肌炎。当暴力强大，损伤严重，骨膜下血肿易向被损伤的组织间隙扩散，形成广泛的骨化性肌炎。此症好发于肘、膝、肩、髋等处。

**3. 骨的缺血性坏死** 主要因关节脱位时损伤了关节囊和关节内外的韧带，这些组织内的血管，部分或全部遭受损伤，或因损伤而引起痉挛，导致局部血流阻塞或不畅，破坏了骨组织的血液供应，发生骨的缺血性坏死。大约在 6～12 个月出现，同时会遗留关节疼痛和功能障碍，其好发部位依次为：股骨头、腕舟骨、月骨、距骨等。肱骨头、胫骨上端有时亦可发生。

**4. 创伤性关节炎** 当脱位时关节软骨面受损伤，致关节面不平整，或因整复不当，关节之间的关系未完全复原所致，每因活动和负重时关节面不断遭受磨压，而引起疼痛，称为创伤性关节炎。后期会引起退行性变，骨端边缘骨质增生。以下肢负重关节发病为多，尤以膝关节多见。

**5. 腱鞘炎** 多因关节脱位时肌腱和腱鞘受牵拉摩擦所致。伤后腱鞘充血、水肿，日久增厚粘连，形成腱鞘炎。如肩关节脱位后期引起的肱二头肌长头腱鞘炎；腕关节脱位并发桡骨茎突狭窄性腱鞘炎。

## 第五节 脱位的诊断

关节脱位的诊断，主要根据病史、症状、体征及 X 线摄片所见为依据。

### 一、外伤史

患者有明显外伤史，如跌仆、撞击、高处跌下、扭转等。

### 二、临床表现

**1. 疼痛和压痛** 当关节脱位时，往往伤及附近韧带、肌腱和肌肉，导致脉络受损，气血凝滞，经络阻塞，因而局部出现不同程度的疼痛，活动时疼痛加剧，单纯性关节脱位的压痛一般较广泛，不如骨折的压痛点明显。如肩关节前脱位，不但肩峰下有压痛，肩关节前方亦可有压痛。

**2. 肿胀** 关节脱位时，关节周围软组织受损，脉络筋肉损伤，瘀血留内，阻塞经络，组织液渗出，充满关节囊内外，因而在短时间内出现肿胀。由于损及血脉，则会出现血肿。单纯性关节脱位的肿胀大多不严重，且较局限。

**3. 功能障碍** 由于暴力损伤致关节脱位，使关节结构失常，关节周围筋肉损伤，关节不得屈伸，功能部分障碍或完全丧失。

### 三、专科检查及特有体征

脱位后，局部会出现特有的症状和体征。

**1. 关节畸形** 关节脱位后，构成关节的骨端关节面脱离了正常位置，关节骨性标志的正常关系发生改变，破坏了肢体原有轴线，与健侧不对称，所以发生畸形。如肩关节脱位后呈“方肩”畸形；肘关节后脱位呈“靴样”畸形；髋关节后脱位时，患侧下肢呈屈曲、内收、内旋和短缩畸形等。

**2. 关节盂空虚** 因关节脱位使构成关节的一侧骨端（杵骨头）脱离了关节盂，造成关节盂空虚。表浅关节较易摸清，如肩关节脱位，肱骨头完全脱离关节盂，肩峰下出现凹陷，摸之有空虚感。

**3. 弹性固定** 关节脱位后，骨端位置改变，关节周围未撕裂的筋肉痉挛、收缩，可将脱位后的骨端保持在特殊位置上，远端肢体被动活动时，虽可稍微活动，但有弹性阻力，当去除外力后，脱位的关节又恢复到原来的特殊位置，这种体征变化称为弹性固定。

**4. 触摸脱出的骨端** 在临床触诊检查时，可触摸到脱位的骨端。如肩关节前脱位时，在喙突下或锁骨下可扪及光滑的肱骨头；髋关节后脱位，在臀部可触及股骨头。

## 四、影像学检查

对于关节脱位，一般采用 X 线检查即可。经 X 线透视或拍片检查，可明确诊断和鉴别诊断，以指导治疗。根据 X 线检查显示的情况，可明确脱位的方向、程度，以及是否合并骨折等，以便采取相应的治疗方法，评估预后。

### 知识拓展

**关节镜检查**

用于诊断的适应证如下。

1. 非感染性关节炎的鉴别。
2. 了解膝关节半月板损伤部位、程度和形态。
3. 了解膝关节交叉韧带及腘肌腱止点损伤情况。
4. 了解关节内软骨损伤情况。
5. 分析慢性滑膜炎的病因。
6. 膝关节滑膜皱襞综合征及脂肪垫病变的诊断。
7. 了解肩袖破裂的部位、程度及肱二头肌腱粘连情况。
8. 关节滑膜活检。

# 第六节 脱位的治疗

脱位治疗的目的，是恢复受损伤关节的正常解剖关系及功能。应根据脱位的不同病因和类型，制订不同的治疗方案。以下按新鲜脱位和陈旧脱位分别论述。

## 一、新鲜脱位的治疗

### （一）治疗原则

**1. 明确诊断** 脱位的治疗与其他疾病一样，都应在明确诊断后进行。这样才能有针对性地选择适当手法，以利于一次复位成功，否则不但复位不成功，还易产生并发症。

**2. 早期治疗** 关节脱位的治疗，在全身情况允许时，采用手法整复，越早越好。尽早手法闭合复位，不仅可减少患者痛苦，同时易复位成功。但要注意在伴有严重并发症的情况下，不能急于手法复位。

**3. 巧妙复位** 施行手法复位时，要在充分利用解剖特点和生物力学原理基础上，采取既轻巧又灵活的手法，应在技巧上下功夫，切忌用粗暴手法整复，以免引起新的创伤。

**4. 先关节复位，再处理骨折** 当脱位合并近关节的骨折时，应先整复关节脱位，骨折多能随之复位成功，不需施行特殊手法，如肩关节脱位合并肱骨大结节撕脱骨折。脱位合并骨干骨折，如髋关节脱位并发股骨上 1/3 骨折时，应先整复脱位，再处理骨折。

**5. 充分固定** 关节脱位复位成功后，应将患肢固定在适当位置，时间要足够，一般 2～3 周，以保障被撕裂的关节囊等软组织早期修复，否则会产生再脱位。

**6. 功能锻炼** 对脱位的关节固定期间和解除固定后，进行适当的功能锻炼，是恢复关节功能的重要环节，不可忽视。但对易导致重新脱位的活动应禁止。

### （二）治疗

**1. 麻醉** 一般新鲜无早期并发症的关节脱位，只要采用得当的手法整复，无需任何麻醉即可复位成功。或仅选用止痛剂、镇痛剂，即可进行复位。对肌肉发达，精神紧张，或属复杂性脱位和脱位时间较长的患者，应选用适当麻醉，可使痉挛肌肉松弛，患者疼痛减轻，以便整复成功。常用的麻醉方法有：针刺麻醉、臂丛神经阻滞、硬膜外麻醉等，必要时给予全身麻醉。

**2. 手法复位** 早期、正确、无损伤的手法复位效果优良，可完全恢复关节的功能活动。其方法应根据脱位的方向和骨端所处的位置，选用适当的整复手法，制订治疗方案。手法操作时，术者与助手应熟悉病情，明确手法操作步骤，助手应密切配合术者施行手法，动作宜缓慢、轻柔、持续，避免粗暴、反复的手法复位。要充分利用杠杆原理，轻巧地使脱出的骨端从滑脱出的原路逆行地从关节囊破裂处回复至原来位置。治疗脱位的手法与骨折不同，施行手法时应准确无误，轻巧无损伤地复位，既要准确，又不要增加患者痛苦。复位后可结合理筋手法，使错乱的筋络得以理顺，达到解剖复位。关节脱位整复手法大致可概括为以下几种。

（1）牵引复位法：牵引治疗是其他手法的基础，根据欲合先离的原理，由术者与助手对抗牵引使脱位关节达到复位之目的。如肩关节前脱位牵引推拿法复位。

（2）原路返回法：根据导致关节脱位的损伤病理改变，将脱出的骨端沿发病原路，从关节囊破裂口处送回原来位置。如单纯性肘关节后脱位，复位时先使脱位关节伸直牵引，再过伸牵引，冠状突离开鹰嘴窝越过滑车，屈曲肘关节即可复位。

（3）杠杆复位法：利用杠杆原理，以脱位关节远端为发力点，脱位关节囊或术者的手足等为支点，通过拔伸、屈伸、旋转、外展、内收、端挤、提按等手法，使脱位的骨端轻巧地回纳，恢复正常位置。但应注意，切忌用力粗暴，以免引起骨折及加重关节囊损伤。

（4）松弛肌肉复位法：用阻滞麻醉和肌肉松弛剂后，使患肢肌肉松弛，脱位骨端易于还纳。如髋关节脱位俯卧下垂法。

手法复位不成功时，应认真分析，找出阻碍复位的原因，仔细观阅 X 线片，认真分析受伤机制，再用恰当手法，积极治疗。手法复位失败的原因有：肌肉痉挛；手法不当，助手配合不协调；或未掌握手法复位要点，操作不正确；或病员的肌肉发达，而助手牵引力不够，重叠移位得不到矫正；或麻醉不成功，效果欠佳，肌肉松弛不够；或撕脱、游离骨片阻碍复位；或关节囊、肌腱等软组织被夹挤在关节腔，影响脱位关节复位，等等。

若脱位不能闭合复位者，可根据情况考虑手术切开复位。手术复位的适应证是：①多次手法复位失败者；②脱位并发严重血管、神经损伤须行血管、神经探查术者；③脱位合并骨折，骨折片嵌入关节腔内，影响手法复位者；④脱位并发肌腱、韧带断裂，或较大骨折复位后可能产生关节不稳定者；⑤开放性脱位须手术清创者，可在清创同时切开复位。

**3. 固定** 关节脱位整复后，将患肢固定在功能位或关节稳定的位置上，是整复后巩固疗效的重要措施之一。可减少出血，以利于损伤组织的迅速修复，预防脱位复发和骨化性肌炎的发生。固定器材很多，常用的有胶布、绷带、三角巾、托板、石膏等。脱位固定方法：应根据脱位关节的不同，选用不同的方法。如肩、肘关节脱位整复后用三角巾悬吊，髋关节脱位用皮牵引或骨牵引等。脱位固定时间：应根据脱位发生的部位，有无并发症及并发症的程度而定。一般上肢脱位应固定 2～3 周，下肢固定 3～4 周。时间不宜过长，否则易发生组织粘连，影响关节功能活动，导致关节僵硬，影响疗效。

**4. 药物治疗** 关节脱位的药物治疗以损伤的病理变化为依据，按初、中、后三期进行辨证论治，药物治疗分内服药和外用药两种。单纯性脱位，按伤筋治疗，合并骨折时，复位后以伤骨为主用药。

（1）初期：伤后 1～2 周内关节周围筋肉络脉损伤，瘀血留内，经络阻塞，气血运行不畅则肿痛，治疗以活血祛瘀为主，佐以行气止痛。内服可选用活血止痛汤、舒筋活血汤、肢伤一方、云南白药、跌打丸等，外用药可选用活血散、消肿止痛膏、定痛散等。

（2）中期：伤后2～3周，肿痛基本消散或瘀肿疼痛消而未尽，筋骨尚未修复，应以和营生新，续筋接骨为主。内服可选用壮筋养血汤、续骨活血汤、和营止痛汤、肢伤二方等。外用舒筋活络膏、接骨舒筋药膏、活血散等。

（3）后期：受伤3周以后，固定已解除，肿痛消失，筋骨修复尚不牢固，筋骨损伤，易内动肝肾，尤其是素体气血虚损，肝肾不足者，应补气血、益肝肾、壮筋骨。方可选补肾壮筋汤、壮筋养血汤、肢伤三方等内服。外用药以熏洗为主，可选用五加皮汤。

**5. 功能锻炼** 又称练功，是恢复患肢功能的重要环节。适当的功能锻炼可促进血液循环，加快损伤组织的修复，预防肌肉萎缩、骨质疏松、组织粘连及关节僵硬，以利于尽快恢复关节功能。功能锻炼的方法：从健康关节到损伤关节，单一关节到多个关节，锻炼范围由小到大，循序渐进，持之以恒。早期以健康关节及肌肉舒缩活动为主，解除固定后，要逐渐训练受伤关节，必要时配合推拿按摩，以促进损伤关节功能的恢复。功能锻炼时要防止活动过猛，尤其应避免粗暴的被动活动。

## 二、陈旧性外伤性脱位的治疗

脱位日久，关节囊内血肿机化，瘢痕形成，组织填充于关节腔内外，关节组织粘连，肌肉与韧带挛缩，造成手法复位困难。近年来，由于对陈旧性脱位的认识不断加深，整复技术水平不断提高，使手法复位成功率上升，减少了肢体因伤致残和切开复位的机会。在临床整复时，应根据患者的年龄、脱位时间、临床症状和体征及解剖特点，严格掌握手法复位的适应证与禁忌证。

### （一）闭合整复的适应证

一般单纯性脱位，对工作影响较大，时间在3个月以内，关节尚有一定活动范围，关节软骨面正常或接近正常，无合并骨折和骨化性肌炎，无创伤性关节炎的青壮年患者。

### （二）闭合整复的禁忌证

1. 年老体弱，年龄超过60岁，有骨质疏松或心血管疾病、高血压等。

2. 关节脱位时间超过3～6个月者，一般肘关节后脱位超过3个月，肩关节、髋关节超过6个月，瘢痕组织较多，关节粘连较重者。

3. 临床检查时，脱位关节活动度极小，甚至僵硬者。

4. X线摄片显示脱位关节周围诸骨骨质疏松，明显脱钙者，软组织内有明显钙化，或已有骨化性肌炎者。

5. 关节脱位合并骨折，骨折已畸形愈合者，如肘关节脱位合并尺骨鹰嘴骨折；或陈旧性肘关节脱位伴有明显侧方移位等。

### （三）闭合手法整复前的准备

1. 复位前应详细了解患者的全身情况，做好全身和局部检查，充分评估患者对麻醉和手法整复耐受性的情况。

2. 结合X线检查，认真分析研究以明确其病理变化，制订治疗方案和复位操作步骤，判断手法整复成功的可能性，评估术中可能出现的并发症，并拟订相应的预防措施。

3. 整复前功能锻炼。复位前进行适当的功能锻炼有利于手法复位成功。可主动和被动相结合，逐渐加大关节活动范围。若脱位时间较长，关节活动范围小，肌肉发达丰厚或软组织挛缩较明显者，可配合持续性牵引。一般成人可采用骨牵引，儿童可用皮牵引，待周围组织松弛后，再行手法复位。如陈旧性肩关节脱位可行尺骨鹰嘴骨牵引，牵引质量2～3kg，时间1～2周。待组织松弛后，再行复位。

4. 中药熏洗辅以推拿按摩，以松弛挛缩的软组织，使粘连得到松解，增加手法整复成功率，

推拿时手法宜轻柔。

### （四）闭合手法整复操作步骤

**1. 充分麻醉** 陈旧性脱位应在充分有效的麻醉下进行手法整复。麻醉的效果直接影响整复效果的好坏，麻醉成功则整复效果佳；麻醉效果差，则给整复带来困难，且加重患者的疼痛。

**2. 松解粘连** 是陈旧性关节脱位整复的重要环节和成功与否的关键，是在术前功能锻炼的基础上，给予进一步被动活动。在麻醉后，根据关节原有功能活动范围，做充分的旋转、拔伸、反复摇摆，然后进行屈、伸、收、展、回旋的被动活动，活动范围由小到大，力度由轻到重，动作应稳健有力，轻柔缓慢，直至患部各方向活动灵活，周围软组织的粘连得到有效松解为止，有时需长达 1 小时。若操之过急，不但难以复位，而且还有骨折的危险。这是由于长管骨的关节端所受应力较大，加之粘连未完全松解，以及骨骼长期失用脱钙、骨质疏松，再因复位时杠杆作用，更易并发骨折。

**3. 整复脱位** 经过麻醉、松解粘连等整复前准备步骤，患部粘连的组织得到松解，关节的活动较充分，可根据不同类型的关节脱位，采用适当的手法进行复位。若手法不成功时，应考虑手术治疗，注意复位时用力要稳，力量要持续，切忌粗暴。

### （五）固定与功能锻炼

早期功能锻炼可避免肌肉萎缩、骨质疏松、筋腱挛缩、关节僵直等并发症。故手法整复成功后，应将患肢固定于关节较稳定的位置上。固定与功能锻炼和新鲜脱位基本相同。

（李明哲　霍伦）

## 复习思考题

扫一扫，测一测

1. 何谓关节脱位？其病因病机如何？
2. 关节脱位怎样分类？何谓习惯性脱位？
3. 脱位的诊断要点与并发症有哪些？何谓弹性固定？
4. 新鲜脱位的治疗原则是什么？有哪些整复手法？导致手法复位失败的原因有哪些？
5. 何谓陈旧性脱位？陈旧性外伤性脱位闭合手法整复前的准备和操作步骤有哪些？

# 第七章 脱位各论

PPT 课件

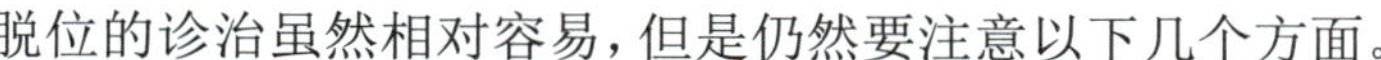

知识导览

## 学习目标

1. 掌握颞颌关节脱位、肩锁关节脱位、肩关节脱位、肘关节脱位、桡骨头半脱位、下桡尺关节脱位、髋关节脱位、膝关节脱位、髌骨脱位的诊断要点及辨证治疗。

2. 熟悉胸锁关节脱位、桡骨头脱位、月骨脱位、距骨脱位的诊断要点及辨证治疗。

3. 了解各种脱位的病因病机及临床注意事项。

脱位的诊治虽然相对容易，但是仍然要注意以下几个方面。

1. 抓住特有体征进行诊断是诊断脱位的基本思路。

2. 影像学检查多采用 X 线，除了进一步明确诊断外，其主要目的是用于检查有无合并骨折，从而指导治疗。

3. 有些脱位不可过分依赖 X 线检查，如桡骨头半脱位，应结合病史和临床检查进行诊断，否则将导致误诊；而有些脱位在 X 线检查时，需要负重才能确诊，如肩锁关节半脱位。

4. 治疗选用杠杆复位法时，一定要严格按操作要求进行，否则可能导致骨折的发生。

5. 复位后一定要按要求进行固定，尽量避免形成习惯性脱位。

## 第一节 颞颌关节脱位

颞颌关节脱位又称下颌关节脱位、失欠颊车、落下颌、脱颌，俗称掉下巴。

颞颌关节是面部唯一能活动的关节，也是左右联动关节，其运动形式是下颌骨的下掣（开口）、上提（闭合）、前伸、后退及侧转。该关节是由下颌骨的一对髁状突和颞骨的一对下颌关节窝构成。髁状突和关节窝都在关节囊内，关节囊较薄弱而松弛，尤以关节囊的前壁为甚。关节内有一软骨盘，呈卵圆形，上下面均凹陷，将关节腔分为上、下两部分，下部在开口与闭口时起铰链式作用，关节上部则具有控制下颌骨前后滑动作用，此盘与关节囊紧密相连，对颞颌关节稳定有一定作用。但稳定该关节主要靠肌肉和韧带。

本病多发于老年人和体质虚弱者，是临床中常见的脱位之一。

**知识链接**

**古代医书中记载的下颌骨形态**

《医宗金鉴·正骨心法要旨》记载："颊车骨……其骨尾形如钩，上控于曲颊之环。"

**【病因病机】**

颞颌关节脱位与内因、外因密切相关。

（一）外因

**1. 张口过大** 如麻醉时，放置开口器不当，可引起一侧或双侧下颌关节脱位；张口过大，因大笑、打哈欠、张口治牙时，如粗暴拔牙，下颌骨的髁状突及关节盘都可过度向前滑动，移位于关节结节的前方，引起颞颌关节前脱位。

**2. 外来暴力** 在张口时，外力向前下方作用于下颌角或颊部，关节囊的侧壁韧带不能抗御外来暴力时，可引起颞颌关节一侧或双侧前脱位。

**3. 杠杆作用** 在单侧上下臼齿之间，咬食较大硬物时，硬物为支点，翼外肌为动力，颞颌关节处于不稳定状态，肌力拉动下颌体向前滑动，多形成单侧前脱位，亦可引起双侧前脱位。

（二）内因

年老体弱，久病体虚，气血不足，肝肾虚损，筋肉失养，韧带松弛，是本病发生的内在因素，亦是发生习惯性颞颌关节脱位的主要原因。

（三）分类

根据脱位的发病时间、部位及原因，可分为：新鲜脱位、陈旧性和习惯性脱位；单侧脱位和双侧脱位；前脱位和后脱位。前脱位多见，后脱位很少见，仅见于合并关节后壁严重骨折的患者，外方和上方的脱位极少见。

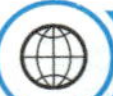

知识链接

**古代医书中记载的颞颌关节脱位病因病机**

《医宗金鉴·正骨心法要旨》指出："颊车骨……或打扑脱臼，或因风湿袭入钩环脱臼，单脱者为错，双脱者为落。"

《伤科汇纂》："夫颌颏脱下，乃气虚不能收束关窍也。"

【诊断】

（一）外伤史

此类患者多有过度张口或暴力打击等外伤史。

（二）临床表现

脱位后，即呈口半开状，不能自动开合，语言不清，咬食不便，吞咽困难，口流涎唾等。

（三）专科检查

根据发病情况不同，临床分为单侧前脱位和双侧前脱位。

**1. 单侧前脱位** 可见口角歪斜，下颌骨向前突出，患侧低于健侧，并向健侧倾斜。在患侧颧弓下可触及下颌髁状突，患侧耳屏前方即下关穴处，可触及一凹陷，有空虚感。

**2. 双侧前脱位** 下颌骨下垂，颏部移向前方突出，上下齿列不能咬合，双侧咬肌痉挛，呈块状隆起，面颊变成扁平状，触摸时在双侧耳屏前方下关穴处，可触及下颌关节凹陷，有空虚感，颧弓下可触及下颌髁状突。

【辨证治疗】

颞颌关节脱位治疗以手法整复为主，对新鲜的习惯性脱位，手法熟练者较易成功，一般不需麻醉。陈旧性脱位往往需在麻醉下进行。复位后给予适当固定，在辨证基础上根据不同分期，给予药物治疗和配合功能锻炼等方法。

（一）手法复位

**1. 口腔内复位法** 患者坐较低的方凳上头靠墙，或坐靠背椅上，尽量放松面部肌肉。助手立于椅背后，双手固定患者头部，术者站在患者面前，有条件的可先用伤筋药水在颊车穴揉按数遍，以松解咀嚼肌痉挛，必要时可加热敷，条件不允许的情况下可不用。然后，用无菌纱布数层包缠术者拇指，防止复位时被患者咬伤。开始复位，术者将双手拇指伸入口腔内，指尖分别放在两侧最后的下臼齿上，余四指放在两侧下颌骨下缘，用拇指先上下摇晃下颌数遍，使咬肌、翼内肌、翼外肌及颞肌松弛，然后，将臼齿向下按压，待下颌骨移动时再向后推，余四指协调地将下颌骨向上端送，听到滑入的响声，说明已复位。拇指迅速向左右两侧滑开，随即从口腔内退出，防止咬伤拇指（图7-1）。对无牙齿的老年人，可按压在下颌齿龈最后上方。

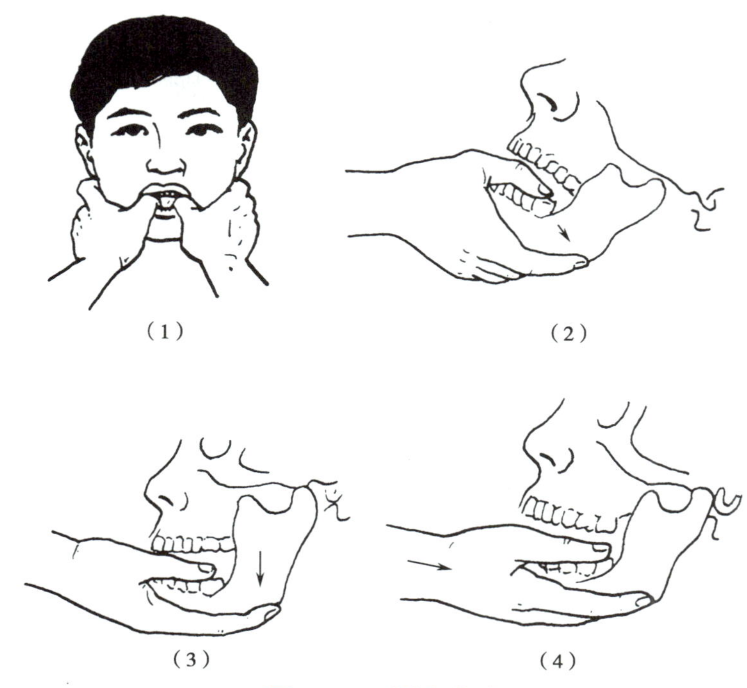


图7-1 口腔内复位法

若是颞颌关节单侧脱位，口腔内双手复位时，则控制健侧的手不需用力，患侧复位方法同上。或单手口腔复位，一手掌部按住健侧耳屏前方，将头部固定，另一手拇指用无菌纱布缠好进行口腔内复位，方法同上。

手法操作时，应注意拇指下压、余四指上抬与向后推三力的协调配合。

**知识链接**

**古代医书中记载的颞颌关节脱位整复**

《肘后救卒方》记载："令人两手牵其颐已，暂推之，急出大指，或咋伤也。"

**2. 单侧脱位口腔外复位法** 医患体位同前。如右侧颞颌关节脱位，头应向左侧偏斜45°，术者右手托住患者颏部，左手拇指置于右侧髁状突前缘，其余四指放于颈后，左手拇指向下、向后按推髁状突，右手协调向后端送下颊部，听到滑动响声，即已复位成功。此法适用于单侧颞颌关节习惯性脱位。

**3. 点穴复位法** 手法前准备同口腔内复位法。术者拇指不需包缠纱布，双手拇指置于患者髁状突前缘，即下关穴处，用力由轻到重，向后向下压挤髁状突，当患者感两下颌部酸麻，两颞部困胀，口内流涎，咀嚼肌松弛时，术者两手示、中指托住两侧下颌角，环指、小指托住下颌体，向后、向上端送，即可复位（图7-2）。

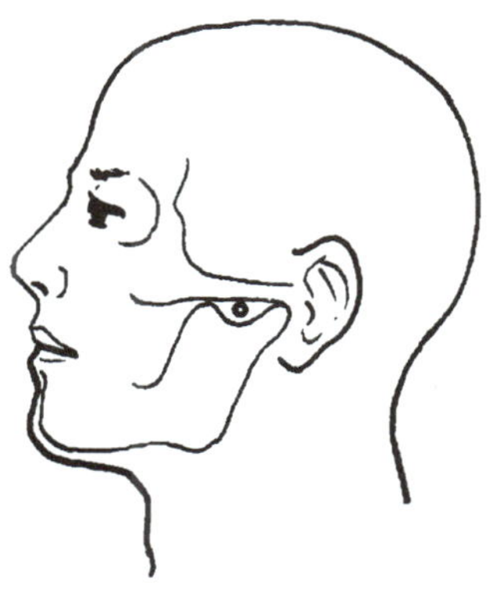

图7-2 点穴复位法

**4. 软木垫复位法** 此法适用于陈旧性颞颌关节脱位。在局部麻醉下，将高1～2cm的软木块置于两侧下臼齿咬面上，术者站于患者后方，使患者枕部靠于术者胸部，一手扶枕部，一手托下颏部，向上托提下颌，同时使患者闭口，以软木块为支点，术者上提的手为发力点，髁状突为重点，通过杠杆作用，将髁状突向下牵拉而滑入下颌窝内，即复位成功（图7-3）。

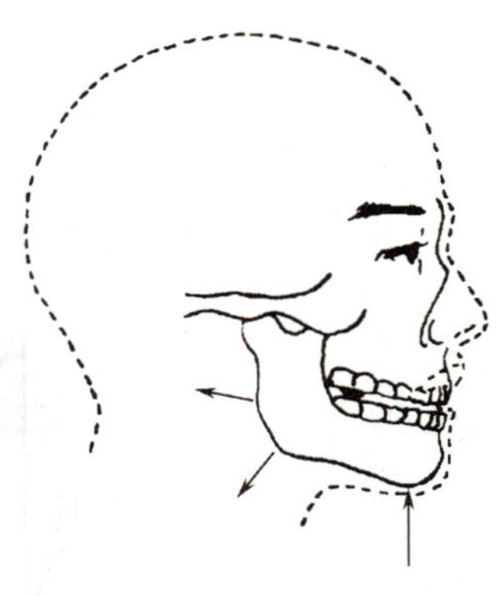
图7-3 软木垫复位法

**5. 口腔外复位法** 术者双手拇指分别置于患者两侧下颌角处，余四指托住下颌体，然后双拇指由轻到重用力向下按压下颌骨，同时令患者缓缓闭合，当下颌骨有滑动时，余指同时协调地向后方推送，可听到伴有入臼响声，说明已复位成功。

若手法复位未能成功，可在颞颌关节处注入0.1%利多卡因2～3ml，使咀嚼肌痉挛解除，再行手法复位，易成功复位。颞颌关节复位后，脱位症状消失，张口、闭口、上下齿列咬合功能即可恢复。

### （二）固定方法

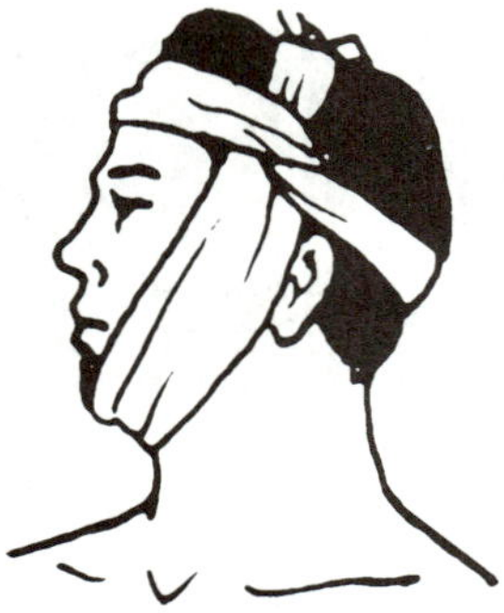

复位成功后，托住颏部，维持闭口位，用四头带兜住下颌部，四头分别在头顶上打结（图7-4）。固定时间1～2周。习惯性颞颌关节脱位固定时间为4～8周。其目的是维持复位后的位置，使被拉松、拉长的关节囊和韧带得到良好的修复，防止再脱位。固定不宜过紧，以张口不超过1cm即可。患者在固定期间，不应用力张口，大声讲话，宜吃软食，避免咬嚼硬食。

图7-4 四头带固定法

### （三）药物治疗

初期以舒筋活血为主，可内服舒筋活血汤、复元活血汤等。中后期以补肝肾、壮筋骨、养气血为重，常用壮筋养血汤、补肾壮筋汤、八珍汤等。习惯性脱位应着重补气血、壮筋骨之法。习惯性脱位，外治可用舒筋药水，如用舒筋止痛水、正骨水、茴香酒等擦患侧关节周围，每日2～3次，一般不用外敷药物。

### （四）功能锻炼

初期固定期间，要经常主动做咬合动作或叩齿动作，以增强咀嚼肌的肌力，有利于防止习惯性脱位；中后期可坚持多做叩齿练习，以强身坚齿，还可配合自我按摩，以双手拇指或示、中二指置于翳风穴或下关穴按摩，手法要轻柔，以略感酸痛为度，每日3～5次，每次按揉50～100次，至痊愈为止。

### （五）其他疗法

**1. 硬化剂关节腔内注射法** 颞颌关节习惯性脱位，在手法复位、固定后，可在局部浸润麻醉下，于张口位，分别向两侧关节囊内注射硬化剂，如5%鱼肝油酸钠0.5ml，经2～3次治疗，可促使关节囊纤维化和收缩，限制颞颌关节活动范围，防止再脱位。

**2. 手术疗法** 陈旧性颞颌关节脱位，手法复位较为困难，若关节周围粘连严重，手法复位失败者，可行切开复位或髁状突切除术。

## 第二节 胸锁关节脱位

胸锁关节是上肢肩胛带与躯干连接的唯一关节，是由锁骨内侧端与胸骨柄的锁骨切迹及第一肋软骨上面组成的双摩动关节。关节囊的上下、前后都有韧带围绕固定。胸锁前、后韧带从锁骨内侧端向内下，到达胸骨柄，有控制关节向前、后脱位及防止锁骨过度上举的作用；锁骨间韧带横过中线，紧贴颈静脉切迹，连结两侧锁骨，有限制锁骨外侧端过度下降的作用；肋锁韧带起自第一肋骨及其软骨，向上止于锁骨下面，可从下方加固关节囊，所以说胸锁关节是一个较稳定的关节。但胸骨柄的锁骨切迹面积仅为锁骨内端的一半，呈马鞍状，使之成为潜在的不稳定因素。

胸锁关节囊内有关节盘，以对角线形式将关节腔分为内上和外下两部分。关节囊下端附着在第一肋软骨上面，上端附着于锁骨内侧端下方。关节盘使关节头和窝更为适应，且能阻止锁骨向上方脱位。另外，胸锁乳突肌位于关节囊前部的内上侧，胸大肌在胸骨头及锁骨头和关节囊的前下部，在各肌的协调下，可加强关节的稳定。胸锁关节对肩肱关节的活动，起到一定的增加活动范围的作用。主要表现在上臂抬高时，锁骨有 40° 的抬高范围，上臂每抬高 10°，锁骨约抬高 4°；锁骨的抬高在上臂抬高最初的 90° 内完成。胸锁关节活动度虽少，但由于锁骨向后支撑肩部，从而扩大了上肢的活动范围。胸锁关节能沿垂直轴做前后活动，循矢状轴做上下运动，并绕额状轴做微小转动及环转运动。胸锁关节对肩肱关节活动影响较大，不能做关节融合。

胸锁关节脱位临床较少见，约占人体脱位的 1%。

【病因病机】

引起胸锁关节脱位的原因有：直接暴力、间接暴力和持续外力劳损等因素，以间接暴力多见。

**1. 直接暴力** 由暴力直接打击或冲击锁骨内侧端，使其向后、向下穿破关节囊，撕裂锁骨前后韧带，使锁骨内侧端向后、向下脱出，造成胸锁关节后脱位（图 7-5）。

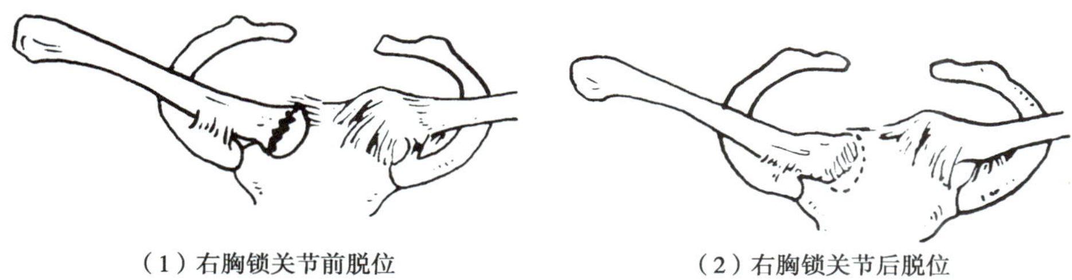

（1）右胸锁关节前脱位　（2）右胸锁关节后脱位

图 7-5 胸锁关节脱位

**2. 间接暴力** 暴力作用于肩部，使肩部急骤过度地向后、向下受力，外力经锁骨由外向内传导，以第一肋骨上缘为支点的杠杆作用，引起锁骨内侧端向上、向前脱出，关节囊和胸锁前韧带被撕裂，发生胸锁关节前脱位；若外力由肩的后上部向前下方作用，并经锁骨传至其内侧端，可导致胸锁关节后脱位。

**3. 劳损外力** 经常持续性的使锁骨过度外展，胸锁韧带受到慢性强力牵拉，会引起慢性胸锁关节脱位。

胸锁关节脱位的主要病理变化是关节移位、关节囊和胸锁韧带撕裂。有时会伴有胸锁韧带撕裂。胸骨后有大血管、气管及食管，后脱位严重时，可压迫纵隔内重要器官，产生压迫症状，引起呼吸困难，吞咽不利，甚至危及生命。

胸锁关节脱位临床中按发病时间，可分为新鲜脱位和陈旧性脱位；按损伤性质，可分为急性和慢性脱位；按脱位程度，可分为半脱位和全脱位两种；按暴力作用于肩部及锁骨内端脱出的方向，大致可分为前脱位和后脱位，前脱位多见，后脱位很少见，偶尔可见单纯性上脱位。

【诊断】

**1. 外伤史** 患者有明显外伤史。慢性劳损引起者，可无外伤史。

**2. 临床表现** 伤后局部肿胀、疼痛、压痛或有瘀斑。当锁骨内侧端移位于胸骨后侧时，会压迫气管引起呼吸困难，压迫食管及纵隔血管出现吞咽困难及血液循环受阻症状。

**3. 专科检查** 胸锁关节处高突或凹陷，两侧胸锁关节不对称，头倾向患侧，患侧肩部下垂，患肢功能障碍。前脱位时，锁骨内侧端向前突出及移位，常伴有异常活动。后脱位者，局部凹陷、肿胀不明显，触摸时，胸锁关节处空虚。

应注意与锁骨内侧端骨折相鉴别。

**4. 影像学检查** X线摄片可明确诊断和确定有无骨折。

【辨证治疗】

可根据发病时间、损伤性质、脱位程度及暴力作用的不同部位，结合局部和全身症状施行手法，辨证分期应用内服、外用药物治疗，结合适当固定和功能锻炼。

新鲜胸锁关节脱位复位较容易，但维持固定较困难，解除固定常遗留半脱位，但对功能影响不大，亦无痛苦。后脱位伴有气管或食管等压迫症状时，应紧急处理。慢性劳损性胸锁关节脱位，仅局部隆起，不妨碍功能者，不需特殊治疗。陈旧性或习惯性胸锁关节脱位，若无明显功能障碍和症状者，亦不需特殊治疗。如有疼痛，并影响功能者，可考虑采用锁骨内侧端切除术。任何内固定方法，都会影响关节活动，一般不宜采用。本章节仅介绍新鲜脱位的治疗。

### （一）手法复位

整复时取坐位，患者坐在板凳上，应在高度的后伸外旋和轻度外展肩关节的姿势下进行复位（与锁骨骨折的方法基本相同）。

**1. 前脱位** 患者取坐位，双手叉腰，助手用手牵拉住伤侧上臂上端，将肩关节外展牵引约2～3分钟，术者用拇指由前向后按压高突的锁骨内侧端即可复位。

**2. 后脱位** 患者取坐位，双手叉腰，术者站于患者背后，脚踏板凳上，用膝顶在后背两肩胛骨之间，同时两手分别牵住患者两肩向后、向外上牵拉，迫使患者挺胸而使之复位；或术者一手从背部向前推顶伤侧胸壁，一手牵住伤侧上臂上端将肩关节向外、向后外展牵引，即可复位。亦可令患者仰卧在床上，使两上肢下垂，在两肩胛骨之间垫一沙袋，两助手分别持续向外、向下牵引，术者用拇、示、中指捺住锁骨内侧端上提使之复位。

### （二）固定方法

胸锁关节脱位复位后的固定方法有：双圈固定法，与锁骨骨折固定方法相同；前“8”字绷带或石膏绷带固定法，于胸锁关节前加纸垫或棉垫，然后用前“8”字法固定，适用于前脱位；后“8”字绷带或石膏绷带固定法，适用于后脱位。固定时间为3～4周（图7-6）。

### （三）药物治疗

按损伤三期辨证治疗。初期局部瘀肿疼痛为主要表现者，宜活血化瘀、消肿止痛，可用复元活血汤、舒筋活血汤、肢伤一方、中华跌打丸、云南白药等内服。中期肿痛减轻后，宜舒筋活血，强壮筋骨，宜壮筋养血汤、跌打养营汤、补肾壮筋汤、伸筋丹等内服。后期体质虚弱者，宜补肾壮筋、补养气血，予左归丸、八珍汤或补中益气汤加减。慢性劳损而致脱位者，应重用补肝肾、强筋骨、养气血之品。如补肾壮筋汤、壮骨强筋汤、健步虎潜丸、仙灵骨葆胶囊等。后脱位者，整复后感胸闷、气促者，治用活血理气、宣肺止咳之药。

### （四）功能锻炼

早期复位固定后，即可进行肘、腕关节的屈伸功能锻炼，中后期解除固定后应逐渐进行肩关节功能锻炼，以恢复其功能。

### （五）其他疗法

胸锁关节后脱位会压迫气管、血管或食管而致“急症”。手法复位失败后，应立即进行切开复位，在无菌操作下，沿锁骨内侧端切口暴露锁骨内侧段，用无菌巾钳夹住锁骨近端处向外前方牵引使之复位。用两枚克氏针经过关节固定，针尾弯成钩状，以解除其压迫症状，4～6周拔除克氏针。

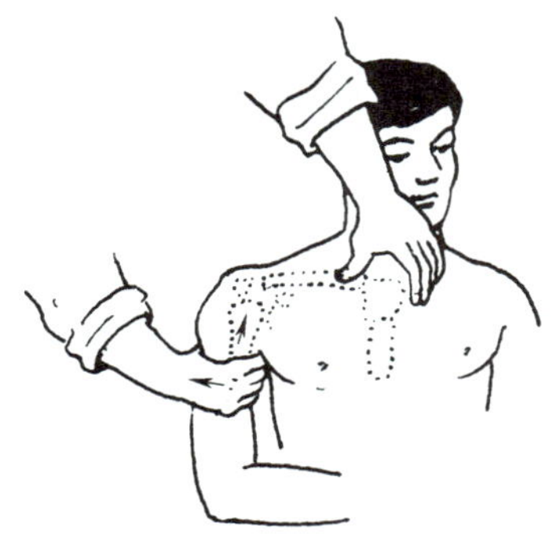

（1）前脱位复位法

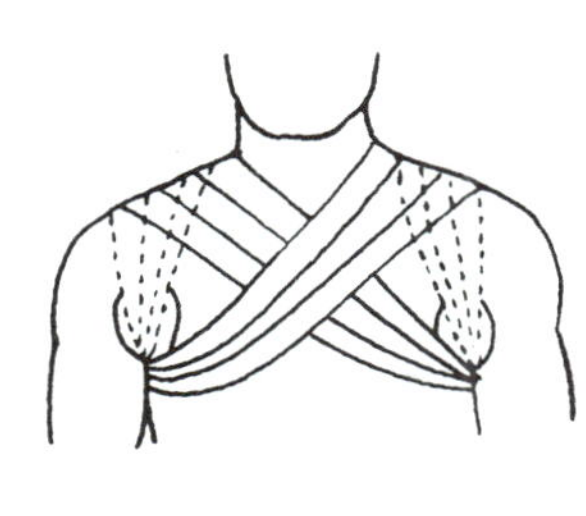

（2）前脱位，应用横“8”字石膏固定，交叉在胸锁关节前方

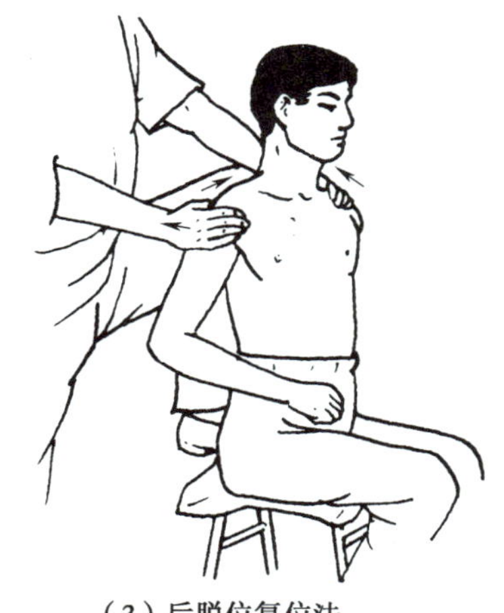

（3）后脱位复位法

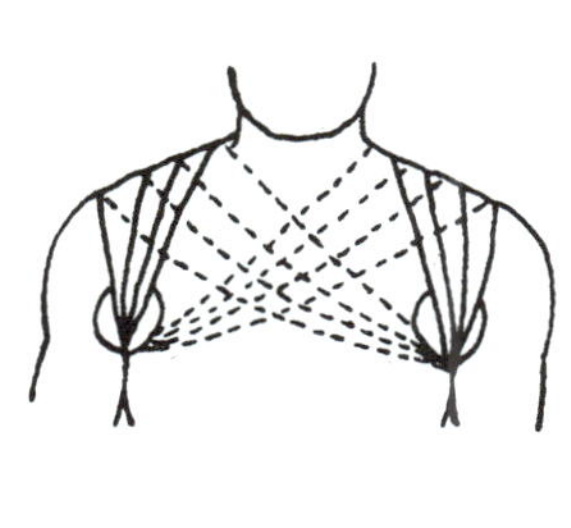

（4）后脱位，应用横“8”字石膏固定，交叉在背后

图 7-6 胸锁关节脱位整复及固定

## 第三节 肩锁关节脱位

肩锁关节是由锁骨外端和肩峰内端关节面组成，借着关节囊、肩锁韧带、三角肌、斜方肌肌腱附着部和喙锁韧带等连接组成。肩锁关节的稳定靠关节囊和肩锁、喙锁两条韧带，其中喙锁韧带尤为重要。肩锁关节脱位常有肩锁韧带和喙锁韧带撕裂。当肩锁韧带撕裂时只能引起半脱位，喙锁韧带断裂则发生全脱位，同时会伴有三角肌、斜方肌的撕裂。肩锁关节能否整复及整复后稳定性的维持，依赖于肩锁韧带和喙锁韧带撕裂的范围及程度，同时还依赖于肩锁关节囊、斜方肌和三角肌的损伤程度。

肩锁关节脱位临床较为多见，多发于青壮年，男性多于女性。

【病因病机】

肩锁关节脱位多由直接暴力所致，当肩关节处于外展、内旋位时，外力由上向下冲击肩峰部会导致脱位。亦有间接暴力所致者，在间接暴力作用下过度向下牵拉肩关节可引起脱位。根据其解剖结构和受伤机制，肩锁关节脱位可分为半脱位和全脱位两种。半脱位仅肩锁关节囊和肩锁韧带撕裂；全脱位时，喙锁韧带亦撕裂，锁骨外端与肩峰完全分离，并明显向上移位，严重影响患侧上肢功能（图 7-7）。

【诊断】

**1. 外伤史** 患者有明显外伤史。

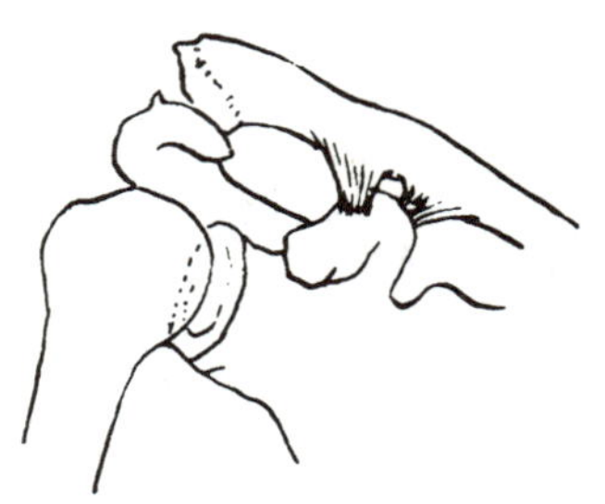
（1）肩锁韧带破裂，但喙锁韧带完整，显示半脱位

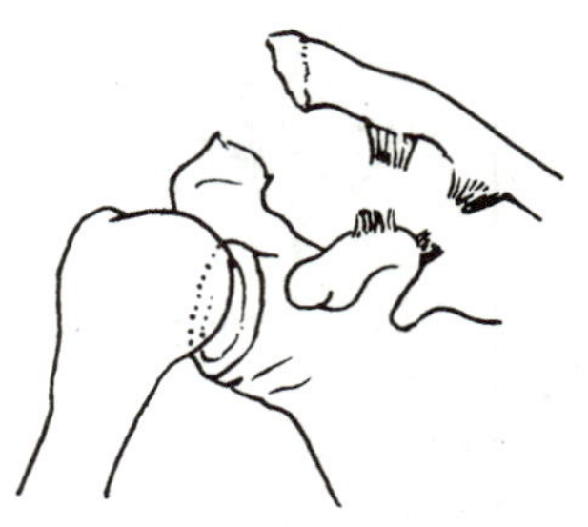
（2）肩锁与喙锁韧带同时破裂，显示全脱位

图 7-7 肩锁关节脱位

**2. 临床表现** 伤后局部疼痛、压痛、肿胀，肩关节功能障碍。

**3. 专科检查** 半脱位时，锁骨外侧端向上移位，肩峰与锁骨不在同一水平面上，可触摸到高低不平的肩锁关节。双侧对比，被动活动时，患侧锁骨外侧端活动范围增大。对半脱位的诊断要仔细，切勿误诊为肩部伤筋。

全脱位时，可见锁骨外侧端隆起，畸形明显，患侧上肢外展，上举活动困难。检查时，肩锁关节处可摸到凹陷，按压隆起处有明显弹跳征，如按琴键。

**4. 影像学检查** 半脱位时，X 线检查可发现锁骨外侧端轻度向上翘起，肩锁关节间隙略有增宽；在诊断困难时，还可让患者两手分别提约 2.5kg 的重物，同时摄双侧肩锁关节正位片对比，可发现患侧锁骨外侧端与肩峰之间的距离较健侧增宽（图 7-8）。

全脱位时，可见锁骨外侧端上移，喙锁间隙距离增宽，当宽度大于 5mm 时，说明喙锁韧带完全断裂。在 4mm 以下者，说明喙锁韧带只是受到扭伤或牵拉伤。

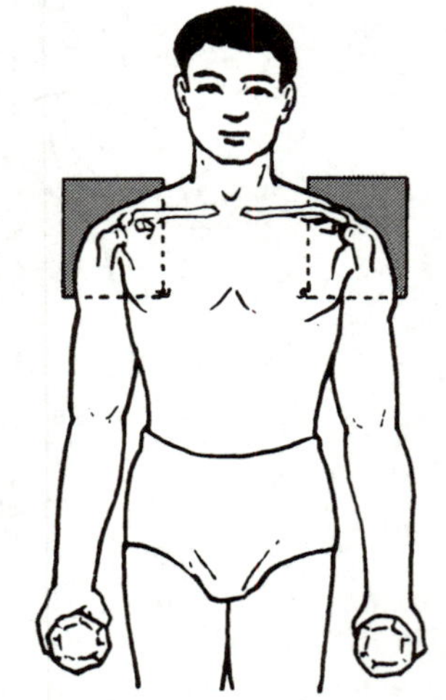
图 7-8 肩锁关节半脱位时，双手提重物拍摄双侧肩锁关节照片

【辨证论治】

肩锁关节脱位手法复位较容易，但复位后维持其对位困难，全脱位经手法复位和外固定，效果多不满意。故辨证治疗时，在准确复位的基础上要给予有效固定（或手术切开内固定），根据损伤三期进行辨证用药，内治外治相结合，适当配合功能锻炼，促进脱位早期修复。

### （一）手法复位

患者取坐位，患侧肘关节屈曲，术者一手将伤侧肘部上托，一手用力下压突起的锁骨外侧端，即可复位。

### （二）固定方法

**1. 胶布固定法** 复位后，患侧肘关节屈肘 90°，在肩锁关节锁骨外侧端处，放高低纸压垫，同时在肩锁关节、肘关节背侧及腋部放置棉垫，然后用 3～6cm 宽胶布，自患侧胸锁关节下斜向肩锁关节处，沿上臂纵轴向下绕过肘关节反折，顺上臂向上，再经过肩锁关节处，向下拉到同侧肩胛下角内侧以粘固。亦可用宽 6cm 胶布沿上臂纵轴，绕住锁骨远端与肘关节。前臂以颈腕带悬吊胸前，固定时间 5～6 周（图 7-9）。

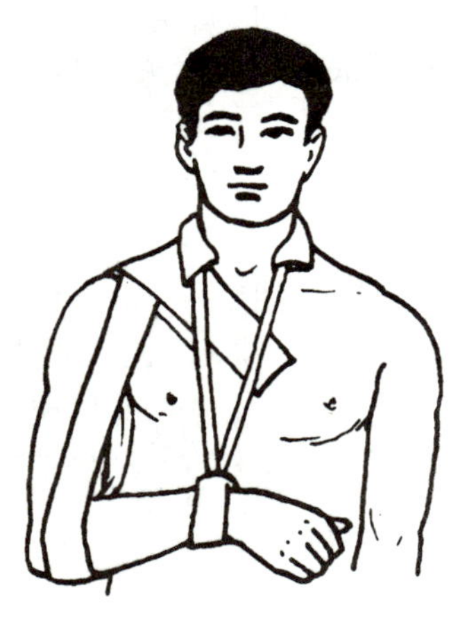
图 7-9 肩锁关节脱位胶布固定法

**2. 石膏腰围及压迫带固定法** 患者取直立位，双上肢上举，先上石膏腰围，上缘齐乳头平面，下缘至髂前上棘稍下部，腰围前后各装一腰带铁扣，待石膏凝固干透后，在肩锁关节、锁

骨外侧端处放高低垫，然后用厚毡一块置于锁骨外侧端隆起处，再用宽 3～5cm 皮带或帆布带，通过患肩所放置的厚毡上，将带子两端系于石膏腰围的铁扣上，适当用力拉紧，使分离的锁骨外端与肩峰接近同一平面，经 X 线摄片无误后，再用三角巾将患肢悬吊于胸前。

### （三）药物治疗

初期患者肩部瘀肿、疼痛者，宜活血祛瘀，消肿止痛，以舒筋活血汤、伤肢一方内服；中期肿痛减轻，宜舒筋活血，强壮筋骨，可用壮筋养血汤、跌打养营汤等内服；后期症状基本消失，宜补肝肾、壮筋骨，舒筋活络，以补肾壮筋汤加减内服。

损伤后期，关节功能障碍者，常选用上肢损伤洗方或八仙逍遥汤熏洗。亦可用舒筋药水配合推拿按摩治疗。

### （四）功能锻炼

早期开始固定期间，做腕指关节活动。中后期多在固定 5～6 周后，开始主动活动肩关节，先做肩关节前屈、后伸活动，逐渐做外旋、内旋、外展、内收及上举等动作。活动范围由小到大，用力逐渐加强。内固定术可靠后，允许在闭合复位前进行功能锻炼。但无论内、外固定，功能锻炼均要适度，需防止粗暴被动活动。

### （五）其他疗法

对于新鲜肩锁关节全脱位，如果患者年轻，活动量较大，不能忍受长时间外固定治疗，又要求恢复正常外形者，或经外固定不能维持对位且有持续性疼痛和影响肩关节功能者，可采用手术切开复位，用两根细克氏针交叉固定肩锁关节。亦可用带垫圈的加压螺钉固定喙突与锁骨的外侧端，同时行肩锁及喙锁韧带修复治疗。

陈旧性肩锁关节脱位，若仅有脱位，而无明显功能障碍者，则不需治疗，如有明显疼痛和功能障碍者，则可考虑手术治疗。其方法为：①用阔筋膜修复喙锁韧带，同时用螺丝钉固定肩锁关节。②锁骨外侧端切除术，适用于肩关节外展时疼痛者。虽术后外展功能得到改善，但力量较弱。③用细克氏针交叉固定肩锁关节，同时将喙突从基底部切断，连同附着的肌肉移位于锁骨上，用螺丝钉将其固定。

## 第四节 肩关节脱位

肩关节脱位，又称肩肱关节脱位。中医学称为“肩胛骨出”“肩骨脱臼”“肩膊骨出向”等。

肩关节由肩胛骨的关节盂与肱骨头构成，关节盂小而浅，肱骨头大，呈半球形，其关节盂约为肱骨头关节面的 1/4～1/3，关节囊和韧带薄弱松弛，关节囊前下方缺少坚强的韧带和肌肉保护。肩关节的运动在全身关节中程度最大、范围最广，能使上臂做前屈、后伸、上举、内收、外展及内外旋等各方面的活动。因为受其解剖结构及生理功能影响，所以肩关节存在不稳定因素。

肩关节脱位占全身关节脱位近 50%。多发于 20～50 岁的青壮年，男多于女，是临床中最常见的关节脱位。

【病因病机】

根据脱位的时间长短和脱位次数的多少，肩关节脱位可分为新鲜性、陈旧性和习惯性脱位三种。根据脱位后肱骨头所在的位置，又可分为前脱位、后脱位两种。前脱位又可分为喙突下、盂下、锁骨下及胸腔内脱位，其中以喙突下脱位最多见，后脱位极少见（图 7-10）。

### （一）新鲜外伤性肩关节脱位

新鲜外伤性肩关节脱位的病因有直接暴力和间接暴力两种，多由间接暴力引起，极少数为直接暴力所致。

**1. 直接暴力** 多因打击或冲撞等外力直接作用于肩关节而引起。在上臂外展背伸时，外力

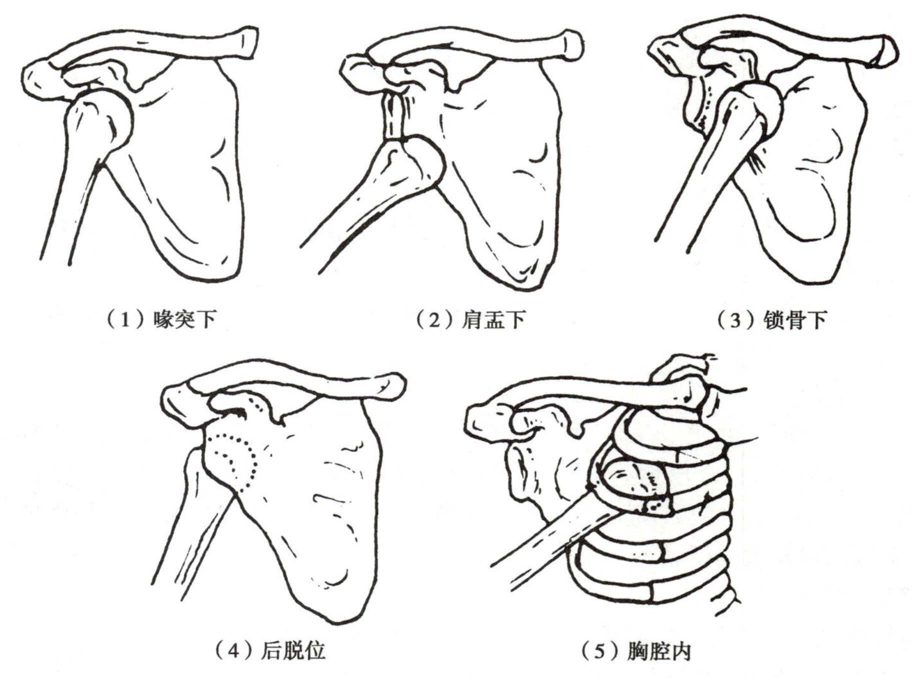


图 7-10 肩关节脱位的类型

作用于肩后，可致肩关节前脱位；如暴力直接从前方损伤肩关节，肱骨头可因过度内收、内旋冲破关节囊后壁，滑入肩胛冈下，致肩关节后脱位；在上臂高度外展时，外力作用于肩上方，会导致肩关节盂下脱位。

**2. 间接暴力** 可分为传达暴力与杠杆作用两种。

（1）传达暴力：当患者侧向跌倒时，上肢呈高度外展、外旋位，手掌向下撑地，暴力由掌面沿肱骨纵轴向上传达到肱骨头，使肱骨头可能冲破较薄弱的肩关节囊前壁，形成前脱位；若肱骨头向前滑出至喙突下间隙，形成喙突下脱位，此脱位较为多见；若暴力继续向上传达，肱骨头可能被推至锁骨下部，成为锁骨下脱位；如暴力强大，则肱骨头可冲破肋间肌进入胸腔，形成胸腔内脱位；若跌倒时，上臂呈内旋前屈位，以手或肘部着地，外力沿肱骨干向上传导，致肱骨头冲破后侧关节囊，形成肩关节后脱位，使肱骨头移位于关节盂后，在肩峰下或肩胛冈下，此型较少见。

（2）杠杆作用：当上肢过度上举、外旋、外展时向下跌倒，肱骨外科颈受到肩峰冲击成为杠杆的支点，由于杠杆作用，迫使肱骨头冲破关节囊向前下部滑脱，先造成盂下脱位，后经胸大肌和肩胛下肌的牵拉，而滑至肩前形成喙突下脱位。

肩关节脱位的病理变化，主要是关节囊撕裂及肱骨头移位，肩关节周围的软组织可发生不同程度的损伤，或合并肩胛盂边缘骨折、肱骨头骨折和肱骨大结节撕脱骨折，甚至外科颈骨折。其中，前脱位可合并肩胛盂前或下缘骨折，后脱位可合并关节盂后缘撕脱骨折；而前脱位发生在后外侧可合并肱骨头凹陷性骨折，后脱位发生在前内侧可合并肱骨头压缩性骨折。其中肱骨大结节撕脱骨折较为常见，有 30%～40% 的患者合并大结节撕脱骨折。偶可见腋神经、臂丛神经损伤，合并血管损伤更为少见。

### （二）陈旧性肩关节脱位

肩关节陈旧性脱位，是由于新鲜肩关节脱位处理不及时或不当，超过 3 周者。主要病理变化是关节周围和关节内血肿机化，大量纤维性瘢痕结缔组织充满关节腔内、外，形成坚硬的实质性纤维结节，并与关节盂、肩袖（冈上肌、冈下肌、小圆肌、肩胛下肌）和三角肌紧密粘连，以固定脱位后的肱骨头；关节囊的破裂口，被瘢痕组织封闭，并与肌肉组织粘连，使肱骨头回纳原位困难；挛缩的三角肌、肩胛下肌、背阔肌、大圆肌及胸大肌亦阻碍肱骨头复位；若合并肱骨头大结节撕脱骨折的，骨块畸形愈合，大量骨痂引起关节周围骨化，导致关节更不易复位。

### （三）习惯性肩关节前脱位

习惯性肩关节前脱位的原因是多方面的，其中有先天性发育不良或缺陷，如肱骨头发育不良，关节盂前缘缺损，关节囊前壁薄弱、松弛，首次脱位治疗不当等，而外伤是本病的主要因素。其主要病理改变是关节囊前壁撕破，关节盂或盂缘撕脱，肱骨头后侧凹陷性骨折，由于处理不当，以上组织未得到修复，而发生畸形愈合，可发生再脱位。盂唇前缘撕脱与肱骨头后侧塌陷者，亦易发生二次或多次脱位。肩关节在外旋 50°～70° 的正位 X 线片上，可见到肱骨头的缺损阴影，或见到先天性肩关节发育不良或缺陷等。在上述病理变化基础上遭受轻微外力，如穿衣、举臂、打哈欠等，即可发生脱位。

### （四）肩关节后脱位

肩关节后脱位极少见，可由间接暴力或直接暴力所致，以后者居多，如暴力直接从前方损伤肩关节，当肩关节前面受到直接冲击力，肱骨头可因过度内收、内旋冲破关节囊后壁，滑入肩胛冈下，形成后脱位。或间接暴力，跌倒时手掌着地，肱骨头极度内旋，地面的反作用力继续向上传导，也可使肱骨头向后脱出。其主要病理变化是关节囊和关节盂后缘撕脱。另外，有时伴关节盂后缘撕脱骨折及肱骨头前内侧压缩性骨折，使肱骨头移位于关节盂后，在肩峰下或肩胛冈下。

## 【诊断】

### （一）外伤史

有明显外伤史，或既往有习惯性脱位史，稍受外力作用即复发脱位。

### （二）临床表现

肩部疼痛、肿胀、功能活动障碍，若合并肱骨大结节撕脱骨折时，局部肿痛更甚，或有瘀斑。

### （三）专科检查

脱位类型不同，其表现不一。

**1. 前脱位** 新鲜性脱位患者常以健侧手托患侧前臂，紧贴胸壁，防止肩部活动引起疼痛。患肩失去圆形膨隆外形，呈“方肩”畸形。

检查触诊时，肩峰下关节盂空虚，可在喙突下、腋窝内或锁骨下扪及肱骨头。伤臂弹性固定于肩关节外展 20°～30° 位。搭肩试验（Dugas 征）阳性。直尺试验（Hamilton 征）阳性。

**2. 后脱位** 肩关节后脱位不仅少见，也是所有大关节脱位中最易漏诊的脱位，仅有肩部前方暴力作用受伤史，但外观畸形不典型，喙突突出明显，肩前部塌陷扁平。

检查时，触摸肩部前侧空虚，可在肩关节后方触到脱出的肱骨头，上臂呈轻度外展及明显内旋畸形。

**3. 陈旧性肩关节脱位** 根据以往外伤史，脱位时间超过 3 周者，肿胀消退或基本消退，患侧的三角肌萎缩，“方肩”畸形更为明显，在盂下、喙突下或锁骨下可摸到肱骨头，肩关节的各方向运动均有不同程度的受限，或稍有代偿。搭肩试验、直尺试验阳性。

**4. 习惯性肩关节脱位** 有多次脱位史，脱位时疼痛多不剧烈。肩关节活动仍有障碍，久之可致肩部周围肌肉萎缩，有明显畸形。肩关节遭到轻微外力，外展、外旋、后伸时，稍一活动即可发生脱位。

### （四）影像学检查

**1. 前脱位** 摄肩关节正位和穿胸侧位 X 线片可确诊，并可了解是否有骨折发生。

**2. 后脱位** X 线摄片，摄肩部上下位或头脚位 X 线片，可明确肱骨头向后脱位。肩部前后位摄片，有时肱骨头刚好脱落在关节盂后方，又未显示重影，易延误诊断，不应采用。

**3. 习惯性肩关节脱位** X 线摄片，摄肩前、后位及上臂 60°～70° 内旋位，或上臂 50°～70° 外旋位，可明确肱骨头后侧是否有缺损。

### （五）合并症

**1. 肱骨大结节骨折** 合并肱骨大结节撕脱骨折者，其肿痛症状比单纯脱位更甚，可在肱骨头处扪及骨折块及骨擦音。

**2. 肱骨外科颈骨折** 合并肱骨外科颈骨折时，疼痛、肿胀更为严重。检查时可闻及骨擦音，X线摄片可明确诊断及了解骨折移位情况。临床上有时难以鉴别。

**3. 冈上肌肌腱断裂** 肩关节脱位时因疼痛和功能障碍常无法发现冈上肌肌腱断裂，多是在解除外固定后，而见患肩不能自主外展，但在健侧手的帮助下，外展30°～60°后，患肩又可继续上举，这一特殊体征有助于冈上肌肌腱断裂的诊断。

**4. 肱二头肌长腱撕脱** 临床上往往无明显症状，只是在复位时，有软组织嵌插于关节盂与肱骨头之间而妨碍复位（图7-11）。

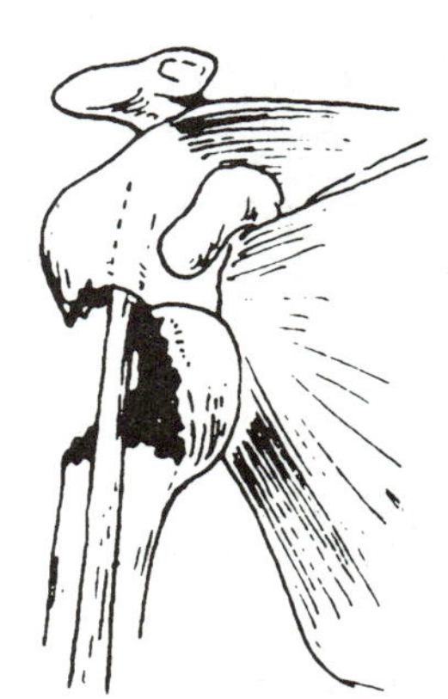

（1）肱二头肌长头腱脱位，妨碍肱骨头复位

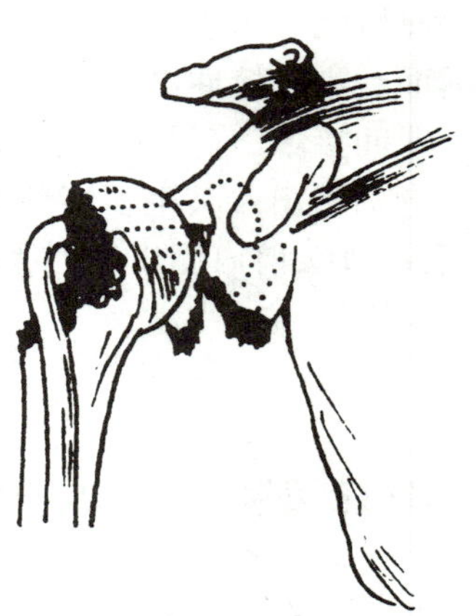

（2）肱二头肌长头腱滑到骨头的后侧

图7-11 肱二头肌长头腱妨碍肩关节前脱位整复示意图

**5. 血管、神经损伤** 肩关节脱位时，易遭受牵拉伤的是腋神经。腋神经损伤后，可见三角肌瘫痪，肩部前外、后侧的皮肤感觉消失。血管损伤后前臂及手部发冷和发绀，桡动脉搏动持续减弱或消失。

**【辨证治疗】**

新鲜的肩关节脱位，可根据不同类型采用得当的手法复位，给予适当固定，一般都能成功。在手法复位基础上，以损伤早、中、后三期不同机制辨证用药，对大结节骨折、腋神经及血管受压，往往可随脱位整复，骨折亦随之复位，神经、血管受压解除；陈旧性脱位，先试行手法复位，若不能复位，则根据年龄、职业及其他情况，考虑手术治疗；合并肱骨外科颈骨折，新鲜者，可先行手法复位，若复位不成功者，可考虑切开复位内固定；习惯性脱位者，可做关节囊缩紧术。无论手法复位、固定或手术切开内固定，均应注重配合功能锻炼，以利损伤的早期修复。

### （一）手法复位

**1. 新鲜外伤性肩关节脱位** 新鲜肩关节脱位应争取早期行手法复位，早期局部瘀肿、疼痛与肌肉痉挛等症状较轻，一般不需要麻醉，可给予止痛剂（常用口服止痛药如吗啡、针剂如哌替啶等）后施行手法，易复位成功。若脱位超过24小时者，可选用血肿内麻醉，或针刺麻醉后配合按摩手法，以松解痉挛的肌肉，再行手法复位。复位的手法较多，下面介绍几种常用方法。

（1）拔伸足蹬法：亦称手牵足蹬法，令患者仰卧于床上，用拳头大的棉垫置于患侧腋下，以保护软组织，也可不用。术者立于患侧，两手握住患肢腕部，并用近于患侧的一足抵于腋窝内，即右侧脱位术者用右足，左侧用左足，在肩关节外旋、稍外展位沿患肢纵轴方向用力缓慢拔伸，继而徐徐将患肢内收、内旋，利用足跟、足背外侧为支点的杠杆作用，将肱骨头撬挤于关节盂内，当有入臼声时，即复位成功。复位时，足蹬不可使用暴力，以免损伤腋部血管、神经。若复位不成功时，应考虑是否有肱二头肌长头腱阻碍而不能复位，可将患肢向内、外旋转，使肱骨头绕过肱二头肌长头腱后，再按上法复位（图7-12）。

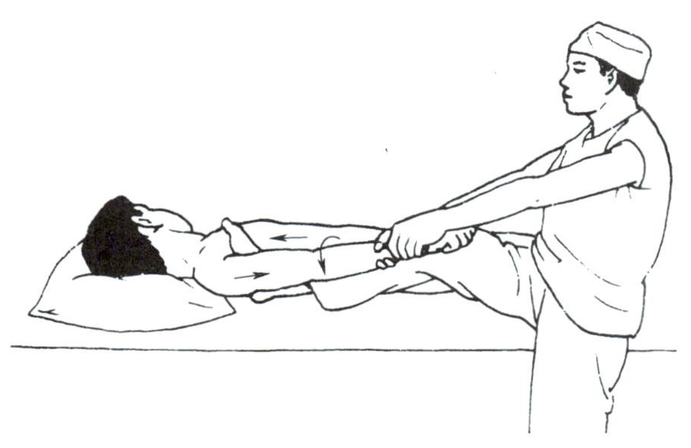

图7-12 拔伸足蹬法

**知识链接**

**古代医书记载的手牵足蹬法**

《普济方·折伤门》记载："用软绢如拳大，抵于腋窝内，用人脚蹬定，拿病人手腕近肋，用力倒身扯拽，可再用手按其肩上，用力往下推之。"

（2）牵引推拿法：患者仰卧，一助手用布带绕过胸部向健侧牵拉，第二助手用布带绕过腋下向上、向外牵引，第三助手两手紧握患肢腕部，外旋、向下徐缓用力，持续不断地牵引，可使肱骨头自动复位。若不能复位，术者可用一手拇指或手掌根部由前上方向外下方，将肱骨头推进关节盂内，即复位成功。第三助手牵引时，应多做旋转活动，以利复位（图7-13）。

（3）椅背复位法：让患者坐在靠背椅上，用棉垫或衣物置于腋部，以保护腋下血管、神经，防止损伤。将患肢放在椅背外侧，腋肋紧靠椅背，一助手扶助患者和椅背，术者握住患肢，先外展、外旋拔伸牵引，再慢慢内收将患肢下垂，然后内旋屈肘，即可复位。此法是应用椅背为杠杆支点，整复肩关节脱位的方法。适用于肌肉不发达，肌力较弱的肩关节脱位（图7-14）。

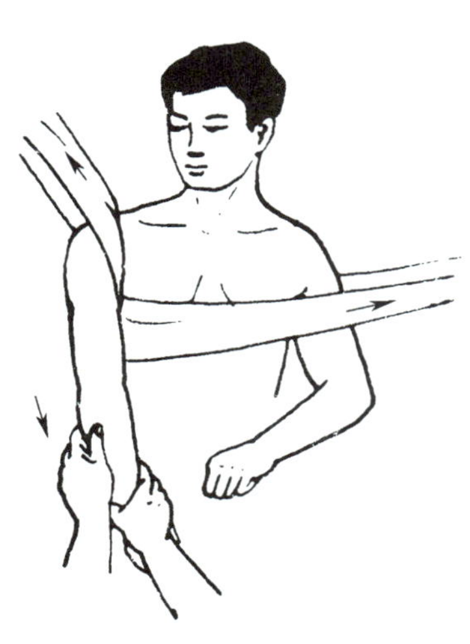

图7-13 牵引推拿法

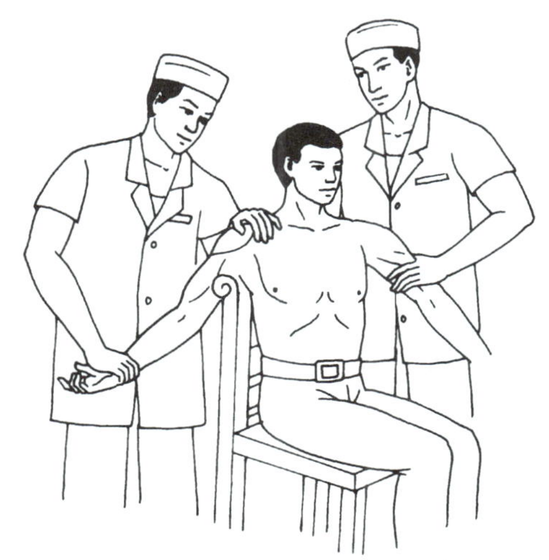

图7-14 椅背复位法示意图

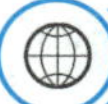

知识链接

**古代医书记载的椅背复位法**

《仙授理伤续断秘方》记载："凡肩甲骨出，相度如何整，用椅当圈住胁，仍以软衣被盛簟，使一人捉定，两人拔伸，却坠下手腕，又着曲着手腕，绢片缚之。"

（4）拔伸托入法：患者取坐位，术者立于患肩外侧，以两手拇指压其肩峰，其余四肢插入腋窝把住肱骨上端内侧，第一助手站在患者健侧肩后，两手于患肩腋下斜行环抱固定患者做反牵引，第二助手一手握住患侧肘部，一手握腕上部，外展外旋，由轻到重地向下方拔伸牵引，术者同时双手将肱骨头向外上方勾托。第二助手逐渐将患肢向内收、内旋牵引，直至肱骨头有回纳感觉，复位即告完成。此法安全易行，适用于各型肩关节脱位（图7-15）。

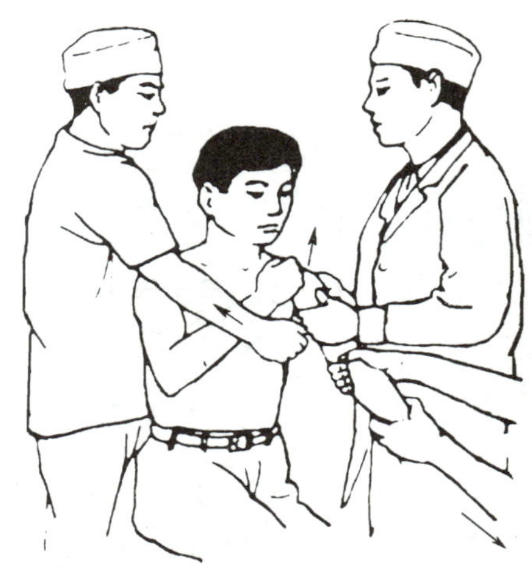

图7-15　拔伸托入法

知识链接

**古代医书记载的拔伸托入法**

清代医家胡廷光在《伤科汇纂》中引《陈氏秘传》载："肩膊骨出臼……如右手出者医者以左手叉病人右手，却以手掌推其腋，用手略牵伸其手，如骨向上，以手托上。"

（5）膝顶推拉法：患者坐在凳上，术者立于患侧。左侧脱位，术者左足立地，右足踏于患者坐凳上；右侧脱位，右足立地，左足踏于患者坐凳上。将患肢外展80°～90°，并以揽腰状绕过术者身后，一手握住患侧手腕，紧贴于腰胯上，另一手掌置于肩峰处，将踏凳一侧的膝关节屈曲小于90°，膝部顶于患侧腋窝，将脱位肱骨头向上用力一顶，握患侧手腕的手向下牵引，手拉膝顶，即可复位。此法适用于脱位时间短，肌力较弱的患者，不需助手协助（图7-16）。

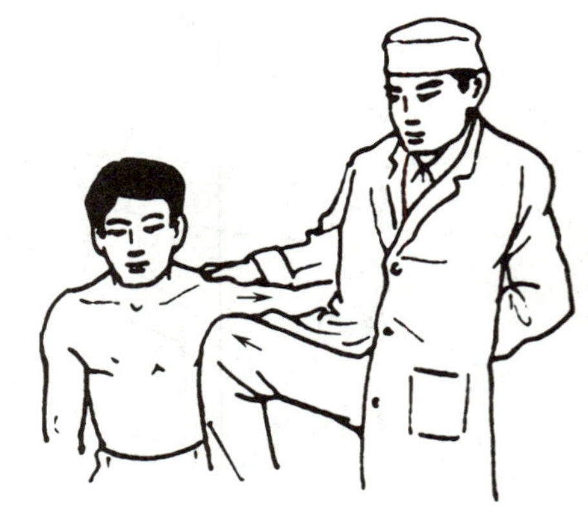

图7-16　膝顶推拉法

（6）牵引回旋法：患者仰卧或坐位，术者立于患侧，以右肩关节脱位为例。术者以右手握住患侧肘部，左手握住腕上部，将患侧肘关节屈曲，右手沿上臂方向向下徐徐牵引，同时轻度外展、外旋上臂，以松弛三角肌、喙肱肌、胸

大肌等肌肉的紧张，将肱骨头拉到关节盂前上缘。在上臂外旋牵引下，逐渐内收其肘部，使之与前下胸壁相接，使肩胛肌等亦松弛，此时肱骨头已由关节盂的前上缘向外移动，至关节囊的破口处，再使上臂高度内收，同时将上臂内旋，会有“咯噔”的入臼声。此法适用于肌力较弱的患者或习惯性脱位者。整复时因应力较大，肱骨颈受到相当大的扭转力，若用力过猛，可引起肱骨外科颈骨折，尤其是骨质疏松的老年患者。因此操作时应注意，宜轻稳和谨慎（图 7-17）。

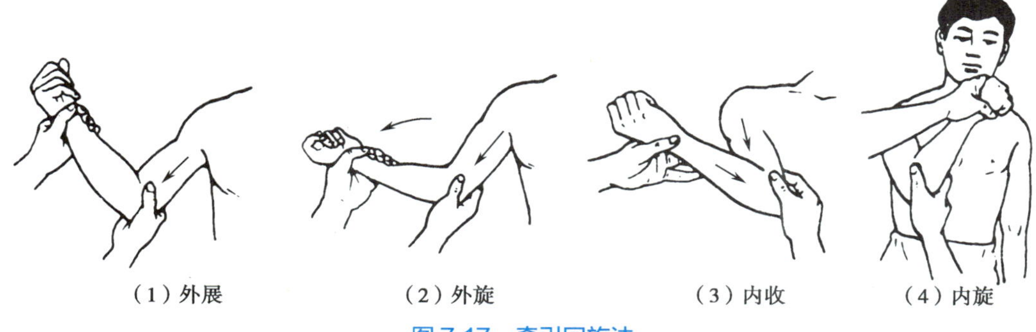


图 7-17 牵引回旋法

采用上述手法复位时，要注意内收、内旋要缓慢，过快易引起骨折发生，特别是椅背复位法。同时肩关节脱位一经整复后，须立即检查冈上肌是否完整，腋神经及肱二头肌有无损伤，以及有无其他并发症的发生。

**2. 陈旧性肩关节脱位** 手法复位仍是首选方法。但必须严格掌握适应证和禁忌证，否则操作不当，会造成肱骨外科颈骨折、臂丛神经损伤等严重并发症。故临床中应根据患者的具体情况，认真分析、研究，区别对待。脱位时间较长的老年患者，若无任何临床症状，可不采取任何治疗。年龄在 50 岁左右、体质强壮，脱位超过 2 个月，肩关节外展可达 70°～80°，不愿行整复或手术治疗者，亦可听其自然，不作治疗。对脱位时间超过 2～4 个月，伴有骨折或大量瘢痕组织形成的年轻患者，不宜采用手法复位，应行切开复位。

（1）适应证与禁忌证：陈旧性肩关节前脱位者，若年轻体壮，3 个月以内无明显骨质疏松，脱位的肩关节仍有一定活动范围，经 X 线摄片证实无合并骨折，或关节内外无骨化，无合并血管、神经损伤，可施行手法复位。反之，年老体弱、骨质疏松者，脱位 3 个月以上，或脱位关节固定不动，或合并骨折、关节内骨化及血管、神经损伤者，禁用手法整复。

（2）复位前准备与复位：在复位前，当先做肩关节外展牵引。成人用尺骨鹰嘴牵引，儿童可选用皮肤牵引，时间 1～2 周，质量 3～4kg，儿童酌减，使脱出的肱骨头牵拉到关节盂边缘，以利于复位。牵引期间，每天可配合推拿、按摩、中药熏洗，以解除肩关节周围肌肉的痉挛，松解关节周围的组织粘连。若脱位时间短，关节活动受限轻者，可不做持续牵引。经牵引、推拿、中药熏洗，舒筋解凝后，进行整复。整复前，患者仰卧于手术床上，在全麻或高位硬膜外麻醉下，助手固定双肩，术者一手握患肢肘部，一手握伤肢手腕部，做肩关节屈伸、内收、外展、旋转等各方向活动，要耐心、细致，动作持续有力，范围由小到大，进一步使粘连组织和痉挛肌肉彻底松解，使肱骨头活动至关节盂边缘，以便手法复位。注意在松解粘连时，切不可粗暴过急，以免引起骨折或血管神经损伤。常用的复位手法如下。

1）卧位杠杆复位法：患者取仰卧位，在全身麻醉下，由术者与助手四人完成。操作时，第一助手用宽布带拦住患者胸廓向健侧牵引；第二助手一手扶竖立于手术床旁边置于患侧腋下的木棍，另一手固定肩部；第三助手双手牵住患肢腕上部，牵引下逐渐外展 120° 左右，术者双手环握住肱骨上端，三个助手一同用力，第三助手在牵引下徐徐内收患肢，术者同时双手将握住的肱骨上端向外上方用力牵拉，利用木棍为杠杆支点，迫使肱骨头复位（图 7-18）。

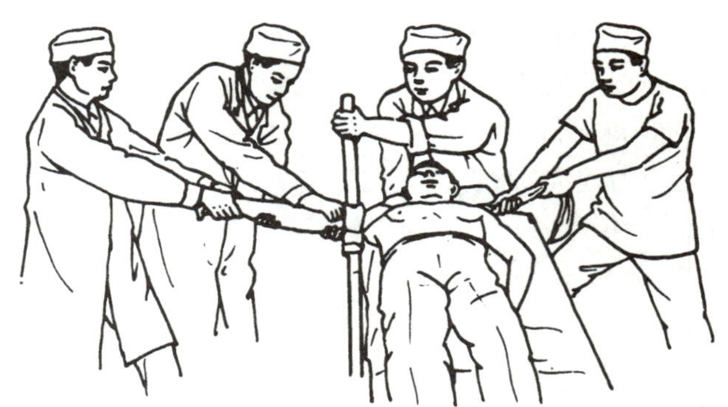

图 7-18 陈旧性肩关节前脱位卧位杠杆复位法

注意复位时，木棍接触腋下处，用棉花、绷带缠绕，以免伤及皮肤肌肉，动作要缓慢细致，密切配合，防止造成肱骨外科颈骨折及血管、神经损伤。

2）立位杠杆复位法：患者取坐位，在局部麻醉下，两助手分别立于患侧前、后，用圆木棍（硬木制成，直径 3.5～4cm，中段缠绕棉花纱布，约 20cm 宽）置于患侧腋下，两助手用肘部抬住木棍向上抬，使患肩处于抬肩位。术者站于患侧，双手分别握住患臂中下部，使患肢外展 45°，并用力向下拔伸，同时逐渐摇转上臂，肱骨头松动后，第二助手拿掉木棍，第一助手于健侧双手交叉扣紧，抱住患侧胸廓腋下部，固定身体不向患侧倾斜。术者一手继续握住患肢上臂中部进行拔伸牵引，另一手拇指顶于患侧肩峰，余四指插于患侧腋下提托肱骨头，同时外旋，逐渐内收上臂，听到入臼声，即已复位。

用杠杆复位法复位时，因其支撑点较硬，内收要极慢，不要操之过急，动作快易引起骨折发生。

**3. 习惯性脱位** 习惯性脱位，一般能自行复位，或施行轻手法即能复位，参考新鲜脱位复位手法。

**4. 肩关节后脱位** 肩关节后脱位治疗比较简单，可参照前脱位牵引推拿法。将上臂轻度前屈、外旋牵引，肱骨头即能复位。

**5. 肩关节前脱位合并症**

（1）合并肱骨大结节骨折：合并肱骨大结节骨折时，当先行肩关节脱位复位，大块骨块往往可随脱位整复而得到复位。骨块小的，则可能在整复后，骨折块被嵌入关节腔，可通过手术切开复位，摘除骨块。

（2）合并肱骨外科颈骨折：本症在治疗上有一定难度，应先整复脱位，再整复骨折。整复时，采用外展牵引推拿手法，一助手用布单拦住患侧胸廓部向健侧牵引，另一助手双手握住伤肢手腕部稍外展，徐徐用力牵引。术者一手从腋下用拇指向外上方推挤脱位的肱骨头，在继续牵引和拇指推挤下，另一手放于肩峰对抗压力使肱骨头归臼复位，助手继续维持牵引进行固定。若上法复位困难，未能成功，可使用足蹬拔伸法。若再失败，则采用持续牵引法（图 7-19）。

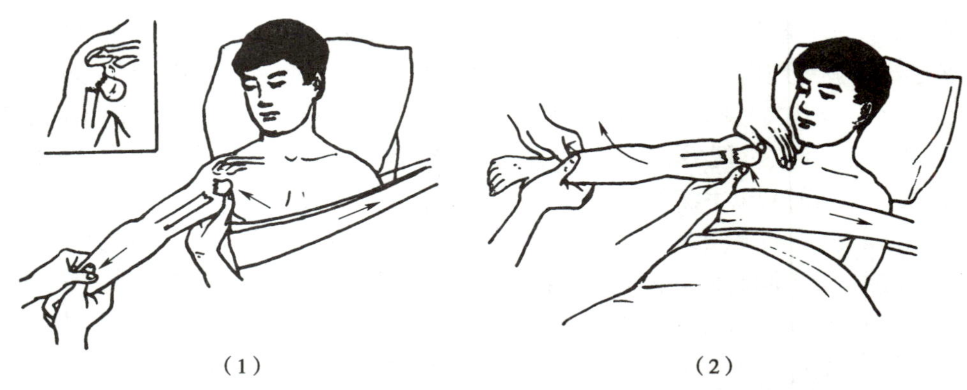

（1）　（2）

图 7-19 肩关节脱位合并肱骨外科颈骨折外展牵引推拿法

6. **复位标准**

(1) 复位后搭肩试验阴性。

(2)"方肩"畸形消失。

(3) 患者腋窝下、喙突下、锁骨下已摸不到脱位的肱骨头。

(4) 肩关节能否做被动活动。

(5) X线检查显示肩关节已复位。

## (二)固定方法

复位后常选用胸壁带固定,即将患肢肘关节屈曲60°~90°,上臂保持在内收、内旋位,前臂依附胸前,用颈腕带或三角巾悬吊在胸前,用绷带把上臂固定在胸壁上。固定时间为2~3周。固定时,为了保护皮肤,可在腋下和肘部内侧放置棉垫,将胸壁与上臂内侧皮肤隔开后,再缠绷带。固定后,应当限制肩关节外展、外旋活动。通过充分固定,以利于破裂的关节囊修复,并可预防以后形成习惯性脱位(图7-20)。

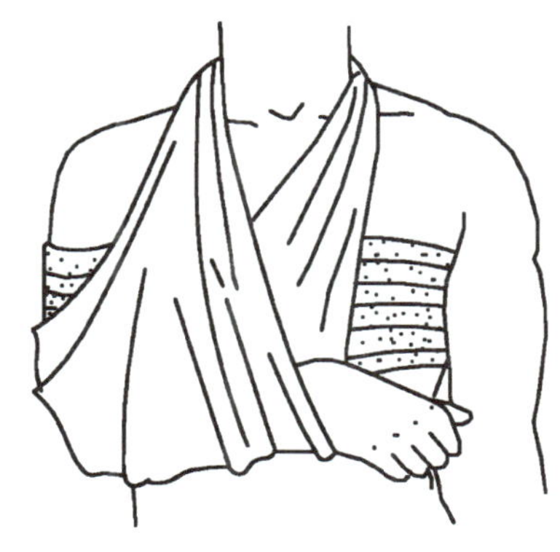

图7-20 肩关节前脱位整复后固定法

肩关节脱位合并肱骨外科颈骨折者,复位后参照肱骨外科颈骨折的治疗方法进行处理。

## (三)药物治疗

新鲜脱位初期,患肩瘀肿、疼痛甚者,治宜活血祛瘀、消肿止痛,可内服舒筋活血汤、伤肢一方或活血止痛汤等。中期肿痛减轻,宜舒筋活血、强壮筋骨,服壮筋养血汤、补肾壮筋汤等。后期体质虚弱者,当以补肝肾、益气血为主,服补肾壮筋汤、八珍汤、补中益气汤等。外治初期,肿痛较剧者,可用消肿散、活血散、消肿膏外敷。若瘀血不散,瘀而化热,红肿热痛者,可敷金黄膏、双柏散等。中期1~2周后,可用舒筋活血膏和接骨舒筋散外敷。后期可用上肢损伤洗方、苏木煎熏洗患处,也可配合理疗等治疗,以利关节功能的早期恢复。

陈旧性脱位,以内服舒筋活络、强壮筋骨方药为主,外用舒筋活络、温通活血方药熏洗,有助于关节功能的修复。

习惯性脱位,可用补肝肾、强筋骨、益脾胃的方法治疗。

## (四)功能锻炼

固定初期,当鼓励患者活动腕关节和手指关节,如抓空增力等。新鲜脱位1周后,去除绷带,仅用三角巾悬吊前臂,开始做肩关节前屈、后伸等方向活动。2周后,去除三角巾,逐渐主动做肩关节各方向的功能锻炼,如左右开弓、双手托天、手拉滑车、手指爬墙等运动。亦可配合推拿按摩、针灸、理疗等,以防止肩关节周围组织粘连和挛缩。前脱位应注意禁止上臂外旋活动,以免影响软组织修复,导致习惯性脱位的发生。

## (五)其他疗法

新鲜肩关节脱位,大多都能手法复位,极个别需手术切开复位。凡脱位合并血管、神经损伤,临床症状明显,手法效果不好者;合并肱二头肌长头腱向后滑脱,手法复位多次不成功者;合并肱骨外科颈骨折,手法复位不成功者;合并关节盂大块骨折,估计脱位整复会影响关节稳定者;合并肱骨大结节骨折,骨折块嵌在肱骨头和关节盂之间,阻碍复位者,均可考虑切开复位。

陈旧性肩关节脱位,手法复位失败或不能手法复位的,虽可采用手术治疗,但应充分认识到手术操作的困难和术后关节功能恢复不一定满意,所以应严格掌握手术适应证。凡发生于青壮年,从事体力劳动,脱位时间超过3周且关节粘连严重,松解粘连无效者;关节附近有明显骨痂或骨化性肌炎形成者;合并神经、血管损伤者,均应考虑手术治疗。

习惯性肩关节脱位,亦可采取手术方法治疗,以增强关节囊前壁的紧固作用,控制肩关节的外旋活动;或做人工圆韧带重建等,以增加肩关节的稳定性,防止再脱位。常用方法有关节囊重

叠缝合术，肩胛下肌止点外移术等。

冈上肌肌腱断裂，若对肩关节功能影响严重者，可行手术探查修补治疗。

**病案分析**

李某，男，35岁，工人。患者自述因在建筑工地施工时不慎跌落，幸好右手及时抓住外架钢管而脱险。但右臂出现功能障碍，肿胀、疼痛，遂来就诊。经临床检查，患者右肩有“方肩”畸形，弹性固定征，肩峰下空虚，喙突下可触及肱骨头，遂诊断为“右肩关节前脱位”。X线检查并未发现骨折。医生用拔伸足蹬法整复，但当内收时阻力明显，复位没有成功。

**请分析：**

1. 导致手法复位失败的原因是什么？
2. 下一步复位应该如何进行？

## 第五节　肘关节脱位

肘关节脱位在全身各关节脱位中较为常见。在古代中医学文献中，肘关节又称为“曲骱”。

肘关节是屈戌关节，由肱桡关节、肱尺关节及尺桡近端关节组成。构成这三个关节的肱骨滑车、尺骨上端的半月形切迹、肱骨小头、桡骨头均包在一个关节囊内，有一个共同的关节腔。肘关节囊的前后壁薄弱而松弛，两侧的纤维层增厚，形成桡侧和尺侧的副韧带，关节囊纤维层的环行纤维形成坚强的桡骨环状韧带，包绕桡骨小头。肘关节的稳定，主要是依靠肱骨下端与尺骨上端的解剖结构，及尺桡侧副韧带、环状韧带辅助完成。肘关节的运动形式主要是屈伸活动，以肱尺关节为主，肱桡关节和上尺桡关节协调配合完成。肘部由肱骨内、外上髁及尺骨鹰嘴突形成三点骨突标志。伸肘时，这三点成一直线，屈肘时，三点形成一等边三角形，故又称“肘后三角”。此三角关系可作为判断肘关节脱位和肱骨髁上骨折的标志。

由于构成肘关节的肱骨下端呈内外宽厚、前后扁薄状，侧方有坚强的韧带保护，关节囊的前后都相对薄弱，尺骨冠状突较鹰嘴小且低，因此对抗尺骨向后移位的能力比对抗向前移位的能力差，所以肘关节易发生后脱位。

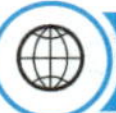

**知识链接**

**古代医书记载的肘关节解剖**

《伤科补要》说：“肘骨者，胳膊中节上下支骨交接处也，俗名鹅鼻骨，上接臑骨，其骱名曲。”其中，对肘关节的解剖特点进行描述，尤其强调了肘关节的组成部分，包括了肱骨滑车和尺骨滑车切迹构成的肱尺关节，以其形似鹅鼻骨而得名。

本病是肘部的常见损伤，患病率在全身大关节脱位中仅次于肩关节，居第二位。多发生于青壮年，成人和儿童也时有发生。

**【病因病机】**

肘关节脱位根据上尺桡关节与肱骨远端所处的位置可分为后脱位、前脱位、侧方脱位、分离脱位及骨折脱位等；按受伤后时间分类，可分为新鲜脱位及陈旧性脱位。

肘关节脱位多因间接暴力引起，由于传达暴力或杠杆作用造成不同的脱位。当患者跌倒，上肢处于外展时，肘关节伸直，前臂旋后位，手掌着地，由于伤者体重和地面反作用引起肘关节过度后伸，使尺骨鹰嘴尖端猛烈撞击肱骨下端的鹰嘴窝，则鹰嘴成为支点，与肱尺关节形成杠杆作用，半月切迹从肱骨下端滑车部脱出，使止于尺骨粗隆上的肱肌及肘关节囊的前臂撕裂，在肘关节前方无任何软组织阻挡的情况下，肱骨下端向前移位，尺骨鹰嘴向后移位，尺骨冠状突和桡骨头同时滑向后方，导致肘关节后脱位（图 7-21）。亦是最多见的一种脱位。

若尺骨鹰嘴在传达暴力继续向后上方作用下，当冠状突尚未离开滑车时，即会向上移位，冠状突会先发生撞击骨折，或桡骨小头产生挤压性骨折。同时肱前肌群会遭受严重损伤（图 7-22）。

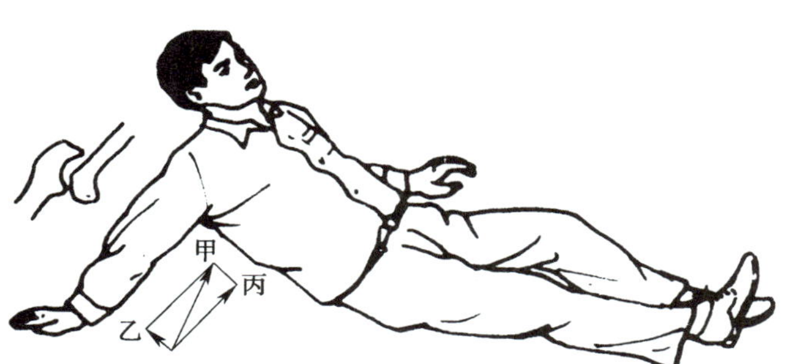


图 7-21 肘关节后脱位的发生机制

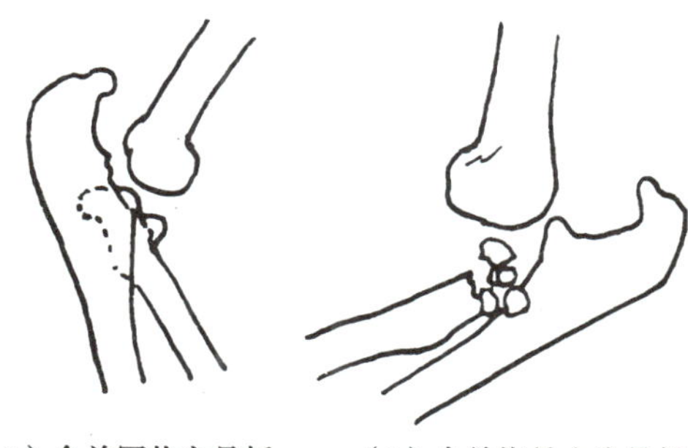

（1）合并冠状突骨折 （2）合并桡骨小头骨折

图 7-22 肘关节后脱位合并骨折

肘关节侧方脱位：在引起肘关节后脱位的同时，由于暴力作用的不同，可沿尺侧或桡侧向上传达，导致肘内翻或肘外翻，引起肘关节的尺、桡侧副韧带撕脱或断裂，而环状韧带仍保持完整。因此，尺骨鹰嘴和桡骨小头除向后移位外，还会同时向尺侧或桡侧移位，形成后内侧或后外侧脱位，以后外侧脱位为多见。骨端向桡侧移位严重者，可引起尺神经牵拉伤。

肘关节前脱位很少见。当跌仆时，肘关节屈曲位肘尖着地，暴力由后向前，先发生尺骨鹰嘴骨折，暴力继续作用，可将尺桡骨上端推移到肱骨下端的前方，导致肘关节前脱位。前脱位不合并鹰嘴骨折的情况罕见（图 7-23）。

肘关节分离型脱位，分前后型和内外型。前后型脱位，受伤时，前臂过度旋前，肱骨滑车呈纵向将上尺桡关节劈开，造成环状韧带和骨间膜断裂，桡骨头移位至肱骨下端的前方，尺骨鹰嘴移位于肱骨下端后方，形成肘关节分离性前后脱位。内外型脱位，是在暴力因素作用下，使环状韧带撕裂，上尺桡关节分别移位于肘关节内外侧，导致肘关节分离性向内外侧脱位。分离性脱位极少见，内外型者更少见（图 7-24）。

肘关节脱位合并骨折：指肘关节后脱位合并肱骨内、外上髁骨折，较为常见，以内上髁骨折最多见。患者跌倒时，在暴力作用下致肘关节后脱位，同时伴有屈肌或伸肌急剧收缩时，会导致肱骨内上髁或外上髁的撕脱骨折。

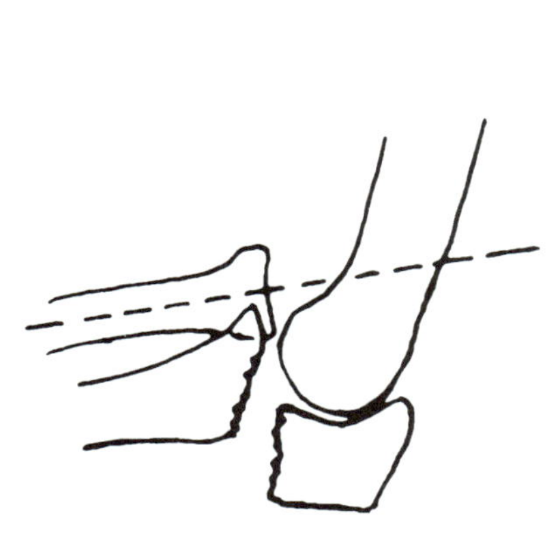

图 7-23 肘关节前脱位合并鹰嘴骨折

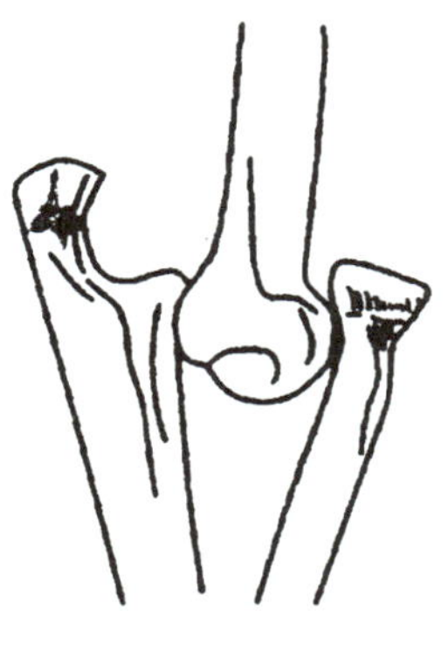

（1）前后型

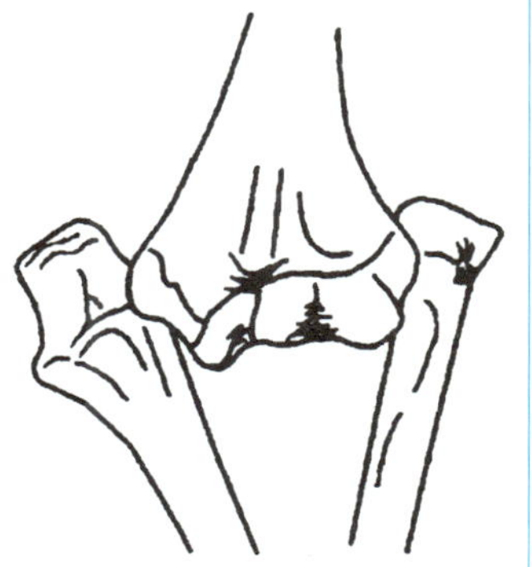

（2）侧方型

图 7-24 肘关节分离脱位 X 线示意图

肘关节脱位时，肱三头肌腱和肱前肌腱会被撕脱、剥离，骨膜、韧带、关节囊均被撕裂，伤及经络，瘀血留滞，肘窝部形成血肿，且易发生纤维化或骨化，引起骨化性肌炎，成为陈旧性肘关节脱位整复的最大障碍，并影响复位后肘关节的功能活动。严重移位者会引起肘部血管、神经损伤等并发症，应引起注意。

【诊断】

### （一）外伤史

患者有典型外伤史。

### （二）临床表现

脱位后肘部肿胀、疼痛，患肘可见畸形，且呈弹性固定，功能活动障碍。

### （三）专科检查

**1. 后脱位** 肘关节呈弹性固定于约 20°～30° 的半屈曲位，肘后“三角”骨性标志的关系，与健侧对比发生异常改变。尺骨鹰嘴后突，呈特有畸形，即“靴状”畸形；若与健侧对比，前臂掌侧明显缩短。触诊时可触到肱骨下端，肘后空虚凹陷，关节前后径增宽，左右正常。

**2. 侧后方脱位** 除具有后脱位的症状、体征外，根据后内脱位和后外侧脱位的不同，分别呈现肘内翻，或肘外翻畸形，肘部左右径增宽，肘关节可见内收、外展等异常活动。

**3. 前脱位** 肘关节过伸，屈曲受限，肘窝部隆起，肘关节前可触及脱出的尺桡骨上端，在肘后可摸到肱骨下端及游离的尺骨鹰嘴骨折片，患侧前臂掌侧较健侧明显变长。

**4. 分离型脱位** 当尺桡骨上部分别位于肱骨下端的内、外侧时，肘关节的左右径明显增宽；当尺桡骨上部分别位于肱骨下端的前后侧时，肘关节的前后径明显增宽。

**5. 并发症**

（1）早期并发症：有肱骨内、外上髁撕脱骨折，尺骨冠状突骨折，桡骨小头或桡骨颈骨折，前脱位并发鹰嘴骨折，肘内、外侧副韧带断裂，桡神经或尺神经牵拉性损伤，肱动、静脉压迫性损伤。

（2）后期并发症：有侧副韧带骨化，损伤性骨化性肌炎，创伤性关节炎，肘关节僵硬。

### （四）影像学检查

摄肘关节正侧位 X 线片，可明确诊断并了解脱位的类型及有无并发骨折。

肘关节脱位应与肱骨髁上骨折鉴别，其鉴别要点是肘关节脱位多见于青壮年，而髁上骨折好发于 10 岁以下儿童。脱位时，压痛较广泛，肘后三角正常关系异常改变，伴有弹性固定；骨折后，多有皮下瘀斑，呈环形压痛局限于肱骨髁上，肘后三角关系正常，有骨擦音或异常活动，而无弹性固定。

【辨证治疗】

新鲜肘关节脱位，以手法整复为主，根据不同类型，采取不同手法，给予早期复位固定。并发骨折的，应先整复脱位，后处理骨折。选择麻醉，是为了使患肢肌肉高度松弛和无疼痛感觉，再行手法复位。若脱位时间短，在 24 小时以内者，可不用麻醉。超过 24 小时者，患肢肌肉紧张，可用针刺麻醉、局部浸润麻醉。脱位 3 周以内者，可用臂丛阻滞麻醉或中药麻醉。陈旧性脱位一般应在麻醉下先行手法复位，若复位失败，可考虑手术治疗。复位给予恰当固定后，根据损伤早、中、后三期进行辨证用药和功能锻炼。

### （一）复位手法

**1. 肘关节新鲜性后脱位**

（1）拔伸屈肘法：患者取坐位，助手立于患者背侧，以双手握其患肢上臂，术者站在患侧对面，双手握住腕部，置前臂于旋后位，与助手相对拔伸牵引，约 3～5 分钟后，术者一手握腕部继续牵引，另一手拇指抵住肱骨前下端向后推按，其余四指置于鹰嘴处，向前端提，并缓慢将肘关节屈曲，当闻及入臼声，即已复位（图 7-25）。

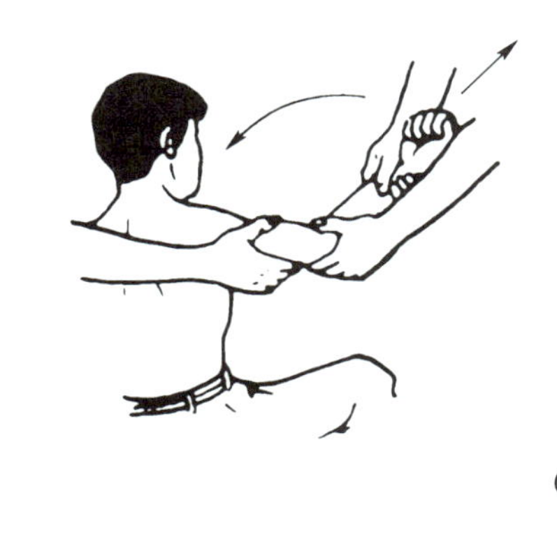
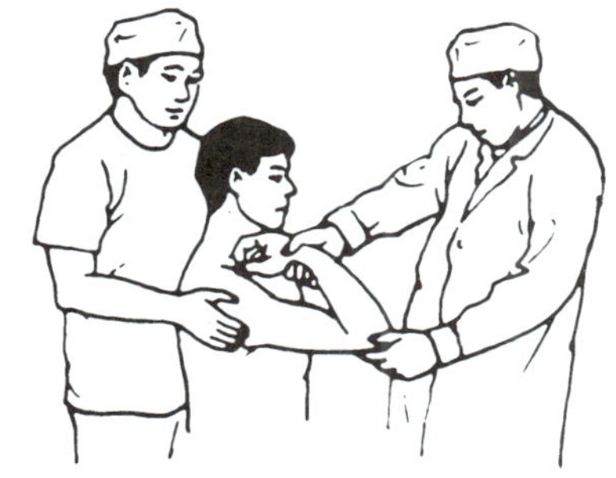

（1）坐位法

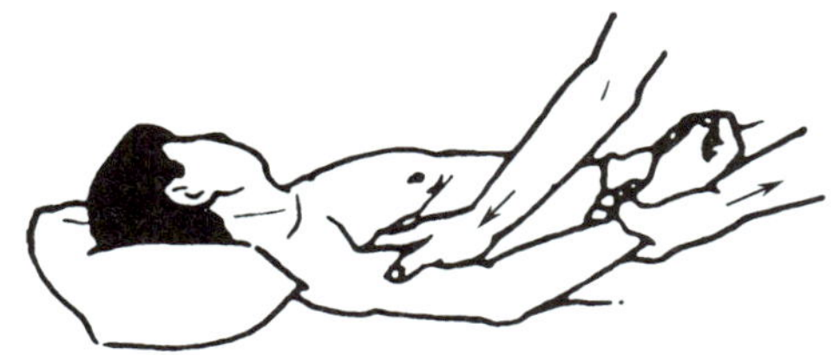
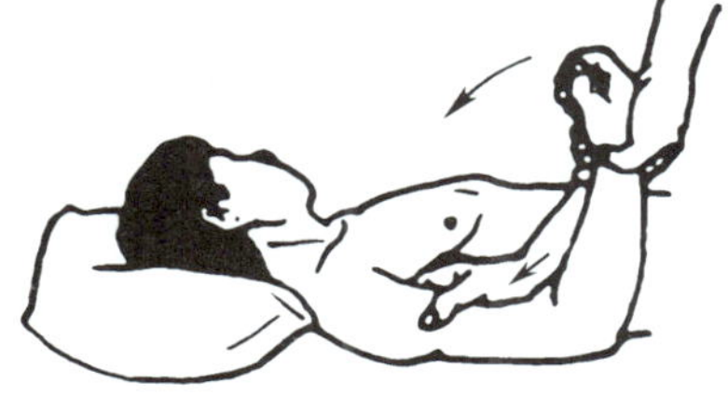

（2）卧位法

图 7-25 拔伸屈肘法

（2）膝顶复位法：患者取坐位，术者立于患侧前面，一足踏在患者坐的凳面上，用膝顶住患侧肘窝处，一手握住患侧前臂下端，一手握住腕部，沿前臂纵轴方向徐徐拔伸牵引，然后逐渐屈肘，当有入臼声时，即已复位。复位后患侧手指可摸到同侧肩部（图 7-26）。

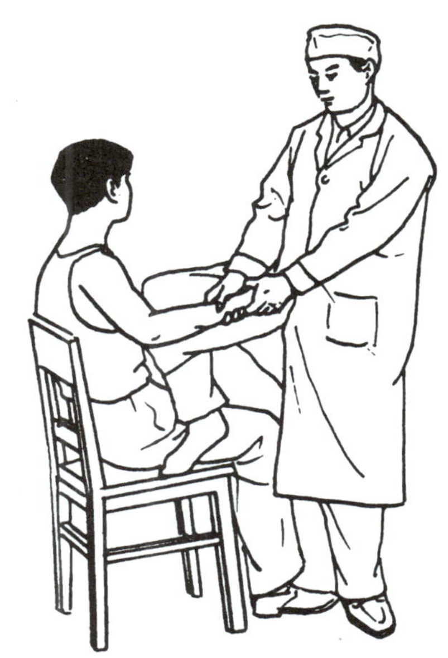

图 7-26 膝顶复位法

（3）推肘尖复位法：患者取坐位，一助手双手握其患侧上臂固定患肢，第二助手双手握患侧腕部，沿前臂纵轴方向慢慢拔伸牵引，术者立于患侧，双手拇指置于鹰嘴尖部由后上方向前下方用力推鹰嘴，其余四指环握前臂上端，拉前臂向后侧。使冠状突离开鹰嘴凹，同时第二助手在维持牵引下和术者协同逐渐屈曲肘关节，此时即能还纳复位。

**2. 肘关节侧方脱位** 可参考拔伸屈肘法或推肘尖复位法。整复时先整复侧方移位，而后矫正前后移位。

**3. 肘关节分离性脱位** 前后型脱位者，在助手对抗牵引下，术者先整复尺骨脱位，再整复桡骨脱位。内外侧脱位者，整复时患侧肘关节应在伸直位，助手相对牵引，术者两手掌对挤尺桡骨上端，以矫正内外侧移位，同时逐渐屈曲肘关节，即可复位。

**4. 肘关节脱位合并骨折** 肘关节脱位合并骨折的治疗原则是，先整复脱位，后处理骨折。复位时应注意避免骨折块夹在关节腔内，肘关节复位后，肱骨内、外上髁骨折块，一般会随之复位。如复位后关节屈伸不利，被动活动肘关节时，有机械性阻力及发涩感，应考虑骨折块移位在关节间隙内。若为内上髁骨块，可将前臂旋后，肘外翻，以扩大内侧关节间隙，当触到骨块时，极度背伸腕关节及手指，使屈肌群紧张，利用前臂屈肌将骨折块从关节间隙拉出。或将肘关节变为内收位，伸屈时可把骨块从关节间隙中挤出。若不成功，可将肘关节再脱位，重新复位，但应注意挤紧关节间隙，挤出骨折块。

**5. 肘关节新鲜性前脱位** 对单纯性新鲜肘关节前脱位，令患者取仰卧位或坐位。复位时，使肘关节呈高度屈曲位，助手牵拉上臂，术者一手握住肘部，另一手握住腕部，稍加牵引，保持患

肢前臂旋内，同时在前臂上段向后加压，听到入臼声，即已复位。复位后将肘关节被动活动2～3次，无障碍即给予适当固定。此法亦可不用助手。

若合并尺骨鹰嘴骨折者，复位手法较简单，患者取坐位或仰卧位，一助手固定上臂，另一助手握患侧腕部，顺势牵引前臂，术者用两手拇指由肘前压住脱出的尺桡骨上端前侧，向下、向后推按，余四指置于肘后抵住肱骨下端，向上、向前端提，闻及入臼声，说明已复位。脱位整复后，鹰嘴骨折按骨折处理。

**6. 肘关节陈旧性脱位** 超过3周的肘关节陈旧性脱位，由于关节囊及侧副韧带和周围组织广泛粘连，甚至出现血肿机化等损伤后的病理变化，造成复位困难。临床上对脱位3个月以内，且不合并骨折或血管神经损伤、骨化性肌炎及骨质疏松的单纯性后脱位的成年人，若肘关节仍有一定活动范围者，仍可采用手法复位，会获得较满意效果。

手法复位前，可先行尺骨鹰嘴牵引1周左右，同时配合推拿按摩及舒筋活血的中药煎汤熏洗患肘，使关节周围挛缩粘连的组织得到松解，并嘱患者自行活动肘关节，以利于复位。复位前，患者取仰卧位，在臂丛阻滞麻醉下，助手双手固定患侧上臂，术者一手握患侧腕部，一手握肘部，前屈、后伸、内外旋转及左右摇摆活动肘关节，力量由轻到重，范围由小到大，反复多次，交替进行，手法要轻柔、缓慢、稳妥有力，不可粗暴过急，进一步使肘关节周围瘢痕组织及粘连逐渐松解，挛缩的肱二头肌亦可伸展延长。在肘关节松动时，在助手对抗牵引下摄X线片，如桡骨头已达到肱骨小头平面，尺骨冠状突已达肱骨滑车平面，复位前准备即已完成，可进行复位。若经上述活动无效，或活动范围改善不大，不宜强行手法复位，以免发生骨折等并发症。复位手法，可采用拔伸屈肘法或推肘尖复位法。

**7. 习惯性肘关节脱位** 习惯性肘关节脱位非常少见，多由先天性关节囊松弛、鹰嘴发育不全、冠状突骨折不愈合及后外侧脱位伴肱骨外髁骨折不愈合等因素造成，其治疗应以手术为主。

**8. 复位后检查**

（1）肘关节外形与健侧对比恢复正常。肘后“三角”关系正常。

（2）肘关节屈伸功能恢复正常，患侧手可触及同侧肩部。

（3）摄肘关节正、侧位X线片，证实已复位成功。陈旧性肘关节脱位，复位成功后，X线摄片可见关节间隙有增宽现象，是因为关节腔仍有肉芽组织和瘢痕组织填充所致，整复后经日常活动可逐渐恢复正常。

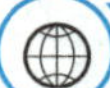

**知识链接**

**古代医书记载的肘关节脱位整复手法**

《伤科补要》说：“其骱若出，一手捏住骱头，一手拿其脉窝，先令直拔下，骱内有声响，将手曲转搭着肩头，肘骨合缝，其骱上矣。”

### （二）固定方法

肘关节复位后，一般用绷带做“8”字形固定肘关节于60°～80°屈曲位，并用三角巾悬吊上肢于胸前。1周后采用屈肘90°前臂中立位，用三角巾或直角夹板将其固定在胸前，固定时间不宜过长，一般2～3周。若关节积血较多者，可在无菌操作下穿刺，抽出积血，加压包扎，以防止发生关节粘连与骨化性肌炎。若合并肱骨内、外上髁骨折者，可用夹板固定，并于内、外上髁处加垫。合并鹰嘴骨折者，脱位整复后，再参照鹰嘴骨折处理。

### （三）药物治疗

肘关节脱位复位后，可按初、中、后三期进行辨证用药治疗。初期当活血化瘀、消肿止痛，内服舒筋活血汤、续骨紫金丹等，外敷消肿止痛膏、双柏散等。中期宜和营生新、舒筋活络，内服跌打养营汤、壮筋养血汤等，外敷舒筋活络膏、接骨舒筋膏等。后期应益气血、补肝肾、强筋骨，内服八珍汤、六味地黄丸，外用海桐皮汤、上肢损伤洗方熏洗。陈旧性脱位，可内服舒筋活络、强壮筋骨方药，外用舒筋活络、温通活血方药熏洗。习惯性脱位应予补肝肾、强筋骨、益脾胃的方法治疗。

**（四）功能锻炼**

肘关节脱位整复后，应鼓励患者尽早进行功能锻炼，以预防组织粘连、关节僵硬。功能锻炼时应禁止粗暴被动活动，以防止骨化性肌炎等并发症的发生，亦有利于创伤组织的修复和功能恢复。固定期间，可活动肩关节、腕关节及掌指关节等。去除固定后，应积极进行肘关节的主动活动，因平时前臂多呈下垂体位及提物等，有利于伸肘功能恢复，所以肘关节功能锻炼主要应以屈肘为主。此外，可配合轻柔手法按摩及理疗等治疗，早期不宜做过重推拿手法。

**（五）其他疗法**

肘关节脱位手法复位失败者，可考虑手术治疗。损伤关节面完整与否是保证术后关节功能恢复的重要条件，所以手术期间对关节软骨面完整者，可切开复位，以细钢针固定；关节软骨面缺损不全，大部分粗糙者，可做肘关节成形术或固定术；习惯性肘关节脱位伴有肱骨外髁骨折者，外侧关节囊和外侧副韧带常被剥离，在肘关节后外侧形成隐窝，桡骨易滑入隐窝内。因此，应做外侧关节囊和外侧副韧带修补术；对脱位伴有冠状突骨折不愈合所致习惯性脱位者，应做肱二头肌移位术及冠状突加骨阻挡术，以加强后脱位对抗性机械作用。

**病案分析**

刘某，男，20岁，学生。患者在学校打篮球时不慎跌倒，左手着地，即出现左肘部疼痛，功能障碍。骨伤科老师现场检查发现，患者左肘关节明显“靴状”畸形，但肘后三点位置异常，且前后内外径均增宽，肘关节处于屈曲30°左右位置。

**请分析：**

1. 该患者的疾病诊断是什么？
2. 试述该患者的手法复位方法。

## 第六节 桡骨头半脱位

桡骨头半脱位又称“小儿桡骨头半脱位”，亦称“牵拉肘”“保姆肘”，古称“肘错环”“肘脱环”。

上尺桡关节由尺骨的桡切迹与桡骨头的环状关节面构成，桡骨头被环状韧带包绕，而紧紧固定于尺骨桡切迹外侧。由于幼儿桡骨头发育尚不完全，头、颈的直径几乎相等，且环状韧带较松弛。环状韧带前下方的附着点较薄弱，桡骨头关节面略向后方远端倾斜，与骨干纵轴不完全垂直，且略呈卵圆形，旋后位的矢状径较长，当极度旋前时，桡骨头则略离开尺骨的桡骨切迹。随着年龄增长，环状韧带薄弱的附着点逐渐增厚和加强，故不易脱出。

本病是临床中较常见的肘部损伤，多发生于4岁以下的幼儿，1～3岁发病率最高。男孩比女孩多发，左侧较右侧多见。

**【病因病机】**

多因患儿肘关节在伸直位前臂旋前时，腕部突然受到纵向牵拉所致。如穿衣、上楼、过沟坎、上下楼梯或行走时跌倒，幼儿的前臂被成人用力向上提拉等，造成桡骨头半脱位。肘关节在伸直位，前臂突然受到牵拉，肱桡关节间隙变大，关节腔内负压骤增，此时关节囊和环状韧带被吸入肱桡关节间隙内，发育不完全的桡骨头被环状韧带卡住或受到关节囊阻碍

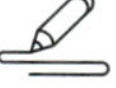

而无法回归原位，从而形成桡骨头半脱位。也有部分患儿当前臂在旋前位受到向上的外力牵拉时，环状韧带薄弱的附着点被横向撕脱，致使桡骨头向前下方滑出，从而形成桡骨头半脱位。

【诊断】

**1. 外伤史** 幼儿的患肢有被纵向牵拉损伤史。

**2. 临床表现** 患儿因疼痛而啼哭不止，并拒绝活动患肢，也怕被别人触动。患侧出现耸肩，上臂贴胸。逗引患儿取物时，患侧肘关节不能自由活动。

**3. 专科检查** 肘关节呈半屈曲或伸直位，前臂处于旋前位，且上肢旋后、抬举、屈肘活动受限，牵拉患侧前臂或屈肘时疼痛加剧，而哭声加大。桡骨头部位有压痛，无明显肿胀或畸形。

**4. 影像学检查** 肘关节X线正位片多不能发现异常病理改变。摄片的目的主要是了解有无桡骨颈骨折、肱骨髁上骨折和肘部的其他损伤。

**5. 鉴别诊断** 注意与肱骨髁上无移位骨折加以鉴别，后者多有明显跌仆外伤史，患肘局部有不同程度的肿胀。

【辨证治疗】

此脱位采用早期手法复位，无需麻醉，复位后给予恰当的固定即能达到满意的治疗效果。

### (一) 手法复位

家长抱患儿正坐，术者与患儿面向相对。以右肘脱位为例，术者左手握肘，拇指置于桡骨头外侧，右手握住其腕部，慢慢将前臂旋后，一般在旋后过程中即可复位。若不能复位，则右手稍加牵引肘关节至伸直旋后位，同时左手拇指加压于桡骨头处，然后屈曲肘关节，此时大多都能复位成功。如果屈曲肘关节时感觉有阻力，则是复位未成功，应将肘关节稍伸直，左手拇指内侧挤压桡骨头，同时握其腕部右手反复旋转前臂，必要时纵向近侧挤压桡骨并反复旋转前臂，即可复位。复位过程中拇指下感到或听到桡骨头入臼的弹动感或弹响声，则提示复位成功。患肘复位后，疼痛立即消失，患儿停止哭闹，开始使用患肢，以物引逗能上举取物，以上两点即是桡骨头半脱位复位成功的标志。手法复位时，动作要柔和，以免加重患儿的伤痛。

### (二) 固定方法

复位成功后，一般不需要固定，也可应用三角巾悬吊前臂屈肘2～3天。但应嘱家长为小儿穿、脱衣服时多加注意，避免牵拉患肢，以防脱位再次发生而形成习惯性脱位。习惯性半脱位，随着幼儿年龄增长，骨与软组织发育，脱位次数会逐渐减少。5岁以后，桡骨头半脱位一般不会再发生，6～7岁以后，儿童发生者则较为少见。

### (三) 功能锻炼

脱位整复后，可早期活动肩、手关节，3天后可主动练习肘关节活动，但不宜用力过度。穿衣服时先穿患侧，再穿健侧；脱衣服时先脱健侧，再脱患侧。

## 第七节 桡骨头脱位

位于肘关节间隙下方外侧的桡骨头，与肱骨小头构成肱桡关节，与尺骨上端的桡骨切迹构成尺桡上关节。前臂旋转时，桡骨头在桡骨切迹内转动，被附着在尺骨桡切迹前后缘的环状韧带约束着，关节囊和环状韧带对桡骨头起稳定作用。

脱位合并骨折较多见，尤其尺骨上1/3骨折合并桡骨头脱位多见，单纯外伤性桡骨头脱位少见。儿童较成年人多发。

【病因病机】

单纯外伤性桡骨头脱位，多由间接暴力引起。例如当儿童被成人牵手行走时，前臂处于旋前位，突然摔倒时，肘部受到外力牵拉，若此时损伤外力方向与桡骨纵轴线平行，肘关节外侧关节囊和环状韧带极易被撕裂，同时又因肱二头肌的收缩，桡骨头即被拉向肘部的前外方，造成桡骨头脱位。

【诊断】

**1. 外伤史** 患者有明显外伤史。

**2. 临床表现** 脱位以后，患肢肘窝前外侧饱满，桡骨头部位有肿胀和压痛，肘关节呈半屈曲位，前臂呈旋前位，且肘关节屈曲和前臂旋转活动受限。

**3. 专科检查** 由于桡骨头向肘部前外侧有较明显的移位，故当前臂做旋转活动时，常可在肘部前外侧皮下触到桡骨头。桡骨头脱位有时可并发桡神经深支和骨间背侧支损伤，故临床诊查时，应加以注意患肢的主动伸腕、伸拇活动是否正常。

**4. 影像学检查** 肘关节正、侧位 X 线片有明显变化，可明确诊断，并且还可了解有无并发骨折。

**5. 鉴别诊断** 注意与先天性桡骨头脱位相鉴别。主要区别：有无外伤史，是单侧还是双侧脱位，桡骨头的发育如何。后者 X 线片显示桡骨头发育不良，桡骨头较小，且不存在凹陷的盘状关节面，致使桡骨头可随意脱出，患肘局部无肿胀和疼痛。

【辨证治疗】

诊断要明确，尤其注意受伤史，并辨明有无骨折等并发症。多采用手法复位治疗，复位过程应在臂丛神经麻醉下进行。儿童桡骨头脱位手法复位较易成功，成人患者手法复位则难度较大。复位后给予适当固定和功能锻炼，陈旧性脱位手法复位不成功或难以固定者可考虑手术治疗。

### （一）手法复位

**1. 儿童桡骨头脱位** 需家长抱患儿坐于凳上，术者与患者相对而立。以左肘为例，在臂丛神经麻醉后，屈曲前臂于 90° 左右，术者以左手掌置于肘部内侧，拇指压在桡骨头的前外侧，右手握住患肢腕部，缓慢向远端拔伸牵引，使肘关节处于伸直位并向内收，左手同时推肘向外，以扩大肘关节的外侧间隙，然后以拇指向后向内按压桡骨头，使桡骨头回归原位。复位时，动作要柔和，以免加重患儿的伤痛。

复位后应嘱家长在为小儿穿、脱衣服等日常生活中，多加注意，避免牵拉患肢，以防脱位再次发生而形成习惯性脱位。穿衣服时先穿患侧，再穿健侧；脱衣服时先脱健侧，再脱患侧。

**2. 成人桡骨头脱位** 患者取仰卧位，麻醉后，由一助手持上臂，另一助手握腕部前臂，行旋前位对抗牵引，术者一手向外推肘关节，以扩大肘关节的外侧间隙，另一手协助推肘的同时拇指由前向后向内按压桡骨头，即可使其复位。

### （二）固定方法

复位后，前臂及肘用四块夹板固定。在桡骨头前侧和外侧分别放置纸压垫加压，以防桡骨头再次脱出，肘关节屈曲 90°，前臂呈中立位，由三角巾悬吊前臂于胸前 3 周。注意应给予有效的固定时间，以防形成习惯性脱位。

### （三）功能锻炼

固定后即可开始手指及指间关节活动，解除外固定以后，应主动进行患侧肘关节的功能活动，但忌强力推拉肘关节。

### （四）其他疗法

若形成陈旧性桡骨头脱位，或手法复位不成功者，或复位后难以固定者，多是因为破裂的关节囊或环状韧带被夹在关节之内，或桡骨头脱出在肱二头肌腱之前方，阻碍桡骨头的回纳。此类患者可考虑手术治疗。若为成年患者，可进行桡骨头切除术。若为儿童患者，应将破裂的关节囊及环状韧带行手术修补。术后用石膏托固定肘部及前臂 3～4 周，解除外固定以后，应积极练习肘关节功能。

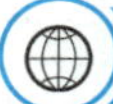

知识链接

**儿童陈旧性桡骨头脱位的治疗**

儿童陈旧性桡骨头脱位在生长期不能做桡骨头切除，待肘关节携带角增加近于正常，桡骨头畸形生长停止后，再考虑手术切除桡骨头。

# 第八节　下桡尺关节脱位

下桡尺关节由桡骨尺骨切迹与尺骨小头关节面构成，关节囊附着于桡尺关节的边缘。在桡骨下端尺侧缘的背侧与掌侧各有一条韧带，分别附着于尺骨下端尺侧的背侧与掌侧，称为桡尺背侧韧带和桡尺掌侧韧带，两者均比较薄弱而松弛。下桡尺关节和腕关节之间，有关节软骨盘隔开而不相通。此软骨盘位于尺骨小头与桡骨尺侧缘之间，平面略呈三角形，故又称三角软骨。该软骨将尺、桡骨下端拉紧并使之互相联系，对下桡尺关节的稳定起着重要作用。在解剖结构上，下桡尺关节的稳定性低于上桡尺关节。下桡尺关节与上桡尺关节的联动属车轴型关节，正常活动时，尺骨不转动，仅是桡骨的尺骨切迹以尺骨小头为轴心绕其做 150° 左右弧形旋转，主要功能是使前臂进行旋前和旋后运动。

尺骨头脱位常合并桡骨下 1/3 骨折，单纯下尺桡关节脱位少见。患者多为青壮年。

【病因病机】

下桡尺关节脱位可由直接或间接暴力引起。

**1. 直接暴力**　当手腕背部尺侧直接遭受暴力时，可引起尺骨头掌侧脱位。如前臂被机器轮带卷伤而导致脱位。

**2. 间接暴力**　当前臂遭到过度旋转的剪切力或分离外力作用时，如转动螺丝刀、扣排球、旋转机器摇把等动作或跌倒时腕关节过度背伸，可导致三角纤维软骨撕裂，或与桡尺关节掌、背侧韧带同时破裂，引起尺骨小头向外侧和背侧移位。

根据脱位方向，可分为尺骨远端向背向尺侧移位、尺骨头向掌侧脱位、尺骨头向背侧脱位、下桡尺关节分离等四个类型。临床病例多为三个方向的移位同时存在。

【诊断】

**1. 外伤史**　患者有典型的外伤史。

**2. 临床表现**　关节脱位后，腕部肿胀、疼痛，活动腕部时疼痛加剧，有时甚至会出现弹响声。患者自觉患手无力，不能端提重物，握力亦减弱，且伸腕、尺偏及旋转活动受限。

**3. 专科检查**　若为尺骨头向背侧脱位，尺骨头在腕背侧的体表骨性隆起较正常时更为明显，在此向掌侧按压时，疼痛加剧，且弹性感较健侧明显。若为尺骨头向掌侧脱位，尺骨头在腕背侧的隆起消失，甚或有凹窝出现。若出现下桡尺关节分离时，两侧腕部对比，患侧较健侧增宽。注意是否伴随科利斯骨折、蒙泰贾骨折及盖氏骨折等损伤。

**4. 影像学检查**　腕关节正、侧位 X 线片，可明确诊断及分清脱位类型。旋前位的正位片，正常下桡尺间隙不超过 2mm。在前臂旋后位时摄侧位片，如有下尺桡分离，则尺骨后背侧突出。必要时还应与健侧对比。

**5. 并发症检查**　若疑有三角纤维软骨破裂者，可做腕关节碘剂造影术。方法：腕关节处进行常规备皮、消毒后，将腕关节极度掌屈，在腕背中央，即相当于桡、舟关节间隙，先注入 1% 普鲁卡因 2ml 做局部麻醉；再向内进入关节腔，并注入 1% 普鲁卡因 1～2ml。保留针头不动，另换一针管，将 35% 的碘奥酮 1～2ml 注入关节腔内，及时摄 X 线片，若显示碘剂流入下桡尺关节间隙者，则为三角纤维软骨破裂。

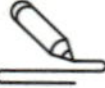

**6. 鉴别诊断** 本病应与科利斯骨折和盖氏骨折相鉴别，三者均有腕关节疼痛、肿胀、功能障碍。但科利斯骨折有“餐叉样”畸形，桡骨下端有明显压痛；盖氏骨折还伴有前臂肿胀、疼痛，桡骨下 1/3 部向掌侧或背侧成角畸形。本病常有尺骨头向背侧异常隆起或凹陷或腕部变宽等畸形，并有异常弹响声，拍腕关节正侧位片可以鉴别。

**知识链接**

**下桡尺关节脱位诊断注意事项**

单纯的下桡尺关节脱位，需诊断明确，防止漏诊而延误治疗。

【辨证治疗】

新鲜的下桡尺关节脱位，手法复位容易成功，陈旧性下桡尺关节脱位，则需要手术治疗。

### （一）手法复位

患者取坐位或仰卧位，前臂呈旋后位屈肘 90°，助手握住前臂上段加以固定，术者与患者对面站立，双手握腕部牵引，其中一手拇指置于尺骨头部，若为尺骨头向背侧脱位，在牵引状态下，用拇指由背外侧向掌内侧推压尺骨头，即可复位；若为尺骨头向掌侧脱位，在牵引状态下，将前臂逐渐旋前，用拇指由掌侧向背侧推压尺骨头，亦可整复；若为下桡尺关节分离移位，在两助手牵引下，术者双手合抱腕部，由桡、尺两侧向中间挤压，即可整复。

### （二）固定方法

复位成功后，常采用夹板纸压垫加以固定。尺骨头向背侧移位型，在尺骨头背侧加一平纸压垫，前臂固定于旋后位；尺骨头向掌侧移位型，在尺骨头掌侧加平纸压垫，则前臂固定在旋前位；下桡尺关节分离型，则在尺桡骨远端分别加一合骨垫，前臂在中立位。用三角巾悬吊前臂，4 周后去除外固定。注意不宜过早解除固定，以防形成陈旧性脱位。

### （三）功能锻炼

固定期间，除被固定的腕部外，应鼓励患者做指、掌关节的屈、伸活动，以促进患肢消肿。解除外固定后，开始进行腕关节及前臂旋转的功能锻炼。

### （四）其他疗法

1. 若发展为陈旧性下桡尺关节脱位，常会遗留腕部慢性疼痛，且尺骨头仍向背侧或掌侧移位，前臂旋转时，腕部发出“咔嗒”声。经久不愈者，可行尺骨头切除术治疗。手术后腕部疼痛可消失，但由于损伤较久及尺骨头的切除，手的握力有所减弱。

2. 若复位或手术后下尺桡关节处留有长期疼痛，可试用醋酸泼尼松进行局部封闭，戴弹力护腕套加以保护。这种治疗方法，患者较易接受，能积极配合。一般经过半年至 1 年的治疗，疼痛症状可逐渐减轻或消失。

## 第九节 桡腕关节脱位

桡腕关节脱位属腕部脱位的一种，古称“腕缝大错”。

桡腕关节由桡骨下端和近排腕骨组成，桡骨下端的关节面和尺骨下端的关节盘构成关节窝，腕手舟骨、月骨、三角骨的近侧关节面构成关节头，桡腕关节的横断面略呈四方形。其关节囊较薄弱，但另有桡腕掌侧韧带、桡腕背侧韧带、腕桡侧副韧带及腕尺侧副韧带加强，其中掌侧韧带较为坚韧，而使腕背伸运动受限。正常人桡骨下端关节面的掌侧倾斜角为 10°～15°，尺侧倾斜角为 20°～25°，故桡腕关节的活动是腕关节活动的一部分，也是活动量最大的一部分。

临床单纯桡腕关节脱位极为少见，复杂性桡腕关节脱位较多见，青壮年多发。

【病因病机】

桡腕关节脱位多由较强的间接暴力所致。如跌倒时，由于患肢腕过伸，在前臂旋前位手掌着地，腕骨将桡腕背侧关节囊撕破，使桡腕背侧韧带断裂而发生桡腕关节脱位。复杂性桡腕关节脱位，如脱位合并尺、桡骨茎突骨折，或桡骨远端关节面掌、背侧骨折，因外力作用方向不同，可造成腕骨向掌、背、桡及尺侧四种脱位类型。

知识链接

**桡腕关节背侧脱位分型**

桡腕关节脱位中以背侧脱位多见，背侧脱位又分为背尺侧脱位、背桡侧脱位、背侧脱位三种。

【诊断】

**1. 外伤史** 患者有明显外伤史，常因为腕背伸时手掌撑地后致伤。

**2. 临床表现** 单纯性桡腕关节脱位者，腕部出现肿胀、疼痛，且局部有明显压痛。

**3. 专科检查** 腕部功能活动障碍，手腕背部可出现腕骨突起畸形，类似科利斯骨折的餐叉状畸形，应加以鉴别，以免发生误诊。

**4. 影像学检查** 腕关节正、侧位X线片，可以明确诊断并分清脱位类型及有无合并骨折，并可作出鉴别诊断。

**5. 鉴别诊断** 本病应与科利斯骨折进行鉴别，两者均有外伤后腕部疼痛、肿胀，腕关节活动受限、餐叉状畸形，但科利斯骨折可触及骨折块及骨擦音，且X线片可明确诊断。

知识链接

**桡腕关节脱位并发症**

桡腕关节脱位还可合并下尺桡关节分离，同时伴见尺神经及血管嵌入。临床应注意对小指、环指的功能活动，及尺动脉搏动进行检查。

【辨证治疗】

本病治疗以手法复位、固定为主，对手法复位失败者可考虑手术治疗。

### （一）手法复位

患者取坐位或平卧位，必要时可行臂丛神经麻醉。助手握住患肢前臂上段，术者双手握其腕部，使患肢呈旋前位，进行对抗牵引3～5分钟，若为腕骨向背侧移位型，牵引后术者用示指向背侧托顶桡骨远端，同时牵腕使其呈掌屈位，继而用拇指由背侧向掌侧压按腕舟骨、月骨，即可复位。若为腕骨向掌侧移位型，则术者用拇指抵压桡骨远端，示指提托腕骨，即可复位。若为腕骨向桡或尺侧移位，则术者拇指应向尺或桡侧压按腕骨，也可复位。

### （二）固定方法

手法复位成功后，在前臂掌、背侧用两块夹板固定即可，若有骨折则在骨折处加一纸压垫，前臂在中立位用三角巾悬吊前臂及腕部。早期固定期间，防止腕关节旋转活动。

### （三）功能锻炼

早期做手指屈伸、推手锻炼和抬臂、屈伸肘关节锻炼。4周后解除固定，开始进行腕关节功能锻炼。功能活动要逐渐加强，注意锻炼要循序渐进，切忌粗暴。

### （四）其他疗法

如若手法复位失败或治疗效果不佳，需行切开复位术，用细钢针或螺丝钉内固定，手术后以石膏托固定 4 周。若为陈旧性脱位或合并骨折脱位，出现明显疼痛和畸形者，可行桡腕关节融合术。

## 第十节　月骨脱位

月骨脱位是腕骨脱位的一种。腕骨脱位，古称“手腕骨脱”“手腕出臼”。手腕部的骨间关节由近排腕骨与远排腕骨组成，近排腕骨中的舟状骨、月骨、三角骨构成关节窝，远排腕骨中的小多角骨、头状骨、钩骨构成关节头，形成球窝关节。该关节的稳定性靠腕骨的骨间韧带和腕辐状韧带维持。腕关节运动包括桡腕关节和腕骨间关节两部分运动，屈腕可达 80°（桡腕关节为 30°，腕骨间关节为 50°），伸腕可达 44°（桡腕关节为 28°，腕骨间关节为 16°），内收角为 35°～40°，外展角为 20°，还可做环转运动。

正常月骨位于近排腕骨正中，掌侧宽、背侧窄，正面观略呈四方形，侧面观为半月形，也因此而得名。其近端呈凸面，与桡骨远端关节面构成关节，远端呈凹面，与头状骨构成关节，内侧与三角骨、外侧与舟状骨互相构成关节，因此月骨四周均为软骨面；月骨的前方相当于腕管，为屈指肌腱和正中神经的通道。月骨与桡骨下端前、后两面之间，有桡月背侧韧带、掌侧韧带相连，细小的营养血管经过韧带进入月骨，以维持其正常的血液供应。

月骨脱位在腕骨脱位中最常见，占腕部损伤的 10%。

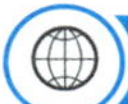
**知识链接**

**月骨脱位发病特点**

该病多见于 20～30 岁男性。右腕居多，长期从事机械手工操作者患病率较高，如使用电钻、风镐、理发剪或包装工等。

**【病因病机】**

本病多由传达暴力引发。临床上月骨脱位分为月骨前脱位、月骨完全脱位和月骨周围脱位。

患者跌倒时，手掌先着地，腕部极度背伸，自上而下之重力与自下而上之反作用力使头状骨与桡骨下端相对挤压，压迫月骨向掌侧发生移位，使关节囊破裂，产生月骨掌侧脱位，即月骨前脱位（图 7-27）。

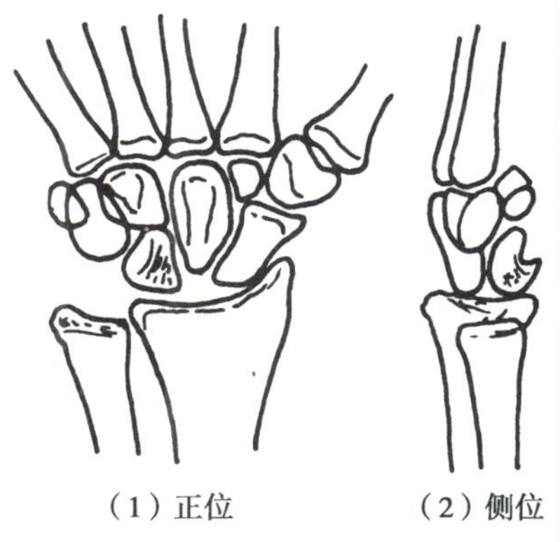

图 7-27　月骨前脱位

前脱位仅有桡月掌侧韧带断裂，此类脱位较多见；全脱位者可见桡月掌、背侧韧带均断裂，此类脱位较少见，但易并发月骨缺血性坏死。如果月骨留于原位，而其他腕骨完全脱位时，则为月骨周围脱位。

由于暴力作用的大小不同，月骨脱位程度及预后亦不同。临床上有如下三种情况：①脱位时，若仅有桡月骨背侧韧带断裂，有时月骨后角也可合并撕脱性骨折，此时，月骨发生掌侧移位，而位于桡骨下端的前部，其凸面偏向后，凹面偏向前；若月骨发生旋转，可旋转 90°～270°，变成凹面转向后，凸面转向前。由于掌侧血液供应尚存在，此种情况月骨一般不会发生缺血性坏死。②脱位时，若桡月背侧韧带断裂，而桡月掌侧韧带又发生扭曲，使血液供应受阻，此种情况下，部分患者可能会发生月骨缺血性坏死。③脱位时若桡月掌、背侧韧带均断裂，则月骨失去血液濡养，可引起缺血性坏死（图 7-28）。

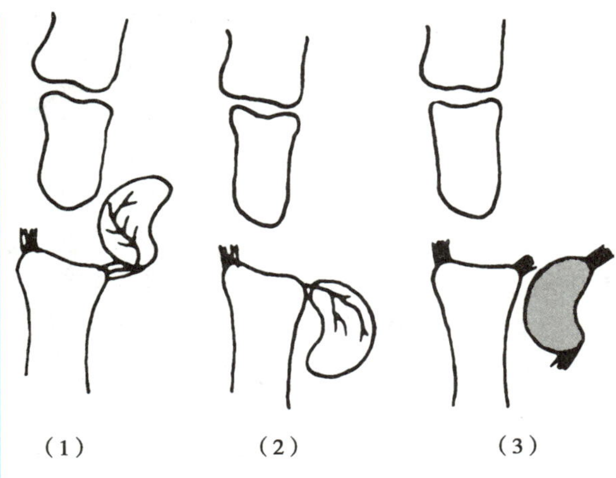

图 7-28 月骨脱位的类型

【诊断】

**1. 外伤史** 患者有明显腕背伸、手掌着地外伤史。

**2. 临床表现** 脱位后腕部疼痛、肿胀、隆起，腕前后径增宽，掌腕横纹处压痛明显。腕关节向各方向活动均受限。

**3. 专科检查** 月骨前脱位，由于月骨向掌侧移位突出，压迫了屈指肌腱，使肌腱张力加大，导致腕关节呈屈曲位畸形，腕关节不能背伸，手指活动也受限，中指不能完全伸直，握拳时第三掌骨头部位出现明显塌陷，该掌骨头有纵轴叩击痛。月骨周围脱位，则在第2～4 掌骨头处均有纵轴叩击痛。若向前脱位的月骨压迫正中神经，则拇、示、中三指发生感觉障碍和屈伸活动受限。

**4. 影像学检查** 腕关节正位 X 线片显示：腕骨排列紊乱，月骨脱位发生旋转后，由原来的四方形变成三角形，头状骨下端与月骨出现重叠，月骨凸面转向头状骨，舟月骨间隙增大，舟骨长轴变短，呈皮质环征或舟骨旋转。腕关节侧位 X 线片显示：月骨前脱位者，可见第 3 掌骨、头状骨、桡骨正常共轴线关系不变，而月骨向前移位于以上诸骨轴线掌侧，其凹形关节面与头状骨发生分离而转向掌侧，头状骨有轻度向近侧移位，而位于月骨的背侧（图 7-29）；月骨周围脱位，以上诸骨共轴关系异常。

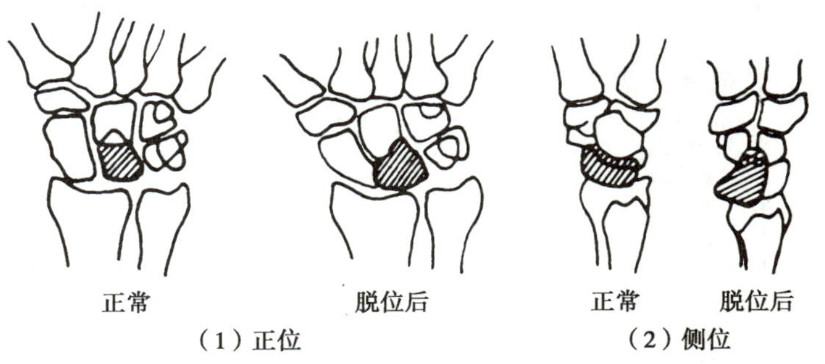

图 7-29 正常月骨与脱位后 X 线片对照

知识链接

**月骨无菌性坏死早期诊断**

月骨无菌性坏死早期症状不典型，仅有腕痛、月骨区压痛和腕关节轻度功能障碍。X 线片表现：早期无明显改变，中后期会出现月骨密度增高、不均及变形，以后有骨碎块及桡骨下端关节面粗糙不平等征象。同位素 $^{99m}$Tc 磁共振成像检查对早期确诊有重要意义。

【辨证治疗】

月骨脱位的治疗方法，应根据损伤程度及脱位时间长短而定。对于新鲜的月骨脱位采用手法复位，效果较好。在臂丛神经麻醉下，经 X 线片定位后，方可进行复位。复位后给予适当固定，配合功能锻炼，药物治疗按损伤三期辨证用药，陈旧性脱位复位失败者，可考虑手术治疗。月骨脱位应及早诊治，并注意合并症的诊断与治疗，月骨骨折多易合并正中神经损伤和月骨缺血性坏死。

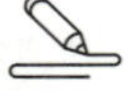

### （一）手法复位

**1. 拇指整复法** 患者在臂丛神经麻醉下，取坐位，肘关节屈曲约 90°，腕关节高度背伸，一助手握住患侧肘部，另一助手握住患肢示指与中指，对抗牵引，并在拔伸牵引下使前臂逐渐旋后，持续 3～5 分钟，术者两手四指握住患者手及腕部，向掌侧端提手掌，使桡骨与头状骨之间的关节间隙增宽，然后两手拇指用力推压月骨凹面的远端，迫使月骨进入桡骨与头状骨的间隙，同时嘱助手逐渐使腕关节掌屈，当术者指下有滑动感，腕掌侧突起消失，中指可以伸直时，则表明复位成功。注意手法操作时动作要轻柔，牵引充分，尤其应使腕关节充分背伸（图 7-30）。

**2. 针拨整复法** 麻醉后，在无菌操作及 X 线透视下，用 20 号注射针头或克氏钢针，自掌侧刺入月骨凹面的远端，在助手的对抗牵引下将腕关节高度背伸，然后术者用针由掌侧向背侧顶拨，同时逐渐将腕关节掌屈，月骨即可复位。复位后拍摄腕关节正、侧位 X 线片，若月骨的凹形关节面已与头状骨构成关节，则证明已复位（图 7-31）。

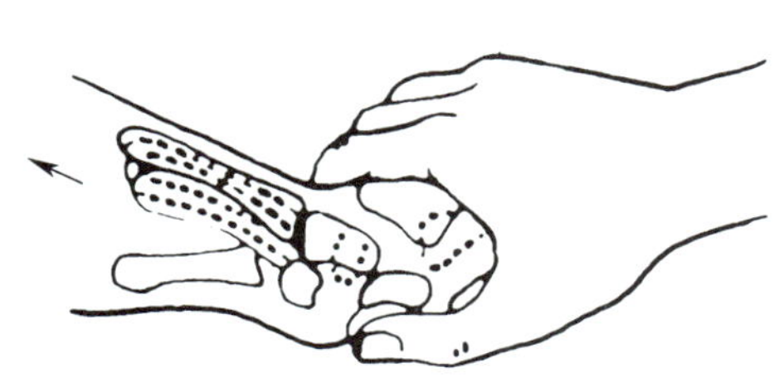

图 7-30 月骨脱位拇指整复法

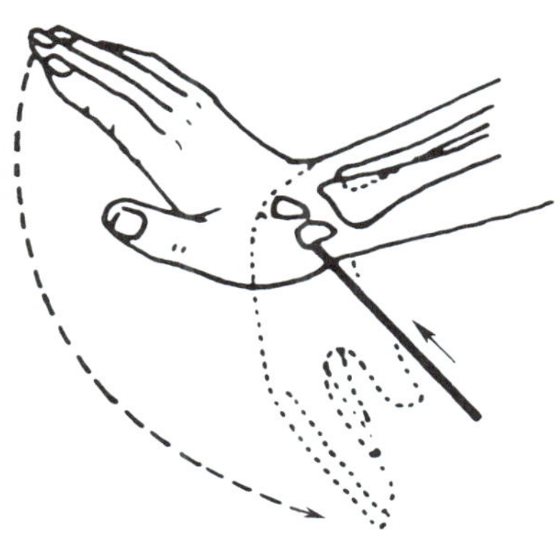

图 7-31 针拨整复法

### （二）固定方法

复位成功后，用塑形夹板或石膏托将腕关节固定在掌屈 30°～40° 体位。1 周后则改为中立位，继续固定 2 周。其间鼓励患者进行掌指关节及指间关节伸屈活动锻炼。固定解除后，开始进行腕关节主动伸屈活动锻炼（图 7-32）。

### （三）功能锻炼

重视功能锻炼。脱位整复后，应及时加强锻炼，以防腕关节功能受影响。腕部固定期间，应鼓励患者经常做指、掌关节的屈、伸活动，以促使患肢加快消肿。3 周解除固定后，应逐渐开始做腕关节主动屈伸活动，但早期应尽量避免做过度腕背伸动作，应逐渐加大活动度，以防止月骨重新脱出。

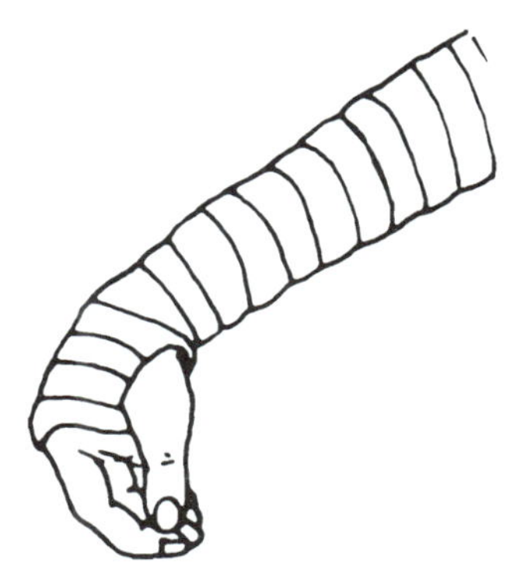

图 7-32 固定后外观

### （四）药物治疗

内服中药可按损伤三期辨证用药，若没有其他兼证，可在肿消以后，尽早补肝肾。解除外固定后，同时加强中药熏洗，例如海桐皮汤或者上肢损伤洗方，以促进腕关节功能恢复。

### （五）其他疗法

1. 陈旧性月骨脱位，因桡骨与头状骨的间隙已由肉芽组织或纤维组织填充，手法复位不易获得成功，但仍可以试行骨牵引，即在尺骨鹰嘴及第 4 掌骨颈处各穿一根钢针，在对抗牵引 2～3 天后，再采用以上手法整复。

2. 如果手法复位失败，或脱位在 2 周以内，而手法不易整复者，均可考虑手术切开复位。

3. 如果月骨脱位太久，或伴有正中神经损伤的刺激症状；或患处瘢痕组织已较多，即使切开复位亦不易成功；或月骨游离后可能发生坏死，虽然是新鲜脱位，但如果桡月前后韧带均已断

裂，日后月骨亦会发生缺血性坏死；或患处合并创伤性关节炎者。以上情况均可考虑行月骨切除术。月骨切除后，固定1周，即可开始腕关节的功能锻炼，日后对腕关节的影响一般不大。

**病案分析**

程某，男，22岁。因"左腕挫伤后疼痛、不能活动1小时"于2006年9月12日就诊。自述1小时前打篮球时，向前扑倒，双手掌触地，左腕挫伤，即觉左腕疼痛、不能活动。检查：左腕部压痛以掌侧明显，腕掌侧舟状骨结节内侧高突，按压疼痛且向中指放射，腕背中部触之空虚。

**分析：** 1. 诊断是何种损伤？

2. 如何进行治疗？

## 第十一节　腕掌关节脱位

腕掌关节由远排腕骨与掌骨基底的关节面构成。各掌骨与腕骨构成关节的情况如下：第1掌骨与大多角骨构成关节，属鞍状关节，可进行屈伸、内收和外展运动，是一活动范围较大而灵活的关节；第2掌骨与大多角骨、小多角骨及头状骨构成关节；第3掌骨与头状骨构成关节；第4、5掌骨与钩骨相对，形成关节。其中第2～5腕掌关节囊的掌侧和背侧皆有坚强的韧带相连续，使腕关节较为稳定。掌腕关节的关节腔较为狭窄，因此活动范围极小。

临床单纯闭合性腕掌关节脱位很少见，往往不被重视而漏诊，从而延误治疗。腕掌关节脱位多分为拇指腕掌关节脱位和第2～5腕掌关节脱位两种情况。有时也可见到开放性腕掌关节脱位或合并骨折。

**【病因病机】**

**1. 拇指腕掌关节脱位**　多由间接暴力引发。因拇指在外展位遭间接暴力损伤而脱位。单纯性脱位者，第1掌骨的基底部多向大多角骨的背侧移位（图7-33）。若同时伴有第1掌骨基底部骨折，则多向大多角骨的外侧移位。

**2. 第2～5腕掌关节脱位**　多发生于手外伤，如机器碾轧伤、滚筒伤、挤压伤等直接暴力，故多属开放性脱位。因在第2、3掌骨基底部的背侧有强有力的桡侧腕长、短伸肌附着，在第5掌骨背侧有尺侧腕伸肌附着，且5个掌骨底之间又有坚强的韧带连接，致使其排列较为紧密坚固，故其一旦发生脱位，常常发展为成排掌骨一起向腕掌背侧脱位（图7-34）。向掌侧脱位也有发生者，但较少见。有时偶尔可独见第5掌骨发生脱位。

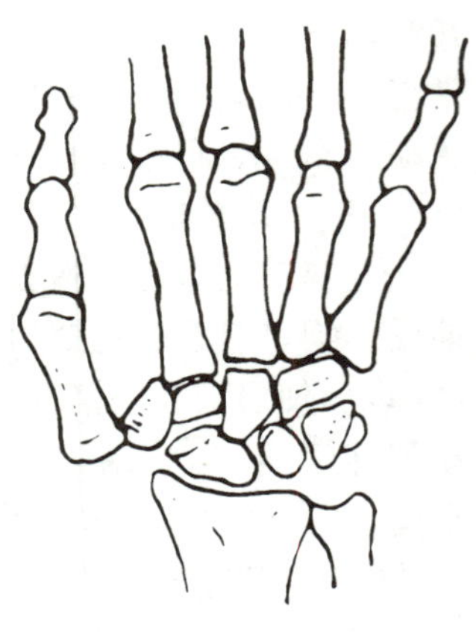

图7-33　拇指腕掌关节脱位

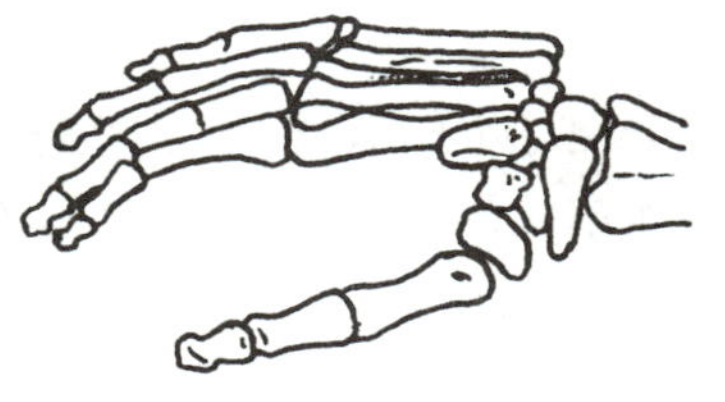

（1）背侧脱位

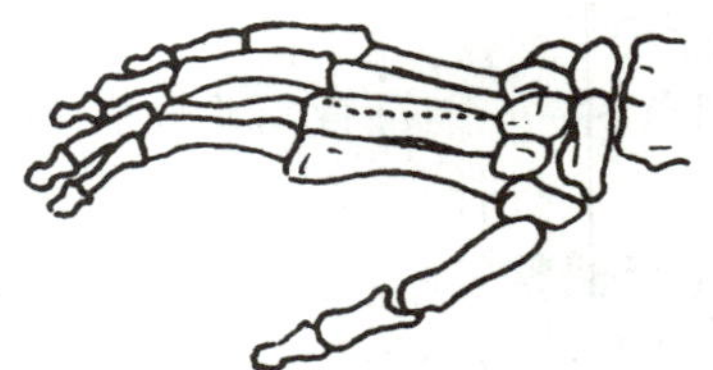

（2）掌侧脱位

图7-34　掌腕关节脱位

【诊断】

**1. 外伤史** 有明显外伤史，多为腕背伸时，手掌撑地后致伤或直接遭受外界暴力损伤。

**2. 临床表现** 腕掌关节脱位后，手腕背部肿胀、疼痛，腕背侧压痛明显，手指活动受限，且沿纵轴叩击掌骨头时，指下有松脱感。

**3. 专科检查** 若仅第 1 腕掌关节发生脱位，则拇指的功能活动受限，并可在腕背侧触及第一掌骨基底部隆起畸形。若为第 2～5 腕掌关节脱位，其掌骨基底部在腕背也有明显隆起畸形，腕骨则相对显得塌陷。

**4. 影像学检查** 腕部侧位 X 线片可明确诊断，且能确定为第几掌骨移位和移位的方向，以及是否合并骨折。

**5. 鉴别诊断** 与掌骨基底部骨折相鉴别。掌骨基底部骨折的压痛点在掌骨基底部，骨折部向背侧、桡侧成角畸形，除拇指末节稍能屈曲外，不能做内收、外展活动。

注意早期诊断明确，由于单纯闭合性腕掌关节脱位很少见，往往不被重视或被误诊，应据外伤史、临床检查和 X 线检查，及早明确诊断。

【辨证治疗】

新鲜的腕掌关节脱位以手法整复治疗为主，且较易获得成功。整复后予以适当固定和功能锻炼，陈旧性脱位整复失败者，可考虑手术治疗。

### （一）手法复位

**1. 第 1 腕掌关节脱位** 患者取坐位，在局部麻醉下，助手握固患侧前臂，术者一手握拇指与助手对抗牵引，且使拇指呈外展位。另一助手用手掌托住腕部拇指置于第 1 掌骨基底部背侧，由背侧向掌侧推压，迫使掌骨复位，恢复与大多角骨关节面的正常关系。注意复位时，手法应轻柔而准确（图 7-35）。

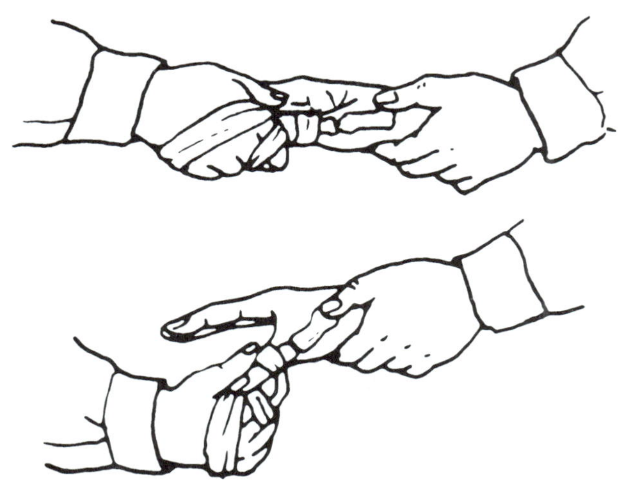

图 7-35 拇指腕掌关节脱位复位法

**2. 第 2～5 腕掌关节脱位** 患者取仰卧位，在臂丛神经麻醉下，患侧前臂旋前位，助手握第 2～5 手指及拇指腕掌关节作牵引，术者双手环握腕部，在与助手作对抗牵引的同时向背侧端提手腕，双手拇指一起将掌骨基底部由背侧向掌侧用力按压，即可使其复位。

### （二）固定方法

若为第 1 腕掌关节发生脱位，在整复成功后，可用塑形夹板或铝板或石膏条，将拇指腕掌关节固定在轻度背屈、外展对掌位。若为第 2～5 腕掌关节发生脱位，整复成功后，选用塑形夹板固定腕掌关节于功能位，并在掌骨基底部背侧加垫，以增加固定力。3～4 周后可解除固定。注意固定时间，关节复位后，固定时间要充分，不宜过早解除外固定。

### （三）功能锻炼

解除外固定后，应开始做腕关节及指关节自主活动锻炼。

### （四）其他疗法

若为陈旧性腕掌关节脱位，在 3 周以内仍可手法整复。若复位失败，或脱位时间过长，可行腕部切开复位术，或行腕掌关节功能位融合术。

## 第十二节　掌指关节脱位

掌指关节共 5 个，由各掌骨头与相应的近节指骨基底部构成。第 1 掌指关节即拇掌指关节属屈戌关节，可进行伸屈运动。其他四指的掌指关节属球窝关节，在伸直位时可做屈、伸、内收、外展及环转活动，但不能做回旋运动。在日常生活中，掌指关节主要是做伸、屈运动，其中屈的范围及力度较伸的范围及力度都大得多；此外，伸直时仅有 20°～30° 的侧方活动，而屈曲时侧方活动则较微小。掌指关节的两侧及前后均有韧带附着，以加强关节稳定性。发生在第 2～5 掌指关节的脱位，均常合并掌骨间关节脱位，掌骨间关节的关节腔与掌指关节的关节腔相通，而掌骨间关节的运动几乎为零，故掌骨间关节脱位不再进行单独叙述。

掌指关节脱位较为常见，以拇指掌指关节脱位尤为多见，其次是示指掌指关节脱位，第 3～5 掌指关节脱位则较少见。

### 一、拇指掌指关节脱位

由于第 1 掌骨与其他掌骨排列得较远，活动范围较大，使得拇指的功能较为灵活，故拇指掌指关节脱位较为多见。

【病因病机】

拇指掌指关节脱位多因关节在极度背伸位受杠杆力作用损伤所致，例如篮球、排球运动员在接球时，由于触球过猛，或跌倒时手指撑地，拇指掌指关节极度背伸，致掌侧关节囊被撕裂，掌骨头在外力作用下穿过关节囊裂口，脱向掌侧，移于皮下，而近节指骨基底部则向背侧移位。如果关节囊裂口较小，掌骨颈部往往像纽扣一样被嵌在纵行撕裂的关节囊间，有时籽骨或拇长屈肌腱也会被嵌入两个关节面之间，使得复位困难。拇指掌指关节脱位以指骨背侧脱位最多见（图 7-36）。

【诊断】

**1. 外伤史**　患者有明显手指扭伤、掌指关节极度背伸的外伤史。

**2. 临床表现**　关节脱位后，患处明显疼痛、肿胀，拇指掌指关节活动功能丧失。

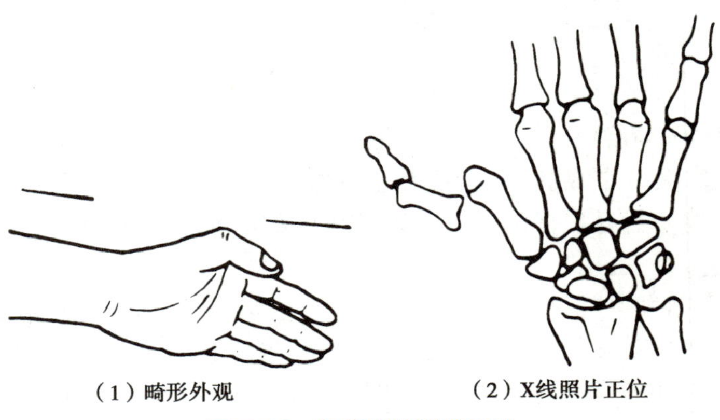

（1）畸形外观　（2）X线照片正位

图 7-36　拇指掌指关节脱位

**3. 专科检查** 拇指外形短缩、掌指关节呈过伸位畸形，且呈弹性固定，指间关节也呈屈曲位。远侧掌横纹处皮下有骨性隆起，可触及掌骨头。

**4. 影像学检查** 患手掌正、侧位 X 线片检查显示：拇指指骨呈过伸位并向上、向背侧移位，使得指骨基底部位于掌骨头的后上方。

**【辨证治疗】**

本病以手法复位、固定治疗为主，复位失败者可考虑手术治疗。

### （一）手法复位

手法复位需要在臂丛神经麻醉或局部麻醉下进行。患者取坐位，术者一手捏持住脱位的拇指，用一绷带系结于此拇指上，另一端绕结于术者手部，在拇指过伸位顺势拔伸牵引，同时另一手握持患侧腕部，以拇指置于患指近节指骨基底部背侧并向远端推挤，然后逐渐缓慢屈曲拇指掌指关节，若关节畸形和弹性固定消失，即成功复位（图 7-37）。复位操作时，牵引要稳而持久，手法用力要适中，切忌用力过猛或过于粗暴。

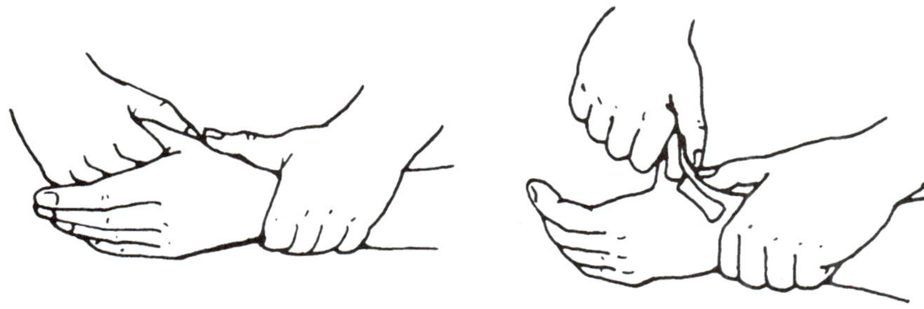

图 7-37 拇指掌指关节脱位整复法

### （二）固定方法

关节复位后，用铝板条或石膏条将拇掌指关节轻度屈曲固定，3 周后开始活动。复位后应给予有效的固定，以使损伤的关节囊等组织得以修复。

### （三）其他疗法

多次试行手法未能复位成功者，需手术切开复位。多有以下三个原因。

1. 掌侧关节囊的纵行裂口，嵌套住掌骨颈。
2. 籽骨嵌在掌指关节之间。
3. 拇长屈肌腱夹在指骨基底部与掌骨之间。

## 二、手指掌指关节脱位

**【病因病机】**

多由掌指关节过度背伸遭受间接暴力引起，如篮球、排球运动员在接球时，受到球的过强冲击力；或斗殴时，手指被过度背伸扭曲，掌骨头穿破掌侧关节囊而脱出。第 2～5 掌指关节脱位，多向背侧脱位，侧方和掌侧脱位者较少见。掌指关节发生脱位后，掌骨头向掌侧脱出，而近节指骨基底部向背侧移位，此时屈指肌腱被推向掌骨头尺侧，蚓状肌则脱向桡侧，掌侧关节囊纤维板移到掌骨头背面，而掌骨头掌侧被掌浅横韧带卡住（图 7-38）。

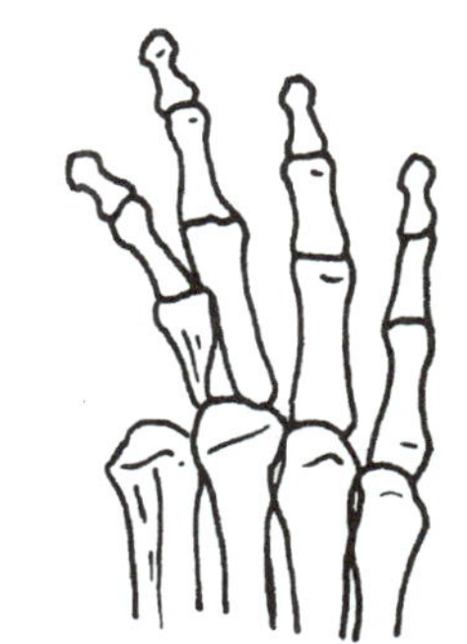

图 7-38 第 2～5 掌指关节脱位

**【诊断】**

**1. 外伤史** 患者有明显手部外伤史。

**2. 临床表现** 脱位处肿胀、疼痛及掌指关节功能活动障碍。

**3. 专科检查** 掌指关节表现为过度背伸畸形，呈弹性固定，在掌横纹处可触及向掌侧高突的掌骨头。

**4. 影像学检查** 患手正、侧位X线片检查可以明确诊断。

【辨证治疗】

本脱位治疗以手法复位固定为主。

### （一）手法复位

第2～5掌指关节脱位手法复位较为容易。以左手为例，患者取坐位，术者左手握持患侧腕部，右手握患指顺势对抗牵引，然后逐渐将手指变成极度背伸位继续牵引，以左手拇指向背侧推顶掌骨头，同时用示指将近节指骨基底部压向掌侧，并逐渐使掌指关节屈曲，脱位即可整复。若手法复位困难，多是由于牵拉而引起掌骨头周围的组织紧张，卡住掌骨颈造成。此种情况在复位时，先将脱位的掌指关节尺偏，使尺偏的屈指肌腱松弛，再向背侧推顶掌骨头，并缓慢屈曲掌指关节，即可成功复位（图7-39）。复位操作时，牵引要稳而持久，手法切忌用力过猛或过于粗暴。若手法复位失败，可行手术进行切开复位。

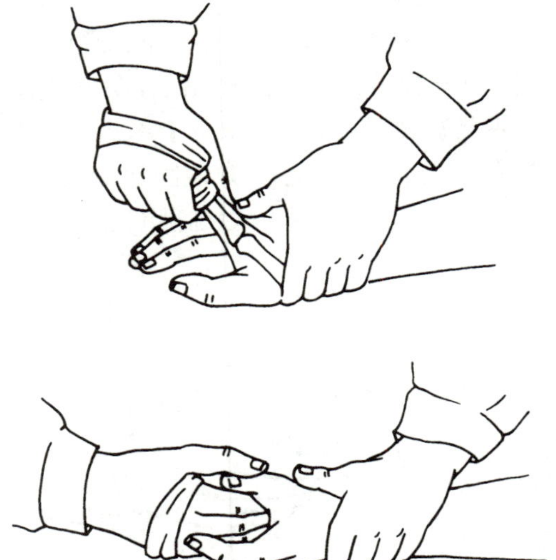

图7-39 第2～5掌指关节脱位复位手法

### （二）固定方法

复位成功后，掌指关节在屈曲位加以有效固定，以使损伤的关节囊等组织得以修复。1～2周后进行主动屈伸活动锻炼。

## 第十三节 指间关节脱位

指间关节脱位，古称“指骱大错”。指间关节共9个，由各近节指骨滑车与远节指骨基底部构成，属屈戌关节，只能做屈、伸活动，关节囊较为松弛，但两侧有侧副韧带加强。除拇指外，指间关节分为近侧指间关节和远侧指间关节。指间关节脱位较为常见，各手指的近侧或远侧指间关节均可发生脱位。

【病因病机】

多因指间关节在极度过伸、扭转或侧方挤压外力作用时，造成关节脱位。常伴有单侧的侧副韧带损伤，甚或断裂；有时伴有指骨基底部发生撕脱骨折。脱位方向多为远节指骨向背侧移位，或向内、外侧移位，而前方脱位极为少见。

【诊断】

指间关节脱位后，体征明确，易于诊断。

**1. 外伤史** 患者有手指过伸扭转的外伤史。

**2. 临床表现** 脱位后，关节呈梭形肿胀、疼痛，局部有压痛，伸屈活动障碍。

**3. 专科检查** 若伴侧副韧带断裂，则患指有异常侧向活动，即分离试验阳性。

**4. 影像学检查** 手指正、侧位X线片，可以明确诊断。

【辨证治疗】

本脱位辨证治疗以手法复位、固定为主。新鲜的指间关节脱位手法复位容易，且一般不需要麻醉，但复位后固定不可忽视，以使损伤的关节囊、韧带等得到良好的修复。复位后，根据损伤三期辨证用药，配合功能锻炼。对脱位合并骨折而致复位失败者可考虑手术治疗。

### （一）手法复位

指间关节脱位多采用牵引推挤复位法。患者取坐位，术者一手托固患肢掌部，另一手捏握患指末节，顺畸形拔伸牵引，然后用托固患肢之手的拇指推压远端的指骨基底部向前方，同时示指托顶近节指骨头向背侧，并逐渐缓慢屈曲指间关节，即可复位成功。

### （二）固定方法

复位后可用塑形铝板、杉木片或竹片，置于患指的掌、背侧，且使患指固定于轻度对掌位，一般为1～2周。若伴有单侧的侧副韧带损伤，则固定2～3周；也可用绷带卷放置于患手掌心，将患指固定于屈曲位。另外，指间关节脱位整复后，亦可采用邻指胶布固定法加以固定。

### （三）功能锻炼

早期需要重视其他正常手指的功能锻炼。去除固定后，可逐渐进行患指的掌指关节和指间关节的主动伸屈活动锻炼，活动范围应由小到大，逐渐进行。指间关节脱位，常伴有关节囊及侧副韧带损伤，故手指功能的恢复较缓慢，常需3～8个月，且常有脱位关节增粗、强硬，伸屈活动受限及疼痛等后遗症出现。

### （四）药物治疗

按照三期辨证用药的原则，早期可内服活血祛瘀、消肿止痛之品，方选舒筋活血汤加减。去除固定后，关节周围可能遗留僵硬或肿胀，则应重用具有舒筋活络作用的中药熏洗患手以利康复，如上肢损伤洗方。并可配合轻柔的手法按摩，以达到理顺筋络的效果，切忌采用粗暴手法推拿。

### （五）其他疗法

若见脱位合并骨折，骨折片出现明显分离移位，骨折片旋转或者嵌入关节间隙内，而导致手法复位失败者，或手法复位后不能维持正常对位者，则需要行切开复位细钢针内固定术。若关节脱位合并侧副韧带断裂者，则需行手术修补侧副韧带。此外，陈旧性的指间关节脱位可行关节融合术。若发展为陈旧性侧副韧带断裂，患指肿胀疼痛、活动无力时，则可行手术修补，缝合松弛的侧副韧带。术后均用塑形铝板，固定患指在功能位3周。

## 第十四节 髋关节脱位

髋关节古称“髀枢”，属于典型的杵臼关节，由髋臼和股骨头组成。髋臼大而深，呈倒杯形，位于髋骨下方外侧中部，杯口朝向前外下方。髋臼中央底部有一髋臼窝，表面没有关节软骨覆盖，较粗糙，骨质也较薄，在外力作用下极易被穿破。髋臼窝周围部分为月状面关节，外观呈马蹄形，其骨质较厚，表面覆以关节软骨。髋臼边缘呈堤状，下缘有一缺口，由横过的横韧带弥补，使整个髋臼成为完整的球凹。此外，股骨头圆韧带动脉通过髋臼切迹与横韧带之间的小孔进入股骨头，为股骨头提供营养；当此动脉受压或断裂后，则会引起股骨头缺血性坏死。髋臼及横韧带的四周镶以一圈纤维软骨，称为髋臼盂，从而增加了髋臼的深度，可容纳2/3的股骨头。股骨头全体呈球状，顶部中央稍下略平，且有一小而浅的凹陷，称股骨头凹，由股骨头韧带附着；除了头凹外，股骨头均被关节软骨覆盖，但厚薄程度不一致。股骨头的关节面较髋臼窝的大，可以增加髋关节的活动范围。股骨头朝向前内上方，人体直立时，其前面一部分关节面位于髋臼之外，仅在极度屈髋时，其头部之软骨才全部与髋臼软骨相接触。

髋关节除骨性结构加以稳定外，关节囊及周围韧带、肌肉对髋关节的稳定也起着重要作用。坚韧的关节囊呈圆桶状，主要由浅层的纵行纤维及深层的横行纤维构成。前者在近端附着于髋臼边缘及髋横韧带，远端前面止于粗隆间，后面附于股骨颈中外1/3处。后者一并构成一个围绕

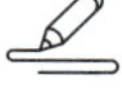

股骨颈部的坚韧的轮匝带。关节囊的纤维层厚度不一致，在髂股韧带后部比较坚强，而在髂腰肌腱下部则比较薄弱，甚至部分缺如。关节囊的前后也有韧带加强，这些韧带与关节囊的纤维层紧密交错，以至于不能互相分离。位于髋关节囊之前的是最坚强的髂股韧带，呈倒Y形，位于股直肌深面。其起于髂前下棘，向下分成两束，分别抵止于股骨转子间线的上部及下部，此韧带可防止髋关节过伸。髋关节在伸髋及髋外旋时，该韧带最为紧张。人体在直立时，身体重心在髋关节的后方，而髂股韧带则起到限制髋关节过度后伸的作用；同时在臀大肌的协同作用下，能使身体保持直立姿势。在髋关节的所有功能活动中，除屈曲外，髂股韧带均保持一定的紧张状态。在髋关节发生脱位时，就是以此韧带为支点，使患肢保持在特有姿势；在整复髋关节脱位时，也是利用此韧带为支点进行复位（图7-40）。

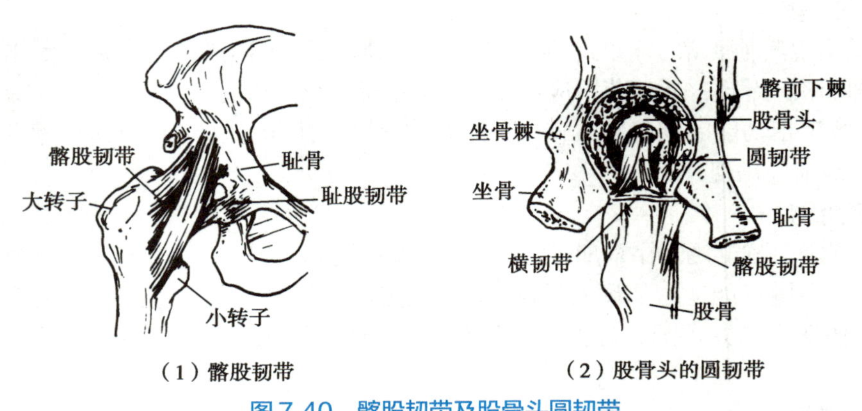

（1）髂股韧带　（2）股骨头的圆韧带

图7-40　髂股韧带及股骨头圆韧带

髋关节周围除髂股韧带外，还有位于关节前方的耻股韧带，位于关节后方的坐股韧带和股骨头圆韧带。股骨头圆韧带起于髋臼切迹及横韧带处，止于股骨头凹部，关节在半屈、内收位时，其呈紧张状态。髋关节的血供由闭孔动脉后支发出的内骺动脉提供，其经髋臼进入股骨头圆韧带，以供血给股骨头的内下部分。此韧带受损时，也可导致股骨头缺血性坏死。

髋关节的主要作用是负重和维持下肢相当大范围的运动，如前屈、后伸、内收、外展、旋转等。因此，髋关节具有稳定、有力而灵活的特点。当发生脱位后，以上功能均会丧失，因此治疗目的就是要恢复这两个功能。相比之下，应着重恢复负重的稳定性，其次是运动的灵活性。

髋关节脱位的发生率仅次于肩关节和肘关节，排在全身关节脱位的第3位。而且其非强大暴力不能造成脱位，因此，髋关节脱位多发于活动力强的青壮年男子。

【病因病机】

直接暴力和间接暴力均可引起髋关节脱位，以间接暴力为多见。常见由车祸、塌方、堕坠等引起。临床上根据脱位后股骨头所处在髂前上棘与坐骨结节连线的前、后位置不同，可分为前脱位、后脱位及中心脱位三大类；根据脱位后到整复之间的时间长短，可分为新鲜性脱位及陈旧性脱位。其中，前脱位又可分为耻骨部脱位和闭孔脱位两种；后脱位又可分为髂骨部脱位和坐骨部脱位两种。临床上以后脱位多见（图7-41），约占髋关节脱位的2/3。

**1. 后脱位**　后脱位即股骨头向后下方脱出于髋臼，多由间接暴力引起。如乘坐汽车时，一侧大腿放于另一侧大腿之上，突然刹车或汽车追尾事故，乘客膝部顶到前面挡板上造成的杠杆力；或矿井塌顶，压于下蹲矿工的腰背部所造成的传达暴力。当髋关节呈内收、屈曲90°时，股骨头的上外侧旋出髋臼后缘至较薄弱的关节囊后下方，此时股骨颈前缘与髋臼前缘紧密接触而成为支点；来自膝前方或后方的强大暴力作用于股骨头，使股骨头冲破关节囊而脱出于髋臼，形成后脱位。当屈髋而内收较小时，暴力传递到股骨头，使其与髋臼在后缘相撞，造成髋臼后缘或股骨头骨折后发生脱位。此脱位又可分为两型。若脱位后，股骨头停留在坐骨切迹前的髂骨翼

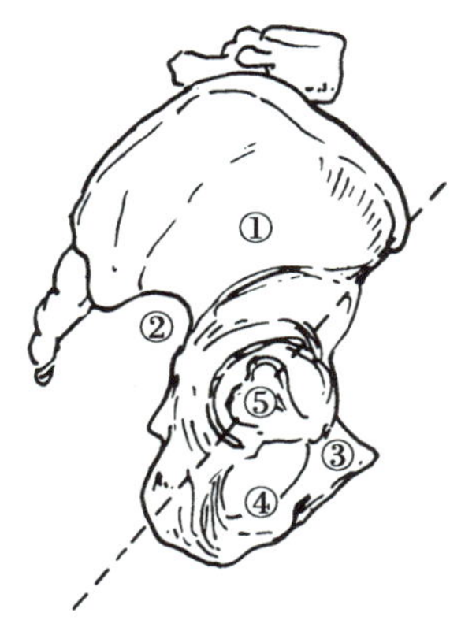


（1）髋关节各类脱位时股骨头的位置
①髂骨脱位；②坐骨脱位；③耻骨脱位；
④闭孔脱位；⑤中心脱位

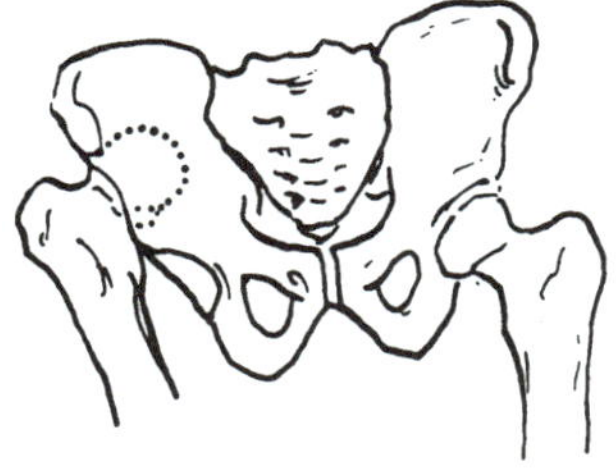

（2）髂骨脱位

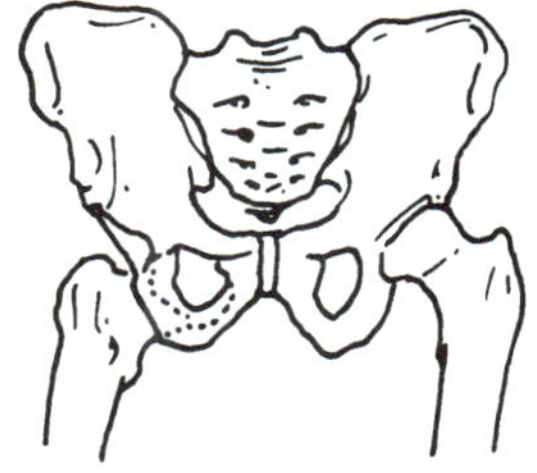

（3）坐骨脱位

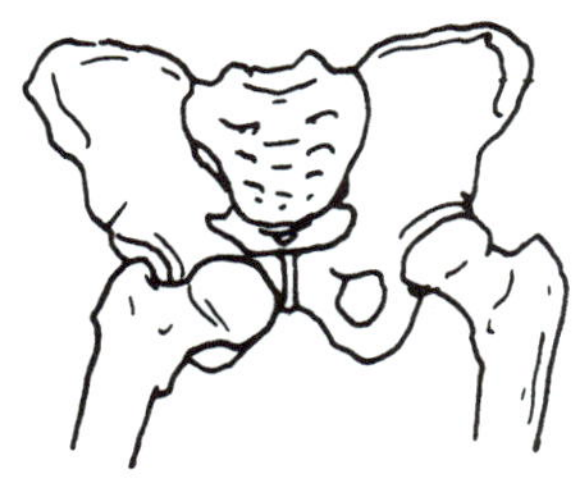

（4）耻骨脱位

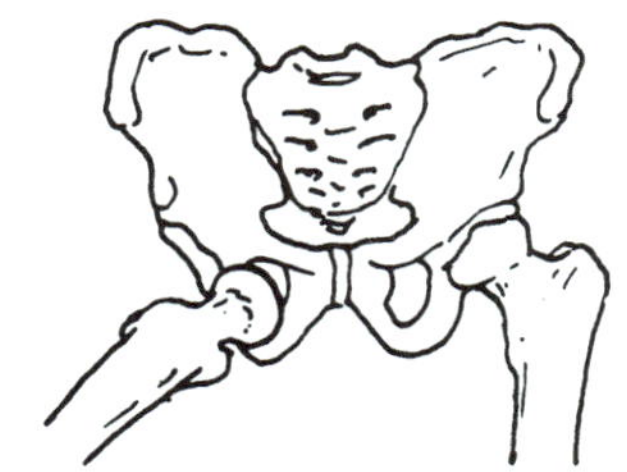

（5）闭孔脱位

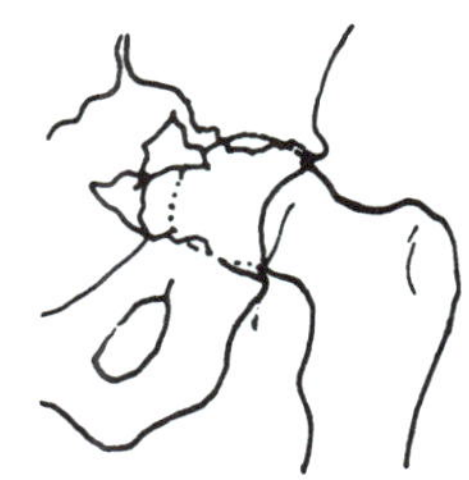

（6）中心脱位

图 7-41 髋关节后脱位分型

上，此为髂骨部脱位，较多见；股骨头停留在坐骨部位，则为坐骨脱位。髋关节脱位时，关节囊后下部撕裂，而前侧的髂股韧带多保持完整。另外，当暴力特别强大时，还可同时造成股骨干骨折。多是先造成脱位，然后再造成骨折。此种类型较少见。

**知识链接**

**髋关节后脱位类型**

临床上，根据伴见的髋臼、股骨头骨折情况，Thompson 和 Epstein 将髋关节后脱位分为5型。

Ⅰ型：脱位伴有或不伴有微小骨折。

Ⅱ型：脱位伴有髋臼后缘的孤立大骨折。

Ⅲ型：脱位伴有髋臼后缘的粉碎性骨折，有或无大的骨折块。

Ⅳ型：脱位伴有髋臼底部骨折。

Ⅴ型：脱位伴有股骨头骨折。

**2. 前脱位** 前脱位即股骨头向前下方脱出于髋臼，此型临床较少见。一般以间接暴力作用为主，如高速公路上猛烈撞车或煤矿倒塌等严重挤压腿部形成的杠杆力。当髋关节强度外展、外旋时，股骨头转向关节囊前下方的薄弱处，大转子顶部与髋臼上缘撞击，若大腿突然受到外展暴力或由后向前的撞击暴力，股骨头因受杠杆力作用而突破关节囊的前下方，被顶出髋臼，造成前脱位。髂股韧带一般保持完整。此脱位也可分为两型。脱位后，若股骨头停留在髋臼前方耻骨梳水平，称为耻骨部脱位，可引起股动、静脉受压迫而出现下肢血液循环障碍；若股骨头停留在髋臼前上方闭孔处，称为闭孔部脱位，常可压迫闭孔神经而出现麻痹症状。

**3. 中心脱位** 中心脱位即股骨头突破髋臼底，临床此种类型极少见。多由传递暴力所致，如行走时被汽车从侧方撞倒；或车祸时，膝部及大腿外侧遭撞击或挤压。暴力作用于大转子外侧时，可传递至股骨头而冲击髋臼底部，引起髋臼底骨折。暴力继续作用，股骨头则连同髋臼的骨折块一并向盆腔内移位，形成中心脱位。此外，髋关节在轻度外展位时，顺股骨纵轴的冲击外力，也可引起中心脱位。中心脱位必然伴有髋臼骨折，骨折可成块状或粉碎状，治疗时应有所不同。中心脱位，关节软骨损伤较严重，而关节囊及韧带损伤则较轻。严重脱位时，整个股骨头自髋臼骨折的断端间突入盆腔，而头、颈部被骨折片夹住，将会使复位困难（图 7-42）。还有部分患者可并发骨盆骨折及盆腔内广泛出血。

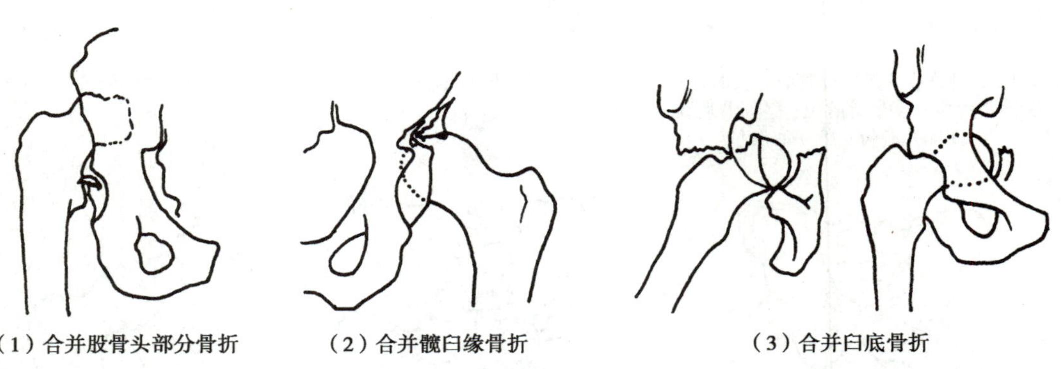

（1）合并股骨头部分骨折　（2）合并髋臼缘骨折　（3）合并臼底骨折

图 7-42　髋关节脱位合并骨折

**4. 陈旧性脱位** 当脱位时间超过 3 周时，则属陈旧性脱位。此时，主要出现周围肌腱、肌肉挛缩，纤维瘢痕组织充填于髋臼内，撕破的关节囊裂口大多已愈合，血肿机化或纤维化后包绕于股骨头；而且由于肢体长时间活动受限，多可发生骨质疏松及脱钙。以上变化均给手法复位增加了困难。

【诊断】

### （一）外伤史

患者有明显的外伤史。诊断时，应分清受伤时的体位及暴力的作用方向。

### （二）临床表现

各种类型的髋关节脱位，在伤后都有髋部疼痛、肿胀、关节功能障碍，髋关节及整个下肢畸形，并呈弹性固定。

### （三）专科检查

不同类型的脱位，有各自不同的表现。

**1. 后脱位** 除上述症状外，患侧肢体出现屈髋、屈膝，内收、内旋、缩短畸形。患侧臀部向后上方隆起，大转子移向后上方，在髂前上棘至坐骨结节连线的后方扪及股骨头。伤侧膝关节屈曲并靠在健侧大腿中下 1/3 处，即“粘膝征”阳性。当髂股韧带同时断裂（少见）时，患肢短缩、外旋。

**2. 前脱位** 除上述症状外，患肢呈外旋、外展和轻度屈髋畸形，较健肢稍长。可在闭孔附近或腹股沟韧带附近扪及股骨头。股骨头若停留在耻骨上支水平，则容易压迫股动、静脉而出现下肢血液循环障碍症状，出现患肢大腿以下皮肤苍白、青紫、发凉，足背动脉及胫后动脉搏动减弱或消失。停留在闭孔内，则压迫闭孔神经而出现麻痹症状，如大腿内侧下半部皮肤感觉障碍及内收肌群麻痹。

**3. 中心脱位** 此型从体征上诊断比较困难。其髋部肿胀多不明显，疼痛显著，患肢功能障碍。严重者患肢可出现短缩，下肢内旋内收，大转子多不易扪及，可有阔筋膜张肌及髂胫束松弛。

**4. 陈旧性脱位** 本型脱位的症状、体征如上述，但病史已超过 3 周。髋关节畸形的弹性固定更为明显。

### （四）影像学检查

**1. 后脱位** X 线片检查显示股骨头呈内旋内收位，且脱出髋臼，小转子变小，股骨颈变短。若股骨头位于髋臼的后上方，为髋骨部脱位；若位于髋臼后下方，为坐骨部脱位。正位片显示，股骨颈内侧缘与闭孔上缘所连的弧线中断（图 7-43）。

**2. 前脱位** X 线片检查显示股骨头脱出髋臼外，在闭孔内或耻骨上支附近，股骨头呈外展、外旋位，而小转子则完全显露（图 7-44）。

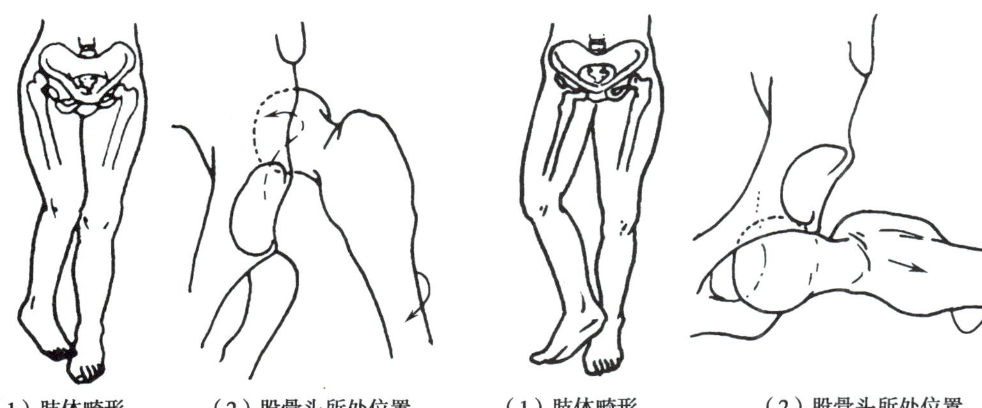

（1）肢体畸形 （2）股骨头所处位置

图 7-43 髋关节后脱位肢体畸形及股骨头所处位置

（1）肢体畸形 （2）股骨头所处位置

图 7-44 髋关节前脱位肢体畸形及股骨头位置

**3. 中心脱位** X 线片检查显示髋臼底明显骨折，股骨头随髋臼骨折或骨盆骨折块部分或完全突入骨盆腔内。

**4. 陈旧性脱位** X 线片检查显示局部血肿已机化，或显示股骨头、股骨颈部明显脱钙而出现骨质疏松，或关节面有不规则改变。陈旧性脱位多见于后脱位者（图 7-45）。

### （五）并发症

髋关节脱位常可合并髋臼缘骨折或股骨干骨折。

**1. 髋臼缘骨折** 一般依据 X 线片检查确诊，因为临床检查时不易扪及。若骨折块较大，可压迫或直接刺伤坐骨神经而出现麻痹症状。

**2. 股骨干骨折** 多由强大暴力造成，除髋关节脱位症状外，还有患侧大腿局部肿胀、疼痛、异常活动和骨擦音，并有大腿部成角、缩短畸形。患处压痛及下肢纵轴叩击痛明显。X 线片显示：后脱位合并股骨干上 1/3 骨折者，近骨折端呈内收畸形，或骨折断端向内成角；前脱位合并骨折者，近端则呈极度屈曲、外展畸形（图 7-46）。

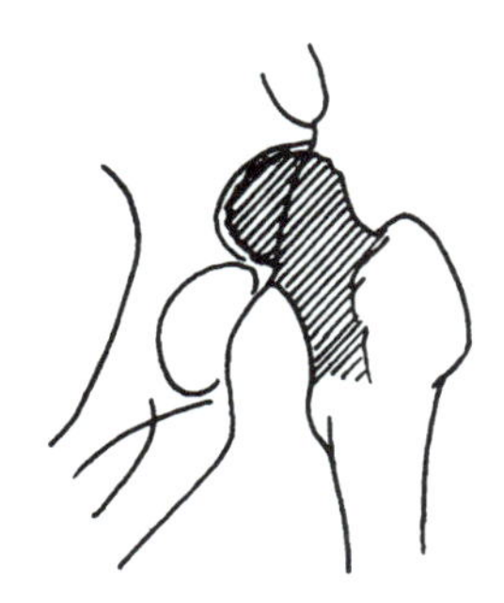

（股骨头及颈部明显脱钙，股骨头关节面呈不规则改变）

图 7-45 髋关节陈旧性脱位

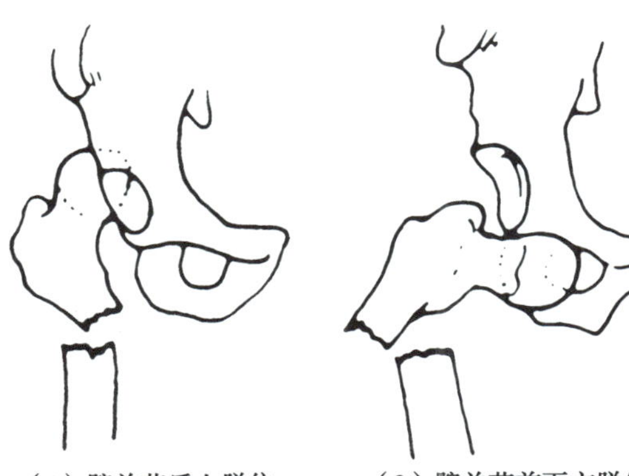

（1）髋关节后上脱位合并股骨干骨折 （2）髋关节前下方脱位合并股骨干骨折

图 7-46 脱位合并股骨干骨折

**【辨证治疗】**

新鲜的脱位，一般以手法复位为主；陈旧性脱位，则力争手法复位；脱位合并髋臼缘骨折者，一般随着脱位的整复，骨折亦随之而复位；合并股骨干骨折者，应先整复脱位，后整复骨折。复位多需在麻醉下进行，一般采用腰麻或硬膜外麻醉，陈旧性脱位粘连严重者可用全麻。复位时应注意复位技巧，防止粗暴手法。整复后予以适当固定和功能锻炼，并按辨证分期，内外治相结合用药物进行治疗。

## （一）手法复位

**1. 后脱位**　有多种方法，分别介绍如下。

（1）屈髋拔伸法：患者仰卧在木板床或铺于地面的木板上。一助手两手按压住髂前上棘以固定骨盆。术者面向患者站立，骑跨于患肢小腿上，用双侧前臂、肘窝提托患肢腘窝部，屈曲髋、膝关节，各呈90°。慢慢用力顺势提拉，若患肢内旋、内收较紧，可先顺势拔伸，然后再外旋外展而垂直向上拔伸牵引，促使股骨头滑入髋臼内，另一助手可同时将股骨头向髋臼推挤，以助复位。当感到或听到入臼声后，将患肢伸直，畸形消失，且可做内收、外展、旋转等被动活动，即表明复位成功（图7-47）。

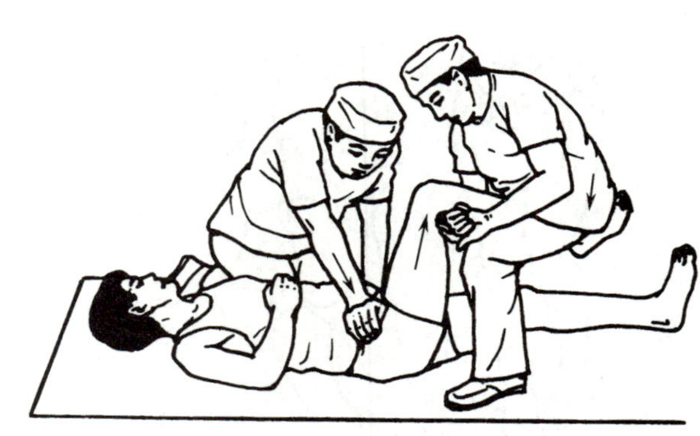

图7-47　髋关节后脱位屈伸复位法

（2）回旋法：患者体位同上法，助手用双手按压双侧髂前上棘固定骨盆，术者站立于患侧，一手握患肢踝部，另一手用肘窝提托其腘窝部，并向上提拉牵引，随即将大腿内收、内旋，极度屈曲髋关节，以使膝部贴近对侧髂前上棘腹壁，继续牵引，然后将患肢外展、外旋、伸直。在此过程中，若听到或感到弹响，且患肢在伸直后能被动内收、外展，则复位成功。因为此法的屈曲、外展、外旋、伸直的连续动作，恰似用膝关节画了一个问号（左侧）或反问号（右侧），故又称为问号复位法（图7-48）。回旋法是采用与脱位过程相反的顺序进行复位的，即利用髂股韧带为支点，靠

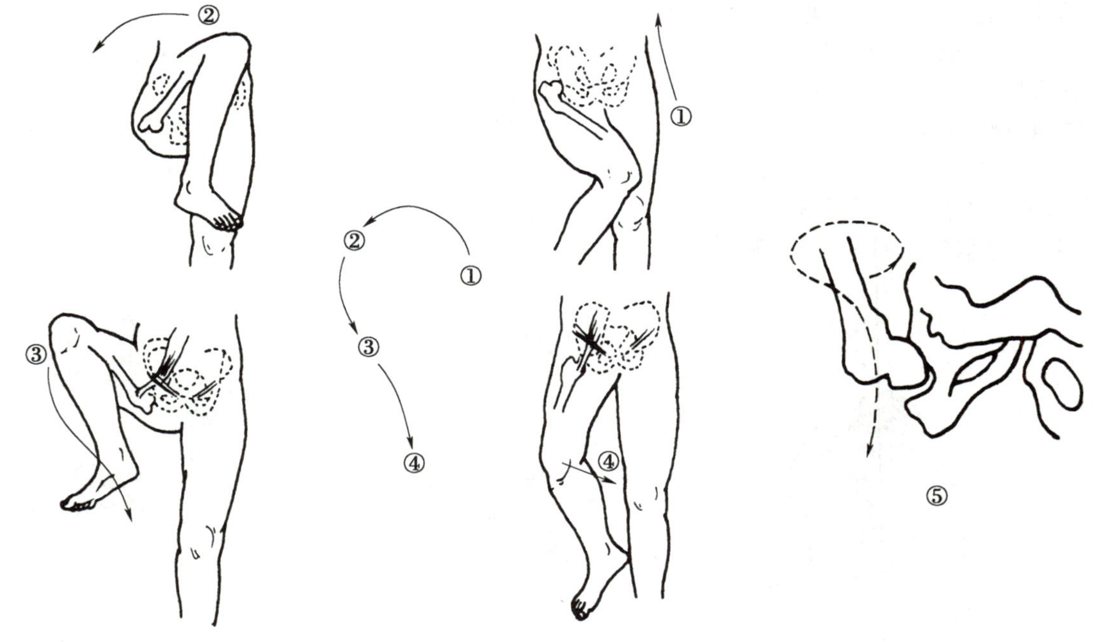


①内收内旋　②屈髋　③外旋外展　④伸髋
⑤复位时股骨干部所经历之道路

图7-48　髋关节后脱位回旋复位法

杠杆力的作用，使股骨头移到髋臼下缘，再向上滑入髋臼。

（3）拔伸足蹬法：患者体位同前，术者两手握住患肢踝部，一足内翻，用外缘蹬于患侧坐骨结节及腹股沟内侧，术者身体后仰，手拉足蹬，用力牵引后协同外展外旋（图7-49）。

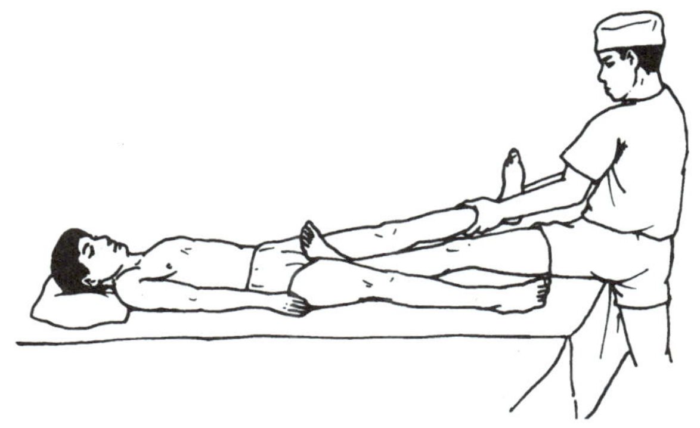

图7-49　髋关节后脱位拔伸足蹬复位法

（4）俯卧下垂法：此法适用于肌肉软弱或松弛的患者。患者上身俯卧于床缘，下肢完全置于床外。一助手扶持健肢，并保持在伸直水平位；患肢下垂，另一助手双手固定骨盆，术者立于患侧，用一手握住其踝关节上方，屈膝90°，利用患肢自身的重量向下牵引，同时可轻旋患侧大腿，并用另一手加压于腘窝，以增加牵引力，使其复位。或取同样体位，固定骨盆的助手改为夹持患踝及按压小腿，术者则用力按压股骨头向下、向内，而使其复位。亦可用膝部跪压于患者腘窝处，用力向下使其复位，此法力量较大，使用时要注意（图7-50）。

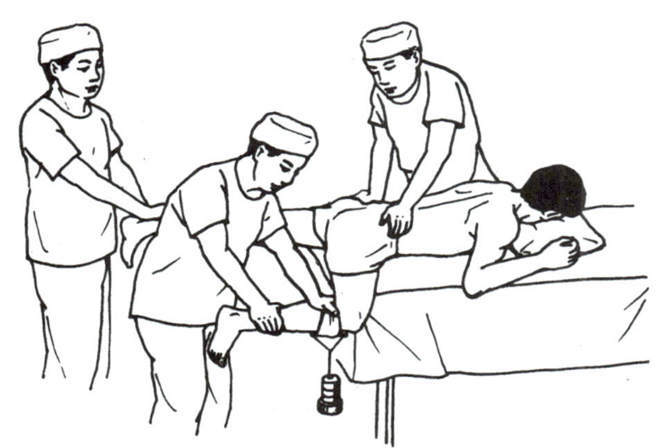

（1）加压于腘窝

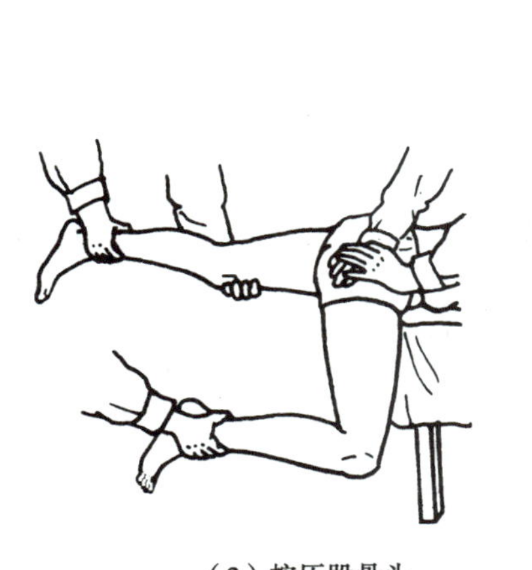

（2）按压股骨头

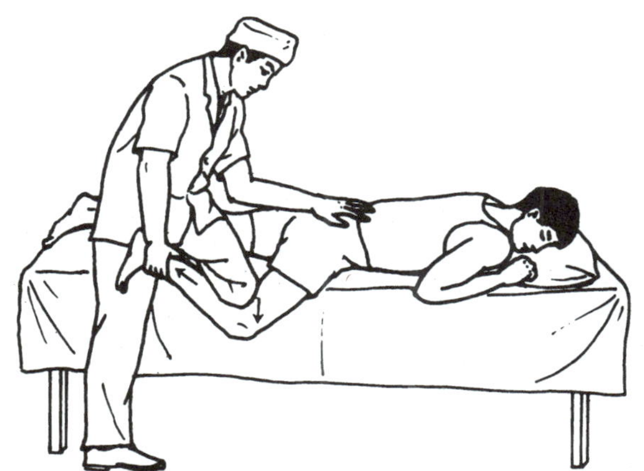

（3）跪压于腘窝

图7-50　髋关节后脱位俯卧下垂复位法

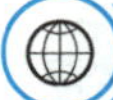

知识链接

**"蝙蝠腿"复位法**

适用于髋关节后脱位。患者仰卧位，一助手固定骨盆，另一助手极度屈曲患侧髋、膝关节，使足跟部抵于同侧坐骨结节外侧，状如"蝙蝠腿"，术者双手合抱置于患肢膝上方，用力向前下一扳，即可感到或听到弹响，复位成功。

**2. 前脱位** 常用方法有三种。

（1）屈髋拔伸法：患者仰卧于木板床或地面的木板上，一助手固定住骨盆，另一助手将髋关节在外展、外旋位渐渐向上拔伸至90°；此时术者环抱其大腿根部，向后外方按压大腿根部，便可使股骨头回纳入髋臼内。或者按上述体位，术者两手分别握患侧膝、踝部，尽量屈髋、屈膝，同时使患肢内收、内旋，再伸直。此时脱出的股骨头被迫绕过髋臼下缘，而滑向后下方使脱位转变为后脱位，然后按后脱位时拔伸法处理（图7-51）。

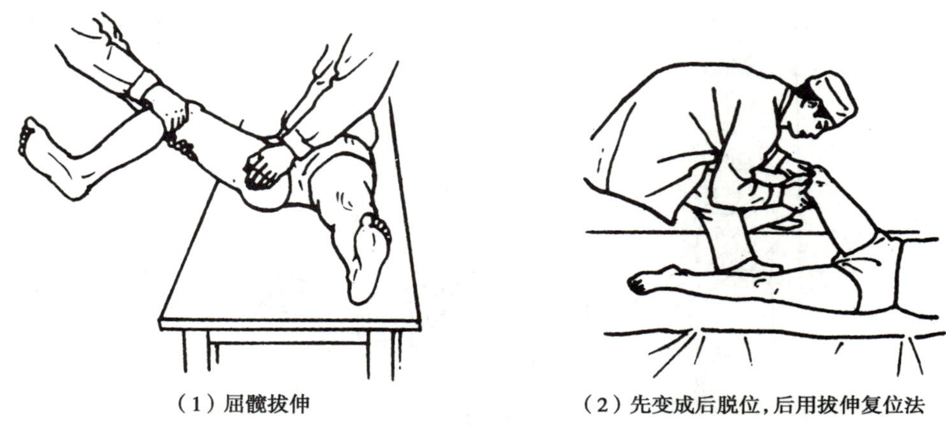

（1）屈髋拔伸　　（2）先变成后脱位，后用拔伸复位法

图7-51　髋关节前脱位屈髋拔伸法

（2）侧牵复位法：患者体位同上。一助手用两手按压两髂前上棘，固定骨盆；另一助手用一宽布带套住大腿根部，并向外上方牵拉；术者两手扶持患侧膝及踝部，连续伸屈髋关节。在此过程中，可慢慢内收、内旋下肢，当感到腿部突然弹动，或同时听到弹响声，畸形随着响声消失时，表明复位成功（图7-52）。

（3）反回旋法：患者体位、复位原理与后脱位相同，但操作步骤与其相反，即先将髋关节外

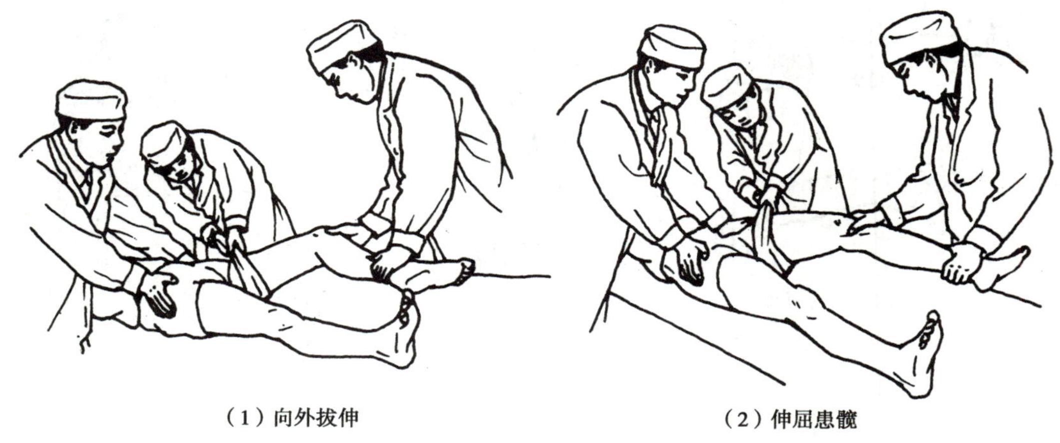

（1）向外拔伸　　（2）伸屈患髋

图7-52　髋关节前脱位侧牵复位法

展、外旋，然后屈髋、屈膝，再内收、内旋，最后伸直下肢。左髋脱位，画反向问号；右髋脱位，画正向问号（图 7-53）。

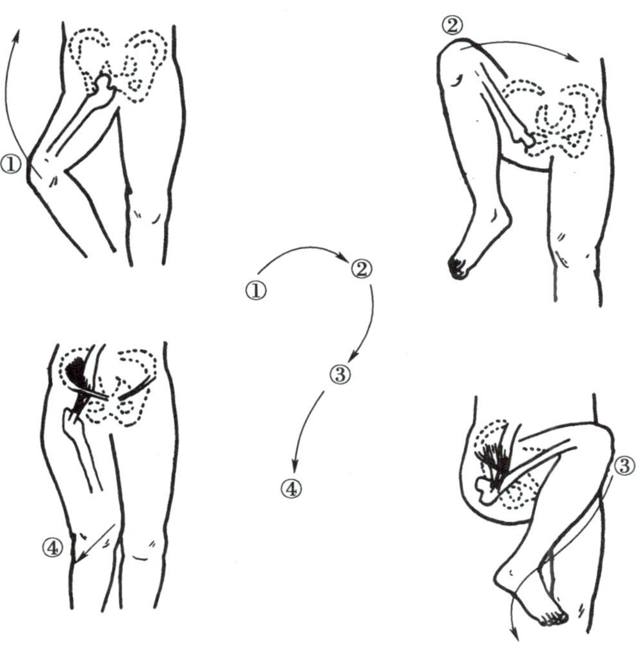


①外展、外旋 ②屈髋屈膝 ③内收、内旋 ④伸髋

图 7-53 髋关节前脱位反回旋复位法

**3. 中心脱位**

（1）拔伸扳拉法：此法用于轻微移位。患者仰卧位，一助手握住患肢踝部，并使其足呈中立位，髋外展 30°，做拔伸旋转；另一助手把住患者腋窝做反向牵引。术者站立于患侧，用宽布带套在患侧大腿根部，一手向健侧推骨盆，另一手抓住布带向外拉，可将股骨头拉出。触摸患侧大转子，与健侧相比，左右对称时，即复位成功（图 7-54）。

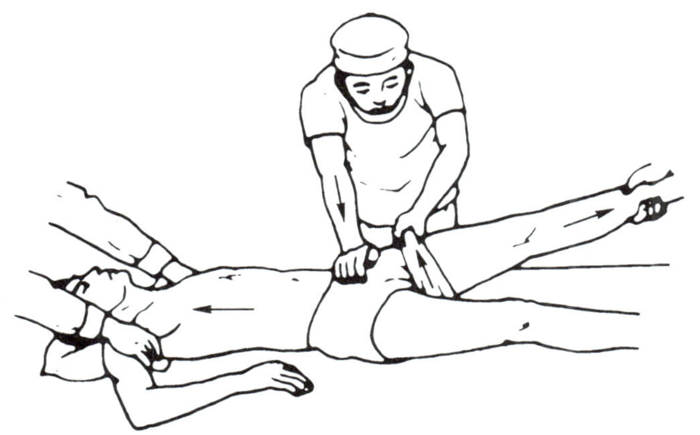

图 7-54 髋关节中心脱位拔伸扳拉复位法

（2）牵引复位法：患者取仰卧位，对患肢做牵引，轻者用皮肤牵引或胫骨结节牵引，牵引质量为 3～4kg；严重者做股骨髁上牵引，牵引质量为 8～12kg。牵引的过程中可逐步复位。若复位不成功，则可同时在大转子处，自前向后穿入骨圆针贯穿做侧方牵引，牵引质量 5～7kg。在向下、向外两个分力的同时作用下，股骨头被牵出。经床边拍 X 线片，确定已将股骨头拉出且已复

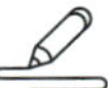

位后，则可先将髁上及侧方牵引重量减至维持量，再继续牵引 8～10 周。用此法复位，移位的骨折片与脱位的股骨头可被一并拉出（图 7-55）。

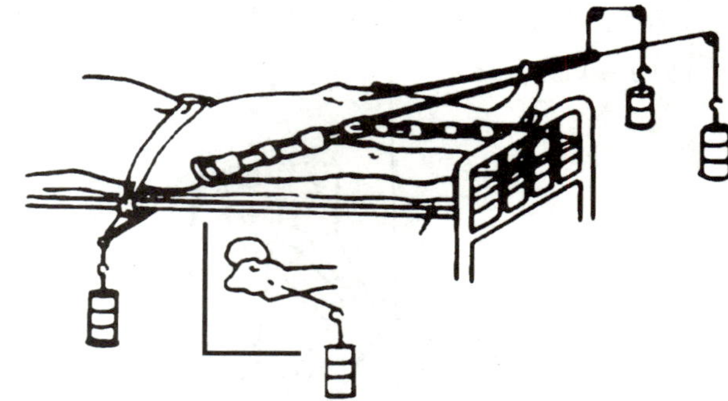
图 7-55 髋关节中心性脱位双向牵引复位法

**4. 陈旧性脱位** 陈旧性脱位的手法整复与新鲜脱位基本相同，但要注意其适应证，并做好复位前的准备工作。

（1）适应证

1）身体条件好，能耐受麻醉及整复的刺激者。

2）外伤性脱位后，时间在 2～3 个月以内，且未经手法整复者。

3）肌肉、韧带挛缩较轻，关节轮廓尚清晰者。

4）被动活动髋关节时，股骨头尚有活动度者。

5）X 线片检查显示，骨质疏松及脱钙不明显，不合并骨折，关节周围钙化或增生不严重者。

（2）复位前准备

1）骨牵引：由于股骨头长期处于异常位置，其周围肌肉及韧带挛缩；软组织出现瘢痕粘连及血肿机化；关节囊破口已自行修复，都给复位带来了一定困难。因此，需先行骨牵引，将股骨头牵至髋臼平面。常选用股骨髁上牵引，牵引质量为 7～12kg。后脱位者，下肢呈内旋内收位牵引；前脱位者，下肢稍呈外展位牵引。床尾需略抬高，加大对抗牵引力。待股骨头下降至髋臼平面，或接近髋臼平面附近时，可考虑手法复位。

2）松解粘连：一助手固定住骨盆，术者两手分别持患肢膝及踝部，顺下肢畸形姿势，使髋及膝关节做屈、伸、收、展及内、外旋运动，以松解髋关节周围组织的粘连。操作时动作要柔和，范围逐渐由小到大，力量由轻到重。充分松解粘连后，再按新鲜脱位的整复方法进行复位。

（3）复位及术后：复位手法及术后处理与新鲜脱位大致相同。如果复位后股骨头再次脱出，可能是因为髋臼内被瘢痕组织填塞导致，复位后反复进行研磨，即反复屈伸、收展、内外旋髋关节，助手同时用手按压大转子，以促进股骨头回纳。若出现内收肌群或髂胫束挛缩，可用弹拨手法使内收肌群或髂胫束松弛。

**5. 合并同侧股骨干骨折** 此种情况应先整复脱位，后整复骨折。

（1）后脱位

一法：麻醉后，患者取健侧卧位，一助手把持患肢足踝部做顺势牵引，另一助手用宽布带绕过患侧大腿根部，向后上方牵拉做对抗牵引。术者立于患者身后，用手掌向前、向远侧推股骨大转子部，直至股骨头被移至髋臼水平，在保持牵引状态下，让第三助手双手用力向前提拉膝关节，使髋关节屈曲 90°，随即术者以手掌向前推股骨头，即可复位（图 7-56）。

二法：先在大转子稍下方前后贯穿一枚骨圆针，助手用手、布带或用牵引弓，向远端用力牵拉，术者同时用手掌向前下方用力推股骨头，即可复位（图 7-57）。

（2）前脱位：麻醉后，患者仰卧，一助手用两手按患者两侧髂前上棘部，固定住骨盆；另一助手把持膝部，先顺畸形姿势进行牵拉，以解脱股骨头与闭孔之间的交锁；同时，第三助手用宽布带绕过大腿根部向外上方牵拉；术者立于健侧，手掌在大腿根部内侧向外上方推股骨头，另一手于股骨接近骨折端的外侧向前内扳拉大腿，同时在膝部做牵拉的助手内收患肢，即可复位（图 7-58）。

**6. 复位后检查** 符合以下标准者，则表明复位满意。

（1）复位后，仰卧时双下肢等长，屈膝时双膝等高。

（2）臀部的隆起畸形消失。

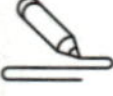

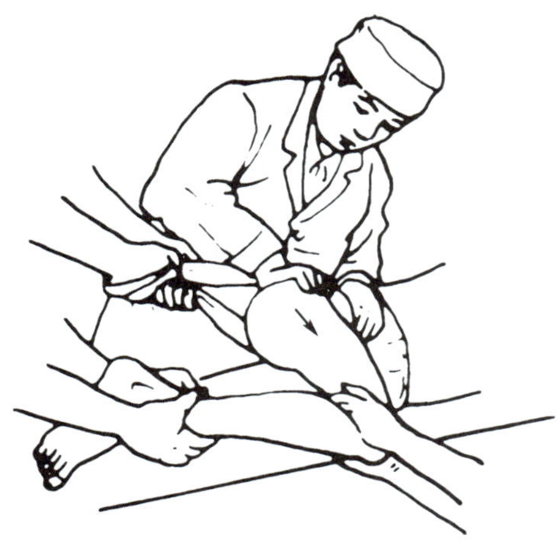

图 7-56 髋关节后脱位合并股骨干骨折复位法

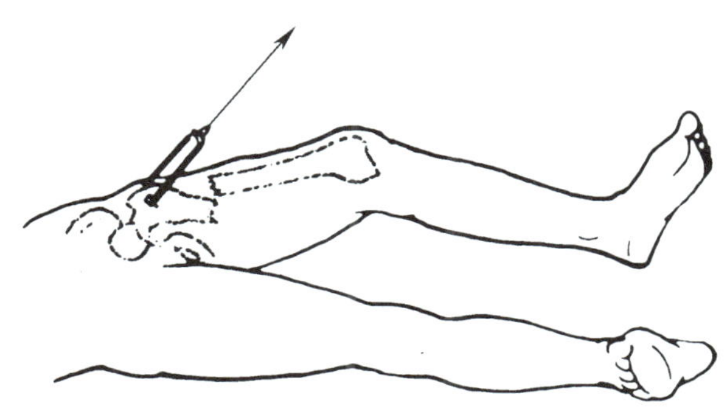

图 7-57 髋关节后上脱位合并同侧股骨干骨折加骨牵引整复法

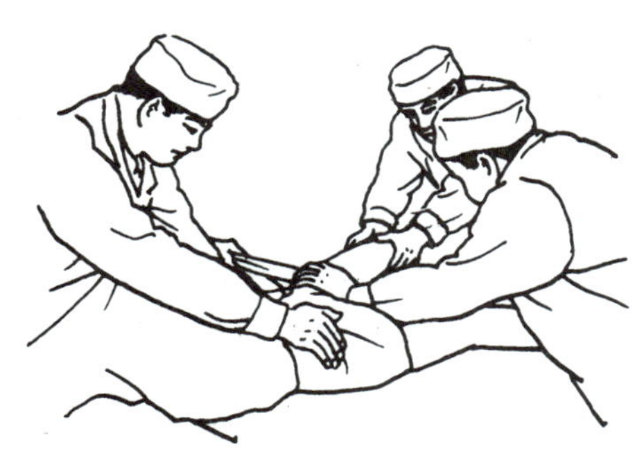

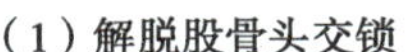

（1）解脱股骨头交锁

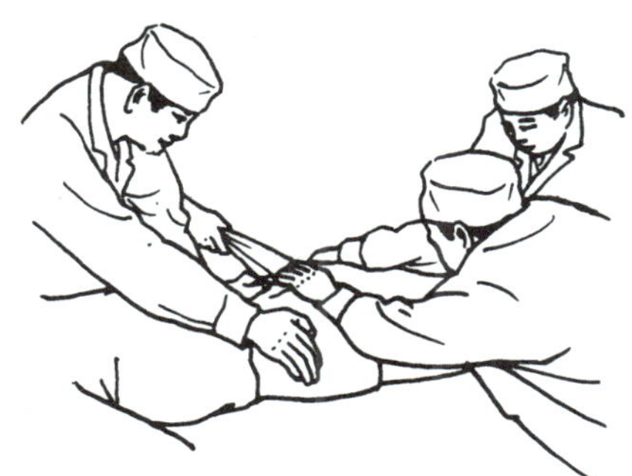

（2）使股骨头复位

图 7-58 髋关节前脱位合并同侧股骨干骨折复位法

（3）股骨头大转子顶端位于髂前上棘与坐骨结节连线上。

（4）疼痛减轻，髋关节不再有活动障碍，脱位时的各种畸形消失。

（5）X 线片检查，髋部正位片显示股骨头回纳到髋臼中，股骨颈内缘到闭孔上缘连线的弧度恢复正常。

## （二）固定方法

复位后，可行皮肤牵引或骨牵引固定，在患肢大腿及小腿两侧置沙袋，防止其内、外旋，而呈中立位。牵引质量为 5～7kg。脱位合并骨折者，注意固定时的牵引重量，应视愈合情况逐渐减轻。

**1. 后脱位** 一般维持在髋外展 30°～40° 中立位，固定牵引 3～4 周。如合并髋臼缘骨折，牵引时间可适当延长至 6 周左右，待关节囊及骨折块愈合后方可解除牵引。

**2. 前脱位** 应维持在下肢内旋、内收伸直位牵引 4 周左右，注意避免髋外展。

**3. 中心脱位** 中立位牵引 6～8 周，一定要待髋臼骨折愈合后才可考虑解除牵引。

**4. 陈旧性脱位** 用皮肤牵引 4 周，牵引质量为 3～5kg。

**5. 合并同侧股骨干骨折** 一般用股骨髁上牵引，要考虑股骨干骨折的部位及移位方向。牵引时间及注意事项与股骨干骨折相同。

## （三）功能锻炼

应早期进行适当的功能锻炼。整复后，即可在牵引下行股四头肌及踝关节的功能锻炼。解除固定后，可先在床上进行屈髋、屈膝，内收、外展及内、外旋锻炼。以后可逐步扶拐不负重锻

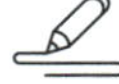

炼。3个月以后，经X线片检查，若见股骨头供血良好，方能下地做下蹲、行走等负重锻炼。中心型脱位，因有关节面破坏，床上练习可适当提早，而负重锻炼则应相对推迟，以减少创伤性关节炎的发生及股骨头缺血性坏死的发生。

**（四）药物治疗**

损伤早期，以活血化瘀为主。患处肿胀、疼痛较甚，方选活血舒肝汤或接骨七厘片、筋骨痛消丸；腹胀、大便秘结、口干舌燥、苔黄者，宜配合通腑泄热药，如厚朴、枳实、芒硝等。中期宜理气活血、调理脾胃，兼补肝肾，可用四物汤加川续断、五加皮、牛膝、陈皮、茯苓等；晚期应补气血、养肝肾、壮筋骨、利关节，方选健步虎潜丸或六味地黄丸。外用药，早期可敷消肿散，晚期用海桐皮汤熏洗。

**（五）其他疗法**

出现以下情况者，可考虑做切开复位内固定术。

1. 后脱位合并大块臼缘骨折，或软组织嵌入，而妨碍手法复位者，可行切开复位，用螺丝钉固定骨折块，并修补关节囊。

2. 中心脱位，骨折块夹住股骨头难以脱出者，亦可考虑切开复位。但如臼底骨折为粉碎者，则不宜切开复位。

3. 考虑有坐骨神经、闭孔神经、股动脉、股静脉受压，手法复位不能解除压迫者，应尽快切开复位，以便及时解除压迫。

4. 复位后，持续的足背或胫后动脉搏动消失，是手术探查动脉的指征。坐骨神经损伤，一般是压迫所致。如考虑为臼缘骨折块脱落压迫，要及时去除压迫，使神经早日恢复。

5. 陈旧性脱位超过2～3个月，估计手法复位有困难，或无手法复位适应证，可考虑作切开复位。

## 第十五节　膝关节脱位

膝关节是人体结构最复杂的关节，负重量大且运动量较多。膝关节由股骨远端、胫骨近端和髌骨三部分构成，属于屈戌关节。其骨性结构的稳定性较差，但实际上，膝关节却是相当坚固稳定的。主要借助关节囊、内外侧副韧带、前后十字韧带、半月板，以及周围肌肉等组织的保护而保持稳定。膝关节的血供主要来自于腘动脉，腘动脉的主干位于腘窝深部，紧贴于股骨下段、胫骨上段，走行于关节囊与腘肌筋膜之后。腓总神经在腘窝上外侧边界沿股二头肌腱内侧缘下行，后越过腓肠肌外侧头的后面，走行于股二头肌肌腱和腓肠肌肌腱之间，即在此处贴近膝关节囊，并向下沿腓骨小头后面走行并绕过其下之颈部，向前内穿过腓骨长肌的起点，在此分为深浅两支。

膝关节在伸直时，没有侧方及旋转活动，当在屈曲90°或半屈曲位时，可有轻度的侧方及旋转活动。因为膝关节周围的肌腱、韧带都较坚强，故膝关节脱位比较少见，只有在遭受强大暴力，关节囊及周围的软组织大部分被破坏，关节的稳定性丧失时，才会导致脱位。脱位常可合并骨折，如胫骨结节、胫骨棘、胫骨髁和股骨髁等的撕脱或挤压性骨折，以及侧副韧带、十字韧带、关节囊等软组织的广泛撕裂和股动静脉、腓总神经损伤。同时也常累及半月板。血管神经损伤，如果不能得到及时的妥善处理，将导致严重后果。因此，膝关节脱位的严重性，不仅是因关节囊、韧带及周围组织损伤的广泛和严重，而且在于合并血管、神经的损伤。膝关节脱位多见于青壮年。

**【病因病机】**

膝关节脱位大多是由强大的直接暴力或间接暴力引起，以直接暴力损伤居多。如自高处跌下、车祸、塌方等，外力直接撞击股骨下端或胫骨上端。间接暴力则以作用于胫骨的强大的旋转暴力多见。

根据脱位以后胫骨上端所在的位置及暴力作用的方向，分为前脱位、后脱位、内侧脱位、外侧脱位和旋转脱位五种；根据股骨髁及胫骨髁之间发生完全分离还是部分分离，分为完全脱位和部分脱位两种。临床上以前脱位最为常见，内侧及旋转脱位则较为少见（图7-59）。

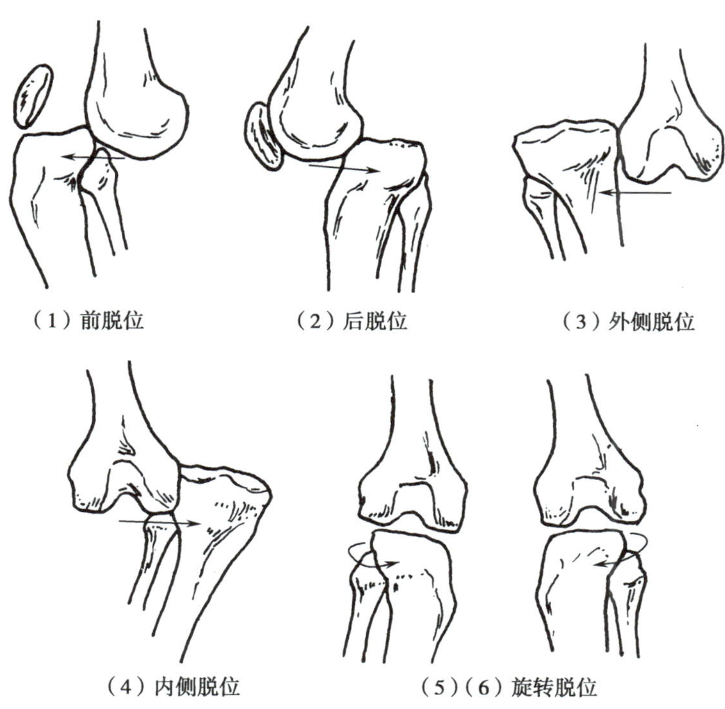


图7-59 膝关节脱位

**1. 前脱位** 多因外力使膝关节强烈过伸所导致。膝关节过伸位超过30°时，或屈曲位时，外力从前方向后方直接作用于股骨下端，或外力自后方向前作用于胫骨上端，致使胫骨向前移位。这种脱位最为常见，多并发后关节囊撕裂、后十字韧带断裂，或伴有腘动、静脉的损伤。

**2. 后脱位** 此种脱位的发病率居膝关节脱位的第二位。膝关节屈曲位时，暴力从前方向后作用于胫骨上端，致使其向后移位。多合并有前十字韧带、内侧副韧带和内侧关节囊的断裂，腘动、静脉损伤在此种脱位中也较常见，占此种脱位病例的50%左右。也常并发腓总神经损伤。

**3. 外侧脱位** 多是由强大的外翻力或外力直接在外侧作用于股骨下端，而使胫骨向外侧移位。

**4. 内侧脱位** 多是由强大的外翻压力或外力直接在外侧作用于胫腓骨上端，而使胫骨向内侧移位，严重者还会引起腓总神经牵拉性损伤或撕裂伤。

**5. 旋转脱位** 多为强大的旋转外力，如膝关节在微屈位受到强大的外翻或内翻暴力作用，使胫骨向两侧旋转而脱位，以向后外侧脱位者较多。一般胫骨移位的幅度较小，且较少并发血管和神经损伤。

以上五种脱位，前、后脱位占整个脱位的半数以上，后两种脱位较少见。

膝关节发生完全脱位时，大多会造成关节周围软组织的严重撕裂伤和牵拉伤，如前、后十字韧带完全撕裂，侧副韧带断裂和关节囊后部撕裂；以及关节周围的肌腱，如腘绳肌、腓肠肌、股四头肌及腘肌等，也可能造成一定程度的损伤；并且还可使肌腱及韧带附着的骨骼，如胫骨结节、胫骨棘、胫骨髁、股骨髁发生撕脱或遭受挤压导致骨折。

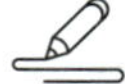

膝关节位置表浅，外伤常可造成开放性脱位。

前、后脱位且常伴有腘动、静脉的损伤，可导致腘动脉断裂或分支损伤。腘动脉断裂后，使膝以下的供血量下降，同时，因为大量出血而在腘窝部形成的巨大血肿，压迫了腘部血管的分支；且出血后流出血液向下进入小腿筋膜间隔，又加重了膝以下的缺血。此时，若不及时处理，将会导致肢体远端坏死而截肢。或因暴力使血管内膜撕脱而形成栓塞，引起肢体远端缺血坏死。严重的内侧脱位引起的腓总神经损伤，多是被广泛撕裂而造成永久性病变。脱位后若被撕裂的软组织嵌顿在关节间隙内，或者股骨髁被套住在关节囊的裂口或嵌入股内侧肌形成的扣孔或裂口内，均会影响闭合复位。由于局部软组织被嵌顿，皮肤常被向内牵拉而在局部出现陷窝。

## 【诊断】

### （一）外伤史

患者下肢有严重的外伤史。

### （二）临床表现

伤后膝关节剧烈疼痛、肿胀，压痛明显，关节活动受限。

### （三）专科检查

膝关节完全脱位关节畸形明显，不完全脱位畸形不一定明显，畸形呈弹性固定。关节处有明显的异常活动。

1. 前、后脱位者，膝关节的前后径增大。前脱位，髌骨处下陷，腘窝部饱满，可触及向后突起的股骨髁后缘；于髌腱前两侧可触及向前移位的胫骨平台前缘。后脱位，胫骨上端部位下陷，髌骨下缘处空虚；在腘窝部可触及向后突出的胫骨平台后缘。前、后抽屉试验可为阳性。

2. 内、外侧脱位者，膝关节的横径增大，侧向活动明显。内侧脱位，可在膝关节的外侧扪及股骨髁下缘，在内侧扪及胫骨平台上缘。外侧脱位，可在外侧扪及胫骨平台外上缘，在内侧扪及股骨髁下缘。侧副韧带紧张试验及前后抽屉试验可为阳性。

3. 旋转脱位者，大多数属不完全脱位，多会因膝部明显肿胀掩盖了骨性畸形而误诊，但认真检查时，可发现胫骨上端与股骨下端的关系出现异常。侧向抽屉试验可为阳性。

### （四）并发症

膝关节脱位时，其并发症常见且严重，是骨科急症之一。脱位确诊后，应进一步认真检查，密切注意有无并发血管、神经的损伤。

**1. 血管损伤** 受伤后若患肢出现小腿与足趾皮肤苍白、发凉或膝部严重肿胀、发绀，腘窝出现明显的瘀血斑或血肿，以及足背动脉和胫后动脉的搏动消失，则表示可能有腘动脉损伤。或者膝以下虽然皮肤尚温暖，但动脉搏动出现持续消失，则亦会有动脉损伤的可能，应立即复位和处理。膝关节脱位合并动脉受损，如果不及时修复，后果严重，截肢率可达72.5%。

**2. 神经损伤** 如果受伤以后即刻出现胫前肌麻痹、小腿与足背前外侧皮肤感觉减弱或消失，则表示有腓总神经的损伤。

### （五）影像学检查

膝关节正、侧位X线片检查可确诊，及辨明移位的类型，并可观察是否合并骨折。如果疑有骨折则做CT检查以明确是否合并骨折。

患者在转送的过程中，膝关节脱位有时会自行复位，但膝部严重的肿胀、异常活动及受伤史，都应警惕本病的发生。可以在应力下拍X线片，以了解并协助诊断和指导治疗。但拍片时要防止加重原本的损伤。

进行膝关节MRI检查可以了解膝关节囊，及周围血管、肌肉、肌腱损伤程度，明确是否合并内外侧副韧带、十字交叉韧带及半月板损伤，是否合并股骨髁、胫骨平台等骨损伤。

## 【辨证治疗】

膝关节脱位属于急症，一旦明确诊断，即应在充分麻醉下进行手法复位。若有血管损伤表现，复位后也未见恢复者，应及时手术探查，以免贻误时机。若出现神经损伤，如果属于牵拉性损伤，则大多可以自行恢复；如果属于广泛撕裂性损伤，多难以修补，可不予处理。若出现韧带、肌腱或关节囊嵌顿而妨碍手法复位，则应早期手术进行复位。如果情况允许，亦应早期进行韧带修补。经手法复位和手术治疗后，可按损伤三期辨证用药配合功能锻炼进行治疗。

### （一）手法复位

膝关节脱位大多可手法复位。一般要在腰麻或硬膜外麻醉下进行。

**1. 前脱位** 患者取仰卧位。一助手抱住患肢大腿部，另一助手双手握住患肢踝部或小腿远端做对抗牵引。术者立于患侧，在牵引状态下，一手把持大腿的下端后侧向前提，另一手掌置于小腿的上端前方向后按压，两手同时用力；或两手拇指在前并排按压胫骨近端向后，其余手指置于腘窝自后向前托股骨下端，前后同时用力即可复位。复位成功后，膝部畸形消失，术者一手托于膝部，另一手握踝部，将膝关节轻柔地屈伸数次，以检查关节间是否完全吻合；同时可理顺被卷入关节间的关节囊及韧带和移位的半月板。手法复位一般都不主张在膝关节过伸位直接向后按压胫骨上端，以免加重腘动、静脉的损伤（图 7-60）。

**2. 后脱位** 患者体位及牵引方法同前脱位，术者一手托小腿上端后侧向前提，另一手在大腿下端前面向后压；或双手拇指按压股骨远端向后，其余手指托提胫骨近端向前，前后同时用力作用于关节即可复位（图 7-61）。

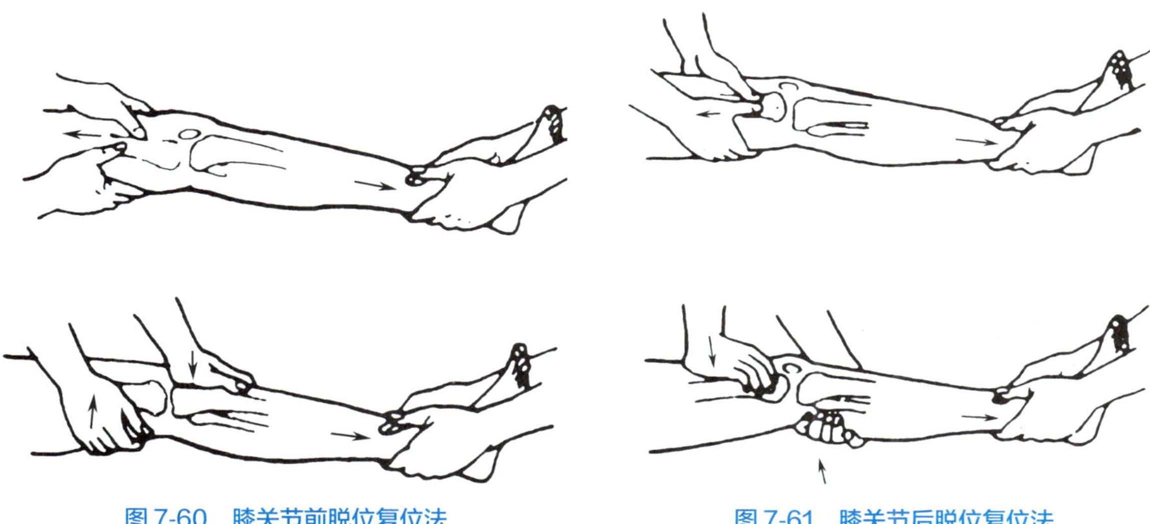

图 7-60 膝关节前脱位复位法

图 7-61 膝关节后脱位复位法

**3. 侧方移位** 患者体位及牵引方法同上。若为内侧脱位，术者一手掌置于大腿下端的外侧，另一手掌置于小腿上端的内侧；外侧脱位则相反，一手置于大腿下端的内侧，另一手置于小腿上端的外侧，两手同时用力，即可复位（图 7-62）。

**4. 旋转脱位** 患者体位及牵引方法同上，术者一手握持住大腿的下端，另一手握持住小腿的上端，向形成脱位力量方向的反方向用力；或一助手在近端固定大腿，术者两手同时握持住小腿上端，在对抗牵引的同时，向脱位的反方向旋转而使其复位。但此方法，一定要保证充分拔伸牵引，以有足够的间隙使骨端活动。

复位后进行目测检查，如果患肢足尖、髌骨、髂前上棘三者在同一直线上，则表明已复位成功。并再做 X 线片检查，以确定复位的情况。若已确定复位成功，可将膝关节轻柔屈伸数次，并用手轻按膝关节周围，以理顺破裂的关节囊和断裂的韧带。复位后，还应再次检查患肢远端的血运情况，尤其是足背动脉及胫后动脉的搏动，如仍未见搏动者，则宜及时进行手术探查。

### （二）固定方法

确定复位已成功及无合并血管损伤后，在严格的无菌操作下，用针头将关节腔内的积血抽

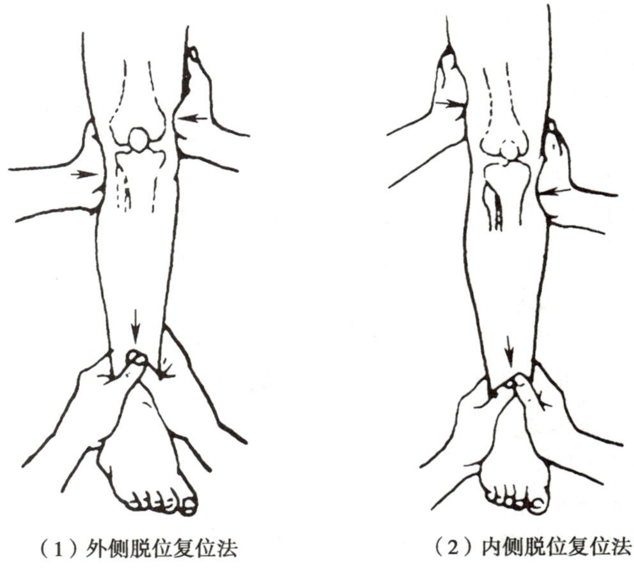


图 7-62 膝关节侧方脱位复位法

出，然后进行加压包扎。可选用长腿夹板或石膏托加以固定。在夹板固定前，应加压力垫及用软棉垫保护腓骨小头及其他骨突处。内侧脱位者，应在大腿下端外侧、小腿上端内侧分别放一压力垫；外侧脱位者，则应放在大腿下端内侧及小腿上端外侧。膝关节呈屈曲 20°～30° 位固定 6～8 周。禁止伸直位固定，以免加重血管、神经损伤。患肢应稍抬高，以利于消肿。如果肿胀严重，尤其是怀疑有小腿筋膜间隔区综合征时，可先将患肢置于牵引架上，进行跟骨牵引 1～2 周，注意观察肢体血运。固定 2～3 周后，肢体的肿胀会消退，但关节可能会重新脱位，所以应定期做 X 线片检查，如有再脱位，则及时处理。

### （三）功能锻炼

应在早期进行适当的练功活动，以防止膝关节出现退行性病变。在固定期间，即可做股四头肌收缩及髋、踝、趾关节的屈伸活动；4～6 周后，在夹板固定下，扶双拐患膝不负重步行锻炼；8 周后可解除固定，可先在床上逐渐练习膝关节屈伸，待股四头肌肌力恢复及膝关节屈伸活动稳定后，方可逐步负重行走。如果出现膝关节明显不稳，则应继续延长固定时间。关节不稳而过早负重行走，是出现创伤性关节炎的主要原因之一，故应注意待膝关节稳定后，方可逐渐进行负重行走活动，避免引起创伤性关节炎。

### （四）药物治疗

**1. 内服药物** 早期肿痛明显，宜活血化瘀、通经消肿，方用活血疏肝汤加木瓜、牛膝等；肿消痛减，宜通经活络舒筋，用丹栀逍遥散加独活、牛膝、川续断、木瓜等；如有神经牵拉伤症状，加全蝎、白芍。后期可补肝肾、壮筋骨，选用补肾壮筋汤加川续断、五加皮等。神经损伤后期，宜益气通络、祛风壮筋，方选黄芪桂枝五物汤加川续断、牛膝、全蝎、僵蚕。

**2. 外用药物** 脱位整复后，早期可外敷活血止痛膏以消肿止痛；中期可用消肿活血汤外洗以活血舒筋；后期可用苏木煎水熏洗以利关节。

### （五）其他疗法

1. 膝关节后外脱位，有时股骨髁被卡在关节囊或股内侧肌的扣孔或裂口而难于复位。或局部皮肤因内侧副韧带、关节囊或股四头肌扩张部被夹在关节间隙而出现表面凹陷。X 线片检查见内侧关节间隙始终较宽。可行切开复位术。此种脱位，一旦整复不成功，应立即手术，以免皮肤坏死而失去手术时机，并可及时松解嵌顿的软组织。

2. 当肯定有腘动、静脉撕裂或栓塞时，应立即切开探查、修补。动脉探查、修补应在伤后 6

小时内完成，否则肢体易发生缺血性坏死。

3. 若做切开复位，则韧带一并修补；若闭合复位，则待解除外固定后，视肢体功能恢复情况而定。

# 第十六节 髌骨脱位

髌骨古称“连骸”，又称“膝盖骨”。髌骨是人体中最大的籽骨，略呈不规则的扁平三角形，底向上，尖向下，覆盖于股骨与胫骨所构成的膝关节前方。髌骨被股四头肌扩张部肌腱所包围，腱膜向下延伸成强韧的髌下韧带，止于胫骨结节；两侧止于胫骨髁；其后面有两个斜形关节面，在中央部呈纵嵴略微隆起，该隆起与股骨下端凹形的滑车关节面相对应，可防止其向左右滑动。股四头肌中的股直肌、股中间肌及股外侧肌的作用力方向是斜向外上方的，与髌韧带的作用力方向不在一条直线上，从而使髌骨有外展倾向；股内侧肌肌腱止于髌骨的内上缘，其下部的肌纤维呈横位。因此，股内收肌的作用力方向，有效地纠正了这一倾向而防止其向外滑脱。髌骨在正常伸膝位及屈膝位时，都位于膝关节的最高点；尤其在屈膝时，并不向内、外侧滑动移位（图 7-63）。

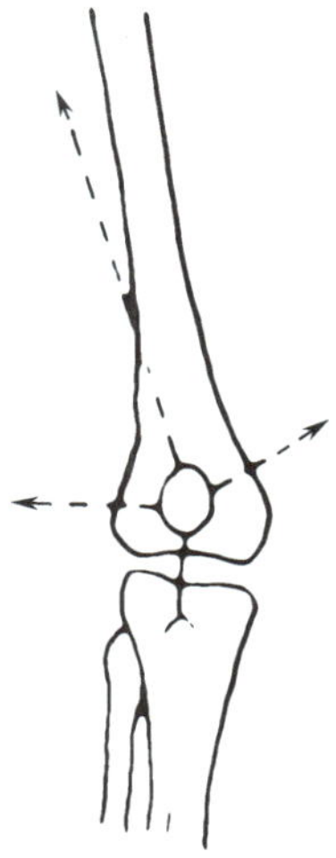

图 7-63 股四头肌力线与髌韧带力线关系

【病因病机】

髌骨脱位多数是由于髌骨出现解剖、生理缺陷所致，如股骨外侧髁及软组织先天发育缺陷；或暴力导致股内侧肌及扩张部撕裂，在外力作用下促使髌骨向外侧脱出。外力直接加于正常结构的髌骨外侧使之向内脱位，但极为少见。若股四头肌腱或髌韧带断裂，则可向下或向上脱位。根据髌骨脱位的机制，可分为外伤性脱位和习惯性脱位两大类。

**（一）外伤性脱位**

外伤性脱位多发于青少年。

1. 先天发育不良。多由于膝关节囊松弛，股骨外侧髁先天发育不良而使髌骨沟变浅平，髌骨的活动度增大，或又伴有股内侧肌肌力弱，在遭受轻微的外力作用下，髌骨滑越股骨外侧髁向外移位。

2. 膝关节处于伸直位时，由于大腿肌肉松弛，股骨被强力作用而发生外旋、外展，或髌骨内侧突然遭受直接暴力打击，而完全向外脱出。

3. 当用力踢物时，由于突然猛力伸膝，股四头肌的内侧肌扩张部撕裂，髌骨被向外牵引而脱位。外侧撕裂而向内侧脱位者极少见。

4. 在暴力作用下，股四头肌断裂或髌韧带断裂，髌骨向下方或上方移位。有时可向内夹在关节间隙，此种情况较少见。

**（二）习惯性脱位**

习惯性脱位临床较为常见，多发于青少年女性。多为单侧患病，亦有双侧患病者。主要原因是膝关节存在发育畸形，而外力只是诱因。股四头肌肌力下降而松弛，尤其内侧肌较为显著；而髌骨较正常人的小，股骨外侧髁发育不良呈扁平状，也可有膝外翻畸形；髌骨下韧带的抵止部随着胫骨外翻而向外移位，使股四头肌与髂骨下韧带的作用力不在一条直线上，而向内成角。此外，胫骨有外旋畸形时，亦可发生髌骨脱位。轻度的外力，有时甚至屈伸膝关节活动即可诱发脱位。若外伤性脱位治疗不当，例如股内侧肌未修补或修补不当时，也常是习惯性脱位的主要原因（图 7-64）。

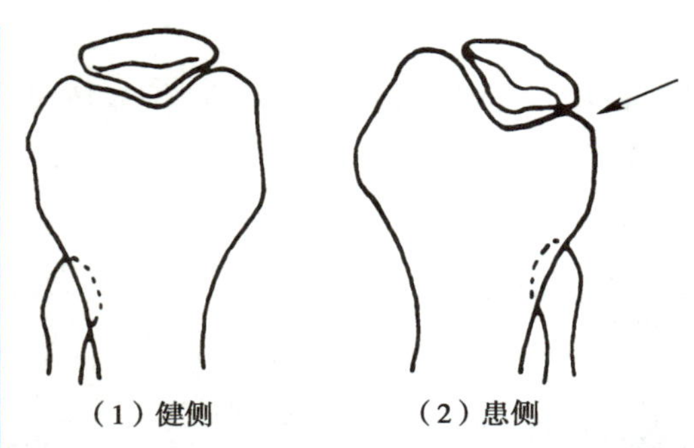

图7-64　股骨外髁发育不良（患侧与健侧比较）

【诊断】

（一）外伤性脱位

**1. 外伤史**　膝关节有明显外伤史。

**2. 临床表现**　伤后膝关节肿胀、疼痛，功能障碍，损伤重者可有关节血肿、皮下瘀斑。

**3. 专科检查**　膝关节呈微屈曲位、不能伸直。关节前方平坦，外侧可触及脱位的髌骨。部分患者到医院就诊时，髌骨已经自行复位，仅留下创伤性滑膜炎及关节内积血或积液征象，髌骨内上缘之股内侧肌抵止部有明显压痛。此类患者可通过详细询问病史帮助诊断。

**4. 影像学检查**　膝部侧、轴位X线片可见髌骨脱出于股骨髁凹部之外。

（二）习惯性脱位

**1. 外伤史**　患者曾有新鲜创伤性脱位的病史。若先天发育不良者，可无明显的创伤或急性脱位病史。根据患者叙述，屈膝时经常出现髌骨在股骨外侧髁上向外侧脱出。

**2. 临床表现**　髌骨脱出时，伴有响声。膝关节前部压痛，肿胀较轻。患者平时行走时，自觉患肢软弱无力，跑步时，常因膝关节无力而跌倒。

**3. 专科检查**　移位后髌骨停留在股骨外侧髁的前外侧，而出现关节畸形，即正常髌骨部位塌陷或平坦，在股骨外侧髁前外侧部可触有明显异常骨性隆起。患者忍痛自动或被动伸膝时，髌骨可自行复位，伴有响声。由于反复脱位，髌骨与股骨外髁间经常摩擦，关节软骨面受损，导致关节疼痛、关节腔内积液。稍作休息后疼痛减轻，积液会逐渐消失。

**4. 影像学检查**　膝关节轴位X线片检查可见股骨外侧髁低平，出现脱位时，可见髌骨移位于股骨外侧髁上，或在股骨外侧髁的外上缘（图7-65）。

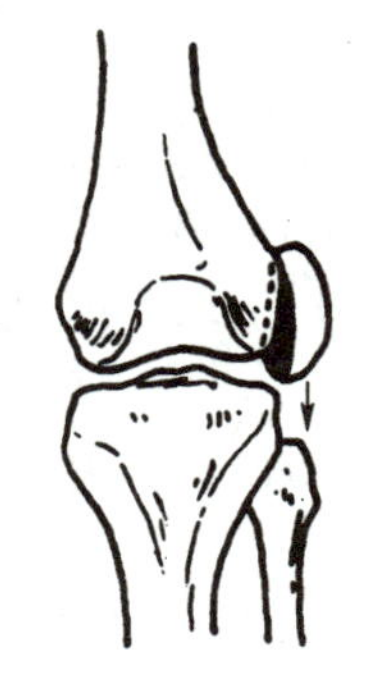
（1）正位片
髌骨位于股骨外髁的外侧，
髌骨轻度向下移位

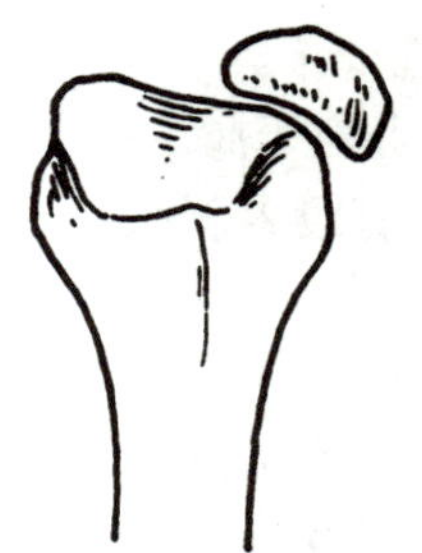
（2）轴位片
髌骨位于股骨外髁外侧，股骨外髁
发育不良，股骨髁间沟变浅

图7-65　髌骨习惯性脱位的X线照片

【辨证治疗】

外伤性脱位者，一般以手法整复固定为主，按照辨证三期用药治疗，配合功能锻炼；习惯性脱位者，则根据具体情况做矫正伸膝装置力线手术整复。

（一）手法复位

手法整复，一般无需进行麻醉。患者平卧。术者立于患侧，一手握持患肢踝部，一手持膝上，用拇指按于髌骨外方，使膝关节在微屈状态下逐渐伸直，同时用拇指将髌骨向内按压，迫使其越过股骨外侧髁而复位。

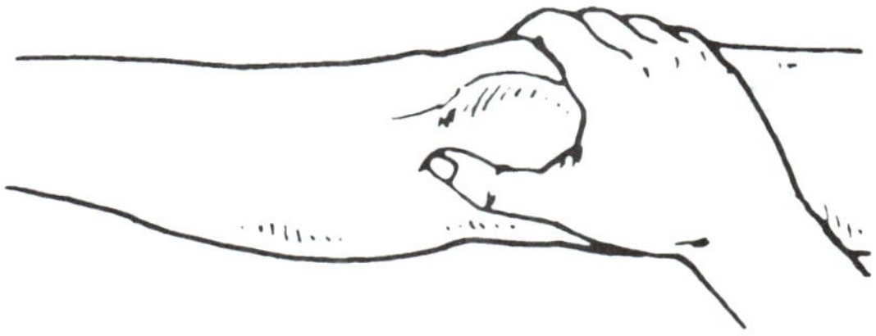

注意手法复位时，切忌粗暴和反复多次复位。复位成功后，可轻柔地进行屈伸膝关节数次，以检查髌骨是否仍会脱出。用手按摩肿胀的股内侧肌止点，以理顺撕裂的肌肉及韧带（图 7-66）。

图 7-66 髌骨脱位复位法

### （二）固定方法

复位后，在严格无菌操作下，抽出关节腔内的积血、积液，然后加压包扎膝关节，用长腿夹板固定，屈膝 20°～30° 维持 2～3 周；若合并股四头肌扩张部撕裂损伤，应固定 4～6 周。先天发育不良引发者，第一次脱位时，可用以上办法固定。但夹板固定时，要在髌骨外侧加一压力垫。

### （三）功能锻炼

固定后，应抬高患肢，利于血液回流，并积极做股四头肌的收缩运动。解除固定后，要有计划地指导加强股内侧肌锻炼，并逐步锻炼膝关节的屈伸功能。早期应避免负重下蹲，以防止再次发生脱位。固定治疗期间，应防止重手法推拿，避免骨化性肌炎发生。

### （四）药物治疗

**1. 内服药** 早期宜用活血消肿止痛药，可选活血疏肝汤加木瓜、牛膝；中期宜养血通经活络，可服用养血止痛丸；晚期宜补肝肾、强筋骨，可服用健步虎潜丸。

**2. 外用药** 早期可选用活血止痛膏消肿止痛，后期可用苏木煎熏洗患肢以疏利关节。

### （五）其他疗法

外伤性脱位者，如伴有严重的股四头肌扩张部或股内侧肌撕裂及股四头肌肌腱、髌韧带断裂等，均应手术加以修补。习惯性脱位者，则以手术矫正伸膝装置力线为主，例如股内侧肌髌前移植术、胫骨结节髌腱附着部内移及内侧关节囊紧缩术、膝外翻畸形截骨矫正术或股骨外侧髁垫高术等。但在胫骨上端骨骺未闭合前，不宜做截骨术或垫高外侧髁手术。

## 第十七节 距 骨 脱 位

距骨古称“马鞍骨”，居于踝穴中，与胫骨、跟骨、舟骨分别组成胫距、跟距及距舟关节。距骨分头、颈、体三部分，前宽后窄。距骨上有 6 个关节面，几乎全部的骨质被关节面所覆盖。其血液供应主要来自从距骨颈的前外侧进入的足背动脉关节支；而来自胫距关节和距跟骨间韧带的血液供应有限，因此脱位后极易引起缺血性坏死。距骨无肌肉、肌腱附着，故脱位后一般不再有明显移位。由于距骨周围的关节囊和纵横交错坚强韧带的牵拉作用，手法整复较为困难，而一旦整复成功后，亦不易再移位。

距骨脱位可分距下关节脱位和距骨全脱位两大类型。距下关节脱位，是指距骨与跟骨、舟骨间的关系发生改变，而距骨仍停留在踝穴。距骨全脱位，是指距骨从踝穴中完全脱出。

临床中单纯的距骨脱位较少见，常继发于踝部骨折及距骨骨折后。

### 【病因病机】

距骨脱位多因间接暴力引起，常见足跖屈、内翻位受伤所致。如自高处坠下或跳下时，足部着地用力不平衡而发生脱位。由于受暴力作用不同，会产生不同的结果。

**1. 距下关节脱位** 常因足呈轻度跖屈位遭受强力内翻暴力所致。此时如果下胫腓韧带未断裂，距跟骨间韧带、距跟外侧韧带和跟舟跖韧带等被撕裂，致使跟骨与跗骨一起向内侧移位，而距骨仍留在踝穴内，则造成距下关节脱位或跟 - 距 - 舟状骨脱位。由于附着于第一跖骨的胫前肌腱随同脱位的足骨内移，距骨失去了肌腱及周围其他足骨的支持而下垂，使得足部诸骨也可同

时向前移（图 7-67）。

**2. 距骨全脱位** 常因足处于内翻、内收及跖屈位时，遭受强大的内翻暴力所致。在外力作用下，距下关节韧带被撕裂的同时，踝关节外侧副韧带亦一同被撕裂。距骨不仅与其他跗骨发生分离，而且亦从踝穴中脱出，即踝关节内侧脱位合并距下关节脱位。由于距骨周围的韧带均发生断裂，因此足在极度内翻时，迫使距骨在其垂直轴上旋转度可达 90°，此时距骨头转向内侧；同时顺其长轴再旋转 90°，使得其下关节面转向后侧。暴力作用消失后，足回至中立位，而已脱位的距骨仍保持旋转位。此时距骨体位于外踝之前，距骨颈则转向内侧，与跟骨相对的关节面转向后侧，与胫骨相对的关节面则转向皮下。此种类型的脱位，往往可使局部皮肤撕裂，而露出距骨关节面或外踝骨端。即使皮肤未发生撕裂，距骨突出处的皮肤亦较绷紧，可使局部皮肤受压坏死（图 7-68）。

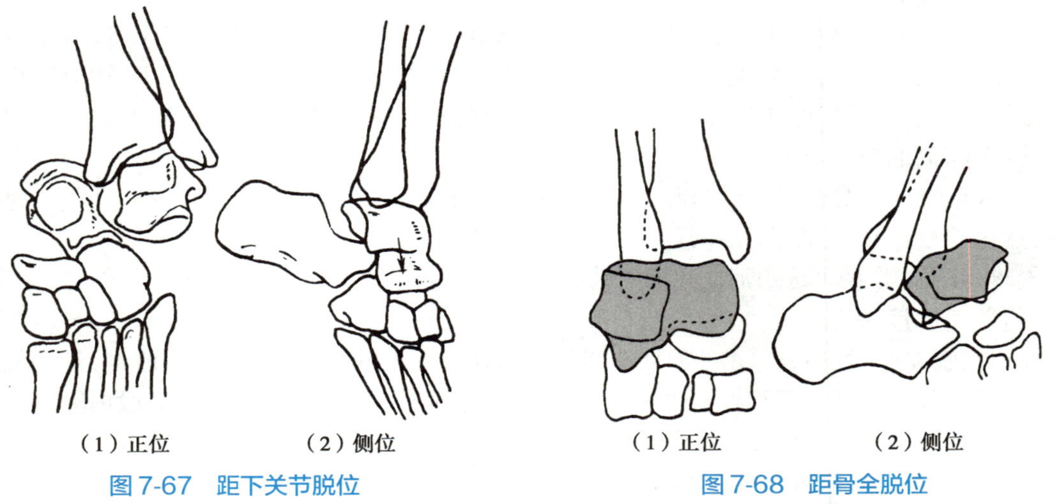

（1）正位　（2）侧位

图 7-67　距下关节脱位

（1）正位　（2）侧位

图 7-68　距骨全脱位

## 【诊断】

### （一）距下关节脱位

**1. 外伤史** 患者有明显的足部外伤史。

**2. 临床表现** 伤后踝部及足背部明显肿胀，疼痛剧烈，足背外侧皮肤绷紧发亮或有张力性水疱。

**3. 专科检查** 伤足出现内翻、内旋畸形，也可伴有向内侧移位及足下垂畸形，呈弹性固定。合并距骨内侧或足舟状骨外侧撞击性骨折时，局部可有骨擦音及明显皮下瘀斑。

**4. 影像学检查** 踝关节正、侧位 X 线片检查，可见距骨仍留于踝穴中，但距骨头转向外侧，足在距骨下及距舟关节处向内侧移位，且距骨呈下垂位。

### （二）距骨全脱位

**1. 外伤史** 患者有明显足部外伤史。

**2. 临床表现** 距骨体在外踝前方，伤后踝、足部明显肿胀，疼痛剧烈，踝关节活动功能障碍。

**3. 专科检查** 伤足出现内旋、内翻畸形，并有弹性固定。在外踝前方可扪及距骨体，其上突出部皮肤紧张，皮纹消失。踝穴处空虚。如为开放性脱位，可在踝前方露出距骨体或外踝骨端。

**4. 影像学检查** 踝关节正、侧位 X 线片检查，可见距骨体在外踝前方，距骨头转向内侧，距骨沿其纵轴发生旋转，其下关节面转向后方，距骨不在踝穴中。

## 【辨证治疗】

距骨脱位需要及时整复，以免患足局部皮肤受压坏死。整复以手法复位和固定为主，可在腰麻或硬膜外麻醉下进行。复位后按损伤三期辨证用药，配合适当功能锻炼，手法失败者或开放性损伤者可手术治疗。

### （一）手法复位

复位时，患者一般取仰卧位，膝关节屈曲90°。

**1．距下关节脱位** 助手托握小腿，术者一手托握足跟，另一手握持前足，先在足跖屈、内翻位进行对抗牵引，并且加大足跖屈、内翻畸形，然后慢慢将足外旋、外翻、背伸，脱位即可整复。复位成功后足部畸形消失（图7-69）。

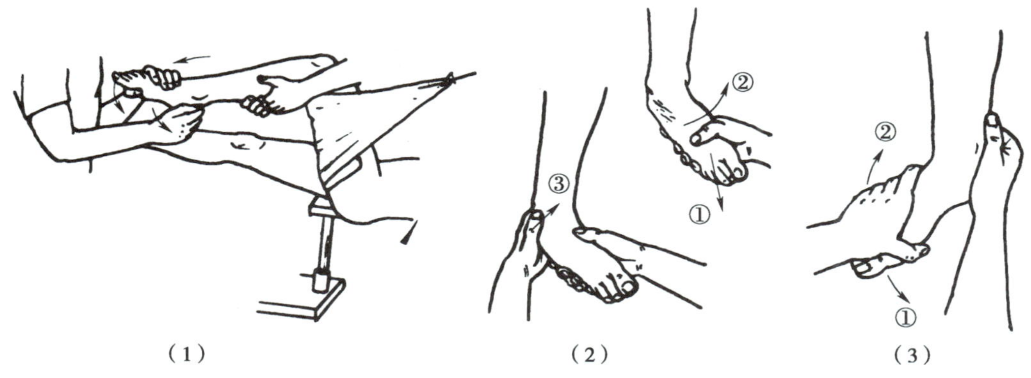


图7-69 距下关节脱位复位法

**2．距骨全脱位** 一助手用布带套住患侧大腿，另一助手用一手托握足跟部，另一手握持前足，顺跖屈内翻位进行对抗牵引，以增大胫跟间隙。在将足强力内翻的同时，术者用两手拇指用力向内、后推挤距骨后部（此时为体部），将距骨沿其纵轴旋转，即可复位。如果足部肿胀较重时，可在跟骨处穿入一骨圆针，做对抗牵引，复位手法同前（图7-70）。

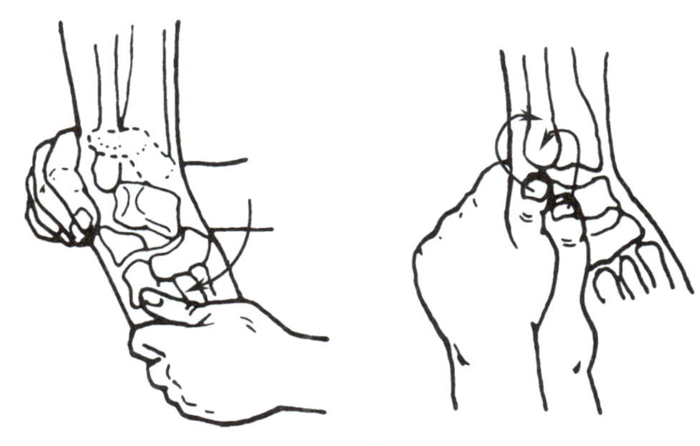

图7-70 距骨全脱位复位法

关节复位后，应再做踝部侧、轴位X线片检查，以了解距骨复位情况。如仍未复位，应抓紧时间立即再次整复。因为一旦出现严重软组织肿胀，将会给手法复位带来较大困难，亦会延误手术复位的时机。

### （二）固定方法

整复成功后，根据踝部X线片检查的结果，如果距跟、距舟及胫距关节关系恢复正常，距骨已回复到踝穴，则可加以外固定。距下关节脱位者，用短腿石膏靴固定足在稍外翻、背伸位90°，固定时间约8周。距骨全脱位者，用短腿石膏靴固定足在背伸90°中立位，最少固定3个月，直到X线检查未见距骨发生缺血性坏死，方可解除固定。

### （三）功能锻炼

固定后，应垫高患肢，以利于消肿，并应主动进行股四头肌功能锻炼及肌肉收缩练习，以加速消肿及促进肢端血液循环。一个半月后，可扶双拐下地不负重活动。固定解除后，应积极做足背伸、外翻功能锻炼，以促进踝关节恢复功能。注意做内翻、内旋的练习时，要适度、稳定地进行，以防止韧带再次撕裂。

### （四）药物治疗

**1．内服药** 早期宜活血祛瘀、消肿止痛，可选活血舒肝汤；中期宜舒筋活络，可用加味益气

丸；后期宜补肝肾、利关节，可用健步虎潜丸。

**2. 外用药** 在解除固定后，可用海桐皮汤或苏木煎水熏洗以通利关节。

**（五）其他疗法**

若因距骨头被其周围肌腱卡住而难以行手法复位，或为开放性损伤，应及时行手术切开复位，以免表面皮肤坏死。如果术中操作细心，则不一定会增加距骨的缺血性坏死率。术中复位成功后，用石膏托固定患肢。拆线后，改用短腿石膏靴固定6～8周，直到X线片显示距骨未出现缺血性坏死后，才可下地负重行走，进行关节功能锻炼。

## 第十八节 跖跗关节脱位

跖跗关节分别是由第1～3跖骨与第1～3楔骨构成的楔跖关节，及第4、5跖骨与骰骨构成的骰跖关节共同组成的联合关节。其中，由第1跖骨与第1楔骨组成的关节，关节腔独立，关节活动性较大。其余部分则相互连通，仅可进行轻微的滑动。因为第1、3楔骨较长而第2楔骨较短，而第2跖骨又嵌入到第1、3楔骨之间，所以第2跖楔关节较深、较稳。又因为第2跖骨基底部背侧较跖侧略长，所以第2跖骨一般只向背侧而不向跖侧移位脱出。除第1、2跖骨外，各骨之间均有骨间韧带相连，如楔骨间韧带、跖骨间韧带、楔跖骨间韧带。其中，在第1楔骨与第2跖骨之间的楔跖内侧韧带是跖跗关节中最主要的韧带之一（图7-71）。另外，足底还有跖长、短韧带将跖骨与跟骨相连，对稳定足弓有重要作用。整个跖趾关节跖侧有丰富的软组织保护，而背侧仅有关节及韧带被覆，在结构上较为薄弱。当足旋转时，跖跗关节为足部的弱点。

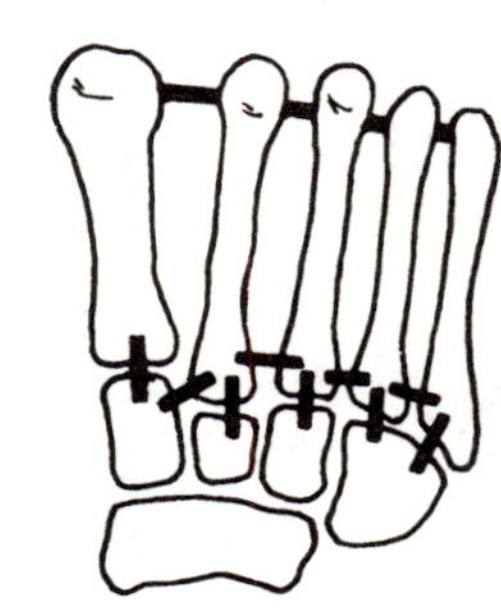

图7-71 跖间韧带及第2跖楔关节

跖跗关节是正常足横弓的重要组成部分。其体表投影的位置相当于足内、外侧缘中点画一连线，也相当于足背的中部横断面。损伤后若不能达到解剖复位，必然会影响足的功能。另外，第1、2跖骨基底部分离脱位者，可能影响足背动脉以及因扭转暴力而影响胫后动脉，从而导致前足缺血性坏死。

临床上，以第1跖骨向内侧脱位、第2～5跖骨向外侧或背侧脱位较为多见。两者可单独发生，也可同时发生。以上均又合称为分歧性脱位。遭受直接暴力打击、碾压等损伤引起脱位时，多为开放性骨折合并脱位。

**【病因病机】**

跖跗关节脱位多因间接暴力所致，如从高处坠下时，足呈外翻、外旋、跖屈位损伤，也可由直接暴力引起，如车祸、重物直接压砸所致，多为开放性骨折合并脱位。

**1. 分歧性脱位** 以间接暴力多见。当从高处坠下或骑马跌倒时，若膝关节呈屈曲位，足呈跖屈位前足着地，或可伴有足外旋、外翻。此时，由于地面的向上反作用力作用于前足，而足后部连同身体重力向下，即可导致跖跗关节脱位。由于暴力传递方向不同，跖骨基底部的脱位方向也不同。若外力作用使第1、2跖骨基底分离，则会发生第1跖骨向内侧脱位，或第2～5跖骨整排向背、外侧脱位，这两种类型较多见，有时第2～5跖骨也可单独发生向背侧或外侧脱位。另外，临床还会发生跖跗关节背侧脱位、全跖跗关节外侧脱位（同向性脱位）、跖跗关节跖侧脱位。脱位时第1跖骨基底部可合并骨折；第2～5跖骨则在外旋力的作用下向外移位。第1、2跖骨基底分离时，可能会因足背动脉损伤而引起前足缺血坏死；亦可因足在外旋时的扭转暴力而扭曲胫后动脉，引起胫后动脉痉挛及主要跖部血管的血栓形成而导致坏死（图7-72）。

**2. 开放性骨折脱位** 多由直接暴力引发。如重物直接砸压于足前部，或车轮碾压前足，

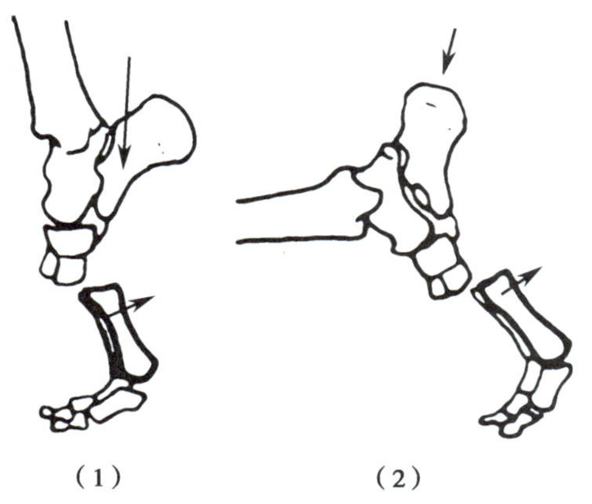
（1） （2）
图 7-72 间接暴力致跖跗关节脱位

或机械挤撞前足时发生。此类损伤多导致第一跖骨向内侧移位，其他跖骨向外侧移位。在脱位的同时，可伴有严重的足背部软组织损伤及其他跗骨和跖骨骨折。骨折与脱位可发生在一个或多个跖骨，关节多只是半脱位。此类损伤，多属开放性骨折脱位（图 7-73）。

【诊断】

**1. 外伤史** 患者足部有典型的外伤史。

**2. 临床表现** 损伤后前足或足背部明显肿胀、疼痛、功能丧失，压痛明显。可见广泛的皮下瘀血。

**3. 专科检查** 足部出现短缩畸形，呈弹性固定。若为分歧性脱位者，伤足还呈外旋、外展畸形，足中部增宽，足弓塌陷低平。若为开放性骨折脱位者，局部软组织严重挫伤，可见骨端外露或骨擦音。并发血管损伤者，前足变凉、皮肤苍白或暗紫。

**4. 影像学检查** 足部正、侧位 X 线片检查，可明确诊断，辨明跖骨移位的方向，分清脱位类型及合并骨折的情况（图 7-74）。

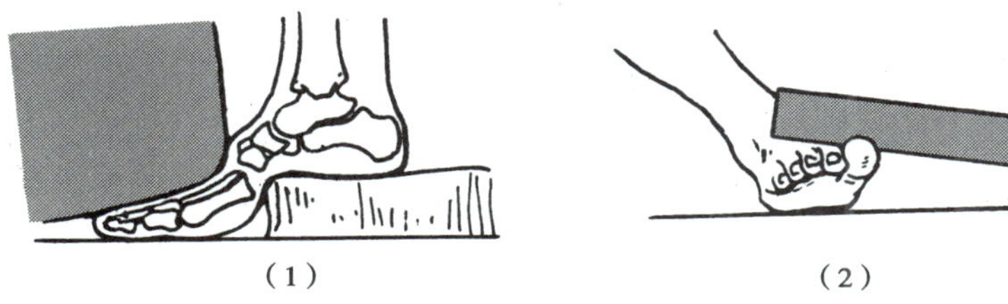
（1） （2）
图 7-73 开放性骨折脱位

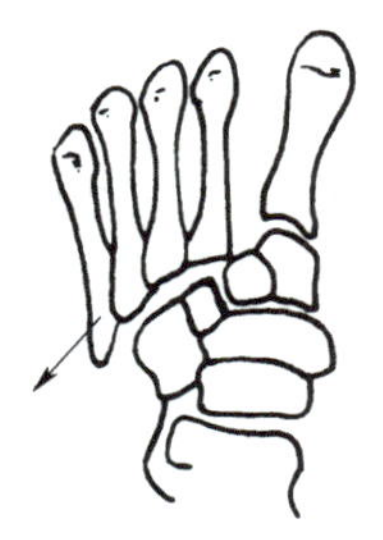
（1）第2～5跖骨向外侧脱位

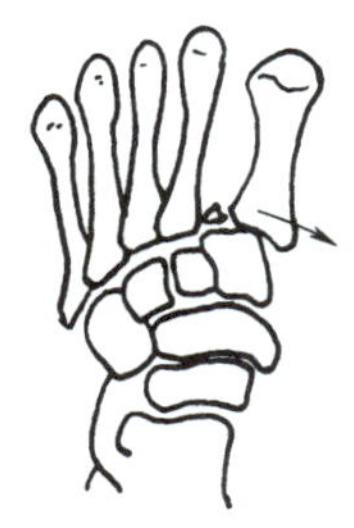
（2）第1跖骨向内侧脱位伴第1跖骨基底骨折

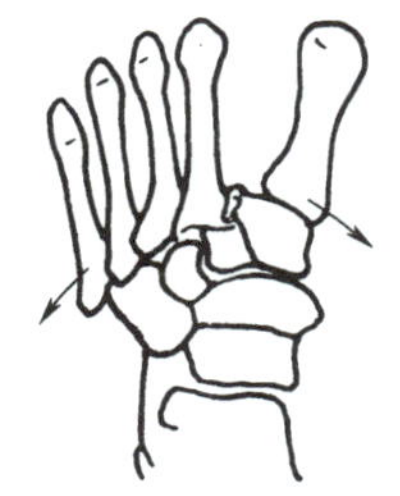
（3）第1跖骨向内侧脱位伴第2～5跖骨向外侧脱位，同时存在第1跖骨基底骨折

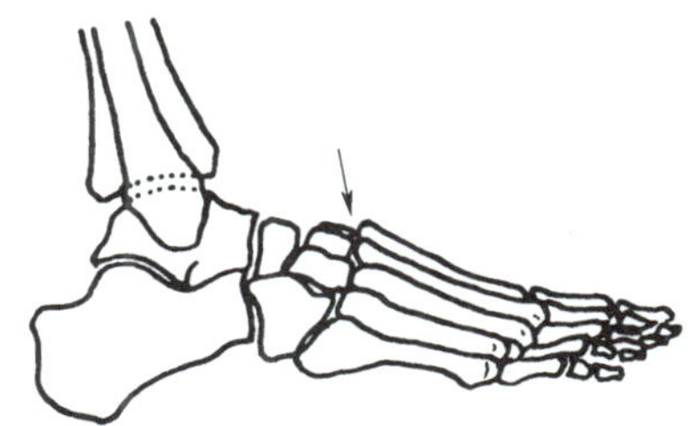
（4）跖跗关节脱位

图 7-74 跖跗关节脱位的类型

【辨证治疗】

辨证治疗以手法复位、固定为主，配合功能锻炼和辨证分期用药治疗，手法复位失败者、开放性或陈旧性损伤复位失败者，可手术治疗。

### （一）手法复位

脱位后需要注意观察并发血管损伤的情况，及时、准确地进行复位，以免局部肿胀加重而加大复位难度，以及防止发生血液循环障碍。复位可在腰椎麻醉或硬膜外麻醉下进行。患者取仰卧位，膝关节屈曲 90°。

手法一：一助手握住踝及足跟部，另一助手握持前足做对抗牵引，术者站于患足侧方，根据脱位类型，用手反方向直接推压跖骨基底部，使之回复原位。第 1 跖骨向内侧、第 2～5 跖骨向外

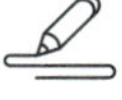

侧的分离脱位者，术者用两手掌对向夹挤跖跗关节处，将脱位分离的跖骨推回原位。

手法二：一助手握住踝及足跟部，另一助手牵引握住所有足趾，向远端拔伸牵引，术者手掌托足底，用拇指逐个推挤脱位的跖骨基底部，使之复位（图 7-75）。

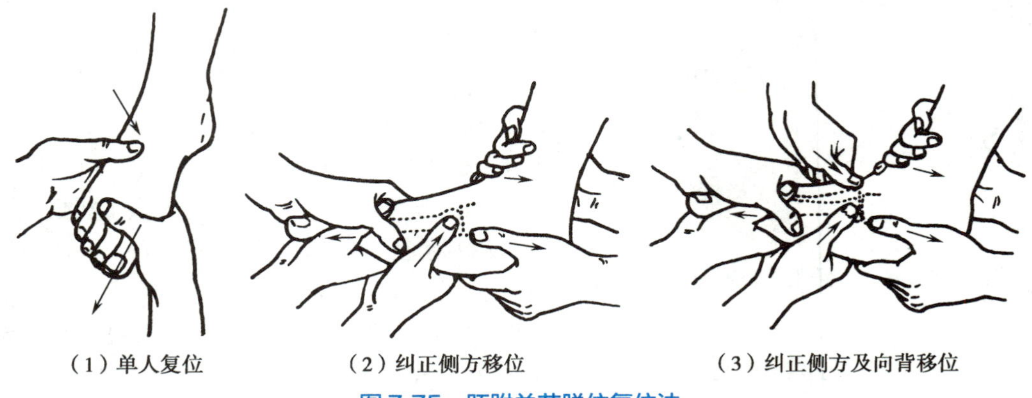


图 7-75　跖跗关节脱位复位法

脱位后，由于足伸肌腱或足部软组织嵌入跖跗关节之间，做上述复位手法后仍不能复位者，则可用解脱手法。术者一手握患者小腿下段或踝关节处固定，另一手握紧前足做对抗牵引，同时做顺时针或逆时针大幅度旋转，使嵌入的软组织得以解脱出来，再按手法一进行复位。复位成功后，应注意观察足端的血运情况。

### （二）固定方法

跖跗关节脱位整复后很容易再移位。所以，必须做有效的外固定。复位成功后，再移位倾向不大者，可用直角足底后腿托板，连足底固定踝关节于中立位。足弓处加一厚棉垫托顶，以使足弓维持正常；在足背处或足两侧跖骨头脱出处也加压力垫。再在足背处加一大小、弧度与足背相符的弧形硬纸板（纸板两边要达足底托板），用绷带将纸板连足底托板一起加压包扎固定。也可用短腿石膏托固定，上面覆以硬纸板。固定时注意保持足弓的正常解剖结构，固定后应抬高患肢，以利于消肿。此类脱位，因局部肿胀较严重，一般不用短腿石膏靴固定，以免因压力过大，不利于血液循环而引起足坏死（图 7-76）。一般固定 3～4 周。

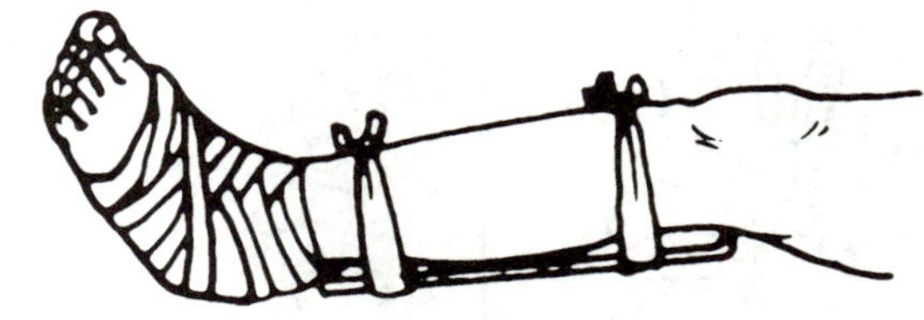

图 7-76　跖跗关节脱位固定外观

### （三）功能锻炼

在固定期间，可适当做踝关节背伸、跖屈活动，早期不宜做旋转及内、外翻功能锻炼，以防止再次脱位。4～6 周后，可下床逐步练习不负重行走。8 周后，可穿配有纵弓垫的皮靴做负重行走锻炼。并发骨折者，行走锻炼时间应推迟，直到 X 线片证实骨折愈合后方可。

### （四）药物治疗

可参考距骨脱位。开放性骨折脱位者，早期宜用清热解毒药物，如银花、连翘、蒲公英等。

### （五）其他疗法

**1. 新鲜的跖跗关节脱位**

（1）若有骨碎片或软组织嵌入关节间隙而妨碍手法复位者，可行切开复位术。关节复位后，用两细钢针经第 1 跖骨穿入第 1 楔骨及经第 5 跖骨穿入骰骨加以固定。

（2）如手法复位后，仍有较大移位倾向者，亦可用上法固定。

（3）伴有严重的软组织挫伤或开放性骨折脱位者，可在清创缝合的同时，将关节复位，并用

1～2 枚细钢针，将跖骨各自固定在相应的跗骨上。

术后用石膏托固定 6～8 周。

**2. 陈旧性脱位**

（1）如为单一关节脱位者，以脱位的跖骨基底部背侧作为中点，切开复位，复位后用细钢针逆向加以固定。

（2）若跖骨脱位达到四块以上者，在足背部相当于跖骨基底部做弧形横切口，先彻底去除关节间隙中已经形成的瘢痕组织，直至关节软骨面（注意不可损伤关节软骨面），再进行复位。复位成功，则用细钢针固定 2～3 个跖骨在相应的跗骨上作为内固定。最后，用短腿石膏托外固定 6～8 周。撤除钢针后，应加强药物熏洗及踝部背伸、跖屈的功能锻炼，并可用有足弓垫的皮鞋逐步练习行走。

（3）若以上均不成功者，则行关节融合术。术后用石膏托固定，加强踝关节功能锻炼及行走练习。

## 第十九节 跖趾关节脱位

跖趾关节由跖骨小头的凸形关节面和近节趾骨底的凹形关节面构成。此关节结构及功能与掌指关节相似，也可以做屈、伸、收、展各项活动。但活动范围明显较掌指关节小。且其背伸又比跖屈小，尤以第 1 趾最为显著。当整个足底着地时，跖骨参与构成足纵弓，所有的跖趾关节处于伸展状态。跖趾关节囊较薄弱，其背侧有伸肌腱加强，两侧有扇形侧副韧带加强，在跖侧 5 个跖骨小头之间，有增厚的跖韧带与足底深横韧带相连。临床上以第 1 跖趾关节背侧脱位多见。

**【病因病机】**

**1. 间接暴力** 跖趾关节脱位，多因间接暴力引起，如奔走急迫时足趾端踢碰硬物，或踢足球时姿势不对，或自高处坠下、跳高、跳远时足趾先着地等使跖趾关节受挤压而导致脱位。

**2. 直接暴力** 直接暴力撞击足前端使足跖过伸或重物直接压砸足跖部，可导致跖趾关节脱位。

正常人第 1 跖骨较长，且仅有两节足趾，前足踢碰硬物时常先着力，故第 1 跖趾关节脱位较常见。外力作用迫使跖趾关节过伸，近节趾骨基底部冲破关节囊背侧而移位于跖骨头背侧，甚至可冲破足背部皮肤成为开放性脱位。第 2～5 跖趾关节多易发生侧方移位。

**【诊断】**

**1. 外伤史** 足前端有明显踢碰硬物、遭受压砸、着力不稳扭伤等外伤史。

**2. 临床表现** 跖趾关节部肿胀、疼痛剧烈，关节运动障碍，且患足不敢触地。

**3. 专科检查** 第 1 趾呈过度背伸、短缩，跖趾关节屈曲畸形，呈弹性固定。在足底部可触及脱位的第 1 跖骨头，在足背部可触及近节趾骨基底部。严重者跖趾关节几近呈直角，或关节处有皮肤破裂，而露出近节趾骨的基底部。第 2～5 跖趾关节脱位，患趾歪向一侧，背伸不明显，仅出现短缩，且多不稳定。

**4. 影像学检查** 足部正、侧位 X 线片检查可明确诊断，并观察是否伴有撕脱性骨折（图 7-77）。

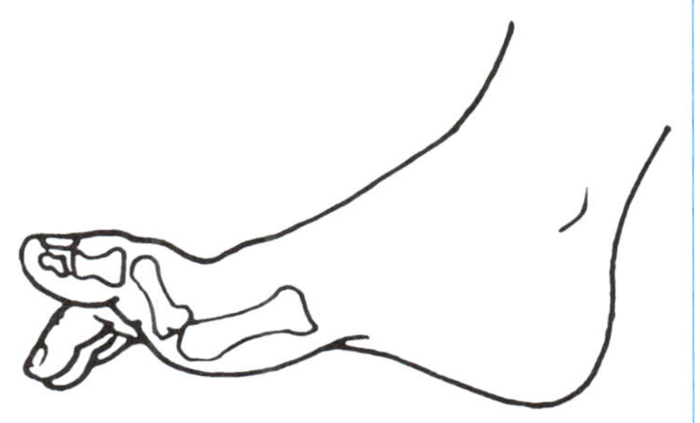

图 7-77 第 1 跖趾关节脱位外形

**【辨证治疗】**

跖趾关节脱位治疗一般以手法复位为主。开放性脱位应在复位后对创口进行清创缝合。单纯性脱位一

般不需麻醉，也可用局部麻醉。复位时，手法要轻柔，防止出现新的关节脱位。复位后按照损伤三期辨证用药治疗，加强功能锻炼。

### （一）手法复位

一助手握住踝部，术者一手握持前足跖部，另一手握住脱位的足趾，或用绷带缠绕提拉患趾，用力顺近节趾骨的纵轴方向顺势拔伸牵引，同时将患趾过伸并用力向背侧牵引，以加大畸形，然后握持前足的患趾，用力将脱出的趾骨基底部向远端推按，其余手指扣住跖骨远端向背侧端提，当趾骨底滑到跖骨头处时，仍在牵引下，迅速将跖趾跖屈，指下如有入臼感即已复位。第2～5跖趾关节的侧方移位也可用此法进行复位。

有时，复位困难多因屈趾肌腱嵌入关节间隙而阻碍趾骨基底部回复，牵引时可将跖趾关节极度背伸，用拇指提推趾骨基底部超出跖骨头，以解脱缠绕的肌腱及关节囊，使嵌顿解除，然后在背伸位用力将趾骨基底部推至跖骨头处，再跖屈关节，即可复位（图7-78）。

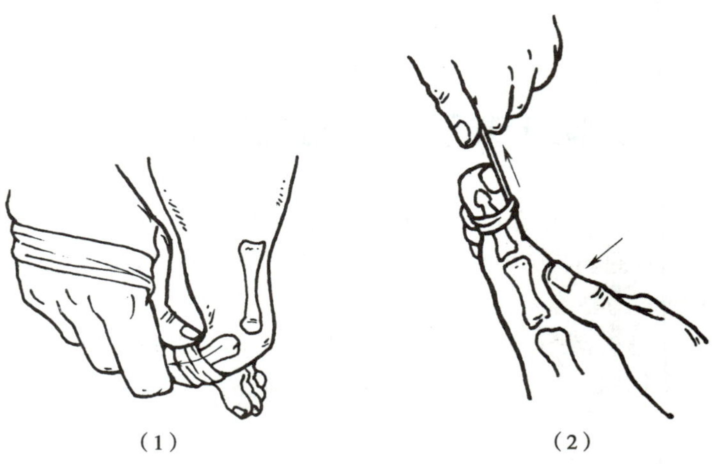


图7-78　跖趾关节脱位复位法

### （二）固定方法

脱位整复后，先用绷带包扎患处数层，再用瓦形硬纸壳或小铝板或压舌板固定跖趾关节于伸直位2～3周（图7-79）。第2～5跖趾关节脱位整复后不稳定，多易再脱位，故复位后需用胶布将患趾固定于移位侧相邻的正常趾上2～3周。

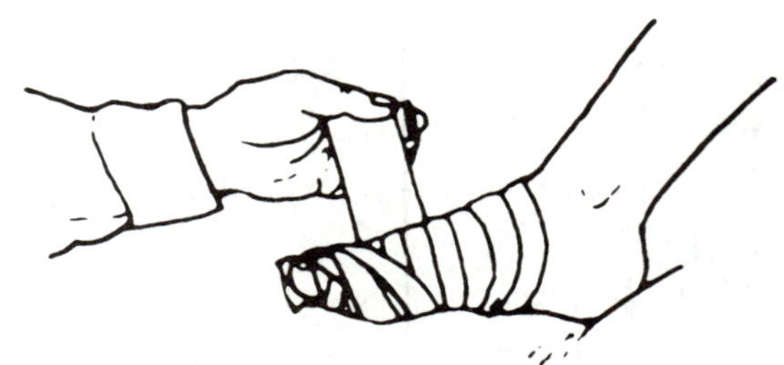

图7-79　跖趾关节脱位的固定外观

### （三）功能锻炼

患者早期即可做踝关节的屈伸活动练习，大约1周，待肿胀消退后，可扶拐用足跟负重行走。中后期4周后可解除外固定，开始锻炼跖趾关节功能，并逐步练习负重行走。

### （四）药物治疗

早期患处肿胀疼痛，宜活血祛瘀、消肿止痛，可内服舒筋活血汤，外敷消瘀膏或消肿散；中后期宜强壮筋骨，内服补肾壮筋汤或健步虎潜丸，外用八仙逍遥汤或下肢损伤洗方熏洗。另外，后期患足也可用海桐皮汤熏洗。

### （五）其他疗法

若因暴力过大时，跖骨头可穿透跖侧关节囊和足底韧带而移位于足底，造成“扣眼式”嵌顿；同时近节趾骨基底部向背侧移位，而其内、外两侧又分别被趾长屈肌腱和蚓状肌卡住，一并套住跖骨头。此种情况必须手术切开，并分离背侧关节囊及足底韧带才能获得复位。术后做石膏托外固定。开放性脱位者，伤口小，可先整复关节脱位，再清创缝合伤口；若伤口较大或并发骨折时，可在清创的同时进行关节复位，并对骨折块整复固定，最后缝合伤口。术后做石膏托固定4周。

## 第二十节 趾间关节脱位

趾间关节属滑车关节，可做屈、伸活动，但无侧向活动，近侧较远侧活动度大。脱位发生后，患者常可自行复位，多因遗留有关节肿痛方来就诊。此种脱位临床较少见，好发于踇趾和小趾。

【病因病机】

多因直接踢碰趾端引起，使远节趾骨底移位于近节趾骨背侧。

【诊断】

**1. 外伤史** 患者有明显足趾外伤史。

**2. 临床表现** 足趾肿胀、疼痛，不敢活动。

**3. 专科检查** 足趾在伤后呈缩短、上翘畸形，且弹性固定，脱位的趾间关节前后径增大。

**4. 影像学检查** 常规进行趾骨正、斜位X线片检查，可以确定诊断，了解是否合并骨折。

【辨证治疗】

手法复位即可。

### （一）手法复位

术者一手握持踝部或前足，另一手捏紧足趾远端，顺势水平拔伸牵引即可复位。有时患者可自行复位。注意整复手法要得当，防止粗暴。

### （二）固定方法

复位后一般不需外固定，必要时可以用邻趾固定法，胶布固定3周。固定期间应注意伤趾的血液循环情况。

### （三）药物治疗

药物治疗同跖趾关节。

若有骨折，可参考趾骨骨折。

（肖伟平 杨琦）

## 复习思考题

1. 颞颌关节脱位、肩关节脱位、肘关节脱位、桡骨头半脱位的病因病机和诊断要点有哪些？如何进行手法复位？用何方法固定？

2. 肩锁关节脱位、桡骨头脱位、桡腕关节脱位、月骨脱位、腕掌关节脱位、掌指及指间关节脱位、膝关节脱位、髌骨脱位、距骨脱位、跖跗关节脱位、跖趾关节脱位和趾间关节脱位的诊断要点有哪些？

3. 膝关节脱位常见的并发症有哪些？

4. 何谓分歧性跖跗关节脱位？

扫一扫，测一测

# 方剂汇编

## 二　画

**二号洗药(《临床正骨学》经验方)**

[组成]川乌　草乌　独活　桂枝　防风　刘寄奴　透骨草　花椒　艾叶　苍术　红花　伸筋草各 9g

[功效与适应证]舒筋通络，温经散寒，活血止痛。用于四肢骨折、脱位、伤筋等损伤后期，局部僵硬，挛缩酸痛。

[用法]水煎后趁热熏洗患处。

**八二丹(经验方)**

[组成]升丹 2 份　熟石膏 8 份

[功效与适应证]提脓祛腐。用于溃疡脓流不畅，腐肉难脱等症。

[用法]各研极细末，和匀，掺于疮面，或制成药线插入瘘管，外用膏药或油膏盖贴。

**八正散(《太平惠民和剂局方》)**

[组成]车前子　萹蓄　滑石　栀子仁　木通　瞿麦　大黄　甘草

[功效与适应证]清热泻火，利水通淋。用于腰部、骨盆损伤后并发少腹急满，尿急、尿频、尿痛，淋沥不畅或癃闭，渴欲饮，脉数实等症。

[用法]上药各等份，共研细末，用灯心汤送服，每服 6～10g，每日 4 次。亦可拟定药量作汤剂。水煎服，每日 1～3 次。

**八珍汤(《正体类要》)**

[组成]党参 10g　茯苓 10g　白术 10g　炙甘草 5g　川芎 6g　当归 10g　熟地黄 10g　白芍 10g　生姜 3g　大枣 2 枚

[功效与适应证]补益气血。治损伤中后期气血俱虚，创面脓汁清稀，久不收敛者。

[用法]水煎服。日 1 剂。

**九一丹(《医宗金鉴》)**

[组成]升丹 1 份　熟石膏 9 份

[功效与适应证]提脓祛腐。用于溃疡脓腐未尽等症。

[用法]掺于疮口或用药线裹药插入，外盖膏药。每日换药 1～2 次。

**十全大补汤(《太平惠民和剂局方》)**

[组成]党参 10g　茯苓 12g　白术 12g　炙甘草 5g　当归 10g　川芎 6g　熟地黄 12g　黄芪 12g　白芍 12g　肉桂 0.6g(焗冲服)

[功效与适应证]益气补血。治损伤后期气血虚弱，溃疡脓水清稀，自汗，盗汗，萎黄消瘦，不思饮食，倦怠气短等症。

[用法]水煎服，日 1 剂。

**七厘散(伤科七厘散《良方集腋》)**

[组成]血竭 30g 冰片 0.36g 麝香 0.36g 乳香 4.5g 没药 4.5g 红花 4.5g 朱砂 0.36g 儿茶 7.2g

[功效与适应证]活血逐瘀，定痛止血。治跌打损伤，瘀滞作痛，割伤出血。

[用法]共研细末，米酒调服，每服 0.2g，日服 1～2 次，或调敷患处。

**七三丹(经验方)**

[组成]升丹 3 份 熟石膏 7 份

[功效与适应证]提脓拔毒祛腐。用于创伤感染，伤口流脓未尽，腐肉未清。

[用法]共研细末，和匀，掺于疮面，或制成药线插入疮中，外用膏药或油膏盖贴。

## 三 画

**大成汤(《仙授理伤续断秘方》)**

[组成]大黄 20g 川芒硝 10g(冲服) 木通 10g 当归 10g 枳壳 20g 厚朴 10g 红花 10g 陈皮 10g 苏木 10g 甘草 10g

[功效与适应证]攻下逐瘀。治跌打损伤后，瘀血内蓄，昏睡，二便秘结者，或腰椎损伤后伴发肠麻痹腹胀者。

[用法]水煎服。药后得下即停。

**三棱和伤汤(《中医伤科学讲义》经验方)**

[组成]三棱 莪术 枳壳 当归 青皮 陈皮 白术 白芍 党参 乳香 没药 甘草

[功效与适应证]活血祛瘀，行气止痛。治胸胁陈伤，隐隐作痛。

[用法]根据病情需要决定用量，水煎内服，日 1 剂。

**上肢损伤洗方(《中医伤科学讲义》经验方)**

[组成]伸筋草 15g 透骨草 15g 红花 9g 荆芥 9g 防风 9g 川芎 9g 千年健 12g 刘寄奴 9g 桂枝 12g 苏木 9g 威灵仙 9g

[功效与适应证]活血舒筋。用于上肢骨折、脱位、扭挫伤后筋络挛缩酸痛。

[用法]煎水熏洗患肢。

**大活络丹(《兰台轨范》引《圣济总录》)**

[组成]白花蛇 100g 乌梢蛇 100g 威灵仙 100g 两头尖 100g 草乌 100g 天麻 100g 全蝎 100g 首乌 100g 龟甲 100g 麻黄 100g 贯众 100g 炙甘草 100g 羌活 100g 肉桂 100g 藿香 100g 乌药 100g 黄连 100g 熟地黄 100g 大黄 100g 木香 100g 沉香 100g 细辛 50g 赤芍 50g 没药 50g 丁香 50g 乳香 50g 僵蚕 50g 天南星 50g 青皮 50g 骨碎补 50g 白蔻 50g 安息香 50g 黑附子 50g 黄芩 50g 茯苓 50g 香附 50g 玄参 50g 白术 50g 防风 125g 葛根 75g 当归 75g 血竭 25g 地龙 25g 松脂 25g 龙脑 7.5g 人参 150g 等蜜糖适量

[功效与适应证]行气活血，通利经络。治中风瘫痪，拘挛疼痛，跌打损伤后期筋肉挛痛。

[用法]为细末，炼蜜为丸。每服 3g，日服 2 次，陈酒送下。下肢损伤洗方(《中医伤科学讲义》经验方)

[组成]透骨草 15g 伸筋草 15g 五加皮 12g 三棱 12g 莪术 12g 秦艽 12g 海桐皮 12g 牛膝 12g 木瓜 10g 苏木 10g 红花 10g

[功效与适应证]活血舒筋。治下肢损伤挛痛者。

[用法]水煎熏洗患肢。

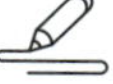

## 四画

**五加皮汤(《医宗金鉴》)**

[组成]当归(酒洗)10g 没药 10g 五加皮 10g 皮硝 10g 青皮 10g 川椒 10g 香附子 10g 牡丹皮 6g 老葱 3 根 丁香 3g 地骨皮 3g 麝香 0.3g

[功效与适应证]和血定痛舒筋。用于伤患后期。

[用法]煎水外洗(可去麝香)。

**五皮饮(《太平惠民和剂局方》)**

[组成]五加皮 大腹皮 地骨皮 生姜皮 茯苓皮

[功效与适应证]健脾化湿消肿。用于各种原因引起的水肿。

[用法]水煎服。

**云南白药(成药)**

[组成]略

[功效与适应证]活血止血,祛瘀定痛。治损伤瘀滞肿痛,创伤出血,骨疾病疼痛等。

[用法]内服每次 0.5g,隔 4 小时 1 次。外伤创面出血,可直接掺撒在出血处,然后包扎;亦可调敷。

**六味地黄(丸)汤(《小儿药证直诀》)**

[组成]熟地黄 25g 茯苓 10g 泽泻 10g 怀山药 12g 山萸肉 12g 牡丹皮 10g

[功效与适应证]滋水降火。治肾水不足,腰膝酸痛,头晕目眩,咽干耳鸣,潮热盗汗,骨折后期迟缓愈合等。

[用法]水煎服,日 1 剂。或将药研末,炼蜜成丸,每服 10g,日 3 次。

**双柏散膏(《中医伤科学讲义》)**

[组成]大黄 2 份 薄荷 1 份 侧柏叶 2 份 黄柏 1 份 泽兰 1 份

[功效与适应证]活血解毒,消肿止痛。治跌打损伤早期,疮疡初起,局部红肿热痛,或局部包块形成而无溃疡者。

[用法]共研细末作散剂备用,用时以水、蜜糖调成厚糊状外敷患处。亦可加入少量米酒调敷,或用凡士林调成膏外敷。

## 五画

**右归丸(《景岳全书》)**

[组成]熟地黄 4 份 怀山药 2 份 菟丝子 2 份 杜仲 2 份 鹿角胶 2 份 山萸肉 2 份 枸杞子 2 份 当归 1 份 炮附子 1 份 肉桂 1 份 蜜糖适量。

[功效与适应证]补益肾阳。治骨及软组织损伤后期,肝肾不足,精血虚损而致神疲气怯,或心跳不宁,或肢冷酸软无力。

[用法]共为细末,炼蜜为小丸。每服 10g,每日 1~2 次。

**生肌玉红膏(《外科正宗》)**

[组成]当归 5 份 白芷 1.2 份 甘草 3 份 紫草半份 白蜡 1.5 份 轻粉 1 份 血竭 1 份 麻油 40 份

[功效与适应证]活血祛瘀,解毒镇痛,润肤生肌。治溃疡脓腐不脱,新肌难生者。

[用法]先将当归、白芷、紫草、甘草四味,入油内浸 3 日,慢火熬微枯,滤清,再熬滚,入血竭化尽,次入白蜡,微火化开。将膏倾入预放水中的盅内,候片刻,把研细的轻粉末放入,搅拌成

膏。将膏匀涂纱布上，敷贴患处。并可根据溃疡面局部情况的需要，掺撒提脓、祛腐药在膏的表面上，效果更佳。

**生血补髓汤(《伤科补要》)**

[组成]生地 12g　川芎 6g　黄芪 9g　杜仲 9g　芍药 9g　五加皮 9g　牛膝 9g　红花 5g　当归 9g　续断 9g

[功效与适应证]调理气血，舒筋活络。治扭挫伤及脱位骨折的中后期，患处未愈合并有疼痛者。

[用法]水煎服，日 1 剂。

**生肌(膏)散(《外伤科学》经验方)**

[组成]制炉甘石 50 份　琥珀 30 份　滴乳石 30 份　滑石 100 份　朱砂 30 份　冰片 1 份

[功效与适应证]生肌收口。治溃疡脓性分泌物已较少，期待肉芽生长者。

[用法]研极细末。掺创面上，外盖膏药或油膏。亦可用凡士林适量，调成油膏外敷。

**四物汤(《仙授理伤续断秘方》)**

[组成]当归 10g　白芍 12g　川芎 6g　熟地黄 12g

[功效与适应证]养血补血。治伤患后期血虚之证。

[用法]水煎服，日 1 剂。

**四黄膏(《朱仁康临床经验集》)**

[组成]大黄 3 份　黄芩 3 份　黄连 1 份　黄柏 3 份

[功效与适应证]清热解毒，消肿止痛。治创伤感染及阳痈局部红肿热痛者。

[用法]共研细末。以水、蜜调敷，或凡士林调制成膏外敷。

**归脾汤(《济生方》)**

[组成]黄芪 10g　酸枣仁 10g　白术 10g　当归 3g　党参 3g　木香 1.5g　远志 3g　炙甘草 4.5g　龙眼肉 4.5g　茯苓 10g

[功效与适应证]养心健脾，补益气血。治骨折后期气血不足，神经衰弱及慢性溃疡等。

[用法]水煎服，日 1 剂。亦可制成丸剂服用。

**正骨水(成药)**

[组成]略

[功效与适应证]舒筋、活血、止痛。用于跌打损伤局部肿痛者。

[用法]将药水涂擦患处，每日 2～3 次。

**平胬丹(《景岳全书》)**

[组成]乌梅肉(煅存性)4.5g　轻粉 1.5g　月石 4.5g　冰片 0.9g

[功效与适应证]腐蚀平胬。主治疮疡胬肉高突或边缘肉芽老化形成缸口者。

[用法]掺疮口或高突的胬肉上，外盖膏药。

## 六　画

**导赤散(《小儿药证直诀》)**

[组成]木通　生地黄　甘草各等份

[功效与适应证]清热利水。用于下焦及膀胱湿热，小便短赤而涩，尿时刺痛。

[用法]加入竹叶适量，水煎服。

**血肿解(《简明正骨》)**

[组成]黄芩 12g　大黄 12g　木通 12g　赤芍 30g

[功效与适应证]活血祛瘀，消肿止痛。治疗损伤初期，局部肿胀、青紫，全身症状不明显者。

[用法]水煎服。

**壮筋养血汤(《伤科补要》)**

[组成]当归 9g　红花 5g　生地 12g　川芎 6g　白芍 9g　续断 12g　牛膝 9g　牡丹皮 9g　杜仲 6g

[功效与适应证]活血壮筋。用于软组织损伤。

[用法]水煎服。

**壮筋续骨丹(《伤科大成》)**

[组成]当归 60g　川芎 30g　白芍 30g　熟地 120g　桂枝 30g 三七 30g　黄芪 90g　杜仲 30g　川续断 45g　五加皮 45g　骨碎补 90g　虎骨(现用狗骨代)30g　补骨脂 60g　菟丝子 60g　党参 60g 木瓜 30g　刘寄奴 60g　䗪虫 90g

[功效与适应证]壮筋续骨。用于骨折、脱位、伤筋后期。

[用法]共研细末,糖水泛丸,每次服 12g,温酒送下。

**壮腰健肾汤(经验方)**

[组成]熟地　杜仲　补骨脂　红花　羌活　山萸肉　枸杞子　独活　肉苁蓉　菟丝子　当归

[功效与适应证]调肝肾、壮筋骨。治骨折及软组织损伤。

[用法]水煎服。日 1 剂。

## 七　画

**补中益气汤(《东垣十书》)**

[组成]黄芪 15g　党参 12g　炙甘草 5g　当归 10g　白术 12g 陈皮 3g　升麻 5g　柴胡 5g

[功效与适应证]补中益气。治疮疡日久,元气亏损,中气不足诸症。

[用法]水煎服。

**苏木煎(《简明正骨》)**

[组成]苏木　大力草各 30g　羌活　牛膝各 9g　卷柏 9g　艾叶 30g　伸筋草　鸡血藤各 30g

[功效与适应证]通经活络,疏利关节。治损伤后期关节僵硬,气血停滞之症。

[用法]水煎服。

**补肾壮阳汤(经验方)**

[组成]熟地 15g　杜仲 12g　狗脊 12g　生麻黄 3g　白芥子 3g　炮姜 6g　肉桂 6g　菟丝子 12g　牛膝 9g　川续断 9g　丝瓜络 6g

[功效与适应证]温经通络,补益肝肾。用于腰部损伤的中后期。

[用法]水煎服。

**补肾壮筋汤(《伤科补要》)**

[组成]熟地黄 12g　牛膝 10g　山萸肉 12g　茯苓 12g　当归 12g　续断 12g　杜仲 10g　白芍 10g　青皮 5g　五加皮 10g

[功效与适应证]补益肝肾,强筋壮骨。治肾气虚损,习惯性关节脱位等。

[用法]水煎服,日 1 剂。或制成丸剂服。

**补肾活血汤(《伤科大成》)**

[组成]熟地 10g　杜仲 3g　枸杞子 3g　破故纸 10g　红花 2g　独活 3g　菟丝子 10g　归尾 3g　没药 3g　山萸肉 3g　淡苁蓉 3g

[功效与适应证]补肾壮筋,活血止痛。治伤患后期各种筋骨酸痛无力等,尤以腰部伤患更宜。

[用法]水煎服。

**补骨方(《四肢骨折和脱臼治疗图解》)**

[组成]当归 16g　熟地 15g　菟丝子 15g　黄芪 15g　川续断 12g　骨碎补 10g　土鳖 6g　陈皮 6g

[功效与适应证]养肝肾，补气血。治骨折后期。

[用法]水煎服。

**补筋丸(《医宗金鉴》)**

[组成]沉香 30g　丁香 30g　蛇床子　茯苓　川牛膝　五加皮　白莲心　肉苁蓉　当归　熟地　牡丹皮各 30g　木瓜 24g　人参 9g　广木香 9g　怀山药 24g

[功效与适应证]补肾壮筋，益气养血，活络止痛。治跌仆、伤筋，血脉壅滞，青紫肿痛。

[用法]共为细末，炼蜜为丸，如弹子大，每丸重 9g，每次服 1 丸，用酒送下。

**伸筋片(《临床正骨学》)**

[组成]制马钱子 21g　地龙 30g　麻黄　麻根炭　五加皮　乳香　没药　防己各 9g　血竭　骨碎补各 9g

[功效与适应证]活血伸筋，通络止痛。用于各种损伤之后期筋肉不舒、关节僵硬、麻木酸痛等症。

[用法]上药共为细末，依法制片，每片重 0.3g，每次 5 片，每日 3 次。

**伸筋膏(《临床正骨学》)**

[组成]马钱子 9g　地龙 12g　僵蚕 12g　汉防己 9g　威灵仙 12g　归尾 15g　生大黄 12g　泽兰叶 12g　透骨草 9g　红娘 12g　生山甲 9g　没药　乳香　骨碎补　王不留行　细辛　五加皮　豨莶草各 9g　十大功劳叶 30g　蜈蚣 4 条　丝瓜络　麻黄　䗪虫各 12g　独活　生草乌各 9g　甘遂 30g　五倍子　肉桂各 9g　防风 12g　枳实　牛蒡子　血余炭各 9g　生姜 9g

[功效与适应证]散瘀止痛，舒筋活血，疏风通络。适用于骨折、脱位的中后期及软组织损伤等症。

[用法]取麻油 2 000ml 置锅内，将上药放麻油内炸枯去渣，炼油滴水成珠，下樟丹 1 000g，搅匀而成，取药膏适量摊于布上，贴患处。

## 八　画

**狗皮膏(成药)**

[组成]略

[功效与适应证]散寒止痛，舒筋活络。治跌打损伤及风寒湿痹等。

[用法]烘热外贴患处。

**肢伤一方(《外伤科学》经验方)**

[组成]当归 12g　桃仁 10g　红花 6g　赤芍 12g　黄柏 10g　防风 10g　木通 10g　甘草 6g　生地黄 12g　乳香 5g

[功效与适应证]行气活血，祛瘀止痛。治跌打损伤，瘀肿疼痛。用于四肢骨折的中、后期。

[用法]水煎服。

**肢伤二方(《外伤科学》经验方)**

[组成]当归 12g　续断 12g　威灵仙 12g　赤芍 12g　生薏仁 30g　桑寄生 30g　骨碎补 12g　五加皮 12g

[功效与适应证]祛瘀生新，舒筋活络。治跌打损伤，筋络挛痛。用于四肢损伤的中、后期。

[用法]水煎服。

**肢伤三方(《外伤科学》经验方)**

[组成]当归 12g　白芍 12g　川木瓜 12g　天花粉 12g　黄芪 15g　熟地黄 15g　续断 12g　骨碎补 12g　威灵仙 12g　自然铜 10g　土鳖虫 10g

[功效与适应证]补益气血，促进骨折愈合。用于骨折后期。

[用法]水煎服。

**和血舒筋方(《四肢骨折和脱臼治疗图解》)**

[组成]当归 12g　川续断 12g　忍冬藤 18g　五加皮 12g　川木香 12g　威灵仙 12g　白芍 12g　鸡血藤 15g

[功效与适应证]和养血脉，舒展筋络。治跌打损伤，筋络挛痛。用于骨折及伤筋中期。

[用法]水煎服。

**拔毒生肌散(《武汉中药成药处方集》)**

[组成]冰片 30g　轻粉 72g　龙骨 72g　甘石 72g　红升丹 72g　黄丹 72g　煅石膏 72g　白蜡 15g

[功效与适应证]拔毒生肌。用于各种分泌物较多的创面。

[用法]各药分别为末，用茧丝筛筛过，再混合。直接掺撒在创面上。

**和营止痛汤(《伤科补要》)**

[组成]赤芍 9g　当归尾 9g　桃仁 6g　续断 12g　乌药 9g　乳香 6g　没药 6g　川芎 6g　苏木 6g　陈皮 6g　木通 6g　甘草 6g

[功效与适应证]活血止痛，祛瘀生新。治损伤积瘀肿痛。

[用法]水煎服。

**虎骨膏(《临床正骨学》，现名壮骨膏)**

[组成]当归　红花　白芷　木犀草　赤芍　苍耳子　千年健　石决明　地虱　龙骨　地龙　秦艽　骨碎补　羌活　独活　自然铜　木瓜　川牛膝　杜仲　荆芥　防风　苍术　桂枝　川续断　乳香　没药　麻黄　天麻　川乌　草乌　灵仙　儿茶　五加皮　䗪虫　象皮　虎骨(现用狗骨代)　血竭　透骨草　海风藤　全蝎　艾叶　花椒　梅片(后入)各 12g　麻油 2 500ml　樟丹 1 250g

[功效与适应证]活血通络，散风除湿，续筋接骨。适用于骨折、脱位、伤筋之后期，局部冷痛，筋络不舒等症。

[用法]取膏药适量摊在布上，贴于患处。

**金黄膏(《医宗金鉴》)**

[组成]生大黄　黄柏　白芷　姜黄各 2 500g　苍术　厚朴　南星　陈皮　甘草各 1 000g　天花粉 5 000g

[功效与适应证]清热解毒，除湿化痰，散瘀消肿。用于阳证疮疡。

[用法]共研细末，以蜂蜜、茶水或用 50%～70% 的凡士林调膏外敷患处。

**青黛散(顾伯康《中医外科学》)**

[组成]青黛 60g　石膏 120g　滑石 120g　黄柏 60g

[功效与适应证]收湿止痒，清热解毒。用于皮肤病，焮肿痒痛出水等症。

[用法]共研末，和匀。干撒或麻油调敷患处。

## 九　画

**复元活血汤(《医学发明》)**

[组成]柴胡 15g　当归尾 15g　红花 6g　穿山甲 10g　天花粉 15g　酒大黄 30g　酒浸

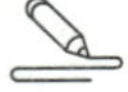

桃仁 12g 甘草 6g

[功效与适应证]活血祛瘀，消肿止痛。治跌打损伤，血积于胁下，肿痛不可忍者。

[用法]水煎，分 2 次服，如服完第一次后，泻下大便，得利痛减，则停服；如 6 小时后，仍无泻下者，则服第二次，以利为度。

**活血止痛汤(《伤科大成》)**

[组成]当归 12g 川芎 6g 乳香 6g 红花 5g 没药 6g 苏木 5g 䗪虫 3g 三七 3g 赤芍 9g 陈皮 5g 落得打 6g 紫荆藤 9g

[功效与适应证]活血止痛。治跌打损伤肿痛。

[用法]水煎服。临床常去紫荆藤。

**活血止痛散(《临床正骨学》经验方)**

[组成]归尾 白芷 姜黄 灵仙 羌活 红花 苏木 五加皮 海桐皮 牛膝 川楝子 土茯苓各 15g 乳香 6g 花椒 9g 透骨草 30g

[功效与适应证]活血舒筋，通络止痛。适用于跌打损伤后期，局部肿痛，筋脉不舒等症。

[用法]煎水熏洗患处。

**活血祛瘀汤(经验方)**

[组成]当归 15g 红花 6g 自然铜 9g 狗脊 9g 䗪虫 9g 骨碎补 15g 没药 6g 乳香 6g 三七 3g 路路通 6g 桃仁 9g

[功效与适应证]活血化瘀，通络消肿，接骨续筋。用于骨折及软组织损伤初期。

[用法]水煎服。日 1 剂。

**活血祛瘀方(《四肢骨折和脱臼治疗图解》)**

[组成]当归 10g 赤芍 10g 栀子 10g 桃仁 10g 红花 12g 泽兰 10g 生地 15g 三七末 3g(冲服)

[功效与适应证]活血祛瘀，消肿止痛。治跌打损伤，瘀肿疼痛。用于骨折及伤筋初期。

[用法]水煎服。

**活血散(《中医正骨经验概述》)**

[组成]乳香 15g 没药 15g 木香 6g 厚朴 9g 制川乌 3g 制草乌 3g 白芷 24g 麝香 1.5g 血竭 15g 贝母 9g 羌活 15g 紫荆皮 24g 生香附 15g 炒小茴 9g 甲珠 15g 煅自然铜 15g 独活 15g 续断 15g 虎骨(现用狗骨代)15g 川芎 15g 木瓜 15g 肉桂 9g 当归 24g

[功效与适应证]活血舒筋，理气止痛。治跌打损伤，瘀肿疼痛，或久伤不愈。

[用法]共研细末，开水调成糊状外敷患处。

**顺气活血汤(《伤科大成》)**

[组成]归尾 红花 木香 苏梗 厚朴 枳壳 砂仁 赤芍 桃仁 苏木 香附

[功效与适应证]行气活血，祛瘀止痛。用于胸腹挫伤，气滞胀满作痛。

[用法]按病情定剂量，水煎，可加入少量米酒调服。

**独参汤(《景岳全书》)**

[组成]人参 10～20g

[功效与适应证]补气，摄血，固脱。治失血后气血虚衰，虚烦作渴，气随血脱之危证。

[用法]水炖服。近年来亦有制成注射剂用。

**活血舒肝汤(平乐郭氏祖传方)**

[组成]赤芍 陈皮 厚朴 枳壳 桃仁 红花 归尾 槟榔 柴胡 黄芩 大黄 甘草

[功效与适应证]祛瘀活血，疏肝理气止痛。用于伤后瘀滞，胸胁不利，精神不振或有低热，局部疼痛者。

[用法]水煎服。

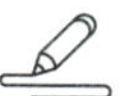

**祛瘀消肿膏(《临床正骨学》)**

[组成]血竭 9g　乳香 9g　元胡 12g　川椒 6g　儿茶 6g　没药 9g　麝香 1.5g　冰片 1.5g　赤小豆 30g　地龙 30g

[功效与适应证]活血祛瘀,消肿止痛。用于跌打损伤之初期,局部肿胀疼痛。

[用法]以上各味药共为细末,用蜜或饴糖调敷患处。

**栀子散(验方)**

[组成]栀子　当归各等份

[功效与适应证]消肿化瘀。用于损伤初期,肿胀疼痛。

[用法]共为细末,酒或醋调敷患处。

## 十　画

**消肿止痛膏(《外伤科学》经验方)**

[组成]姜黄　羌活　乳香　没药　干姜　栀子

[功效与适应证]祛瘀消肿止痛。治损伤初期瘀肿疼痛者。

[用法]共研细末。用凡士林调成 60% 软膏敷患处。

**消肿活血汤(《简明正骨》)**

[组成]苏木 9g　红花 6g　丹参 15g　灵仙 9g　羌活 9g　乳香 6g　没药 6g　五加皮 15g

[功效与适应证]行气活血,消肿止痛。用于损伤中期。

[用法]水煎服。

**消瘀膏(经验方)**

[组成]大黄 1 份　栀子 2 份　蒲公英 4 份　姜黄 4 份　木瓜 4 份　黄柏 6 份　蜜糖适量

[功效与适应证]祛瘀消肿止痛。用于损伤瘀肿疼痛。

[用法]共为细末,水蜜各半调敷。

**健步虎潜丸(《伤科补要》)**

[组成]龟胶 2 份　鹿角胶 2 份　何首乌 2 份　川牛膝 2 份　虎胫骨(现用狗胫骨代)2 份　杜仲 2 份　锁阳 2 份　当归 2 份　熟地 2 份　灵仙 2 份　黄柏 1 份　人参 1 份　羌活 1 份　白芍 1 份　白术 1 份　川附子 1.5 份　蜜糖适量

[功效与适应证]补气血,壮筋骨。治跌打损伤,血虚气弱,筋骨痿弱无力,步履艰难。

[用法]共为细末。炼蜜为绿豆大,每次 10g,空服淡盐水送下,每日 2～3 次。

**桃仁承气汤(《温疫论》)**

[组成]桃仁 9g　芒硝 6g(冲服)　当归 9g　大黄 15g(后下)　芍药 9g　牡丹皮 9g

[功效与适应证]活血祛瘀,泄热泻下。治跌打损伤,血滞作痛,大便秘结,或下腹蓄血等症。

[用法]水煎服。

**桃红四物汤(《医宗金鉴》)**

[组成]桃仁 9g　红花 6g　地黄 12g　当归 9g　芍药 9g　川芎 9g

[功效与适应证]活血化瘀。治损伤瘀痛,瘀血阻滞引起的月经不调、癥瘕等。

[用法]水煎服。

**海桐皮汤(《医宗金鉴》)**

[组成]海桐皮 6g　乳香 6g　没药 6g　透骨草 6g　当归 5g　川椒 10g　川芎 3g　红花 3g　威灵仙 3g　甘草 3g　防风 3g　白芷 3g

[功效与适应证]舒筋活络,行气止痛。治跌打损伤疼痛。

[用法]共为细末,布袋装,煎水熏洗患处。

**消瘀止痛药(《中医伤科学讲义》经验方)**

[组成]木瓜 60g　大黄 150g　蒲公英 60g　栀子 30g　䗪虫 30g　乳香 30g　没药 30g

[功效与适应证]活血祛瘀，消肿止痛。用于骨折伤筋，初期肿胀疼痛剧烈者。

[用法]共为细末，饴糖或凡士林调敷。

## 十一画

**接骨丹(《临床正骨学》)**

[组成]䗪虫 60g　制自然铜 90g　地龙 90g　鸡骨 150g　血竭 30g　穿山甲 60g　骨碎补 120g　归尾 90g　麻黄 30g　制马钱子 9g　制无名异 120g

[功效与适应证]活血化瘀，接骨续筋。适用于跌打损伤，筋断骨折。

[用法]上药共为细末，依法制片，每片重 0.3g。成人每次 5～7 片，每日 3 次，小儿酌减。孕妇忌服。

**接骨丹**

[组成]

1. 又名十宝散(《证治全生集》)

真血竭 4.8g　明雄黄 12g　上红花 12g　净乳香 3.6g　当归尾 30g　净没药 4.2g　净儿茶 0.72g　朱砂 3.6g　麝香 0.09g　冰片 0.36g

2. 又名夺命接骨丹(《中医伤科学讲义》经验方)

归尾 12g　乳香 30g　没药 30g　桃仁 30g　大黄 30g　雄黄 30g　自然铜 30g　骨碎补 30g　白及 30g　血竭 15g　䗪虫 15g　三七 15g　红花 15g　儿茶 15g　麝香 15g　朱砂 6g　冰片 6g　赤芍 15g

[功效与适应证]活血止痛接骨。用于跌打损伤，筋断骨折。

[用法]共为细末。每服 2～3g，每日 2 次。

**接骨膏(《外伤科学》经验方)**

[组成]五加皮 2 份　䗪虫 1 份　骨碎补 1 份　乳香 1 份　没药 1 份　白及 1 份　蜂蜜适当。

[功效与适应证]接骨、活血、止血。治骨折损伤，瘀肿疼痛。

[用法]共为细末，蜂蜜或白酒调成厚糊外敷。或用凡士林调成膏外敷。

**续骨活血汤(《中医伤科讲义》经验方)**

[组成]当归尾 12g　赤芍 10g　红花 6g　䗪虫 6g　白芍 10g　生地黄 15g　骨碎补 12g　煅自然铜 10g　续断 12g　落得打 10g　乳香 6g　没药 6g

[功效与适应证]祛瘀止血，活血接骨。治骨折及软组织损伤。

[用法]水煎服。

**麻子仁丸(《伤寒论》)**

[组成]麻子仁 500g　大黄 500g　芍药 250g　枳实 250g　厚朴 250g　杏仁 250g

[功效与适应证]润肠通便。适用于脾约证及肠胃燥热，便秘，多用于虚人及老人便秘或习惯性便秘。

[用法]共为细末，炼蜜为丸，每次服 9g，日服 1～2 次。

**接骨紫金丹(《杂病源流犀烛》)**

[组成]自然铜　骨碎补　大黄　䗪虫　乳香　没药　血竭　硼砂　当归各等量

[功效与适应证]祛瘀、续骨、止痛。治损伤骨折，瘀血内停者。

[用法]共研细末，每服 3～6g，开水或少量酒送服。

**理气止痛汤(经验方)**

[组成]丹参 9g　广木香 3g　制香附 9g　川楝子 9g　延胡索 5g　青皮 6g　炙乳香 5g　枳壳 6g　柴胡 6g　路路通 6g　没药 5g

[功效与适应证]活血和营,理气止痛。用于气分受伤,郁滞作痛诸症。

[用法]水煎服。

**接骨续筋药膏(《中医伤科学讲义》经验方)**

[组成]自然铜 3 份　荆芥 3 份　茜草根 3 份　续断 3 份　防风 3 份　五加皮 3 份　皂角 3 份羌活 3 份　乳香 2 份　没药 2 份　骨碎补 2 份　接骨木 2 份　红花 2 份　赤芍 2 份　䗪虫 2 份　白及 4 份　血竭 4 份　硼砂 4 份　螃蟹末 4 份　桂枝 2 份　独活 3 份饴糖或蜂蜜适量

[功效与适应证]接骨续筋。治疗骨折、筋伤。

[用法]共为细末,饴糖或蜂蜜调膏外敷。

**续骨紫金丹(《中医伤科学讲义》经验方)**

[组成]酒炒当归 4 份　熟地 8 份　酒炒菟丝子 3 份　骨碎补 3 份　白术 2 份　牡丹皮 2 份　血竭 2 份　续断 4 份　制首乌 4 份　茯苓 4 份　怀牛膝 5 份　红花 1 份　乳香 1 份　没药 1 份　虎胫骨(现用狗胫骨代)1 份　儿茶 2 份　鹿角霜 4 份　煅自然铜 2 份

[功效与适应证]活血止痛,接骨续筋。治疗筋伤、骨折。

[用法]共为细末,每次服 3～5g,每日 2～3 次。

## 十二画

**舒筋活血汤(《伤科补要》)**

[组成]羌活 6g　防风 9g　续断 12g　青皮 5g　荆芥 6g　独活 9g　当归 12g　牛膝 9g　五加皮 9g　杜仲 9g　红花 6g　枳壳 6g

[功效与适应证]舒筋活络。治软组织损伤及骨折、脱位后期筋肉挛缩。

[用法]水煎服。

**舒筋汤(《外伤科学》)**

[组成]当归 12g　骨碎补 9g　陈皮 9g　羌活 9g　伸筋草 15g五加皮 9g　桑寄生 15g　木瓜 9g

[功效与适应证]祛风舒筋活络。适用于骨折、脱位后期及软组织损伤所致筋肉挛缩。

[用法]水煎服。

**象皮膏(《伤科补要》)**

[组成]

第一组:大黄 10 份　红花 1.5 份　川黄连 1.5 份　甘草 2.5 份荆芥 1.5 份　肉桂 1.5 份　川芎 5 份　当归 5 份　生地 5 份　麻油 25 份

第二组:白蜡 25 份　黄蜡 25 份(原为黄占、白占)

第三组:乳香 2.5 份　没药 2.5 份　象皮 2.5 份　血竭 2.5 份　珍珠 1 份　人参 1 份　冰片半份　䗪虫 5 份　白及 1.5 份　白蔹 1.5 份龙骨 1.5 份　海螵蛸 1.5 份　百草霜适量

[功效与适应证]活血生肌,接骨续损。治开放性损伤及各种溃疡腐肉已去,且已控制感染无明显分泌物,期待其生长而愈合者。

[用法]第 1 组药物用麻油熬枯,去渣取油入第 2 组药物炼制成膏。第 3 组药分别为末,除百草霜外,混合后加入膏内搅拌,后加入百草霜调节其稠度,装瓶备用。用时直接摊在敷料上外敷。也可将药分别为末混合后,用凡士林调制成象皮膏油纱,外用。

**舒筋止痛水(《林如高正骨经验》)**

[组成]三七粉 18g　三棱 18g　红花 30g　归尾 18g　樟脑 30g　生草乌 12g　生川乌 12g

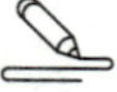

五加皮 12g　木瓜 12g　怀牛膝 12g　70% 酒精 1 500ml 或高粱酒 1 000ml

[功效与适应证]舒筋活血止痛。用于跌打损伤局部肿痛者。

[用法]密封浸泡 1 个月后备用，将药水涂擦患处，每日 2～3 次。

**舒筋活络药膏(《中医伤科学讲义》经验方)**

[组成]赤芍 1 份　红花 1 份　旋覆花 1 份半　苏木 1 份半　南星 1 份　生蒲黄 1 份　半生草乌 2 份　生川乌 2 份　羌活 2 份　独活 2 份　生半夏 2 份　生栀子 2 份　生大黄 2 份　生木瓜 2 份　路路通 2 份　饴糖或蜂蜜适量

[功效与适应证]活血止痛。治跌打损伤肿痛。

[用法]共为细末。饴糖或蜂蜜调敷。或凡士林调亦可。

**跌打养营汤(《林如高正骨经验》)**

[组成]黄芪 9g　当归 6g　川芎 4.5g　西洋参 3g(或党参 15g)　熟地 15g　白芍 9g　枸杞子 15g　怀山药 15g　续断 9g　砂仁 3g　三七 4.5g　补骨脂 9g　骨碎补 9g　木瓜 9g　甘草 3g

[功效与适应证]补气血，养肝肾，壮筋骨。用于骨折中、后期。

[用法]水煎服。

## 十　三　画

**腰伤一方(《外伤科学》经验方)**

[组成]当归 12g　赤芍 12g　木通 10g　续断 12g　秦艽 15g　延胡索 10g　枳壳 10g　厚朴 10g　桑枝 30g(先煎)　木香 5g(后下)

[功效与适应证]行气活血，通络止痛。治腰损伤初期，积瘀肿痛，或兼小便不利者。

[用法]水煎服。

**腰伤二方(《外伤科学》经验方)**

[组成]钩藤 12g　续断 12g　当归 12g　杜仲 12g　熟地黄 12g　独活 10g　牛膝 10g　威灵仙 10g　白芍 5g　炙甘草 6g　桑寄生 30g

[功效与适应证]补养肝肾，舒筋活络。治腰部损伤中、后期，腰部酸痛者。

[用法]水煎服。

**新伤续断汤(《中医伤科学讲义》经验方)**

[组成]当归尾 12g　䗪虫 6g　丹参 6g　乳香 3g　没药 3g　自然铜(醋煅)12g　骨碎补 12g　泽兰叶 6g　延胡索 6g　苏木 10g　续断 10g　桑枝 12g　桃仁 6g

[功效与适应证]活血祛瘀，接骨止痛。用于骨损伤初、中期。

[用法]水煎服。

## 十　四　画

**膈下逐瘀汤(《医林改错》)**

[组成]当归 9g　赤芍 9g　桃仁 9g　川芎 6g　红花 6g　枳壳 5g　牡丹皮 9g　香附 9g　延胡索 12g　乌药 9g　五灵脂 9g　甘草 5g

[功效与适应证]活血祛瘀。治腹部损伤，蓄血疼痛。

[用法]水煎服。

**镇江膏(成药)**

[组成]略

[功效与适应证]祛风止痛，化痞除瘀，舒筋活络，消散顺气。用于筋骨疼痛，跌打劳损，半身

不遂，四肢麻木，关节酸痛。

**缩泉丸(《校注妇人良方》)**

[组成]乌药　益智仁各等份

[功效与适应证]温肾止遗，缩尿固涩。主治下元虚冷，小便频数及小儿遗尿。

[用法]共为细末，酒制山药末为糊，制成小丸。每服9g，日3次。

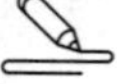

# 主要参考书目

[1] 吴阶平，裘法祖. 黄家驷外科学[M].6 版. 北京：人民卫生出版社，2000.
[2] 施杞，王和鸣. 骨伤科学[M]. 北京：人民卫生出版社，2003.
[3] 王琦，徐展望. 中医正骨学[M]. 上海：上海科学技术出版社，2012.
[4] 王和鸣，沈冯君. 中医骨伤科学基础[M]. 北京：中国中医药出版社，2002.
[5] 董福慧，朱云龙. 中医正骨学[M].2 版. 北京：人民卫生出版社，2005.
[6] 张安桢. 中医骨伤科学[M]. 修订版. 北京：中国中医药出版社，2002.
[7] 周忠民. 中西医结合骨伤科学[M]. 北京：中国中医药出版社，2001.
[8] 王和鸣. 中医伤科学[M]. 北京：中国中医药出版社，2002.
[9] 韦永兴. 中医外科学[M]. 修订版. 北京：中国中医药出版社，2004.
[10] 邹本贵. 中医骨伤科学[M]. 北京：科学出版社，2006.
[11] 方家选. 中医伤科学[M].4 版. 北京：人民卫生出版社，2018.

## 复习思考题答案要点

## 模拟试卷

## 《中医正骨》教学大纲